Geschlecht und Gesellschaft

Band 55

Herausgegeben von
B. Kortendiek, Essen, Deutschland
I. Lenz, Berlin, Deutschland
H. Lutz, Frankfurt, Deutschland
M. Mae, Düsseldorf, Deutschland
M. Meuser, Köln, Deutschland
U. Müller, Bielefeld, Deutschland
M. Oechsle, Bielefeld, Deutschland
B. Riegraf, Wiesbaden, Deutschland
K. Sabisch, Bochum, Deutschland
P. I. Villa, München, Deutschland
S. Völker, Köln, Deutschland

Weitere Bände in dieser Reihe
http://www.springer.com/series/12150

Geschlechterfragen sind Gesellschaftsfragen. Damit gehören sie zu den zentralen Fragen der Sozial- und Kulturwissenschaften; sie spielen auf der Ebene von Subjekten und Interaktionen, von Institutionen und Organisationen, von Diskursen und Policies, von Kultur und Medien sowie auf globaler wie lokaler Ebene eine prominente Rolle. Die Reihe „Geschlecht & Gesellschaft" veröffentlicht herausragende wissenschaftliche Beiträge aus der Frauen- und Geschlechterforschung, die Impulse für die Sozial- und Kulturwissenschaften geben. Zu den Veröffentlichungen in der Reihe gehören neben Monografien empirischen und theoretischen Zuschnitts Hand- und Lehrbücher sowie Sammelbände. Zudem erscheinen in dieser Buchreihe zentrale Beiträge aus der internationalen Geschlechterforschung in deutschsprachiger Übersetzung.

Die Herausgeber/innen der Buchreihe Geschlecht & Gesellschaft freuen sich über neue Manuskripte. Sie werden alle (intern und extern) begutachtet und, nach Annahme, redaktionell betreut. Manuskripte und Projektanfragen bitte an: beate.kortendiek@netzwerk-fgf.nrw.de oder an cori.mackrodt@springer.com.

Herausgegeben von

Beate Kortendiek
Universität Duisburg-Essen
Essen
Deutschland

Ilse Lenz
Berlin
Deutschland

Helma Lutz
Universität Frankfurt am Main
Frankfurt
Deutschland

Michiko Mae
Heinrich-Heine-Univ Düsseldorf
Düsseldorf
Deutschland

Michael Meuser
Technische Universität Dortmund
Köln
Deutschland

Ursula Müller
Universität Bielefeld
Bielefeld
Deutschland

Mechtild Oechsle
Universität Bielefeld
Bielefeld
Deutschland

Birgit Riegraf
Universität Paderborn
Wiesbaden
Deutschland

Katja Sabisch
Ruhr-Universität Bochum
Bochum
Deutschland

Paula-Irene Villa
Ludwig-Max.-Univ. München
München
Deutschland

Susanne Völker
Universität zu Köln
Köln
Deutschland

Claudia Hornberg · Andrea Pauli
Birgitta Wrede
(Hrsg.)

Medizin – Gesundheit – Geschlecht

Eine gesundheitswissenschaftliche Perspektive

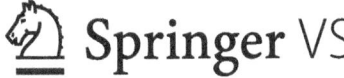

Herausgeberinnen
Claudia Hornberg
Fakultät für Gesundheitswissenschaften
Universität Bielefeld
Bielefeld
Deutschland

Andrea Pauli
Fakultät für Gesundheitswissenschaften
Universität Bielefeld
Bielefeld
Deutschland

Birgitta Wrede
Interdisziplinäres Zentrum für Frauen- und Geschlechterforschung (IFF)
Universität Bielefeld
Bielefeld
Deutschland

Geschlecht und Gesellschaft
ISBN 978-3-531-18321-3   ISBN 978-3-531-19013-6 (eBook)
DOI 10.1007/978-3-531-19013-6

Die Deutsche Nationalbibliothek verzeichnet diese Publikation in der Deutschen Nationalbibliografie; detaillierte bibliografische Daten sind im Internet über http://dnb.d-nb.de abrufbar.

Springer VS
© Springer Fachmedien Wiesbaden 2016
Das Werk einschließlich aller seiner Teile ist urheberrechtlich geschützt. Jede Verwertung, die nicht ausdrücklich vom Urheberrechtsgesetz zugelassen ist, bedarf der vorherigen Zustimmung des Verlags. Das gilt insbesondere für Vervielfältigungen, Bearbeitungen, Übersetzungen, Mikroverfilmungen und die Einspeicherung und Verarbeitung in elektronischen Systemen.
Die Wiedergabe von Gebrauchsnamen, Handelsnamen, Warenbezeichnungen usw. in diesem Werk berechtigt auch ohne besondere Kennzeichnung nicht zu der Annahme, dass solche Namen im Sinne der Warenzeichen- und Markenschutz-Gesetzgebung als frei zu betrachten wären und daher von jedermann benutzt werden dürften.
Der Verlag, die Autoren und die Herausgeber gehen davon aus, dass die Angaben und Informationen in diesem Werk zum Zeitpunkt der Veröffentlichung vollständig und korrekt sind. Weder der Verlag noch die Autoren oder die Herausgeber übernehmen, ausdrücklich oder implizit, Gewähr für den Inhalt des Werkes, etwaige Fehler oder Äußerungen.

Lektorat: Cori Antonia Mackrodt, Kerstin Hoffmann

Gedruckt auf säurefreiem und chlorfrei gebleichtem Papier

Springer Fachmedien Wiesbaden ist Teil der Fachverlagsgruppe Springer Science+Business Media (www.springer.com)

Vorwort

Wir freuen uns, mit dem vorliegenden Sammelband ein breites Bild von einerseits forschungsrelevanten und andererseits praxisnahen Perspektiven von „Medizin – Gesundheit – Geschlecht" zeichnen zu können. Zum Gelingen dieses Buchprojektes haben viele Personen beigetragen. An dieser Stelle möchten wir uns insbesondere bei Anke Kubitza für ihre Unterstützung bei der Endkorrektur bedanken und natürlich bei allen Autorinnen und Autoren.

Widmen möchten wir diese Veröffentlichung Doris Bardehle als einer Pionierin der geschlechterbezogenen Gesundheitsforschung. Viele der nachfolgenden Artikel beziehen sich auf zuerst von ihr als Wissenschaftlerin thematisierten Aspekte dieses weiten Feldes, insbesondere aber auch gerade zur Männergesundheitsforschung. Wir möchten Doris Bardehle damit für ihre großen Verdienste und ihr hohes Engagement in diesem noch bis vor einigen Jahren mit zahlreichen Tabus behafteten Feld danken.

Claudia Hornberg
Andrea Pauli
Birgitta Wrede

Inhaltsverzeichnis

Medizin – Gesundheit – Geschlecht: Gesundheitswissenschaftliche
und gendermedizinische Perspektiven 1
Claudia Hornberg, Andrea Pauli und Birgitta Wrede

Teil I Entwicklungslinien und theoretische Annäherungen an
geschlechterdifferente Perspektiven in Medizin
und Public Health 23

Frauen- und Geschlechterforschung in Public Health ist nicht
Gendermedizin. Ein historischer Rückblick
und eine disziplinäre Standortbestimmung 25
Ulrike Maschewsky-Schneider

Gesellschaftliche Zuschreibungsprozesse und ihre
Folgen für die Männergesundheit 51
Matthias Stiehler

Gender Mainstreaming rund um die Gesundheit 71
Eva Rásky und Susanne Scheipl

Teil II Methodische Anforderungen an eine geschlechtersensible
Datenbasis 101

Gender in der Epidemiologie im Spannungsfeld zwischen Biomedizin
und Geschlechterforschung. Konzeptionelle Ansätze
und methodische Diskussionen 103
Gabriele Bolte

Frauen- und Männergesundheit im Fokus der
Gesundheitsberichterstattung 125
Brigitte Borrmann

Teil III Geschlechterbezogene Gesundheitsanliegen in besonderen
Lebenskontexten und Lebenslagen 135

Zwei Geschlechter, ein Bewegungsapparat? Geschlecht
und Gender als Einflussfaktoren in der Orthopädie 137
Susanne Scheipl und Eva Rásky

Geschlechterspezifische Aspekte psychiatrischer
Erkrankungen 157
Patrycja Huf und Siegfried Kasper

Besondere Aspekte einer geschlechtersensiblen
Behandlung in der psychiatrischen, psychosomatischen
und psychotherapeutischen Versorgung 177
Susanne Bornschein und Constanze Hausteiner-Wiehle

Lebenslagen, Diskriminierung und Empowerment psychisch
erkrankter Frauen 197
Sandra Glammeier und Sonja Bergenthal

Genderkompetenzen in der Medizin: Brustkrebsfrüherkennung
als neues Tätigkeitsfeld für blinde Frauen 221
Jana Lindner und Frank Hoffmann

Arbeitslosigkeit und Gesundheit in der Gender-Perspektive 235
Alfons Hollederer und Gisela Mohr

Auf dem Weg zu einem gendersensiblen Betrieblichen
Gesundheitsmanagement 259
Uta Walter

Versorgung pflegebedürftiger alter Menschen im Spiegel
von Migration und Geschlecht 283
Katharina Gröning

Alters- und geschlechtersensible Nutzerorientierung zur
Förderung der Akzeptanz telemedizinischer Verfahren bei
Patientinnen und Patienten 299
Christoph Dockweiler, Anne Wewer und Rainer Beckers

Die Bedeutung von Gewalt im System der Gesundheitsversorgung
am Beispiel des Modellprojektes „Medizinische Intervention gegen
Gewalt" 323
Brigitte Sellach

Gendersensibilität und Geschlechterwissen als
Kernkompetenz in der Medizin. Voraussetzung und Chance für
eine geschlechtergerechte Gesundheitsversorgung 343
Claudia Hornberg, Andrea Pauli und Birgitta Wrede

Kompetenz(zentrum) Frauen & Gesundheit. Der etwas andere
Ausblick 365
Mareike Rüweler, Andrea Pauli und Claudia Hornberg

Medizin – Gesundheit – Geschlecht: Gesundheitswissenschaftliche und gendermedizinische Perspektiven

Claudia Hornberg, Andrea Pauli und Birgitta Wrede

Der vorliegende Sammelband fokussiert mit „Medizin – Gesundheit – Geschlecht" auf eng miteinander verbundene Themenfelder in ihren vielfältigen wechselseitigen praktischen Bezügen und theoretischen Dimensionen. Die zusammenführende Beleuchtung dieser Verschränkungen aus den unterschiedlichen Perspektiven der daran beteiligten Disziplinen ist ein zentrales Anliegen der Veröffentlichung. Denn trotz der breiten Zustimmung, dass eine Beschäftigung mit Geschlechterfragen in Medizin und Public Health unerlässlich ist, fehlt es in vielen Bereichen noch immer an Sensibilität für und folglich auch an vertieften Erkenntnissen um den Einfluss von Geschlecht auf Gesundheit und Krankheit im Allgemeinen sowie auf gesundheitsrelevante Einstellungen, Wahrnehmungen und Verhaltensweisen im Speziellen. Hier bleibt zu fragen, inwieweit das Bewusstsein für die Bedeutung von Geschlecht tatsächlich in der Praxis von Medizin und Public Health angekommen ist, in wissenschaftliche Fragestellungen einbezogen oder auch selbst zum Forschungsgegenstand wird sowie seitens der Gesundheitspolitik Anerkennung erfährt bzw. in gesundheitspolitischen Entscheidungen umgesetzt wird.

Im Folgenden werden sehr unterschiedliche Teilbereiche und Aspekte von „Medizin – Gesundheit – Geschlecht" beleuchtet, was die inhaltliche Breite des ge-

---

C. Hornberg (✉) · A. Pauli
Fakultät für Gesundheitswissenschaften, Universität Bielefeld, Bielefeld, Deutschland
E-Mail: claudia.hornberg@uni-bielefeld.de

A. Pauli
E-Mail: andrea.pauli@uni-bielefeld.de

B. Wrede
Interdisziplinäres Zentrum für Frauen- und Geschlechterforschung (IFF), Universität Bielefeld, Bielefeld, Deutschland
E-Mail: birgitta.wrede@uni-bielefeld.de

wählten Spektrums verdeutlicht. Es werden vor allem solche Themen aufgegriffen, in denen die Auseinandersetzung mit geschlechterbezogenen Positionen in hohem Maße gesundheitsrelevant ist, aber in der Praxis bislang noch keine hinreichende Berücksichtigung erfahren bzw. die Datenlage noch durch eine unzureichende Differenzierung charakterisiert ist. Der Blick wurde auf den deutschsprachigen Raum begrenzt, jedoch sind die geschlechterbezogenen Herausforderungen und Problemlagen in Medizin und Public Health global betrachtet immens und präsentieren sich angesichts unterschiedlicher kultureller und gesellschaftlicher Rahmenbedingungen äußerst heterogen. Dass die Entwicklungen im Bereich geschlechtersensibler Ausrichtung des Gesundheitswesens in einigen Ländern durchaus modellhaft sind, davon zeugen die in den Beiträgen an vielen Stellen eingebauten Querverweise.

Jenseits traditioneller Geschlechterklischees begibt sich der Sammelband auf die Suche nach neuen Impulsen und Ansatzpunkten für die Weiterentwicklung geschlechterbezogener Wissenschaft und Praxis, um wichtige Schnittstellen zwischen Medizin und Public Health zu identifizieren, die es im Sinne einer geschlechtergerechten Gesundheitsforschung und Gesundheitsversorgung zu nutzen gilt. Er richtet sich an Vertreterinnen und Vertreter unterschiedlichster Disziplinen, die sich in Forschung und Lehre, Praxis und Politik, Studium und Ausbildung mit der Gesundheit von Frauen und Männern beschäftigen und an einem besseren Verständnis der Zusammenhänge von „Medizin – Gesundheit – Geschlecht" interessiert sind.

Darüber hinaus ist die Bedeutung von biologischem und sozialem Geschlecht, von „sex" und „gender" im täglichen Arbeitskontext für eine Vielzahl von Gesundheits- und Sozialberufen, z. B. für Medizinerinnen und Mediziner, Pflegende, therapeutisch Tätige, Führungskräfte in Gesundheitseinrichtungen, aber auch für Professionen an der Schnittstelle von Sozial- und Gesundheitswesen, z. B. in Beratungsstellen und für sozialpädagogische Fachkräfte relevant. Hier möchte der Sammelband sensibilisieren und dazu ermutigen, im Umgang mit spezifischen Gesundheitsbedürfnissen eine geschlechterreflexive Position zu vertreten.

Ein besonderes Anliegen ist es, einen interdisziplinären Dialog anzuregen sowie Wissen und Erfahrung zu bündeln, um die Möglichkeiten und Chancen geschlechtersensibler Medizin und Public Health aufzuzeigen. In diesem Sinne sollen Theorie und Praxis verknüpft, erzielte Erfolge, aber auch Versäumnisse kritisch reflektiert sowie Erfordernisse und Veränderungspotenziale im Handlungsfeld „Medizin – Gesundheit – Geschlecht" aufgezeigt werden.

Dabei kann „Medizin – Gesundheit – Geschlecht" in einem lebensweltlichen Bezug sinnvoll verstanden und bearbeitet werden. Denn Geschlecht ist Ergebnis sozialer Zuschreibungsprozesse und auch Gesundheit und Krankheit sind als mitunter gesellschaftlich determinierte Phänomene zu begreifen. Besondere Bedeutung hat daher die fachübergreifende Betrachtung des Themenfeldes. Notwendig ist hier zudem ein Brückenschlag sowie die gegenseitige Anerkennung und Akzeptanz der naturwissenschaftlich konnotierten Medizin und der sozialwissenschaft-

Medizin – Gesundheit – Geschlecht

lich konnotierten Gesundheitswissenschaften. Auch eine solche Perspektive soll hier eröffnet werden.

Der Band ist in drei Themenblöcke unterteilt. Einführend werden Entwicklungslinien und theoretische Annäherungen an geschlechterdifferente Perspektiven in Medizin und Public Health aufgezeigt. Im Anschluss werden methodische Anforderungen und Herausforderungen als Basis einer geschlechterdifferenzierter Gesundheitsforschung erörtert. Der dritte Themenblock widmet sich ausgewählten Handlungsfeldern, die auf gesundheitliche Fragen in unterschiedlichen Lebensphasen und verschiedenen Lebenslagen von Frauen und Männern fokussieren. Die Diversität der wissenschaftlichen Fächer und praktischen Arbeitsfelder, in denen die Autorinnen und Autoren beheimatet sind, spiegelt sich in den dargestellten Themen, Forschungs- und Praxisfeldern wider und eröffnet unterschiedliche Perspektiven auf die Bedeutung von „sex" und „gender". Diese Diversität ist es auch, die eine Vielzahl innovativer Denkansätze, Optionen für Prävention und Gesundheitsförderung sowie für Diagnostik, Behandlung und Pflege hervorbringt. In der Zusammenschau erschließt sich ein umfassendes Bild von „Medizin – Gesundheit – Geschlecht" und ein ganzheitliches Verständnis für geschlechterbezogene Bedeutungen und Implikationen von Gesundheit und Krankheit.

Entwicklungslinien und theoretische Annäherungen an geschlechterdifferente Perspektiven in Medizin und Public Health
Ulrike Maschewsky-Schneider spannt unter dem Titel *„Frauen- und Geschlechterforschung in Public Health ist nicht Gendermedizin. Ein historischer Rückblick und eine disziplinäre Standortbestimmung"* den thematischen Kontext für die nachfolgenden Beiträge auf. Die Gesundheitswissenschaftlerin hat sich in vielerlei Hinsicht und ganz besonders um die Gesundheit von Frauen und eine an Frauen orientierte Gesundheitsforschung und -versorgung verdient gemacht. Mit ihrem stets kritischen Blick auf das Gesundheitswesen, das sich lange Zeit vornehmlich an der männlichen Norm orientierte, hat sie bereits in den 1980er Jahren die Defizite einer geschlechter*in*sensiblen Gesundheitsversorgung aufgedeckt. Exemplarisch zu nennen sind hier z. B. die unterschiedlichen Versorgungsstandards von Frauen und Männern bei gleichem Krankheitsbild. Maschewsky-Schneider spannt den Bogen über die Frauengesundheitsforschung, die in der Tradition der sozialwissenschaftlichen Frauenforschung und der Frauengesundheitsbewegung steht, über deren Erweiterung zur geschlechtsspezifischen Gesundheitsforschung in Public Health bis zur Gendermedizin. Auf der Basis der Definition von Public Health nimmt die Autorin eine Abgrenzung gegenüber der Medizin vor und arbeitet die spezifischen Zugänge und Handlungsfelder der gesundheitswissenschaftlichen Frauen- und Geschlechterforschung heraus. Die in diesem Zusammenhang wichtigen Beiträge der Frauengesundheitsnetzwerke in ausgewählten Forschungs- und Versorgungsfeldern verweisen zugleich auf die Versäumnisse und Lücken einer

Männer(gesundheits)- bewegung mit vergleichbarer Durchsetzungskraft und Anerkennung. So ist es auch zu erklären, dass Männergesundheit ein nach wie vor vernachlässigtes Forschungs- und Handlungsfeld in Deutschland ist. Durch die Kontrastierung gesundheitsbezogener Frauen- und Geschlechterforschung in Public Health mit der häufig auf der klinischen Ebene verharrenden Gendermedizin wird deutlich, was die beiden Disziplinen voneinander unterscheidet, aber auch an welchen Schnittstellen interdisziplinäre Zusammenarbeit möglich und wünschenswert ist. Der Ausblick auf zukünftige Aufgaben von Public Health beleuchtet zentrale Herausforderungen des Gesundheitswesens in Bezug auf geschlechterbezogene Fragestellungen.

Die Gesundheit von Männern ist zahlreichen Risiken und Belastungspotenzialen ausgesetzt, die einerseits in gesundheitsrelevanten Verhaltensweisen begründet und andererseits Resultat stereotyper Zuschreibungsprozesse sind. Eine vorrangige Aufgabe besteht darin, Widerstände gegenüber einer Beschäftigung mit männerbezogenen Gesundheits- und Krankheitsfragen aufzulösen. *Matthias Stiehler* durchleuchtet in seinem Beitrag „*Gesellschaftliche Zuschreibungsprozesse und ihre Folgen für die Männergesundheit*", indem er wenig hinterfragte und auf vermeintlich objektiven Fakten basierende Feststellungen zur Männergesundheit einer kritischen Analyse unterzieht. Ein Beispiel hierfür sind Erklärungsansätze des sogenannten „Gender Gap" in der Lebenserwartung und des damit einhergehenden „Gesundheits-Geschlechter-Paradoxon"[1]. Ein großes Problem ist das Ausmaß an „Männerblindheit" und Widerständen in Medizin, Public Health und Gesellschaft, was die Beschäftigung mit Gesundheitsbelangen von Männern angeht. Ausgehend von den Ergebnissen der Gesundheitsberichterstattung zu den Erkrankungen von Männern wird ein weiteres zentrales Thema im gegenwärtigen Männergesundheitsdiskurs nachgezeichnet: Die Frage nach den Besonderheiten der Krankheitsthemen von Männern und die sich darin abbildenden gesellschaftlichen Dimensionen. Die Kategorien „Verlorene Lebensjahre" und „Todesursachenstatistik" zeigen, wie eng gesundheitliche Risiken mit dem vorherrschenden Männlichkeitsideal und entsprechenden geschlechterstereotypen Zuschreibungsprozessen und widersprüchlichen Rollenerwartungen verknüpft sind. Das Bild des männlichen „Gesundheitsmuffels", der sich diversen Gesundheitsrisiken aussetzt und Gesundheitsbeeinträchtigungen billigend in Kauf nimmt, stützt die Tendenz, Männern selbst die Verantwortung für ihren schlechteren Gesundheitszustand zuzuschreiben. Wie weitreichend diese Bewertungs- und Zuschreibungsprozesse sind, wird deutlich am Umgang mit psychischen Erkrankungen wie z. B. der als

---

[1] Dieses Paradoxon bezieht sich darauf, dass die Lebenserwartung von Männern unter der von Frauen liegt, dass jedoch Frauen im Lebensverlauf ihren Gesundheitszustand schlechter bewerten als Männer und in der Regel auch tatsächlich häufiger krank sind. D. h. verkürzt: Männer sterben zwar früher als Frauen, erleben aber dafür mehr Lebensjahre bei guter Gesundheit.

„weiblich" konnotierten Depressionssymptome. Abschließend werden Ansätze einer Beratungspraxis skizziert, die Männer in ihrer Identität stärkt um auf individueller Ebene ein positives Selbstverständnis zu entwickeln, in dem auch Schwäche und Begrenzungen ihren Platz haben. Männerarbeit und Männerpolitik sollten darüber hinaus auch Veränderungen in Bezug auf weitere Bereiche männlichen Rollenverhaltens in den gesellschaftlichen Diskurs einbringen, wie z. B. Themen rund um die „neue" Väterlichkeit. Eine angemessene Beschäftigung mit den Ursachen und Folgen männlicher Gesundheitsprobleme und Gesundheitsressourcen ist mehr als überfällig. Sie sollte sich nicht darin erschöpfen, die Liste von Risikoverhaltensweisen, die Männern attestiert werden wie Rauschmittelkonsum, Fehlernährung, Präferenz für gefährliche Sportarten, riskantes Verhalten im Straßenverkehr, mit den „gesünderen" Verhaltensweisen und Lebensstilen von Frauen zu kontrastieren. Weitaus nutzbringender erscheint hier, die Perspektive zu erweitern auf die (salutogenen) Ressourcen und Potenziale, die Männer zur Bewältigung von Alltagsanforderungen aktivieren und nutzen (können).

Geschlechterbezogenes Gesundheitshandeln auf unterschiedlichen Ebenen kann erreicht werden durch Einführung von Gender Mainstreaming. *Eva Rásky & Susanne Scheipl* zeigen dies in ihrem Beitrag *„Gender Mainstreaming rund um die Gesundheit"*. In ihrer Analyse folgen die Autorinnen den Entwicklungen der Frauengesundheitsbewegung und der sozialwissenschaftlichen Frauenforschung. Vergleiche der Gesundheitssysteme in Deutschland und Österreich zeigen deutliche Unterschiede in der Entwicklung gendersensibler Gesundheitsforschung und -versorgung, die u. a. ihren Ausdruck finden in spezifischen finanziellen und organisatorischen Strukturen. Vorbildhaft ist in Österreich das „Gender Budgeting" als gesundheitsökonomisches Steuerungsinstrument sowie die Einrichtung einer ersten Genderprofessur und eines postgraduellen Lehrgangs „Gender Medicine" an der Medizinischen Universität Wien. Ein Garant für die Realisierung einer tatsächlich geschlechtergerechten Gesundheitsversorgung ist dies jedoch nicht. Denn Gendermedizin vernachlässige den zentralen Stellenwert sozialer Determinanten und unterschiedlicher Lebenswelten von Frauen und Männern als gesundheitliche Belastungsgrößen und Ressourcen zugunsten einer Fixierung auf biologische Unterschiede zwischen den Geschlechtern. Gendermedizin kann dennoch als innovativer Ansatz und als Chance genutzt werden, um die Kategorie Geschlecht in der Medizin explizit zu verankern. Damit würde eine Voraussetzung geschaffen, Geschlecht umfassend zu berücksichtigen. Um die biologisch-medizinische Perspektive um die Bedeutung sozialer Faktoren und Rahmungen zu erweitern gilt es jedoch, die Erkenntnisse von Public Health mit ein zu beziehen. Ein länder- und disziplinübergreifendes Kompetenznetzwerk „Medizin – Gesundheit – Geschlecht" stellt eine Möglichkeit dar, um einen systematischen Erfahrungsaustausch zwischen Deutschland und Österreich anzuregen.

Methodische Anforderungen an eine geschlechtersensible Datenbasis
Der Forderung nach einer Berücksichtigung von Geschlecht und geschlechterbezogenen Besonderheiten in wissenschaftlichen Forschungsprojekten, in statistischen Analysen und in Publikationen wird zumindest ansatzweise nachgekommen. Garant für eine tatsächlich geschlechtersensible Forschung ist dies allerdings keineswegs. Dass es hierzu mehr bedarf, zeigt *Gabriele Bolte* in ihrem Beitrag *„Gender in der Epidemiologie im Spannungsfeld zwischen Biomedizin und Geschlechterforschung"*. Im Fokus stehen *konzeptionelle Ansätze und methodische Diskussionen*, verbunden mit der Frage, inwieweit die Kategorie Geschlecht mit ihren Dimensionen Gender und Sex tatsächlich bereits in die Epidemiologie integriert ist und an welchen Stellen Entwicklungsbedarfe bestehen. Zwischen der sozialwissenschaftlich geprägten Geschlechterforschung und der naturwissenschaftlich geprägten Biomedizin tut sich ein Spannungsfeld auf: hier treffen spezifische Sichtweisen zweier sehr unterschiedlicher Fachkulturen aufeinander mit höchst unterschiedlichen Zugängen zu Geschlecht in Forschung, Wissenschaft und Praxis. Mit der umfassenden Integration von Geschlecht ist auch in der Epidemiologie die Herausforderung verbunden, Gesundheit und Krankheit multidimensional in komplexen Bedingungsgefügen von biologischen Unterschieden, Lebenslagen und sozialen Kontexten zu erfassen, aufzuklären und in therapeutische Entscheidungen einzubeziehen.

Die geschlechterdifferenzierte Erhebung und Aufbereitung von Daten ist eine unabdingbare Voraussetzung, um geschlechterbezogene Zusammenhänge zu untersuchen, entsprechende Vergleiche vornehmen zu können und letztlich effektive Gendermedizin zu realisieren. Themen und Bereiche, in denen der Geschlechterbezug bislang nur unzureichend hergestellt wurde und in denen nach Geschlecht aufgeschlüsselte Datensätze nicht in der gewünschten Differenzierung zur Verfügung stehen, müssen stärker fokussiert werden. Hier sind methodische Entwicklungen notwendig, die bislang nicht ausgeschöpfte Potenziale eines transdisziplinären Dialogs zwischen medizinischer Forschung und sozialwissenschaftlicher Geschlechterforschung, zwischen Biomedizin und Public Health nutzen. Die Zusammenführung der Ergebnisse aus beiden Bereichen ist ein wichtiges Fundament für gesundheitspolitische Entscheidungen und kann unmittelbare Auswirkungen auf und für die Praxis der Gesundheitsversorgung haben. Zudem kann auf diesem Wege gewährleistet werden, dass das Label „gender" keine unzulässige Verkürzung auf biologische Determinanten („sex") erfährt und einem Biologismus zum Opfer fällt oder aber als Begründung für einen vermeintlich geschlechterbezogenen Versorgungsbedarf herangezogen wird. Letztlich sollte es immer darum gehen, Daten im Zusammenhang mit den unterschiedlichen Lebenslagen nach Frauen und Männern differenziert zu erfassen und auszuwerten. Erst dann erhalten sie die notwendige Aussagekraft.

Die Aufgabe und Forderung, Geschlecht als Kategorie durchgängig zu berücksichtigen, stellt sich immer dann, wenn es um datengestützte Darstellungen zur Gesundheit der Bevölkerung geht, wie sie im Kontext der Gesundheitsberichterstattung des Bundes (GBE) gefordert ist. Die GBE ist seit 1998 in Deutschland ein bewährtes Instrument zur kontinuierlichen Analyse gesundheitsbezogener Daten und damit eine Grundlage, um spezielle Gesundheitsbelastungen und -ressourcen aufzudecken. Sie umfasst sämtliche Bereiche des Gesundheitswesens und richtet sich an Politik und Wissenschaft. GBE ist aber auch ein Instrument, das die Bevölkerung informieren und einen öffentlichen Gesundheitsdiskurs ermöglichen soll. Geschlechterbezogenheit gerade in der GBE kann somit viele Adressatinnen und Adressaten erreichen. Bislang erschöpft sich Geschlechtersensibilität in der GBE aber zumeist darin, Gesundheitsdaten nach Geschlecht differenziert aufzuführen, so die Bilanz von *Brigitte Borrmann* in ihrem Beitrag *„Frauen- und Männergesundheit im Fokus der Gesundheitsberichterstattung"*. Im Vergleich zu den einst geschlechter*in*sensiblen Medizinalstatistiken ist die mittlerweile standardmäßige geschlechtersensible Darstellung der Daten zur Frauen- und Männergesundheit durchaus positiv und eine gute Grundlage für evidenzbasierte Entscheidungen im Hinblick auf Versorgungsbedarfe. Um die Qualität der GBE weiter zu optimieren, bedarf es aber zusätzlicher Informationen zu geschlechterspezifischen Lebensbedingungen und Lebenssituationen. Erst die Berücksichtigung regionaler und kleinräumiger Verteilung von soziodemografischen Merkmalen (z. B. Informationen zu Bildungsstand, Einkommen, Wohnsituation, Migrationsstatus, Beschäftigungsstatus) in Verbindung mit Daten zur geschlechterspezifischen Gesundheit und zu übergreifenden Versorgungsstrukturen, kann ein ganzheitliches Bild präsentieren. Angesichts der wachsenden Komplexität des Versorgungsgeschehens erweisen sich kleinräumige Versorgungsanalysen als zunehmend unverzichtbar. Sie sind erforderlich, um regionale Variationen sowohl in der Prävalenz von Erkrankungen als auch in den ambulanten und stationären Versorgungsstrukturen, in der Nachfrage nach und Akzeptanz von Versorgungsangeboten sowie in der Versorgungsqualität differenziert zu erfassen (Melchior et al. 2014a, b). Ein Problem stellt hierbei die Heterogenität der verfügbaren Daten mit einem direkten Raumbezug dar. Möglichkeiten, diese nutzbar zu machen, liegen in einer engeren Zusammenarbeit zwischen Gesundheitswesen und geodatenhaltenden Stellen (z. B. Umweltämter) im Sinne einer „geografischen Gesundheitsforschung" auf der Grundlage multiperspektivischer Modelle.

Geschlechterbezogene Gesundheitsanliegen in besonderen Lebenskontexten und Lebenslagen
Erkrankungen und Verletzungen des Stütz- und Bewegungsapparates zählen weltweit zu den häufigsten Ursachen für chronische Schmerzen und körperliche Behinderungen. Während in vielen Bereichen der Medizin eine mangelnde Berück-

sichtigung der Gesundheitsbelange von Frauen festzustellen ist, verhält es sich in der Orthopädie eher umgekehrt. Ein Beispiel ist die Osteoporose: Sie wurde lange in Fachdiskursen als typische Erscheinung bei Frauen in der Postmenopause bewertet. Dass Männer im fortgeschrittenen Alter ebenso betroffen sein können, wurde dagegen selten erörtert. Der Beitrag von *Susanne Scheipl & Eva Rásky* liefert – anknüpfend an eine bereits vorliegende Publikation (Scheipl und Rásky 2012) – weitere Analysen zu Geschlechteraspekten im orthopädischen Bereich unter dem Titel *„Zwei Geschlechter, ein Bewegungsapparat. Geschlecht und Gender als Einflussfaktoren in der Orthopädie"*. Am Beispiel von Erkrankungsbildern der oberen und unteren Extremitäten sowie am Symptom „Kreuzschmerzen" werden häufig verkannte Genderaspekte dargestellt. Diese sind von entscheidender Bedeutung, sowohl in Bezug auf die Krankheitsursachen und -verläufe, als auch im Hinblick auf Behandlungserfordernisse und -ergebnisse. So beeinflussen biologische Unterschiede zwischen Frauen und Männern, wie z. B. der unterschiedliche Körperbau, medikamentöse Therapien. Inwieweit aber soziale Faktoren, wie z. B. ein geringer Bildungsstatus oder Arbeitslosigkeit, Stress oder die allgemeine psychische Gesundheit orthopädische Erkrankungsbilder beeinflussen, ist bislang noch wenig untersucht. Auch die Bedeutung von Geschlecht ist noch wenig erforscht. Eine systematisch geschlechterdifferenzierte und geschlechtersensible Prävention, Diagnostik und Therapie sollte als Qualitätsmerkmal in die Orthopädie, auch speziell in die orthopädische Chirurgie eingeführt werden. Die Anerkennung der Bedeutung von Geschlecht als biologische und soziale Gesundheitsvariable ist bislang nicht nur in der Orthopädie nur marginal erfolgt. Eine bessere Verankerung von Geschlechterthemen in der medizinischen Aus-, Fort- und Weiterbildung ist daher eine zentrale Voraussetzung, um eine medizinische Versorgung in gleicher Qualität und Quantität für beide Geschlechter zu ermöglichen.

Andere Disziplinen sind von vergleichbaren Erkenntnis- und Umsetzungsdefiziten betroffen, was sich auch in der mangelnden Aufmerksamkeit für geschlechterspezifische Aspekte in der psychiatrisch-psychotherapeutischen Forschung widerspiegelt (Stengler et al. 2011). Hier mangelt es nicht an entsprechenden Handreichungen und Richtlinien, die explizit dazu anleiten, Geschlechteraspekte in Studiendesigns, Untersuchungs- und Auswertungsmethodik einzubeziehen, so z. B. die Leitlinien für „Gute Epidemiologische Praxis (GEP)". Jedoch enthalten sie viele Fehlinterpretation von „gender" als „frauenspezifische Angelegenheit" (Kuhlmann und Kolip 2005), entsprechend mangelt es auch in der psychiatrisch-psychotherapeutischen Forschung und Praxis an Geschlechtersensibilität. Jeder dritte Mensch erkrankt im Laufe seines Lebens an einer psychischen Störung, oft mit schweren Folgen für das individuelle Wohlbefinden und das soziale Umfeld. Psychische Erkrankungen bedingen zudem häufig hohe ökonomische Belastungen durch lange Krankheitsphasen oder gar Erwerbsunfähigkeit und stationäre bzw.

Medizin – Gesundheit – Geschlecht

ambulante Behandlungskosten. Als ein Handlungsfeld wachsender Relevanz und angesichts zahlreicher offener Fragen scheint es umso dringlicher, die unterschiedlichen Ausprägungen psychischer Prozesse, gesundheitlicher Ressourcen und Belastungen von Frauen und Männern zu erfassen und zu bewerten und entsprechend differenzierte Interventionsangebote abzuleiten. Ungeachtet der hohen Kosten infolge von Unter- oder Fehldiagnosen (besonders bei depressiven Störungen von Männern), bedingen psychiatrische Erkrankungen stets einen hohen Leidensdruck, verbunden mit z. T. erheblichen Einbußen in der Lebensqualität und in der gesellschaftlichen Teilhabe.

Möglichkeiten und Grenzen einer geschlechterdifferenzierten Betrachtung in der psychiatrischen Forschung und Versorgung analysiert der Beitrag von *Patrycja Huf & Siegfried Kasper „Geschlechtsspezifische Aspekte psychiatrischer Erkrankungen"*. Im Zentrum stehen Erkrankungen, die mit Tabus und der Angst vor Stigmatisierung besetzt sind und aufgrund geschlechterspezifischer Zuschreibungen oft unerkannt bleiben bzw. mit zeitlicher Verzögerung diagnostiziert und einer Behandlung zugeführt werden. Dass die Häufigkeit, mit der psychiatrische Erkrankungen auftreten, zwischen den Geschlechtern variiert und Krankheitsverläufe zudem geschlechterspezifische Determinanten aufweisen, kann auf ein multifaktorielles Verursachungsgeflecht zurückgeführt werden. Geschlechterdifferenzen in der Krankheitsentstehung und in Krankheitsverläufen sind demnach das Ergebnis eines komplexen Zusammenwirkens von biologisch bedingter Vulnerabilität (z. B. Einfluss von Sexualhormonen auf das Gehirn) und psychosozialer Belastungen. Am Beispiel der häufig nicht oder zu spät diagnostizierten „männlichen Depression" wird deutlich, warum ein geschärfter Blick für geschlechterspezifische Symptomausprägung und -präsentation unverzichtbar ist, gilt doch Depression als wichtigster Risikofaktor für einen vollendeten Suizid bei Männern (Möller-Leimkühler und Kasper 2010). Auch entsprechende Therapieangebote sind bislang noch selten. Um eine bedürfnis- und bedarfsgerechtere Versorgung von Frauen und Männern in der Psychiatrie zu realisieren, sollten bereits etablierte Strukturen einer „frauenspezifischen" Psychiatrie um eine gendersensible Perspektive erweitert werden, die sich verstärkt psychischen Belastungen von Männern zuwendet. Sensibilität für die Besonderheiten von Frauen und Männern, beispielsweise in Art und Umfang der Symptompräsentation, in Stressverarbeitungsmechanismen oder im Inanspruchnahmeverhalten von psychiatrisch-psychotherapeutischen Hilfsangeboten sind dabei wesentliche Faktoren, der die aktuelle Versorgungsrealität bislang nur annähernd gerecht wird.

Auf den Aspekt der Versorgung konzentrieren sich *Susanne Bornschein & Constanze Hausteiner-Wiehle* und zeigen *„Besondere Aspekte einer geschlechtersensiblen Behandlung in der psychiatrischen, psychosomatischen und psychotherapeutischen Versorgung"*. Deutlich wird, dass Geschlecht für Entstehung und

Verlauf, Diagnose und Behandlung psychischer Störungen von noch größerer Bedeutung ist als in den somatischen medizinischen Fachdisziplinen. Denn insbesondere geschlechterspezifische Sozialisation und psychische Entwicklung, Geschlechterrollen und die mit ihnen verknüpften Lebenswirklichkeiten bewirken unterschiedliche Belastungs- und Risikofaktoren für die Gesundheit von Frauen und Männern. Das gesundheitsbeeinträchtigende Potenzial hängt dabei eng von verfügbaren Ressourcen sowie deren Aktivierung und Wirksamkeit ab. Entsprechende geschlechterspezifische Unterschiede spiegeln sich in Art, Häufigkeit und Verlauf psychischer Störungen wider. Folglich sind geschlechtersensible Angebote in der psychiatrischen, psychosomatischen und psychotherapeutischen Versorgung ein unbedingtes Muss. Auch Geschlechterdifferenzen in der Inanspruchnahme psychotherapeutischer Angebote weisen hier auf ein Entwicklungsdefizit hin. Geschlecht muss in seiner Bedeutung sowohl für den therapeutischen Prozess als auch für die therapeutische Beziehung reflektiert werden. Zudem sind die den (psycho-)therapeutischen Verfahren und Methoden zugrundliegenden impliziten und expliziten Geschlechtertheorien und Geschlechterstereotype zu prüfen. Geschlechterkompetenz wird damit in Kombination mit weiteren Diversity-Faktoren zu einem zentralen Qualitätsmerkmal in der Psychotherapie. Eine umfassende Berücksichtigung von Geschlechteraspekten in (psycho-)therapeutischen Behandlungszusammenhängen sowie in Studien zu „Gender in der Psychotherapie" ist obligatorisch, um Diagnostik und Therapie zu verbessern. Notwendig sind darüber hinaus differenziertere psychotherapeutische Angebote und Behandlungsoptionen, die den unterschiedlichen Präferenzen von Frauen und Männern entsprechen. Wenn geschlechterspezifische Besonderheiten bereits in der Phase der Entwicklung und Konzeption sozialer und psychologischer-psychotherapeutischer Unterstützungsangebote systematisch und differenziert berücksichtigt werden, kann es am ehesten gelingen Stigmatisierungsängste auf Seiten der Betroffenen abzubauen und den gesellschaftlichen Umgang mit seelischen Belastungen und psychischen Erkrankungen zu normalisieren.

Eine in der Versorgung wenig beachtete Teilgruppe sind Frauen, die aufgrund einer psychischen Erkrankung mit Einschränkungen und Behinderungen in zahlreichen Lebensbereichen und -situationen konfrontiert sind. Ihre speziellen Lebenslagen untersuchen *Sandra Glammeier* & *Sonja Bergenthal*. An der Schnittstelle von Disability Studies und Gender Studies beschäftigt sich ihr Beitrag mit psychischen Erkrankungen als eine potenziell ungleichheitsrelevante Kategorie. Grundlage sind die Befunde der repräsentativen Untersuchung zu „Lebenssituationen und Belastungen von Frauen mit Behinderungen in Deutschland" (Schröttle et al. 2013). Anhand dieser Studie wird die besondere Situation von Frauen dargestellt, die in Einrichtungen leben bzw. die langfristig aufgrund ihrer Erkrankung oder Behinderung auf unterstützende Strukturen einer Einrichtung angewiesen

Medizin – Gesundheit – Geschlecht

sind. Diskriminierung und soziale Desintegration sind Probleme, mit denen die betroffenen Frauen sowohl während als auch nach einer psychischen Erkrankung befasst sind. Eine erhöhte Vulnerabilität von Frauen für psychische Erkrankungen ist dabei z. B. im Zusammenspiel mit Gewalterfahrungen gegeben. Weitere wichtige Variablen sind ein niedriger Bildungs- und sozioökonomischer Status. Mit einer psychischen Erkrankung einhergehende berufliche Dequalifizierungsprozesse und Schwierigkeiten eines beruflichen Wiedereinstiegs nach erfolgreich bewältigter Krankheitsphase sind Ausdruck der vielfältigen Desintegrationsmechanismen und Stigmatisierungstendenzen, die sich auf zahlreiche Lebensbereiche der betroffenen Frauen auswirken. Eine Ressourcenperspektive stellt sich damit in ihrer Bedeutung für Gesundheit und Gesundheitsförderung als besonders wichtig dar: insbesondere lebenslange Bildungsprozesse spielen als personale Ressource und als Schutz vor psychischen Erkrankungen eine zentrale Rolle. Eine „Ermächtigung durch Bildung" kann Frauen (wie im Übrigen auch Männer) mit psychischen Erkrankungen darin unterstützen, auf dem ersten Arbeitsmarkt (wieder) Fuß zu fassen sowie Diskriminierung und sozialer Desintegration entgegenzuwirken.

Jana Lindner & Frank Hoffmann berichten aus einer speziellen Perspektive über *„Genderkompetenzen in der Medizin: Brustkrebsfrüherkennung als neues Tätigkeitsfeld für blinde Frauen"*. Das Besondere an diesem Ansatz: Die Durchführung der Brust- bzw. Tastuntersuchung zur Krebsfrüherkennung erfolgt durch speziell qualifizierte, blinde oder sehbehinderte Frauen. Damit wird eine vermeintliche Einschränkung zu einer wertvollen Ressource, da blinde oder in ihrem Sehvermögen beeinträchtigte Menschen zumeist über einen überdurchschnittlich ausgeprägten Tastsinn verfügen. Mit der „Medizinischen Tastuntersucherin (MTU)" ist es gelungen, ein neues Tätigkeitsfeld für blinde und sehbehinderte Frauen zu schaffen. Der Beitrag reflektiert den Projektverlauf und stellt die entwickelte Untersuchungsmethode anhand eines exemplarischen Untersuchungsablaufes vor. Die Ausbildung und Zertifizierung zur MTU erlaubt es, sehr spezifische Kompetenzen auf den Arbeitsmarkt zu bringen. Hier wird deutlich, dass ökonomische und soziale Prämissen keine widerstreitenden Parameter darstellen müssen, sondern durchaus in Einklang zu bringen sind: MTU leistet nicht nur einen Beitrag zur Verbesserung der Überlebenschancen brustkrebserkrankter Frauen. Gleichzeitig werden auch Behandlungskosten gesenkt. Dabei lassen die auf dem Fundament von *discovering hands®* aufbauenden weiteren Vorhaben ein großes Potenzial in der medizinischen Vorsorge und Prävention erkennen, das über Aus-, Fort- und Weiterbildung von Genderkompetenzen entdeckt und genutzt werden kann. Voraussetzung dafür ist mehr Aufgeschlossenheit und Wertschätzung gegenüber Fachfrauen (und in Erweiterung auch gegenüber Fachmännern) mit Behinderungen in medizinischen Arbeitskontexten. Mit ihren speziellen Ressourcen können sie die

Arbeit mit den Patientinnen und Patienten deutlich bereichern. Der Leitgedanke der Inklusion ist an dieser Stelle eng verbunden mit der Botschaft, dass es im medizinischen Handlungsfeld Mut und Querdenken benötigt, wenn es darum geht, neue, unkonventionelle Wege zu beschreiten.

Die negativen Folgen von Erwerbslosigkeit sind regelmäßig Gegenstand von Krankenkassenstatistiken, Gesundheitsberichten, Fehlzeitenanalysen und sozialmedizinischen Forschungsarbeiten (z. B. Kroll und Lampert 2012; Hollederer 2011). Hier fanden Geschlechterunterschiede lange Zeit wenig Beachtung. Der Beitrag zu *„Arbeitslosigkeit und Gesundheit in der Gender-Perspektive"* von *Alfons Hollederer & Gisela Mohr* widmet sich explizit diesem Thema. Ein Überblick über Beschäftigungslage und branchenspezifische Erwerbsbeteiligungen von Frauen und Männern skizziert die Entwicklung der Arbeitslosenzahlen im zeitlichen Verlauf. Chronische Erkrankungen sowie insgesamt körperliche und geistige Beeinträchtigungen bedeuten eine potenzielle Hürde am Arbeitsmarkt. Betroffene geraten häufig in eine Negativ-Spirale, in der sich bereits bestehende Ungleichheiten sowohl in gesundheitlicher wie in sozialer Hinsicht verstärken können. Hinzu kommt, dass selbst kurze Phasen von Erwerbslosigkeit die weitere Berufsbiografie zumeist deutlich negativ beeinflussen, z. B. hinsichtlich Bezahlung, Tätigkeitsspektrum und Verantwortungsbereich. Phasen von Arbeitslosigkeit können angesichts sich wandelnder Märkte zunehmend in jeder Berufsbiografie auf allen Qualifikationsstufen auftreten – sowohl bei Ungelernten als auch bei akademischen Fachkräften. Die Risiken für Arbeitsplatzverlust, ebenso wie Chancen auf Reintegration in den Arbeitsmarkt stellen sich für Frauen und Männer jedoch unterschiedlich dar. Mit ihrer identitätsstiftenden, sinngebenden und anerkennungsbildenden Funktion bedeutet Erwerbsarbeit nicht nur regelmäßigen Verdienst, sondern auch feste Zeitstrukturen im Tagesablauf und soziale Kontakte. So verwundert es nicht, dass im Zuge von Erwerbslosigkeit gesundheitliche Einschränkungen wie depressive Störungen, Panikstörungen, Phobien oder somatoforme Störungen auftreten, sich das Risiko für vorzeitige Mortalität erhöht und die allgemeine Lebenszufriedenheit deutlich sinkt. Die Erwerbslosigkeitsforschung zeichnet ein nur wenig konsistentes Bild zu Geschlechterspezifika in der physischen und psychischen Gesundheit von Arbeitslosen im Vergleich zu Erwerbstätigen. Die empirischen Befunde legen nahe, nicht allein auf Geschlechterunterschiede zu fokussieren. Vielmehr variieren gesundheitsbezogene Belastungen infolge von Erwerbslosigkeit ebenso wie der Umgang mit der Tatsache „arbeitslos zu sein", vor allem *innerhalb* der Geschlechtergruppen und zwischen verschiedenen Subgruppen. Zudem sind Faktoren, wie z. B. Dauer und Häufigkeit von Arbeitslosigkeit, wichtige Effektgrößen für psychische Gesundheit. Geschlechterspezifische Strukturen von Arbeitslosigkeit verweisen auf unterschiedliche Lebensumstände von Frauen und Männern, die eng mit geschlechterstereotypen Rollenanforderungen korrespondieren (Beispiel: innerfamiliäre Arbeitsteilung) und mit spezifischen Schutz- und Risikofaktoren für Gesundheit einhergehen. Das bedeutet, dass Frauen und Männer bei Erwerbslosigkeit mit anders gelagerten gesundheitsrelevanten Belastungen und strukturellen Problemlagen konfrontiert sind. Es fehlt bislang an theoretischen Modellen, die Aussagen zu den Wirkungszusammenhängen zwischen Geschlecht, Arbeitslosigkeit und Gesundheit aufzeigen. Diese Lücke zu schließen ist eine wichtige Voraussetzung zur Entwicklung von Interventionsmaßnahmen, um während Phasen von Arbeitslosigkeit Gesundheit erhalten, Gesundheitspotenziale stärken und bereits eingetretene Gesundheitsstörungen reduzieren zu können. Neben traditionellen verhaltenspräventiven Maßnahmen bieten sich hier vor allem arbeitsmarktintegrative Ansätze an, die auf eine Erhöhung der Beschäftigungsfähigkeit ausgerichtet sind und durch spezielle Qualifizierung einer geschlechtersensiblen biografischen Perspektive folgend die Heterogenität der sozialen Lebenssituationen von Frauen und Männern anerkennen.

Uta Walter schließt mit ihrem Beitrag unmittelbar an, indem sie der Frage nachgeht, welche Richtung *„Auf dem Weg zu einem gendersensiblen Betrieblichen Gesundheitsmanagement"* einzuschlagen ist. Deutlich wird, dass das Thema psychische Gesundheit mehr Aufmerksamkeit in Unternehmen erfordert. Eine Strategie, die sich auch unter ökonomischen Gesichtspunkten positiv darstellt, denn Investitionen in die Gesundheit der Mitarbeiterinnen und Mitarbeiter machen sich langfristig im Sinne verbesserter betrieblicher Outcomes bemerkbar. Dabei sollte ein zielgruppendifferenziertes Betriebliches Gesundheitsmanagement (BGM) präferiert werden. Zentrale Qualitätsmerkmale eines solchen BGM sind ein konsequent gendersensibles Vorgehen sowie eine Orientierung an den spezifischen Bedarfen der verschiedenen Zielgruppen innerhalb der Mitarbeiterschaft. Empirische Ergebnisse zu Geschlechterunterschieden in psychischen Beeinträchtigungen und psychiatrischen Erkrankungen zeigen höhere Prävalenzraten für Frauen in fast allen Krankheitsentitäten. Als nicht zu unterschätzende Belastungsquelle, vornehmlich für Frauen, stellt sich eine abhängige Beschäftigung im Dienstleistungssektor dar. Ob diese Unterschiede einer geschlechterspezifischen Prädisposition und einer höheren Vulnerabilität von Frauen geschuldet sind oder der Logik eines nach Geschlecht segregierten Arbeitsmarktes folgen bleibt offen. Auf jeden Fall begründen die deutlichen geschlechterbezogenen Prävalenzunterschiede vorsorgendes Handeln im Rahmen einer genderorientierten Unternehmenspolitik. Dabei sind unter der Prämisse eines engen Zusammenspiels von Belastungen und Ressourcen gesundheitsfördernde Aspekte (persönliche, soziale und organisationale) im BGM von zentraler Bedeutung. Für den Dienstleistungsbereich mit seinen vielfältigen gesundheitlichen Belastungspotenzialen sollte die Umsetzung von BGM höchste Priorität haben. Zu den besonders belasteten Berufsgruppen zählen speziell jene, die ihre tägliche Arbeit in den Dienst anderer Menschen stellen und die in den Bereichen Pflege, Betreuung, Beratung tätig sind. Im Gesundheitswesen entwickelt sich BGM selbst in kleineren Krankenhäusern und niedergelassenen Praxen sowie Versorgungszentren zu einer unabdingbaren Größe, um die Gesundheit der Beschäftigten gezielt zu fördern und zu erhalten (Obermann 2014).

Weit entfernt von vergleichbaren Bemühungen um gesundheitsförderliche, geschweige denn arbeitsrechtlich abgesicherte Arbeitsbedingungen sind die häufig im Hintergrund agierenden Berufsgruppen, wie z. B. die sogenannten Care-Arbeiterinnen. Sie erbringen in Privathaushalten nicht selten „rund um die Uhr" Pflege- und Versorgungsleistungen für einen unterdurchschnittlichen Lohn, bei mangelnder oder unzureichender arbeitsschutzrechtlicher Regelung. Die Tendenz, Fachkräfte, aber auch ungelernte Kräfte aus dem Ausland für eine Tätigkeit in der häuslichen und stationären Altenpflege anzuwerben, vermag auf den ersten Blick als plausible Lösung für den Personalmangel im eigenen Land erscheinen. Bei genauerem Hinsehen erschließt sich jedoch ein neues und expandierendes Feld für soziale Ungleichheiten, das überdies die (fortbestehende) Abwertung der vornehmlich von Frauen geleisteten häuslichen Betreuungs- und Versorgungsarbeit impliziert. Die Entwicklungen in diesem Bereich sind regelmäßig Kristallisationspunkt kontroverser Diskussionen und konkurrierender Interessen sowohl in der Politik als auch in Fachkreisen. Dass kritische Einwände durchaus ihre Berechtigung haben, zeigt *Katharina Gröning*. Unter dem Titel „*Versorgung pflegebedürftiger alter Menschen im Spiegel von Migration und Geschlecht*" gibt sie eine Einschätzung dazu ab, welche Folgen die grenzüberschreitenden Möglichkeiten zur Beschäftigung von Migrantinnen in Deutschland für die Geschlechtergerechtigkeit haben können und welche Geschlechterasymmetrien mit diesen Entwicklungen möglicherweise einhergehen. Eine Differenzierung zwischen der Beschäftigung von Migrantinnen in haushaltsnahen Bereichen, z. B. in der Angehörigenpflege, und in der professionellen Altenpflege verweist zwar auf unterschiedliche Problematiken. Für beide Bereiche gilt aber, dass trotz verbesserter formeller und legalisierter Grundlagen für die Beschäftigung von Betreuungs- und Pflegekräften nach wie vor zahlreiche Prekaritäten kennzeichnend sind. Ein Kernproblem besteht in den deutlichen Geschlechterasymmetrien sowohl im Bereich der professionellen als auch in der häuslichen Pflege. Eine Gleichstellung von Frauen im Erwerbsleben wird auf diese Weise weitgehend unterminiert. Wenn es um die Qualität der Altenpflege in Deutschland geht, dann ist es auch wesentlich zu klären, unter welchen Bedingungen eine Beschäftigung in der Altenpflege erfolgen soll. Obschon mit dem Übereinkommen der Internationalen Arbeitsorganisation (ILO) „Menschenwürdige Arbeit für Hausangestellte" eine verbesserte rechtliche Stellung von Pflegekräften mit Migrationshintergrund in Deutschland erzielt wurde, dürfte unzweifelhaft sein, dass weitere staatliche Einsparungen und gleichzeitig abnehmende familiäre Unterstützungsmöglichkeiten in der häuslichen Pflege privaten Care-Arrangements mit prekären Arbeitsbedingungen Vorschub leisten. Der Wunsch vieler hochaltriger Menschen trotz und gerade angesichts einer Erkrankung oder wachsender Immobilität möglichst lange in der vertrauten Lebensumwelt und in der eigenen Wohnung zu verbleiben ist allzu verständlich. Er impliziert aber gleichzeitig einen steigenden Bedarf an gesundheits- und personenbezogenen Versorgungsleistungen, und weckt eine wachsende Nachfrage nach flexiblen, standortunabhängigen Versorgungsangeboten (Meyer et al. 2014). In Zeiten des demografischen Wandels und angesichts zahlreicher Veränderungen in den Lebensverhältnissen und Lebensstilen, bietet die Telemedizin innovative Antworten auf neue Bedarfe in der gesundheitlichen Versorgung. Ihr Einsatz ermöglicht über die gesamte Versorgungskette hinweg räumlich-zeitliche Distanzen zu überbrücken und so Versorgungslücken zu schließen oder aber den Zugang zu entsprechenden Versorgungsleistungen zu erleichtern. Die Entwicklung und erfolgreiche Etablierung telemedizinischer Anwendungen sollte möglichst umfassend den Bedürfnissen der Nutzerinnen und Nutzern entsprechen. Mit dem Beitrag „*Alters- und geschlechtersensible Nutzerorientierung zur Förderung der Akzeptanz telemedizinischer Verfahren bei Patientinnen und Patienten*" betreten *Christoph Dockweiler, Anne Wewer & Rainer Beckers* ein noch wenig untersuchtes Feld. Zunächst werden Kriterien beschrieben, die erfüllt sein sollten, damit telemedizinische (Dienst-)Leistungen den unterschiedlichen Ansprüchen und Bedarfslagen der potenziellen Nutzerinnen und Nutzer gerecht werden. Die Bereitschaft zur Nutzung technischer Geräte sowie Akzeptanzbarrieren gegenüber technischer Unterstützung in der Bewältigung von Krankheitsprozessen werden direkt und indirekt vom Geschlecht beeinflusst. Darüber hinaus stellen Lebensalter bzw. Lebensphase und Generationenzugehörigkeit weitere akzeptanzrelevante Variablen dar. Faktoren wie Lebensalter und Geschlecht werden in Forschungsprojekten aktuell bereits häufig (mit)bearbeitet. Die Bewertung und Akzeptanz telemedizinischer Leistungen könnte jedoch noch weitaus besser geklärt werden, wenn Alter und Geschlecht nicht als isolierte Größen, sondern in Zusammenhang mit weiteren Faktoren aus einer Lebensverlaufsperspektive heraus berücksichtigt würden. Letztlich steht und fällt der geschlechtersensible Einsatz telemedizinischer Anwendungen mit der ärztlichen Kompetenz und dem erforderlichen Geschlechterwissen. Der Einsatz neuer Technologien und Dienstleistungen bedeutet veränderte Interaktion und Kommunikation für alle beteiligten Akteurinnen und Akteure, die es in Aus- und Weiterbildung zu integrieren gilt. Das hier viel Nachholbedarf besteht, darauf verweist eine aktuelle Studie der Universität Bielefeld, in der deutschlandweit Studierende an medizinischen Fakultäten zum Grad der Informiertheit über und zu ihren Einstellungen zur Telemedizin befragt wurden (Dockweiler und Hornberg 2013).

Dass Geschlechterkompetenzen im täglichen Arbeitskontext für eine Vielzahl von Gesundheits- und Sozialberufen eine wichtige Größe darstellen, wird besonders deutlich im Umgang mit gewaltbetroffenen Frauen und Männern in sämtlichen Versorgungsbereichen. Nicht erst seit der 2014 von der Agentur für Grundrechte der EU (FRA) veröffentlichten Studie zu „Gewalt gegen Frauen" ist bekannt, dass körperliche und sexuelle Gewalt in unterschiedlichsten Täter-Opfer-Konstellationen[2], insbesondere aber für Frauen und Mädchen in allen Altersgruppen, ein nicht zu unterschätzender Risikofaktor für die Gesundheit ist. Jedoch ist die Praxis der medizinischen und nicht-medizinischen Gesundheitsberufe zumeist durch eine unzureichende Vorbereitung auf die Konfrontation mit bzw. das Erkennen von gewaltbetroffenen Patientinnen und Patienten charakterisiert. Neben fehlender oder unzureichender Qualifikation in der Aus- und Fortbildung ist Zeitknappheit, die zuallererst ökonomischen Vorgaben geschuldet ist, eine Barriere, die es verhindert, sich mit der Thematik auseinander zusetzen. Erschwerend kommt die Brisanz des Themas Gewalt hinzu: Auf Seiten der Behandelnden kann dies zu Unsicherheiten im Handeln (z. B. Ängste, dass ein direktes Ansprechen von Gewalt das Vertrauensverhältnis zerstören könnte) oder sogar zum Nicht-Handeln führen (Hagemann-White und Bohne 2003). Die defizitäre Ist-Situation markiert einen erheblichen Hilfebedarf einerseits auf Seiten der Betroffenen und andererseits auf Seiten der Institutionen an der Schnittstelle von Sozial- und Gesundheitswesen, die Unterstützung und Hilfe für gewaltbetroffene Frauen anbieten.

Brigitte Sellach wendet sich aus der Perspektive der sozialwissenschaftlichen Frauen- und Geschlechterforschung der Unterstützung von gewaltbelasteten Frauen in der ambulanten medizinischen Versorgung zu und beschreibt *„Die Bedeutung von Gewalt im System der Gesundheitsversorgung am Beispiel des Modellprojektes „Medizinische Intervention gegen Gewalt"*. Die Autorin berichtet über den Projektverlauf, positive Entwicklungen und Stolpersteine im Zusammenhang mit den anvisierten Zielen. Die daraus folgenden Konsequenzen für medizinische Interventionen und notwendige Veränderungen innerhalb der Gesundheitsversorgung werden ebenfalls thematisiert. Im Zentrum der Bewertung des Modellprojektes stehen speziell konzipierte Schulungs-Module für einen professionellen Umgang mit gewaltbetroffenen Frauen in der Praxis niedergelassener Ärztinnen und Ärzte sowie ein speziell entwickelter Implementierungsleitfaden. Als evidenzbasiertes Handlungskonzept soll dieser Leitfaden bundesweit einheitliche Interventionsstandards in der medizinischen Versorgung von gewaltbelasteten Frauen

---

[2] Wir möchten an dieser Stelle explizit darauf hinweisen, dass auch Jungen und Männer Opfer von Gewalt sind, die im Gesundheitswesen ebenfalls auf unvorbereitete Strukturen und Akteurinnen und Akteure treffen. In unseren Ausführungen stehen allerdings aufgrund der nachgewiesenen höheren Betroffenheit Frauen im Zentrum.

Medizin – Gesundheit – Geschlecht

sicherstellen. Die Autorin beschließt ihren Beitrag mit einem Plädoyer für mehr Engagement im Prozess der weiteren Implementierung des Leitfadens von Seiten übergeordneter Instanzen, wie z. B. der Kassenärztlichen Bundesvereinigung, den Berufsverbänden und den Ärztevereinigungen, der Fachpolitik, aber auch von Seiten der in der Praxis tätigen Medizinerinnen und Mediziner.

Angehende und bereits im Beruf stehende Medizinerinnen und Mediziner gilt es für Besonderheiten im Gesundsein und Kranksein von Frauen und Männern in ihren heterogenen Lebensbezügen und -lagen zu sensibilisieren. Dies impliziert zugleich die erforderliche Kompetenzvermittlung im Umgang mit häuslicher Gewalt als fester Bestandteil der Aus- und Weiterbildung. Geschlechterkompetenz ist ein zentraler Schlüsselbegriff nicht nur auf der Ebene einzelner Akteurinnen und Akteure im Gesundheitswesen, sondern auch auf der Mesoebene der Einrichtungen im Gesundheitswesen sowie auf der politischen Makroebene mit ihren vielfältigen Steuerungsfunktionen. Der Erwerb bzw. die Aneignung profunder Geschlechterkompetenzen im Umgang mit gesundheitsrelevanten Fragen und Anliegen ist auf allen Ebenen von besonderer Bedeutung. Grundlegende Kenntnisse der verschiedenen Diskurse und Etappen in der Geschlechtertheoriebildung, Wissen um Prozesse der sozialen Konstruktion von Geschlecht, um die Bedeutung geschlechterspezifischer somatischer Kulturen sowie den Einfluss des sozio-kulturellen Geschlechts auf Gesundheit und Krankheit, sind nur einige Elemente des erforderlichen Kompetenz-Fundaments, auf das eine geschlechterbezogene Sichtweise in Einrichtungen der Gesundheitsversorgung aufbauen kann. Geschlecht – sowohl Gender als auch Sex – zusammen mit weiteren differenzierenden Einflussfaktoren wie Sozialstatus, Lebensphase und ethnische Herkunft in unterschiedlichen Lebenssituationen und biografischen Bezügen zu betrachten, ist in Medizin und Public Health nicht allein mit Blick auf die Zielgruppe(n) bzw. Adressatinnen und Adressaten unverzichtbar. Eine derart erweiterte Sichtweise erweist sich für die professionelle Ebene als ebenso wichtig und erfordert einen Perspektivwechsel: von der Ebene der „zu Behandelnden" auf die Ebene der Profession(en) selber und damit auf die Ebene derjenigen Expertinnen und Experten, die in übergeordneten Einrichtungen des Gesundheitswesens gefordert sind, geschlechterkompetent und gendersensibel zu agieren. Hier sind nicht zuletzt die Ausbildungseinrichtungen gefordert.

Ob und wie *„Gendersensibilität und Geschlechterwissen als Kernkompetenz in der Medizin"* in der Ausbildung vermittelt und damit wichtige *„Voraussetzung und Chance für eine geschlechtergerechte Gesundheitsversorgung"* realisiert werden kann, ist Thema des Beitrags von *Claudia Hornberg, Andrea Pauli & Birgitta Wrede*. Er beschreibt wesentliche Elemente eines Kompetenz-Fundaments, auf das eine geschlechterbezogene Perspektive und ein entsprechendes Handeln in der medizinischen Praxis und in Einrichtungen der Gesundheitsversorgung aufbauen kann. Dazu wird zunächst die Bedeutung der Geschlechtszugehörigkeit in medizinischen Settings analysiert und die besondere Bedeutung der Kompetenz geschlechtersensibler Gesprächsführung beschrieben. Mit dem Stellenwert sowie der Vermittlung von Gendersensibilität und Geschlechterwissen als Qualitätskriterium im Studium beschäftigen sich die weiteren Ausführungen. Ausgehend vom Status quo der medizinischen Ausbildung werden grundlegende inhaltliche Eckpunkte eines Curriculums beschrieben, das Gendersensibilität und Geschlechterwissen als Kernkompetenz in der Ausbildung von Medizinerinnen und Medizinern beinhaltet. Darauf aufbauend werden einige Modellprojekte vorgestellt. Ergänzt werden die Darstellungen zum medizinischen Genderblick mit einer Erweiterung der Überlegungen um die Dimension „Migrationsspezifische Diversität".

Wie es gelingen kann gesundheitsbezogenes Gender-Know-How themenbezogen zu bündeln und in einen trans- und interdisziplinären top-down und bottom-up-Austausch in Wissenschaft, Forschung, Politik und Praxis zu transferieren, ist Gegenstand des abschließenden Beitrags *„Kompetenz(zentrum) Frauen & Gesundheit"* von *Mareike Rüweler, Andrea Pauli & Claudia Hornberg.* Sie beschreiben die Ziele und Herausforderungen eines solchen Projektes. Neben zahlreichen anderen Faktoren steht der Theorie-Praxis-Transfer im Zentrum. Vor allem der Transfer von theoretischem Wissen in die Praxis (und umgekehrt) leidet im Kontext von „Medizin – Gesundheit – Geschlecht" unter einem Kommunikationsdefizit. Im schlechtesten Fall führt dies dazu, dass Wissensressourcen aufgrund zahlreicher Kommunikationsbarrieren verloren gehen oder aber die eigentlichen Adressatinnen und Adressaten erst mit erheblicher zeitlicher Verzögerung erreichen. Das Kompetenzzentrum mit seinen Organisationsstrukturen und Vernetzungsaufgaben kann dazu beitragen, Reibungsverluste dieser Art zu vermeiden und die Brücke zwischen Medizin und Public Health zu stärken.

Anmerkungen zum geschlechtergerechten Sprachgebrauch
Wie eine geschlechtergerechte Sprache in den einzelnen Beiträgen umgesetzt und sprachliche Eindeutigkeiten in der Geschlechterzuordnung hergestellt wurden, blieb den Autorinnen und Autoren überlassen. Denn zum einen ist Geschlechterangemessenheit in der Textgestaltung stark vom Thema und vom Bezugskontext beeinflusst. Zum anderen spiegeln sich kontroverse Diskussionen der diversen Theorien zu Gleichheit, Differenz und Dekonstruktion in der Frauen- und Geschlechterforschung im jeweiligen Sprachgebrauch wider. Die Art, wie Geschlechterverhältnisse und Geschlechterdifferenzen interpretiert werden, ist unmittelbar verbunden mit den Prämissen und dem spezifischen Erkenntnisinteresse der jeweiligen Fachkultur, die sich darin abbilden. Letztlich haben geschlechtsneutrale Formulierun-

gen dann ihre Berechtigung, wenn weiterhin die Diversität der Gesellschaft sichtbar bleibt und Geschlechterstereotype in der Sprache vermieden werden.

An dieser Stelle sei der Hinweis erlaubt, dass keinesfalls der Eindruck erweckt werden soll, bestimmte Verhaltensweisen, Eigenschaften oder Kompetenzen seien ausschließlich Frauen oder Männern zuzuordnen Bei allem Bemühen um eine geschlechtergerechte Sprache bleiben oft all jene Menschen „unbenannt", die sich in der binären Geschlechterordnung nicht wiederfinden bzw. jenseits der heterosexuellen Norm auf den zahlreichen inter- und transsexuellen Zwischenstufen leben.

Die Beiträge des Sammelbandes sollen alle Interessierten ansprechen. Vor diesem Hintergrund sei auf das große Defizit hingewiesen, was zielgruppenspezifische, bedarfsgerechte Antworten auf die gesundheitlichen Bedürfnisse von Menschen mit trans*- oder inter*-Lebensentwürfen angeht (z. B. Förderung von Gesundheitsressourcen, Umgang von Medizinerinnen und Medizinern mit speziellen Gesundheitsbelastungen, stationäre Versorgung im Krankheitsfall). Die aktuellen Entwicklungen auf dem Weg zu einer gendersensiblen Medizin und Gesundheitsversorgung, die ihren Namen wirklich verdienen, bieten beste Voraussetzungen, um die vorherrschende Zwei-Geschlechter-Norm in der Gesundheitsforschung und -versorgung kritisch zu reflektieren und entsprechend zu erweitern – nicht zuletzt, um Vorurteile abzubauen und Ausgrenzungstendenzen sowie Diskriminierung entgegenzuwirken. Ebenso wenig, wie sich die möglichen gesundheitlichen Befindlichkeiten auf dem sogenannten Gesundheits-Krankheits-Kontinuum in den beiden Eckpunkten Gesundheit und Krankheit erschöpfen, lässt sich Geschlecht auf die binären Eckpunkte „Frau – Mann oder weiblich – männlich" reduzieren. So banal diese Feststellung auf den ersten Blick erscheinen mag, so schwierig ist es, die zahlreichen, sich überschneidenden Identitätsaspekte, die Geschlecht und Gesundheit charakterisieren, konsequent zu berücksichtigen und der Unterschiedlichkeit von Lebenslagen Rechnung zu tragen.

Literatur

Bardehle, Doris & Stiehler, Matthias (Hrsg.) (2010): Erster Deutscher Männergesundheitsbericht. München: Zuckschwerdt Verlag
Bieber, Daniel & Geiger, Manfred (Hrsg.) (2014): Personenbezogene Dienstleistungen im Kontext komplexer Wertschöpfung. Wiesbaden: Springer Fachmedien
Dockweiler, Christoph & Hornberg, Claudia (2013): Einstellungen und Wissensbestände von Studierenden der Humanmedizin zur Telemedizin in Deutschland. In: Duesberg (2013): 250–253
Duesberg, Frank (Hrsg.) (2013): e-Health 2014. Informations- und Kommunikationstechnologien im Gesundheitswesen. Solingen: medical future verlag

Hagemann-White, Carol & Bohne, Sabine (2003): Versorgungsbedarf und Anforderungen an Professionelle im Gesundheitswesen im Problembereich Gewalt gegen Frauen und Mädchen. Expertise für die Enquete-Kommision „Zukunft einer frauengerechten Gesundheitsversorgung in Nordrhein-Westfalen". http://www.gesine-intervention.de/images/gewalt_expertise_endfassung2.pdf (letzter Zugriff 13.07.2015)

Hollederer, Alfons (2011): Erwerbslosigkeit, Gesundheit und Präventionspotenziale. Wiesbaden: VS Verlag

Kroll, Lars E. & Lampert, Thomas (2012): Zahlen und Trends aus der Gesundheitsberichterstattung des Bundes – Arbeitslosigkeit, prekäre Beschäftigung und Gesundheit. GBE Kompakt 1/2012. Berlin: Robert Koch-Institut (RKI): 1–9

Kuhlmann, Ellen & Kolip, Petra (2005): Gender und Public Health. Weinheim/München: Juventa

Melchior, Hanne; Schulz, Holger & Härter, Martin (2014a): Stellenwert regionaler Variationen in der Prävalenz und Behandlung depressiver Erkrankungen und Implikationen für die Versorgungsforschung. In: Bundesgesundheitsblatt 57(2): 224–233

Melchior, Hanne; Schulz, Holger & Härter, Martin (2014b): Faktencheck Gesundheit. Regionale Unterschiede in der Diagnostik und Behandlung von Depressionen. Studie im Auftrag der Bertelsmann-Stiftung. Gütersloh: Bertelsmann-Stiftung

Meyer, Thomas; Bienzeisler, Bernd & Klingner, Stephan (2014): Perspektiven einer informationstechnologischen Unterstützung personenbezogener Dienstleistungen. In: Bieber & Geiger (2014): 134–149

Möller-Leimkühler, Anne Maria & Kasper, Siegfried (2010): Psychische und Verhaltensstörungen. In: Bardehle & Stiehler (2010): 135–159

Obermann, Konrad (2014): Ärzte im Zukunftsmarkt Gesundheit 2013. Deutschlandweite Befragung niedergelassener Ärztinnen und Ärzte sowie leitender Klinikärzte. Stiftung Gesundheit

Seiler, Martin (2014): INSPIRE-Daten im Gesundheitswesen – Status und Potenzial. In: Strobl et al. (2014): 303–308

Scheipl, Susanne & Rásky, Éva (Hrsg.) (2012): Gender-Unterschiede in der Orthopädie. Wien: facultas

Schröttle, Monika; Hornberg, Claudia et al. (2013): Lebenssituation und Belastungen von Frauen mit Behinderungen und Beeinträchtigungen in Deutschland. http://www.bmfsfj.de/BMFSFJ/Service/publikationen,did=199822.html (letzter Zugriff 20.07.2015)

Stengler, Katarina; Glaesmer, Heide & Dietrich, Sandra (2011): Gender- und geschlechtsspezifische Aspekte in der psychiatrischen und psychotherapeutischen Forschung: eine bibliometrische Analyse. In: Zeitschrift für Psychiatrie, Psychologie und Psychotherapie 59(4): 305–310

Strobl, Josef; Blaschke, Thomas; Griesebner, Gerald & Zagel, Bernhard (Hrsg.) (2014): Angewandte Geoinformatik 2014. Berlin/Offenbach: Herbert Wichmann Verlag

Dr. med., Dipl.-Biol. Dipl.-Ökol. Claudia Hornberg Fachärztin für Hygiene und Umweltmedizin; Netzwerkprofessur für biologische und ökologische Grundlagen der Gesundheitswissenschaften unter besonderer Berücksichtigung geschlechterspezifischer Aspekte; Fakultät für Gesundheitswissenschaften der Universität Bielefeld

Arbeitsschwerpunkte:

- Frauen- und Männergesundheit
- Lebenssituation von Menschen mit Behinderungen
- Umweltgerechtigkeit
- Multiresistente Erreger und nosokomiale Infektionen
- Environmental Burden of Disease.

Andrea Pauli Erzieherin; Dipl. Sozialpädagogin (FH); MPH; Wissenschaftliche Mitarbeiterin in der Arbeitsgruppe „Umwelt und Gesundheit", Fakultät für Gesundheitswissenschaften, Universität Bielefeld.
Arbeitsschwerpunkte:

- Frauen- und Männergesundheitsforschung
- Umweltgerechtigkeit
- Sozialräumliche Entwicklung und Öffentliche Daseinsvorsorge
- Green Care (Verbindung von natur- und tiergestützten Interventionen).

Dr. phil. Birgitta Wrede Wissenschaftliche Mitarbeiterin in der Geschäftsführung des Interdisziplinären Zentrums für Frauen- und Geschlechterforschung (IFF), Universität Bielefeld; Mitglied im Netzwerk Frauen- und Geschlechterforschung NRW; Sprecherin der Konferenz der Einrichtungen für Frauen- und Geschlechterforschung im deutschsprachigen Raum (KEG).
Arbeitsschwerpunkte:

- Sexualität und Sexualpädagogik
- Institutionalisierungsprozesse
- Geld und Geschlechterverhältnisse.

Teil I
Entwicklungslinien und theoretische Annäherungen an geschlechterdifferente Perspektiven in Medizin und Public Health

Frauen- und Geschlechterforschung in Public Health ist nicht Gendermedizin. Ein historischer Rückblick und eine disziplinäre Standortbestimmung

Ulrike Maschewsky-Schneider

Schaut man auf den Obertitel dieses Buches „Medizin – Gesundheit – Geschlecht" scheint dieser zu suggerieren, dass die Befassung mit Gesundheit und Krankheit von Frauen und Männern ausschließlich eine medizinische Aufgabe sei. Diese Annahme ist jedoch falsch. Auch ist es nicht so, dass die Frauengesundheitsforschung bzw. die geschlechterspezifische Gesundheitsforschung mit der Entstehung der Gendermedizin obsolet geworden ist. Hier soll die These vertreten werden, dass Gendermedizin und geschlechterspezifische Gesundheitsforschung in Public Health unterschiedliche Disziplinen sind; sie befassen sich mit verschiedenen Gegenstandsbereichen, arbeiten mit jeweils anderen Theorien und Methoden und haben andere Handlungsfelder. Im Folgenden wird deshalb aus der spezifischen Definition von Public Health heraus eine Abgrenzung gegenüber der Medizin vorgenommen und vor diesem Hintergrund Frauen- und Geschlechterforschung in Public Health als ein von der Gendermedizin verschiedenes Wissenschafts- und Praxisfeld herausgearbeitet. Die Entwicklung der Frauengesundheitsforschung aus der sozialwissenschaftlichen Frauenforschung und der Frauengesundheitsbewegung sowie ihre Erweiterung zur Geschlechterforschung werden nachgezeichnet. Daraus ergibt sich auch eine Standortbestimmung der gesundheitswissenschaftlichen Männergesundheitsforschung. Es werden die spezifischen Aufgaben der Frauen- und Geschlechterforschung in Public Health beschrieben und gezeigt, welche besonderen Leistungen diese zum Aufbau und zur Entwicklung von New Public Health in Deutschland geleistet hat.

U. Maschewsky-Schneider (✉)
Potsdam, Deutschland
E-Mail: ulrike.maschewsky-Schneider@charite.de

1 Was ist Public Health?

Um die Frage zu klären, ob Frauen- und Geschlechterforschung in Public Health und in der Gendermedizin dasselbe oder zwei unterschiedliche Disziplinen sind, ist zunächst eine Bestimmung von beiden zu geben. Nach Pschyrembel (1998) ist Medizin die ärztliche Kunst und Wissenschaft vom gesunden und kranken Menschen, von den Ursachen, den Wirkungen, der Vorbeugung und der Heilung von Krankheiten (Pschyrembel 1998). Medizin heute ist eine weitgehend auf die Praxis des Erkennens (Diagnostik) und des Behandelns (Therapie) von Krankheit bezogene Wissenschaft und Praxis, die sich vor allem auf natur- und technikwissenschaftliche Erkenntnisse, Prozesse und Technologien bezieht. Ihr Ziel ist die Wiederherstellung und – denkt man beispielsweise an das Impfen – der Erhalt der Gesundheit der Menschen. Dabei geht es primär um pathophysiologische Prozesse, um Krankheit und Einschränkungen oder Fehlfunktionen von Organen oder Organsystemen und die diesen zugrunde liegenden biologischen Prozesse.

Was ist demgegenüber Public Health? Die *Deutsche Gesellschaft für Public Health* (2012) versteht in Anlehnung an ältere Definitionen (Winslow 1920; Acheson 1988) unter Public Health „die Wissenschaft und Praxis zur Vermeidung von Krankheiten, zur Verlängerung des Lebens und zur Förderung von physischer und psychischer Gesundheit unter Berücksichtigung einer gerechten Verteilung und einer effizienten Nutzung der vorhandenen Ressourcen. Public Health-Maßnahmen zielen primär auf die Gesunderhaltung der Bevölkerung und einzelner Bevölkerungsgruppen durch organisiertes gesellschaftliches Handeln. Public Health konzentriert sich auf die Bevölkerung und erweitert dadurch die Perspektive der klinischen Medizin, die sich in erster Linie auf Individuen und Krankheiten richtet" (Deutsche Gesellschaft für Public Health 2012, S. 1).

Aus den Definitionen werden die Unterschiede zwischen beiden Disziplinen deutlich. Erkennbar werden aber auch die Überschneidungen, Probleme der Abgrenzung und daraus resultierende Konkurrenzen zwischen beiden. Medizin und Public Health orientieren sich an gemeinsamen Werten – nämlich den Erhalt bzw. die Wiederherstellung von Gesundheit und die effiziente Nutzung von Ressourcen. Beide Disziplinen leisten einen Beitrag zur Verhütung von Krankheiten. Die Vision, Ressourcen für Gesundheit gerecht zu verteilen, geht jedoch über den Rahmen der medizinischen Wissenschaft weit hinaus. Die gerechte Verteilung von Gesundheitsressourcen und das Aufzeigen von Wegen, wie dies erreichbar ist, sind gesellschaftliche Aufgaben und damit originäre Aufgaben von Public Health. Public Health bezieht sich auf Bevölkerungen, auf soziale Einflussfaktoren von Gesundheit und Krankheit und auf die Organisation von gesundheits- und versorgungsrelevanten Systemen und Prozessen. Medizin zielt auf den Einzelnen, seine organischen, (neuro)biologischen und – in der modernen Medizin – auch auf die damit vermittelten psychischen Funktionen und Fehlfunktionen. Bei ihr stehen Krankheit und Heilung im Vordergrund, bei Public Health die Gesundheit der Menschen und die Eröffnung von Chancen für ein gesundes Leben.

Die Abgrenzung von Public Health und Medizin durch die jeweilige Orientierung auf Gesundheit oder Krankheit scheint zunächst einfach. Das ist aber nicht der Fall. In der Wissenschaftsgeschichte haben sich viele Arbeiten mit der Bestimmung beider Konzepte aus philosophischer, anthropologischer, historischer oder soziologischer Sicht befasst (siehe beispielhaft Caplan et al. 1981; Badura 1993). Ein besonders wichtiger Punkt dieser wissenschaftlich tief gehenden und fruchtbaren Diskussionen soll hier aufgegriffen werden, weil er für die Abgrenzung und die Herausarbeitung der Besonderheiten von Gendermedizin und Public Health wichtig ist. Es geht um die beiden Disziplinen zugrunde liegenden Erklärungsmodelle von Gesundheit und Krankheit.

New Public Health entstand in Deutschland in den 1990er Jahren mit einem Fokus auf die sozialen Determinanten von Gesundheit. In der Kritik standen die Medizin und das ihr zugrunde liegende reduktionistische biomedizinische Erklärungsmodell. In diesem werden nach Engel (1981) soziale und psychosoziale Faktoren für die Entstehung, Bewältigung und Wiederherstellung von Gesundheit ausgeschlossen und die Entstehung von Krankheit auf den Einfluss biologischer Faktoren zurückgeführt. Wenn es gelingt, diese Faktoren mit naturwissenschaftlichen Methoden und Konzepten zu finden und mit Mitteln der Medizin positiv zu beeinflussen, dann sei die Krankheit besiegt. Auch im öffentlichen Alltagsverständnis habe sich dieses Modell als das vorherrschende und anerkannte durchgesetzt. „Indeed the biomedical model is now the dominant folk model of disease in the western world" (Engel 1981, S. 592). Engel spricht vom *kulturellen Imperativ*, der den Status eines Dogmas erlangt habe. Das Problematische an diesem Modell sei, dass es beanspruche, alle Prozesse im Rahmen des naturwissenschaftlich-positivistischen Ansatzes zu erklären bzw. auf diesen reduzieren zu können. Die entscheidende Rolle, die den Menschen – gemeint sind die Patienten und die Professionellen – im System der gesundheitlichen Versorgung als einem gesellschaftlich normierten System zukomme, würden in der Medizin und in der Behandlung der Patienten nicht erkannt und auch nicht anerkannt. Eine gute Versorgung der Patienten könne so nicht stattfinden.

Dem biomedizinischen Modell wurde von Engel (1981), aber auch anderen Autoren (z. B. Horn et al. 1983; Badura 1993) das biopsychosoziale bzw. soziopsychosomatische Erkenntnismodell entgegen gesetzt. In diesem steht die Untersuchung der komplexen Wechselwirkungen zwischen biologischen, sozialen und psychologischen Einflüssen im Mittelpunkt. Aus gesundheitswissenschaftlicher

Sicht spielen die sozialen und psychosozialen Faktoren in der gesundheitlichen Versorgung eine bedeutende Rolle, weil sie den Erfolg gesundheitlicher Versorgung und Behandlung wesentlich mit bestimmen. Das für *New Public Health* so tragfähige Konzept hat zwar in medizinische Disziplinen, bei denen die sozialen und psychischen Faktoren eine große Rolle spielen (insbesondere in der Sozial-, Arbeits- und Umweltmedizin, Allgemeinmedizin, Pädiatrie) Eingang gefunden, aber es hat sich weder in der medizinischen Wissenschaft noch im öffentlichen Verständnis der Medizin als das vorherrschende durchsetzen können. Wenn sich die Medizin verstärkt gesundheits- und sozialwissenschaftlichen Zugängen öffnen würde und bereit wäre, neben den naturwissenschaftlichen Faktoren auch den gesellschaftlichen Kontext von Krankheit und Gesundheit und ihres eigenen Handelns zu berücksichtigen, dann kann die Versorgung gerecht und zum Nutzen der Menschen sein.

Für das Verhältnis von *Gendermedizin* und *Public Health* ist die Diskussion um das Modell von Krankheit und Gesundheit von großer Wichtigkeit. Folgt die Gendermedizin dem biomedizinischen Modell oder ist sie offen gegenüber interdisziplinären Zugängen? Aus Public Health-Sicht bestehen nach eigenen Erfahrungen dazu zwei sich widerstreitende Positionen: In der einen wird der Gendermedizin die Verfolgung eines biomedizinischen Modells zugeschrieben. Das wäre nachvollziehbar, denn sie hat sich in der Konkurrenz zu den anderen klinischen Fächern im Kampf um Ressourcen, Impactfaktoren, Forschungsmitteln und medialer Anerkennung zu bewähren. Die andere Position befürchtet, dass Public Health-Wissenschaft von der Gendermedizin vereinnahmt, geschluckt oder überrannt werden könnte. Vor dem Hintergrund der oben beschriebenen Durchsetzungskraft des biomedizinischen Modells ist das eine nicht von der Hand zu weisende Befürchtung.

2 Was ist Gendermedizin?

Die *International Society for Gender Medicine (IGM)* beschreibt ihre Ziele und selbst gesetzten Aufgaben wie folgt: „The specific purpose of the society is to establish and develop gender medicine in an international context by promoting gender-specific research in basic sciences, clinical medicine and public health. This is based on the insight, that the two sexes may have different experiences of the same disease: they may present with different symptoms, respond differently to therapy and tolerate/cope with the disease differently. The pathophysiology of disease may also vary as a function of genetics, epidemiology and biological sex/gender" (International Society for Gender Medicine 2012). Ziel der Gesellschaft ist es weiterhin, dass Verständnis von Geschlechterunterschieden in der Wissenschaft voran zu bringen, wobei hier sowohl „sex" als das biologische Geschlecht als auch „gender" als das soziale Geschlecht angesprochen sind. Neue wissenschaftliche Erkenntnisse zu Geschlechterunterschieden sollen in die Verbesserung der Versorgung einfließen und geschlechterspezifische Public Health-Themen wie Informationen für Personen, Organisationen und Institutionen verbreitet werden. Weiterhin sollen Geschlechteraspekte in die medizinische Lehre und Weiterbildung getragen werden, interdisziplinäre Forschung und wissenschaftliche Veröffentlichungen befördert und internationale wissenschaftliche Zusammenarbeit und Vernetzung möglich gemacht werden (International Society for Gender Medicine 2012). Berührungsängste zu *Public Health* bestehen also keinesfalls; psychosoziale Aspekte werden nicht ausgeschlossen, der Fokus liegt jedoch im pathophysiologischen und medizinisch-klinischen Bereich.

Einen deutlich klinischen Bezug formulieren die Autorinnen des ersten deutschsprachigen Sammelbandes zu Gendermedizin (Rieder und Lohff 2004). Das Buch befasst sich mit klinisch relevanten Geschlechterunterschieden, mit der wissenschaftlichen und klinischen Evidenz und Erfahrungen, daraus resultierenden Einflüssen auf klinische Diagnose, Therapie und gesundheitliche Outcomes, und will aus diesen Erkenntnissen eine Verbesserung der medizinischen Versorgung im klinischen Alltag erreichen. Studierende der Medizin, für die das Lehrbuch vornehmlich gedacht ist, sollen sich mit Problemfeldern befassen wie: Interaktion der Professionellen mit den Patienten, Wahrnehmung geschlechterspezifischer psychosozialer und sozioökonomischer Aspekte von Gesundheit und Krankheit, Berücksichtigung der Auswirkungen geschlechterbezogener Aspekte auf das Risiko und das klinische Outcome und damit Erhöhung der Adhärenz und Compliance der Patienten, die Überbrückung der Kluft zwischen den Geschlechtern in den verschiedenen Versorgungsbereichen (Gesundheitsförderung und Prävention, Behandlung, Rehabilitation) und Verbesserung der Lebensqualität der Patienten. Im Folgenden konzentriert sich das Buch auf medizinisch-klinische Krankheitsbilder und Disziplinen, ergänzt um psychologische und Public Health-Themen bzw. Ansätze (z. B. in Bezug auf epidemiologische Grundlagen, Versorgungsbedarfe und Lebenslagen bezogene Themen, wie etwa das Thema *alternde Bevölkerung*). Auch hier ist durch den starken Versorgungsbezug des Buches die Ausrichtung auf klinische Themen gegeben, wobei psychosoziale Aspekte des Versorgungsgeschehens als wichtig angesehen und mit einbezogen werden.

Das *Berliner Institut für Geschlechterforschung in der Medizin* an der Charité verfolgt Forschungsthemen, die vorwiegend im Bereich der biomedizinischen Grundlagenforschung und der klinischen Forschung angesiedelt sind. Psychologische und psychosoziale Aspekte von Krankheit werden berücksichtigt, weil sie im Krankheits- und Erholungsverlauf relevante und wichtige Faktoren für den klinischen Erfolg darstellen (Berliner Institut für Geschlechterforschung in der Medizin 2012). Es sind auch einige Projekte mit Public Health-Bezug vor allem im Bereich der Gesundheitsförderung und Prävention vertreten, aber auch hier in einem eher klinischen Kontext.

Die Zeitschrift *Gender Medicine* veröffentlicht seit 2004 wissenschaftliche Forschungsergebnisse, die sich auf den Einfluss des biologischen („sex") und des sozialen Geschlechts („gender") auf die normale menschliche Physiologie und die Pathophysiologie und die klinischen Merkmale von Krankheiten beziehen. Es sollen Erkenntnisse zu Geschlechteraspekten in verschiedenen medizinischen Disziplinen wie der Kardiologie, Endokrinologie, Onkologie, Dermatologie, Infektiologie, Gastroenterologie, Geriatrie, Neurologie, Pharmakologie aber auch zur Bevölkerungsgesundheit und Gesundheitspolitik publiziert werden. Die Zeitschrift befasst sich auch mit interdisziplinären Themen und will den Dialog zwischen den medizinischen und nicht-medizinischen Wissenschaften befördern. Dazu ist ein spezieller Schwerpunkt *Society, Culture and Health* eingerichtet, der sich mit dem Einfluss von biologischen und sozialen Faktoren befasst. „One of the difficult tasks in gender medicine is to determine which phenomena are the results of biology and which are consequences of the environment" (Gender Medicine 2007).

Als Zwischenfazit lässt sich festhalten, dass sich die Gendermedizin mit dem Fokus auf klinische und grundlagen-bezogene Themen deutlich als medizinisches Fachgebiet etabliert. Es geht um die Aufdeckung von Geschlechterunterschieden in der Entstehung, Diagnostik, Wiederherstellung und Behandlung von Krankheiten. Gleichzeitig besteht Offenheit, Bereitschaft und die Einsicht in die Notwendigkeit, interdisziplinär zu arbeiten und den Dialog mit den Sozial- und Geisteswissenschaften zu führen. Es werden Themen aufgegriffen, die unter dem Aspekt von Versorgungsqualität und Versorgungsprozessen als Public Health-Themen zu bezeichnen sind. Methodische Ansätze aus der Geschlechterforschung in Public Health und den Sozialwissenschaften, deren Ziel die Identifikation von geschlechterbezogenen Verzerrungen und blinden Flecken in der Forschung ist, wie das von Eichler et al. (2000) entwickelte Konzept der *Gender Based Analysis*, werden in der Gendermedizin aufgegriffen. Beispiele dafür sind die Analyse biomedizinischer Forschungsförderung in der Europäischen Union (Gender Medicine 2007), systematische Übersichtsarbeiten zu Geschlechterdifferenzen in der Pharmakologie (Ziegler 2010) oder das Projekt „Gender Bias bei Herztransplantation" des *Berliner Instituts für Geschlechterforschung in der Medizin* (2012).

3 Entstehung und konzeptioneller Ansatz der Frauen- und Geschlechterforschung in Public Health

3.1 Entstehung und Konzept der Frauengesundheitsforschung

Der Beginn der Public Health-orientierten Frauengesundheitsforschung in Deutschland ist mit der Publikation über eine Tagung im Jahre 1980 (Schneider 1981) anzusetzen. Frauenforscherinnen und Frauen aus der Frauengesundheitsbewegung, insbesondere aus dem ersten feministischen Frauengesundheitszentrum in Deutschland und aus der Frauenhausbegleitforschung, waren zusammen gekommen, um gemeinsam einen solchen Forschungsbereich zu entwerfen. Aus sozialwissenschaftlicher und aus sozialmedizinischer Sicht wurde das Thema *Frauengesundheit* sowohl theoretisch als auch bezogen auf die Praxisfelder Prävention und Versorgung diskutiert mit dem Ziel, gesundheits- und frauenpolitisch relevante Forschungsthemen zu benennen. Das Buch nimmt die Kontroverse um Gesundheit und Krankheit zum Ausgangspunkt: „Der Titel dieses Buches fragt nach einem Erklärungsmodell für Krankheit und – darin eingeschlossen – nach den Bedingungen für den Erhalt von Gesundheit: Krankheit – (ein) medizinisches oder soziales Problem?" (Schneider 1981, S. 9). Zu den Autorinnen des Buches gehörten viele bekannte Sozialwissenschaftlerinnen aus der Frauen- und Geschlechterforschung, die sich der Frage nach der Stellung der Frauen in der Gesellschaft verpflichtet fühlten (Schneider 1981, S. 11). Ergebnis der Tagung war eine erste Standortbestimmung der Frauengesundheitsforschung als sozialwissenschaftlich geprägter Public Health-Forschung. Konzeptionell umrissen wurden methodische Zugänge in der Forschung und theoretische Erklärungsmodelle für Frauengesundheit. Die Arbeits- und Lebensbedingungen von Frauen wurden als wesentliche Einflussfaktoren für Gesundheit und Krankheit gesehen, deshalb war ein weiterer Fokus, welche Ansätze daraus für die Prävention, die ganz im Sinne der erst später konzipierten Gesundheitsförderung verstanden wurde, resultieren.

Die Vertreterinnen der Frauengesundheitsbewegung waren die ersten, die ihre Arbeit gesundheitspolitisch verstanden und dafür stritten, dass Frauen die Selbstbestimmung über ihren Körper und ihre Gesundheit zurück erlangten. Das Machtmonopol der patriarchalen Medizin – vor allem in der Gynäkologie und Geburtshilfe – sollte durchbrochen werden. Kickbusch (1981) gab damals einen Überblick über die Hauptgegenstandsbereiche, mit denen sich die Frauengesundheitsbewegung bereits befasste. Daran zeigt sich, welches Innovationspotential und welche Schubkraft von dieser für Veränderungen in der medizinischen Versorgung ausgingen. Auf wissenschaftlicher Grundlage wurden die Medikalisierung des weiblichen Körpers und Strukturmerkmale des damals so genannten *gynäkologischen*

Imperialismus untersucht, das Nutzungsverhalten von Frauen im medizinischen System analysiert und alternative Heilmethoden wieder entdeckt. Technologien, insbesondere in der Reproduktionsmedizin und Gynäkologie, wurden hinsichtlich ihrer Wirkungen, unerwünschten Nebenwirkungen und Diskriminierungen von Frauen wissenschaftlich bewertet und die Benachteiligung von Frauen als Gesundheitsarbeiterinnen herausgearbeitet. Dabei berief sich die Frauengesundheitsbewegung auf wissenschaftliche Erkenntnisse insbesondere aus den USA, denn in Deutschland waren solche versorgungsbezogenen Themen bislang nicht bearbeitet worden.

Es waren Sozialwissenschaftlerinnen, die die Frauengesundheitsbewegung wissenschaftlich stützten und theoretische Ansätze einer Frauengesundheitsforschung jenseits der bio-medizinisch ausgerichteten Medizin entwickelten. Die Frauengesundheitsforschung orientierte sich an einem sozialen Konzept von Gesundheit. Das umfasste:

- einen neuen, auf Ressourcen gerichteten Gesundheitsbegriff,
- das Konzept der sozialen Determinanten von Gesundheit und Krankheit,
- die individuellen Handlungspotentiale der Menschen für Gesundheit,
- die Pflicht und die Möglichkeiten von sozialen Systemen, Gesundheit zu gestalten,
- die selbst bestimmte Patientin, die sich einer hierarchisch organisierten und paternalistisch geführten Medizin widersetzt,
- die Stärkung der nicht medizinischen Gesundheitsberufe,
- eine feministische Positionierung angesichts einer androzentristischen Sichtweise in der Wissenschaft und
- das Engagement für eine am Kriterium der sozialen Gerechtigkeit orientierten frauen- und geschlechterspezifischen Gesundheitsforschung.

3.2 Von der Frauengesundheitsforschung zur Geschlechterforschung

Damit war ein konzeptioneller Rahmen formuliert, der stimmig war mit den Leitlinien und Orientierungspunkten für New Public Health. In Deutschland war es deshalb konsequent, dass die Frauengesundheitsforschung mit dem Aufbau von Public Health-Lehre und Forschung an den deutschen Universitäten Aufschwung bekam und dort als eigener Themenbereich etabliert werden konnte (Public Health Forum 1995). In den Folgejahren entstand eine Reihe von Forschungsprojekten im Bereich der Frauengesundheit und der geschlechterspezifischen Gesundheitsforschung, zu denen Einzelpublikationen und Übersichtsbände erstellt wurden (beispielhaft: Arbeitskreis Frauen und Gesundheit im Norddeutschen Forschungsverbund Public Health 1998; Hurrelmann und Kolip 2002; Worringen und Zwingmann 2001).

Dabei rückten die Unterschiede zwischen Frauen und Männern stärker in den Fokus: Verbrugge (1992) formulierte aus sozialepidemiologischer Sicht das *Genderparadox*, das besagt, dass Frauen zwar länger leben, aber dennoch häufiger unter Krankheit und Beeinträchtigungen leiden als Männer. Dem müsse mit epidemiologischen Daten und Statistiken nachgegangen werden. Davon ausgehend legte Verbrugge (1992) ihr Erklärungsmodell dar, das in der Frauengesundheitsforschung in Deutschland vielfach aufgegriffen und weiterentwickelt wurde. Es umfasst theoretisch begründete Bestimmungsfaktoren für die Unterschiede zwischen den Geschlechtern auf fünf Ebenen. Aus diesen leite sich die Notwendigkeit einer geschlechterspezifischen und geschlechtervergleichenden Befassung mit Gesundheit und Krankheit ab. Unterschiede zwischen den Geschlechtern bestünden hinsichtlich:

1. biologischer, insbesondere genetischer und hormoneller Faktoren,
2. erworbener Risiken, die sich aus den unterschiedlichen Arbeits- und Lebensbedingungen beider Geschlechter ergeben,
3. psychosozialer Faktoren, die eine Rolle im Umgang mit Krankheit, Gesundheit und Belastungen spielen,
4. unterschiedlicher Weisen, wie Frauen und Männer ihre Beschwerden und Krankheiten nach außen repräsentieren, und
5. Unterschieden in der Inanspruchnahme, aber auch in der Versorgung von Frauen und Männern im Gesundheitswesen (Verbrugge 1992, S. 63; Maschewsky-Schneider 1997).

3.3 Gender Based Analysis: ein methodischer Ansatz zur systematischen Integration der Geschlechterperspektive in Wissenschaft und Praxis

Eichler et al. (2000) entwickelten auf der Grundlage von Theorien zum Verhältnis der Geschlechter ein Konzept zur Identifikation und Vermeidung von Gender Bias in der Forschung. Sie gehen von drei Formen Geschlechter bezogener Verzerrungen und Irrtümer in der Wissenschaft aus: Der erste ist der Androzentrismus, nach dem Wissenschaft eine männliche Perspektive einnimmt. Das führt dazu, dass Frauen in der Forschung als Beforschte unterrepräsentiert sind (z. B. als

Probandinnen in klinischen Studien), oder dass eine unzulässige und ungeprüfte Generalisierung von Ergebnissen, die für ein Geschlecht gefunden wurden, auf das jeweils andere Geschlecht stattfindet. Verzerrungen in der Forschung entstehen auch durch eine für Geschlechterunterschiede insensible Forschung; sowohl biologische als auch mit der Geschlechterrolle verbundene, soziale Unterschiede werden ignoriert (z. B. wenn nicht geprüft wird, ob die gleiche Herzoperation bei Frauen und Männern unterschiedlich erfolgreich ist). Die dritte Fehlerquelle ist der Doppelstandard: Frauen und Männer werden unter verschiedenen theoretischen Konzepten, mit verschiedenen Methoden und Zugängen untersucht, wodurch eine Dichotomisierung der Geschlechter entsteht (z. B. Frauen sind schwach und krank – Männer gesund und leistungsfähig).

Eichler et al. (2000) entwickelten ein Instrumentarium und Fragestellungen, wie diese Unzulänglichkeiten und Fehler in der Forschung aufgespürt und vermieden werden können. Es handelt sich um ein praktisches Instrumentarium, das in Deutschland erstmalig auf die Public Health-Forschung angewandt wurde. Alle Phasen des Forschungsprozesses sowie wissenschaftliche Publikationen lassen sich mit diesem Instrument in Hinblick auf die angemessene Repräsentation der Geschlechter überprüfen (Eichler 2002). Die Analyse der Public Health-Forschung in Deutschland kam zu dem Ergebnis, dass die Prüfung von Geschlechterunterschieden bei den Forschenden zwar als wichtig angesehen wurde, Frauen und Männer auch in die Studien eingeschlossen und die Daten vergleichend ausgewertet wurden, aus den Ergebnissen jedoch in der Regel keine Schlussfolgerungen für eine geschlechterspezifische Praxis gezogen worden waren (Fuchs und Maschewsky-Schneider 2003). In den untersuchten empirischen Public Health-Publikationen zeigte sich eine deutlich geringere Berücksichtigung des Geschlechts in allen Phasen der Forschung. In Titel, Abstrakt, Datenanalyse und besonders in den Schlussfolgerungen waren kaum Aussagen zu den Unterschieden zwischen Frauen und Männern zu finden. Erfreulich war, dass über den Untersuchungszeitraum von 10 Jahren die Zahl der Publikationen, die auf die Geschlechterunterschiede abhoben, zugenommen hatte. Von den Autorinnen wurde dieses Ergebnis als ein Effekt der bis dahin geleisteten Netzwerk- und Öffentlichkeitsarbeit im Bereich Frauengesundheit interpretiert (Fuchs und Maschewsky-Schneider 2002).

Eichlers Konzept wurde in der Folgezeit in verschiedenen thematischen Bereichen angewendet und war Ausdruck einer Öffnung der Frauengesundheitsforschung hin zur (vergleichenden) Geschlechterforschung. Vor dem Hintergrund der Strategie des *Gender Mainstreaming* der Europäischen Union und der Bundesregierung (BMFSFJ 2012a) hat es vermutlich auch zur Implementation einer *Genderleitlinie* für die Begutachtung von Forschungsanträgen im Rahmen der Gesundheitsforschung des Bundes beigetragen (Arbeitshilfe zu § 2 GGO, Gender

Mainstreaming in Forschungsvorhaben: BMFSFJ 2012b; Richtlinien zur Förderung von Studien in der Versorgungsforschung: BMBF 2012a). Zur Integration der Geschlechterperspektive in die epidemiologische, neurowissenschaftliche und medizinische Forschung trägt auch das Verbundprojekt *epimedGender.net: Geschlechtersensible Forschung in Epidemiologie, Neurowissenschaften und Genetik/Tumorforschung* (2012) bei.

4 Arbeitsfelder von Frauen- und Geschlechterforschung in Public Health

Im Folgenden werden drei zentrale Arbeitsfelder der Frauen- und Geschlechterforschung in Deutschland beschrieben: Das sind die Gesundheitsförderung und Prävention, die Versorgungsforschung sowie die Gesundheitsberichterstattung. Es wird gezeigt werden, dass prioritär Frauengesundheitsthemen bearbeitet werden, aber die (vergleichende) Geschlechterforschung ebenfalls einen hohen Stellenwert hat. Zunehmend werden auch männerspezifische Gesundheitsthemen bearbeitet.

4.1 Gesundheitsförderung und Prävention

Gesundheitsförderung und Prävention als Forschungs- und Handlungsfeld der Frauen- und Geschlechterforschung ergeben sich vor dem Hintergrund des an sozialen Determinanten orientierten Konzepts der Frauengesundheitsforschung, in dem es um Belastungen und Ressourcen aus den weiblichen Lebenswelten geht. Unter *sozialen Determinanten* versteht man die gesellschaftlichen, sozialen, umweltbedingten und persönlichen Einflussfaktoren auf die Gesundheit. Sie interagieren mit den *biologischen Faktoren* und determinieren so den Gesundheitszustand des Menschen (WHO 1998; Marmot und Wilkinson 2006). Sie bestimmen das Ausmaß, in dem eine Person über die physischen, sozialen und persönlichen Ressourcen verfügt, um persönliche Ziele zu erreichen, Bedürfnisse zu befriedigen und mit den Bedingungen der sozialen und äußeren Umwelt umzugehen. Soziale Determinanten wirken auf vier mit einander verbundenen gesellschaftlichen Ebenen. Für Frauen sind die gesellschaftlichen Bedingungen (Ebene 1) durch das jeweils kulturell und historisch geprägte Geschlechterverhältnis bestimmt. Dieses ist determiniert durch die ökonomischen und politischen Verhältnisse, die soziale Schichtung der Gesellschaft, den Zugang zu Ressourcen und darin eingeschlossen die strukturellen Rahmenbedingungen der gesundheitlichen Versorgung. Diese Rahmenbedingungen schlagen sich in den konkreten Lebensbedingungen (Ebene

2) und den darin eingebundenen Risiken und Ressourcen nieder. Das sind Familienstruktur, Beruf, Ausbildung, Wohnen, aber auch Zugang zu und Qualität der Versorgung. Für Frauen bedeutet der Zugang zu guter Ausbildung auch Zugang zum Beruf und zu einem selbstbestimmten Leben. Mit der Einbindung in Beruf und Familie können auch zusätzliche, die Gesundheit beeinträchtigende, Belastungen entstehen. Die strukturellen Rahmenbedingungen des Gesundheitswesens bestimmen den Zugang von Frauen zur Gesundheitsversorgung. In den ärmeren Ländern dieser Welt ist das nicht selbstverständlich. Vorsorgeuntersuchungen, Mittel der Familienplanung, Versorgung in der Schwangerschaft und bei Geburt, Impfungen und andere medizinische Leistungen sind oft nicht in ausreichendem Maße oder nur in geringer Qualität verfügbar. Belastungen und Ressourcen bestehen weiterhin durch die Einbindung in soziale Netze (Ebene 3). Sie bieten gesundheitsförderliche Unterstützung, können aber auch durch enge Normierungen gesundheitsschädigende Wirkung haben. Soziale Netze sind Familie, Nachbarschaft und Gemeinde, Arbeitswelt, Vereine, Selbsthilfegruppen und andere. Sie sind von den strukturellen Rahmenbedingungen der Gesellschaft und den daraus resultierenden Arbeits- und Lebensbedingungen abhängig. Für die Gesundheit von Frauen und Männern ist entscheidend, ob soziale Netze verfügbar sind, und ob sie eine sozial unterstützende Wirkung haben. Gesundheit ist weiterhin determiniert durch die gesundheitsbezogenen Lebens- und Verhaltensweisen und die individuellen psychologischen Fähigkeiten und Kompetenzen (Ebene 4). Studien zeigen, dass sich Gesundheitskonzepte und Gesundheitsverhalten von Frauen und Männern deutlich unterscheiden und Männer eher zu riskantem Verhalten neigen (Verbundprojekt 2001; Kolip und Koppelin 2002; Altgeld 2004).

Das Konzept der sozialen Determinanten entstand in Abgrenzung zu dem lange vorherrschenden Verhaltensmodell in der Prävention und Gesundheitserziehung. Mit der *Ottawa Charta* (WHO 1986) führte es zu einer Umorientierung von der reinen Krankheitsverhütung hin zur auf Lebensweisen und Gesundheitshandeln bezogenen Gesundheitsförderung. Die Frauengesundheitsforschung war an den wissenschaftlichen Diskussionen in Deutschland zur Entwicklung dieses Konzepts und bei der Prüfung seiner Umsetzbarkeit in die Praxis nicht unwesentlich beteiligt (Klesse et al. 1992). Der 1989 gegründete Frauengesundheitstreffpunkt in *Bremen Tenever* (Klesse et al. 1992; Frauengesundheit in Tenever 2012/2013) war eines der ersten frauenspezifischen Praxisprojekte im Stadtteil, das am Konzept der lebenslagen-orientierten Gesundheitsförderung ausgerichtet war. Beide Ansätze, Gesundheitsförderung und Frauengesundheitsforschung, wurden in den 1980er Jahren auch von der *Bundeszentrale für gesundheitliche Aufklärung* (BZgA) aufgegriffen und in verschiedenen Maßnahmen umgesetzt. Heute repräsentiert sich dieses Engagement der BZgA für Frauengesundheitsthemen in der seit 2006 bestehenden Informationsplattform zur Frauengesundheit, die sowohl Fachliteratur als auch Informationen für die Öffentlichkeit umfasst (FrauenGesundheitsPortal, BZgA 2012). Aufgenommen wurde das Thema auch von einigen Landesvereinigungen für Gesundheit, Krankenkassen und zahlreichen Praxiseinrichtungen. Bei den nationalen Gesundheitszielen ist die Geschlechterperspektive eine zentrale, bei allen Zielen zu berücksichtigende Querschnittsdimension (gesundheitsziele.de 2014).

Eine umfassende Übersicht bestehender Projekte liegt nicht vor, aber das FrauenGesundheitsPortal der BZgA (2012) und die Projektdatenbank *Gesundheitliche Chancengleichheit* (Gesundheitsförderung bei sozial Benachteiligten 2012) geben wichtige Informationen und Praxisbeispiele aus der Gesundheitsförderung, die auch in Hinblick auf geschlechterspezifische Ansätze recherchiert werden können.

Zur Gesundheitsförderung zählen auch massenmedial verbreitete Gesundheitsinformationen, Multiplikatorenschulungen, gesetzliche Maßnahmen (z. B. Rauchverbot in Schulen) und der Settingansatz. Einige Einrichtungen, wie etwa die BZgA, richten ihre Angebote geschlechterspezifisch aus, um Jungen und Mädchen gezielt zu erreichen. Regionale Frauengesundheitsnetzwerke bieten Maßnahmen an, die auf die Sensibilisierung von Multiplikatoren und Professionellen für Frauen- und Geschlechteraspekte ausgerichtet sind. Auch gibt es spezielle Settingansätze, die weibliche Zielgruppen erreichen sollen (z. B. Migrantinnen im Stadtteil: Stolzenberg et al. 2012). Vor dem Hintergrund der Erkenntnisse zum gesundheitsriskanten Verhalten von Jungen und Männern ist in den vergangenen Jahren ein Trend zu speziellen Angeboten für männliche Zielgruppen entstanden. Nicht nur die Verpflichtung zum Gender Mainstreaming, sondern auch wissenschaftliche Forschungen (Hurrelmann und Kolip 2002; Altgeld 2004) belegen die hohe Bedeutung, die diesen Maßnahmen für die Gesundheitsförderung zukommt.

4.2 Versorgungsforschung

Ausgangspunkt der Frauengesundheitsbewegung war die kritische Auseinandersetzung mit der gesundheitlichen Versorgung von Frauen in der Medizin. Auch heute nehmen Versorgungsthemen einen großen Stellenwert ein. Sie befassen sich mit Schwangerschaft und Geburt, Verhütung und Familienplanung, Früherkennung, Impfen, Hormonersatzbehandlung in der Menopause, gynäkologische Erkrankungen, Brustkrebs, Herz-Kreislauf-Erkrankungen, psychische Erkrankungen und die gesundheitliche Versorgung von von Gewalt betroffenen Frauen. Frauengesundheitsforschung betreibt hierzu entweder empirische Forschung oder verbreitet Wissen auf der Basis der wissenschaftlichen Aufarbeitung des (internationalen) Stands der Forschung. Eine der ersten Studien in der frauenspezifischen Versorgungsforschung in Deutschland war die Frauenhausbegleitforschung (Hagemann-White et al. 1981).

Die erste Repräsentativstudie für Deutschland zu Gewalt gegen Frauen, die auch die gesundheitliche Versorgung der Frauen mit einschloss, wurde mehr als 20 Jahre später durchgeführt. Gewalterfahrungen umfassen körperliche, sexuelle und emotionale Gewalt. Die Studie ergab, dass 40 % der befragten Frauen jemals in ihrem Leben körperliche und/oder sexuelle Gewalt erlebt hatten (Müller und Schröttle 2004). Eine Befragung in einer Berliner Rettungsstelle ergab unter Einschluss auch der emotionalen Gewalt eine vergleichbare Lebenszeitprävalenz (Hellbernd et al. 2004). In der Repräsentativstudie zeigte sich, dass nur ein Viertel bis ein Drittel der betroffenen Frauen medizinische oder psychosoziale Hilfe aufsuchte (Brzank 2012). Die Inanspruchnahme von Versorgung hing von der Schwere der Partnergewalt bzw. multiplen Gewalterfahrungen ab, nicht jedoch von soziodemographischen Einflussfaktoren, dem allgemeinen Gesundheitszustand, personalen (z. B. Selbstwirksamkeit, Selbstwertgefühl) oder sozialen (soziales Netz, soziale Unterstützung) Ressourcen.

Scham und Angst sind Motive, warum Frauen versuchen, häusliche Gewalterfahrungen und deren gesundheitliche Folgen nicht nach außen zu tragen. Mit Förderung des Bundesministeriums für Familie, Frauen, Senioren und Jugend wurden deshalb Modellprojekte zunächst im stationären (Hellbernd et al. 2004) später auch im ambulanten Bereich (Modellprojekt M.I.G.G. 2012) durchgeführt. Vergleichbar wie bei der Frauenhausbegleitforschung ging es um die Einbindung von Forschung in modellhaft angelegte neue Versorgungskonzepte. Im S.I.G.N.A.L.-Projekt wurden in der Rettungsstelle einer Universitätsklinik Frauen mit Verdacht auf Gewalterfahrungen angesprochen und eine darauf aufbauende zielgerichtete Versorgung angeboten. Fortbildungen der Professionellen (Pflegepersonal und Ärzteschaft), die Erarbeitung von Materialien dazu und Organisationsentwicklung waren wesentliche Bestandteile des Projekts (Modellprojekt M.I.G.G. 2012; Hellbernd 2006). Ziel dieser Projekte war u. a. die nachhaltige Verankerung von bedarfsgerechten Versorgungsangeboten für Frauen mit akuten oder chronischen Gewalterfahrungen im Gesundheitswesen.

Hagemann-White und Lenz (2002) zeigen in ihrem Artikel zu *Gewalterfahrungen von Männern und Frauen* nicht nur die hohe Betroffenheit beider Geschlechter und die stärkere Betroffenheit von Jungen und Männern, sondern sie beschreiben auch die unterschiedlichen Formen und Kontexte von Gewalterfahrungen. Sie interpretieren diese vor dem Hintergrund geschlechterspezifischer, kulturell und gesellschaftlich geprägter Rollenbilder, Belastungen und Identitäten. Für eine geschlechtergerechte Gesundheitsversorgung ist dieses Konzept von großer Bedeutung. Es zeigt, wie Gewalt in der Gesellschaft geschlechterspezifisch unterschiedliche Ausprägungen erfahrt. Eine geschlechtersensible Versorgung ist deshalb für beide Geschlechter gefordert.

Ein weiteres Beispiel für die frauenspezifische Versorgungsforschung sind Studienergebnisse zur Hormonsubstitution in der Menopause und deren Folgen für die Versorgung. In der Medizin galten der Östrogenabfall in der Menopause und die damit verbundenen gesundheitlichen Beeinträchtigungen des Wohlbefindens als behandlungsbedürftige Krankheiten. Dies wurde in der Frauengesundheitsbewegung als Ausdruck der Medikalisierung des weiblichen Körpers gesehen. Sie forderte, die psychosozialen Bedingungen in dieser Lebensphase in den Blick zu nehmen und den Frauen entsprechende Unterstützungsangebote anzubieten (Marewski et al. 1981). Wie wichtig und richtig diese Position war, zeigte sich 20 Jahre später an wissenschaftlichen Studienergebnissen. In Deutschland war der Anteil Frauen (55–59 Jahre), die aktuell Hormone einnahmen (Punktprävalenz), von Mitte der 1980er bis Anfang der 1990er Jahre von knapp 4 % auf über 20 % (Maschewsky-Schneider et al. 2001) bis 1998 sogar auf 38 % (Knopf et al. 2008) angestiegen. Mitte der 1990er Jahre hatten bereits 40–45 % aller Frauen im Alter von 40–60 Jahren jemals Hormone in der Menopause eingenommen (Repräsentativbefragung in Magdeburg und Bremen: Hinze et al. 1999). In den USA war in den 1990er Jahren die weltweit größte epidemiologische Studie, die *Women's Health Initiative*, auf den Weg gebracht worden. Ziel war zu überprüfen, ob die Hormonersatztherapie in der Menopause das gesundheitliche Risiko für koronare Herzkrankheiten bei Frauen senken kann. Die Studie musste 2002 vorzeitig abgebrochen werden, weil ein Risiko senkender Effekt nicht nachgewiesen werden konnte, vielmehr das Risiko für Schlaganfall und Thrombose gestiegen war (Überblick: Rossouw 2008). In der Folge wurden für Deutschland neue Behandlungsleitlinien verabschiedet, die zu einer signifikanten Senkung der Hormonbehandlung führten. Nur noch 24 % der 55- bis 60-Jährigen ließen zum Befragungszeitpunkt ihre Menopausenbeschwerden durch eine Hormontherapie behandeln (Knopf et al. 2008).

Diese beiden Beispiele zeigen die große Bedeutung von Versorgungsforschung für die gesundheitliche Versorgung von Frauen im Gesundheitswesen. Sie belegen aber auch die Leistungen und die Weitsichtigkeit der Frauengesundheitsbewegung, die die Medikalisierung des weiblichen Körpers, den Geschlechterbias in der Versorgung und die daraus resultierende Über-, Unter- oder Fehlversorgung von Frauen schon frühzeitig erkannt hatte. Die ausgewählten Beispiele belegen die Leistungen von Frauengesundheitspolitik und Frauengesundheitsforschung, sie würdigen aber bei weitem nicht das breite Spektrum von Themen der frauenspezifischen Versorgungsforschung in Deutschland und deren Wirkungen auf die Versorgungsprozesse im Gesundheitswesen.

4.3 Gesundheitsberichterstattung

Erste Frauengesundheitsberichte in Deutschland finden sich sowohl auf Bundesebene (Verbundprojekt 2001) als auch für einzelne Länder (z. B. Senatsverwaltung für Gesundheit Berlin 1995). Der Bericht zur gesundheitlichen Situation von Frauen in Deutschland (Verbundprojekt 2001) ist eine umfangreiche und gleichzeitig theoretisch fundierte Zusammenstellung von Daten und Forschungsergebnissen aus der Frauengesundheitsforschung unter Einschluss international etablierter Konzepte. Aufgabe war es, eine Bestandsaufnahme zur gesundheitlichen Lage der Frauen in Deutschland unter Berücksichtigung der unterschiedlichen Entwicklungen in West- und Ostdeutschland sowie der Arbeits- und Lebensbedingungen von Frauen zu erstellen. Damit sollte eine Grundlage für alle, die sich in der Politik, Wissenschaft und Praxis mit der Gesundheit von Frauen und dem Reformbedarf im Gesundheitswesen beschäftigen, geschaffen werden (Verbundprojekt 2001: Vorwort). Ziel war die Bestimmung des frauen- und geschlechterspezifischen Handlungsbedarfs in der Prävention und Gesundheitsförderung in Bezug auf Beruf, Familie, Lebenslagen und Lebensweisen von Frauen sowie zur Schaffung frauengerechter Versorgungsstrukturen und Versorgungsqualität in der gesundheitlichen Versorgung.

Während der Beginn der Frauengesundheitsforschung in Deutschland frauengesundheitspolitisch geprägt war und es darum ging, Frauengesundheitsthemen zu bearbeiten, die die Benachteiligung von Frauen aufzeigten, wurde in der Gesundheitsberichterstattung der theoretische Ansatz weiter gesteckt. Es sollten Themen bearbeitet werden, die sich auf die Gesundheit von Frauen bzw. auf die Gesundheit von Frauen in besonderen sozialen und/oder gesundheitlichen Lebenslagen beziehen. Wo angemessen, sollte auch der Vergleich von Frauen und Männern erfolgen. Männerspezifische Themen wurden aber nicht aufgegriffen. Hintergrund war ein Geschlechterkonzept, dass davon ausging, dass die Lage der Frauen nur aus dem Verhältnis der Geschlechter zueinander zu verstehen ist, und dass die Ungleichheiten und Diskriminierungen, die damit verbunden sind, in der Wissenschaft berücksichtigt werden müssen (Überblick zu Gendertheorien in den Gesundheitswissenschaften: Kuhlmann 2002). Die Gleichstellung und Gleichberechtigung von Frauen und Männern, also die Durchsetzung der gleichen Rechte, der gleichen aktiven Teilhabe und der gleichen Entfaltungsmöglichkeiten, fordere ein zweigleisiges Vorgehen (Verbundprojekt 2001, S. 14). Das umfasst einerseits die Stärkung und Weiterentwicklung von Maßnahmen, die einen Nachteilsausgleich für Frauen anstreben; es schließt aber auch die systematische Integration der Geschlechterperspektive – also von Geschlechterunterschieden und Besonderheiten der Geschlechter, gegebenenfalls auch die Aufdeckung von Benachteiligungen von Männern im

Vergleich zu Frauen – in alle gesundheits- und versorgungspolitisch relevanten Entscheidungen und Prozesse ein. Das damals entwickelte Prinzip des *Gender Mainstreaming* (BMFSFJ 2012a) sollte auf die Gesundheitsforschung, die Gesundheitsberichterstattung und die Gesundheitspolitik übertragen werden. Es sollten Leitfragen und Methoden entwickelt werden, nach denen gesundheitspolitische Steuerungsmechanismen und Versorgungskonzepte auf allen Ebenen der Planung, Entwicklung, Evaluierung und Implementation in Hinblick auf ihre geschlechterspezifischen Wirkungen bewertet werden könnten (Verbundprojekt 2001, S. 15).

Die im Frauengesundheitsbericht bearbeiteten Themen deckten weitgehend den bis dato erreichten Wissensstand zur Frauengesundheit ab. Bearbeitet wurden: Soziodemographische und sozioökonomische Indikatoren der Arbeits- und Lebensbedingungen von Frauen in Familie und Beruf; Unterschiede im Gesundheitszustand von Frauen und Männern (Todesursachen, Erkrankungen); die gesundheitsbezogenen Lebensweisen von Frauen, ihre Vorstellungen von Gesundheit und ihr Gesundheitshandeln (Alkohol, Rauchen, Medikamentenkonsum und Unfälle im Geschlechtervergleich); Gewalt im Geschlechterverhältnis; reproduktive Gesundheit von Frauen im Lebensverlauf; Frauenarbeit in Beruf und Familie und Gesundheit; Gesundheit von Frauen im mittleren Lebensalter; Frauen in besonderen gesundheitlichen Lebenslagen (Menschen mit Behinderungen, Aids-Kranke, Drogenkonsumentinnen); frauenzentrierte Ansätze in der Gesundheitsförderung und der gesundheitlichen Versorgung.

Im Rahmen der Gesundheitsberichterstattung des Bundes ist die „Umsetzung einer geschlechterdifferenzierten Gesundheitsberichterstattung und Ausarbeitung von Vorschlägen und Empfehlungen für geschlechtergerechte Gesundheitsberichterstattung und epidemiologische Forschung" inzwischen erklärtes Ziel (RKI 2012) und eine entsprechende Leitlinie für die Erstellung von Berichten vorgegeben. Die Philosophie ist, dass der Geschlechtervergleich sich durch alle Themen der Gesundheitsberichterstattung und in allen Berichten niederschlagen soll. Allerdings wird dies von den Autorinnen und Autoren der Berichte in sehr unterschiedlichem Ausmaß realisiert.

4.4 Männergesundheit

Bereits 2004 veröffentlichte Österreich einen ersten Männergesundheitsbericht für den deutschsprachigen Raum (BMSK 2004). Der erste Männergesundheitsbericht für Deutschland (Bardehle und Stieler 2010) wurde 2010 von der privaten Stiftung Männergesundheit herausgegeben. Er wurde von den Wissenschaftlern, die sich lange für das Thema engagiert hatten, sehr begrüßt (Bardehle und Stieler 2010, siehe Kommentar von Hurrelmann: Rückseitencover). Ein zweiter Männergesundheitsbericht der Stiftung mit dem Schwerpunkt *Psychische Gesundheit* erschien 2013 (Weißbach und Stiehler 2013).

Im Rahmen der Gesundheitsberichterstattung des Bundes hat das Robert Koch-Institut eine eigene Seite mit Daten und Fakten zur Männergesundheit bereitgestellt (RKI 2014); auch einzelne Kommunen befassen sich mit dem Thema (z. B. Bezirksamt Lichtenberg von Berlin 2011).

Äußerst lesenswert ist in dem oben genannten ersten Männergesundheitsbericht der Grundsatzartikel von Dinges (2010), der sich kritisch mit Geschlechterstereotypen in Bezug auf die Gesundheit der Männer auseinander setzt. So argumentiert er überzeugend, dass das höhere Risikoverhalten, die höhere physische und psychische Unempfindlichkeit und die geringere Aufmerksamkeit für eigene gesundheitliche Einschränkungen bei Männern mit dem in der Zeit der Industrialisierung entstandenen Männlichkeitsbild verbunden seien. Lange Arbeitszeiten unter harten Bedingungen, arbeitsbedingte Unfallrisiken und Expositionen, Wehrfähigkeit der jungen Männer und Erhalt der Arbeitsfähigkeit bis ins Alter verlangten von ihnen dauerhafte Belastungsbereitschaft und -fähigkeit. Hieraus könne abgeleitet werden, dass die seit den 1970er Jahren schnellere Zunahme der Lebenserwartung bei den Männern im Vergleich zu den Frauen und die Verringerung der Differenz der Lebenserwartung unter anderem auf den Wegfall eines großen Teils der körperlich belastenden, gesundheitsriskanten Berufe für Männer zurück zu führen sei.

Den Berichten voraus gegangen waren diverse Publikationen in Deutschland, die sich mit Männergesundheit (Altgeld 2004) oder der Gesundheit von Männern und Frauen im Vergleich (Hurrelmann und Kolip 2002) befasst hatten und aus Public Health-Perspektive einen sozialwissenschaftlich fundierten Ansatz präsentierten. Faltermaier (2004) verknüpft das soziologische Rollenkonzept, d. h. die gesellschaftlichen Erwartungen und Vorstellungen an die Geschlechter, mit dem psychologischen Identitätskonzept, in dem Männlichkeit (und Weiblichkeit) Ergebnis geschlechterspezifischer Sozialisation sind. Er zeigt auf, wie aus den Rollenerwartungen geschlechterspezifische Identität entsteht und die Gesundheitskonzepte von Männern (und Frauen) prägen. Er plädiert dafür, das Konzept der Salutogenese und der Risiken und Ressourcen für Gesundheit (Antonovsky 1993) mit dem der geschlechterspezifischen männlichen Identität zu verknüpfen, um Wege für eine dem männlichen Geschlecht angemessene Gesundheitsförderung aufzeigen zu können.

4.5 Frauengesundheitsnetzwerke

Um den Frauengesundheitsthemen in Wissenschaft, Praxis, Politik und in der Öffentlichkeit zur Durchsetzung zu verhelfen, wurden Netzwerkstrukturen aufgebaut. In den gesundheitswissenschaftlichen Fachgesellschaften wurden eigene Fachbereiche eingerichtet (Deutsche Gesellschaft für Sozialmedizin und Prävention, Deutsche Gesellschaft für Medizinische Soziologie), regionale Frauengesundheitsnetzwerke (Bremen, Niedersachsen, Berlin) wurden gegründet, in Nordrhein-Westfalen wurde eine *Enquetekommission beim Landtag* (Landtag Nordrhein-Westfalen 2004) und im Jahr 2012 das *Kompetenzzentrum Frauen und Gesundheit NRW* (2014) mit zunächst 4-jähriger finanzieller Förderung vom Ministerium für Gesundheit, Emanzipation, Pflege und Alter Nordrhein-Westfalen (MGEPA) eingerichtet. Die nach dem Erscheinen des ersten deutschen Frauengesundheitsberichts vom Bundesministerium für Familie, Senioren, Frauen und Jugend geförderte *Bundeskoordination Frauengesundheit* (2007) sollte zur Umsetzung der wissenschaftlichen Erkenntnisse in die Praxis beitragen. Themen der Versorgung von Frauen wurden aufgegriffen wie etwa die gesundheitliche Versorgung für von Gewalt betroffene Frauen, Gender Mainstreaming in den Disease Management-Programmen, Hormonersatztherapie, Essstörungen und andere. Eine nachhaltige Projektfinanzierung scheiterte allerdings an dem für Gesundheit zuständigen Bundesministerium, das für die Fortführung keinen Handlungsbedarf sah. Erfolgreich und nachhaltig ist dagegen die *Arbeit des Arbeitskreises Frauengesundheit in Medizin, Psychotherapie und Gesellschaft e. V. (AKF)* (2012), der in den frühen 1990er Jahren gegründet wurde, um Themen der gesundheitlichen Versorgung von Frauen im Gesundheitswesen voranzubringen. Der AKF versteht seine Arbeit als interdisziplinär und berufsgruppen übergreifend. Die medizinische und die gesundheitswissenschaftliche Sicht auf Gesundheit und Krankheit sind im Konzept integriert. Der AKF vertritt bewusst einen frauengesundheitspolitischen Standpunkt und setzt sich für die gesundheitlichen Interessen von Frauen ein. Ebenfalls in den 1990er Jahren wurde das *Nationale Netzwerk Frauen und Gesundheit* (2012) gegründet. Das Nationale Netzwerk ist keine Mitgliederorganisation wie der AKF, sondern eine Dachorganisation, in der sich Vertreterinnen aus Verbänden, Vereinigungen und wissenschaftlichen Fachgesellschaften, die bundes- oder landesweit zum Thema Frauen/Mädchen und Gesundheit/Gesundheitsförderung arbeiten, zusammen geschlossen haben. Auch hier werden versorgungsbezogene Themen aufgegriffen, ein Schwerpunkt liegt aber auch in der Gesundheitsförderung und Prävention.

5 Zwischenfazit

Es konnte gezeigt werden, wie sich die Frauengesundheitsforschung aus der Frauengesundheitsbewegung und der sozialwissenschaftlichen Frauenforschung heraus entwickelt hat. Die Frauengesundheitsbewegung setzte sich mit einer Medizin auseinander, die vielfach die Definitionsmacht über den weiblichen Körper beanspruchte, soziale Faktoren missachtete und auf Geschlechter bezogene Vorurteile perpetuierte. Die sozialwissenschaftliche Frauenforschung bot theoretische

Konzepte zur Analyse des Geschlechterverhältnisses in der Gesellschaft und in der Medizin an, die idealer Ausgangspunkt für eine gesundheitswissenschaftliche Frauen- und Geschlechterforschung waren. Aus der Kritik des Ungleichheitsverhältnisses von Frauen und Männern in der Gesellschaft und in der Wissenschaft entstand zunächst eine Fokussierung auf frauenspezifische Gesundheitsthemen.

Die Frauengesundheitsnetzwerke haben wesentlich dazu beigetragen, dass frauenspezifische Konzepte in der Forschung und Versorgung Anerkennung und in einigen Bereichen Durchsetzungskraft gewonnen haben. Frauenspezifische Themen wurden unter dem Einfluss der sich weiter entwickelten Geschlechtertheorien und der sozialepidemiologischen Forschung um die Perspektive des Geschlechtervergleichs erweitert. Von da war es dann ein weiterer Schritt, gesundheitswissenschaftliche Forschung zu den besonderen gesundheitlichen Problemlagen von Männern zu betreiben – und zu akzeptieren, dass sich die männlichen Kollegen dafür engagierten. Eine angemessene Versorgung von Männern unter Berücksichtigung ihrer körperlichen *und* sozialen Bedarfe war in der bisherigen Versorgung ein ‚blinder Fleck' und längst überfällig. Es ist gut, dass begonnen wurde, diese Lücke zu füllen. Dabei ist die wissenschaftliche Fundierung eine wichtige Voraussetzung für eine bedarfsgerechte und qualitativ hochwertige gesundheitliche Versorgung von Männern.

Die Konzepte und Zugangsweisen der Frauen- und Geschlechterforschung in Public Health zeigen, dass ihre gesundheits- und sozialwissenschaftlich bestimmte Herangehensweise und ihre spezifischen Handlungsfelder sich von denen der Gendermedizin deutlich unterscheiden. Da wo sich die Gendermedizin psychosozialen Fragen öffnet, und dort wo gesundheitswissenschaftliche Frauen- und Geschlechterforschung auf medizinisches Wissen angewiesen ist, befinden sich Schnittstellen, die nicht in Konkurrenz, sondern in interdisziplinärer Kooperation, in die beide Seiten ihre Stärken einbringen, bearbeitet werden können.

6 Handlungsfelder von Public Health und ihre Relevanz für die Frauen- und Geschlechterforschung

In dem oben bereits zitierten Papier der *Deutschen Gesellschaft für Public Health* (2012) zu Situation und Perspektiven für Public Health in Deutschland werden die Handlungsfelder von Public Health mit dem Ziel benannt, die disziplinäre Ausrichtung von Public Health und die Bedeutung ihrer wissenschaftlichen Arbeiten für die Public Health-Politik und Praxis gegenüber anderen Disziplinen, insbesondere gegenüber der Medizin, abzugrenzen. Anhand dieser Handlungsfelder lässt sich abschließend der Beitrag der Frauen- und Geschlechterforschung zur Ausfüllung dieser Handlungsfelder in Public Health-Wissenschaft und Praxis zusammenfassen.

- Public Health *befasst sich mit der Häufigkeit und Verteilung von Erkrankungen in der Gesellschaft, einschließlich der sozial bedingten gesundheitlichen Ungleichheit.* Die konsequente Berücksichtigung der Geschlechterperspektive ist Zielvorgabe und Qualitätsstandard für epidemiologische Forschung und für die Gesundheitsberichterstattung. Die Ergänzung durch männerspezifische Berichte und die konzeptionelle Erweiterung durch den Diversity-Ansatz, in dem neben dem Geschlecht auch weitere Lebenslagen (wie Sozialstatus, Migrationshintergrund, Behinderung) berücksichtigt werden, sind eine Weiterentwicklung mit großer Bedeutung für eine bedarfsgerechte Gesundheitsförderung und Versorgung.
- Die Beforschung *der Ursachen von Gesundheit und Krankheit, insbesondere der sozialen und umweltbedingten Einflussfaktoren auf die Gesundheit,* war Ausgangspunkt der Frauengesundheitsforschung. Mit dem theoretischen Konzept der sozialen Determinanten und der Methodik der *Gender Based Analysis* sind Rahmenbedingungen für eine geschlechtersensible Forschung gegeben.
- Mit der Strategie des Gender Mainstreaming in allen Politikbereichen und Entscheidungsprozessen ist den geschlechterspezifischen Auswirkungen *von Entscheidungen in diversen Politikfeldern für die Gesundheit der Bevölkerung (health in all policies; equity in all policies)* Rechnung zu tragen.
- Die Bedeutung, die geschlechterspezifische Ansätze und Qualitätsstandards in *der Planung, Durchführung und Bewertung politischer und lebensweltbezogener Interventionen zur Gesundheitsförderung und zur Prävention gesundheitlicher Beeinträchtigungen* inzwischen erreicht haben, konnte belegt werden.
- Bei der Analyse *des Bedarfs an präventiver, kurativer, rehabilitativer, pflegerischer und palliativer Versorgung sowie der Gesundheitsförderung der Bevölkerung, heute und in der Zukunft* kann die Frauen- und Geschlechterforschung mit ihren Theorien und Methoden wichtige Beiträge leisten.
- Beispiele aus der Frauengesundheitsforschung und die von den Frauengesundheitsnetzwerken ergriffenen Initiativen zur Verbreitung von Wissen zu Frauengesundheitsthemen belegen eindrücklich, *dass die Wirksamkeit und Effizienz unterschiedlicher Maßnahmen zur Gesundheitsförderung und Krankheitsprävention sowie zur Krankenbehandlung* konsequent unter dem Aspekt der Wirkungen bei Frauen und Männern zu betrachten und auszurichten sind, um eine angemessene Versorgung sicher zu stellen.
- Das gilt auch für die Überprüfung *der Eignung bestehender Strukturen und Prozesse im Sinne einer effektiven und effizienten gesundheitlichen Versorgung und Gesundheitsförderung.* Die Erfolge der Forschung und Entwicklung zur gesundheitlichen Versorgung von Frauen, die von (häuslicher) Gewalt betroffen sind, sind gute Beispiele dafür.

- Die Forderung nach *der Gestaltung eines Gesundheitssystems, das allen Bürgerinnen und Bürgern eine hohe Versorgungsqualität, einen gleichen, nicht diskriminierenden, ihrem individuellen Bedarf entsprechenden und bezahlbaren Zugang zu Versorgungsleistungen bietet*, entspricht dem Ausgangspunkt und Kern der Frauengesundheitsforschung, nämlich der Forderung nach Geschlechtergerechtigkeit in der gesundheitlichen Versorgung.
- Die Ausrichtung der Gesundheitsberichterstattung, der Gesundheitsförderung und von Gesundheitszielen nach Geschlechterdifferenzen ist ein wichtiges Mittel zur geschlechtergerechten *Steuerung und Finanzierung der Versorgung im Gesundheitswesen.*
- Die *angemessene Beteiligung von Patientinnen und Patienten sowie Bürgerinnen und Bürgern an der Gestaltung des Gesundheitswesens und an gesundheitsrelevanten Entscheidungen in allen Politikfeldern* war Ausgangspunkt der Frauengesundheitsbewegung und ist weiterhin die wichtigste gesundheitspolitische Forderung der Frauengesundheitspolitik.
- Der Einbezug von Geschlechteraspekten in die *Aus- und Weiterbildung von Gesundheitsberufen und ihre Integration in die gesundheitsbezogene Versorgung* ist eine wichtige Forderung zur Umsetzung einer bedarfsgerechten, geschlechtersensiblen Versorgung im Gesundheitswesen.

Es konnte gezeigt werden: Gesundheitsbezogene Frauen- und Geschlechterforschung ist eine originäre Aufgabe von Public Health.

Literatur

Acheson, Donald (1988): On the state of the public health. In: American Journal of Public Health 102(5): 431–437
Altgeld, Thomas (Hrsg.) (2004): Männergesundheit. Neue Herausforderungen für Gesundheitsförderung und Prävention. Weinheim/München: Juventa
Antonovsky, Aaron (1993): Gesundheitsforschung versus Krankheitsforschung. In: Franke & Broda (1993): 3–14
Apple, Rima D. (Ed.) (1992) Women, Health, and Medicine in Amerika. A Historical Handbook. New Brunswick/New Jersey: Rutgers University Press
Arbeitskreis Frauengesundheit in Medizin, Psychotherapie und Gesellschaft e. V. (2012): http://www.akf-info.de/ (letzter Zugriff 05.10.2012)
Arbeitskreis Frauen und Gesundheit im Norddeutschen Forschungsverbund Public Health (Hrsg.) (1998): Frauen und Gesundheit(en) in Wissenschaft, Praxis und Politik. Bern/Göttingen/Toronto/Seattle: Hans Huber
Badura, Bernhard (1993): Soziologische Grundlagen der Gesundheitswissenschaften. In: Hurrelmann & Laaser (1993): 549–555
Bardehle, Doris & Stieler, Matthias (Hrsg.) (2010): Erster Deutscher Männergesundheitsbericht. Ein Pilotbericht. München: W. Zuckschwerdt Verlag

Berliner Institut für Geschlechterforschung in der Medizin (2012): http://gender.charite.de/ (letzter Zugriff 04.10.2012)
Bezirksamt Lichtenberg von Berlin, Abteilung Familie, Jugend und Gesundheit, Amt für Gesundheit und Verbraucherschutz, Planungs- und Koordinierungsstelle Gesundheit (Hrsg.) (2011): Man(n), wie geht's? Eine neue Perspektive für die Gesundheitsförderung. Lichtenberger Männergesundheitsbericht 2011. Berlin
BMBF (Bundesministerium für Bildung und Forschung) (2012): Richtlinien zur Förderung von Studien in der Versorgungsforschung. http://www.gesundheitsforschung-bmbf.de/de/aktuelle-bekanntmachungen.php (letzter Zugriff 05.10.2012)
BMFSFJ (Bundesministerium für Familie, Senioren, Frauen und Jugend) (2012a): Gender Mainstreaming. http://www.gender-mainstreaming.net (letzter Zugriff 05.10.2012)
BMFSFJ (Bundesministerium für Familie, Senioren, Frauen und Jugend) (2012b): Arbeitshilfe zu § 2 GGO: Gender Mainstreaming in Forschungsvorhaben. http://www.gender-mainstreaming.net (letzter Zugriff 05.10.2012)
BMSK (Bundesministerium für Soziales und Konsumentenschutz) (Hrsg.) (2004): Österreichisches Bundesinstitut für Gesundheitswesen. Erster Österreichischer Männergesundheitsbericht. Wien: Bundesministerium für Soziales und Konsumentenschutz. Männerpolitische Grundsatzabteilung
Brzank, Petra (2012): Wege aus der Partnergewalt. Frauen auf der Suche nach Hilfe. Wiesbaden: Springer VS
Bundeskoordination Frauengesundheit (2007): http://www.bkfrauengesundheit.de/cms/0_0_start/index.html (letzter Zugriff 05.10.2012)
BZgA (2012): Bundeszentrale für gesundheitliche Aufklärung. FrauenGesundheitsPortal.de. http://www.frauengesundheitsportal.de/ (letzter Zugriff 06.10.2012)
Caplan, Arthur L.; Engelhardt, H. Tristam Jr. & McCartney, James J. (Eds.) (1981): Concepts of Health and Disease. Interdisciplinary Perspectives. London u. a.: Addison-Wesley Publishing Company
Deutsche Gesellschaft für Public Health (Hrsg.) (1999): Public Health-Forschung in Deutschland. Bern/Göttingen/Toronto/Seattle: Hans Huber: 62–69
Deutsche Gesellschaft für Public Health (2012): Situation und Perspektiven für Public Health in Deutschland (Verabschiedet am 13.9.2012). http://www.deutsche-gesellschaft-public-health.de/fileadmin/user_upload/_temp_/DGPH_-_Public_Health_in_Deutschland.pdf (letzter Zugriff 03.10.2012)
Dinges, Martin (2010): Männlichkeit und Gesundheit: Aktuelle Debatte und historische Perspektiven. In: Bardehle & Stieler (2010): 2–16
Eichler, Margrit; Fuchs, Judith & Maschewsky-Schneider, Ulrike (2000): Richtlinien zur Vermeidung von Gender Bias in der Gesundheitsforschung. In: Zeitschrift für Gesundheitswissenschaften 8(4): 293–310
Eichler, Margrit et al. (2002): Zu mehr Gleichberechtigung zwischen den Geschlechtern: Erkennen und Vermeiden von Gender Bias in der Gesundheitsforschung. Deutsche Bearbeitung eines vom kanadischen Gesundheitsministerium herausgegebenen Handbuchs. Berlin: Berliner Zentrum Public Health
Engel, George L. (1981): The Need for a New Medical Model: A Challenge for Biomedicine. In: Caplan (1981): 589–607
epimedGender.net (2012): Geschlechtersensible Forschung in Epidemiologie, Neurowissenschaften und Genetik/Tumorforschung. http://www.epimed-gender.net/layout/gender.php (letzter Zugriff 05.10.2012)
Faltermaier, Toni (2004): Männliche Identität und Gesundheit. Warum Gesundheit von Männern? In: Altgeld (2004): 11–34

Franke, Alexa & Broda, Michael (Hrsg.) (1993): Psychosomatische Gesundheit: Versuch einer Abkehr vom Pathogenese-Konzept. Tübingen: DGVT-Verlag
Frauengesundheit in Tenever. Faltblatt Herbst/Winter 2012/2013
Fuchs, Judith & Maschewsky-Schneider Ulrike (2002): Geschlechtsangemessene Publikationspraxis in den Gesundheitswissenschaften im deutschsprachigen Raum? Ergebnisse einer Literaturreview. In: Das Gesundheitswesen 64(5): 284–291
Fuchs, Judith & Maschewsky-Schneider, Ulrike (2003): Berücksichtigung des Gender-Aspekts in der deutschsprachigen Public-Health-Forschung: Ergebnisse einer Projektbefragung. In: International Journal of Public Health 48(4): 227–233
Gender Medicine (2007): GenderBasic: Promoting Integration of Sex and Gender Aspects in Biomedical and Health-Related Research. Volume 4. Supplement 2: 59–193
Gesundheitsförderung bei sozial Benachteiligten (2012): Praxisdatenbank. Bundeszentrale für gesundheitliche Aufklärung und Gesundheit Berlin-Brandenburg e. V. http://www.gesundheitliche-chancengleichheit.de/ (letzter Zugriff 06.10.2012)
gesundheitsziele.de (2014), UAG des Evaluationsbeirates: Leitfragen zur Stärkung der Querschnittsanforderung „Gesundheitliche Chancengleichheit". http://gesundheitsziele.de//cms/medium/1229/Leitfragen_Gesundheitliche_Chancengleichheit.pdf (letzter Zugriff 3.5.2015)
Hagemann-White, Carol; Kavemann, Barbara; Kootz, Jo et al. (1981): Hilfen für misshandelte Frauen. Abschlussbericht der wissenschaftlichen Begleitung des Modellprojekts Frauenhaus Berlin. Stuttgart: Kohlhammer
Hagemann-White, Carol & Lenz, Hans-Joachim (2002): Gewalterfahrungen von Männern und Frauen. In: Hurrelmann & Kolip (2002): 460–487
Hellbernd, Hilde (2006): Häusliche Gewalt gegen Frauen: gesundheitliche Versorgung. Das S.I.G.N.A.L.-Interventionsprogramm. Curriculum. http://www.signal-intervention.de/index.php?np=3_2_1_0 (letzter Zugriff 07.05.2015)
Hellbernd, Hilde; Brzank, Petra; Wieners, Karin & Maschewsky-Schneider, Ulrike (2004): Häusliche Gewalt gegen Frauen: gesundheitliche Versorgung. Das S.I.G.N.A.L.-Interventionsprogramm. Handbuch und Wissenschaftlicher Bericht. http://www.signal-intervention.de/index.php?np=3_2_1_0 (letzter Zugriff 07.05.2015)
Hinze, Liselotte; Tomaszewski, Kathleen; Merfert, Antje; Maschewsky-Schneider, Ulrike; Babitsch, Birgit; Bammann, Karin & Jahn, Ingeborg (1999): Lebenslagen, Risiken und Gesundheit von Frauen in der Bundesrepublik Deutschland. In: Deutsche Gesellschaft für Public Health (1999): 62–69
Horn, Klaus; Beier, Christel & Wolf, Michael (1983): Krankheit, Konflikt und soziale Kontrolle. Eine empirische Untersuchung subjektiver Sinnstrukturen. Opladen: Westdeutscher Verlag
Hurrelmann, Klaus & Kolip, Petra (Hrsg.) (2002): Geschlecht, Gesundheit und Krankheit. Männer und Frauen im Vergleich. Bern/Göttingen/Toronto/Seattle: Hans Huber
Hurrelmann, Klaus & Laaser, Ulrich (Hrsg.) (1993): Handbuch Gesundheitswissenschaften. Weinheim/München: Juventa
International Society for Gender Medicine (2012): Aims of the IGM. http://www.isogem.com/ (letzter Zugriff 03.10.2012)
Kickbusch, Ilona (1981): Die Frauengesundheitsbewegung – ein Forschungsgegenstand? In: Schneider (1981): 193–203
Klesse, Rosemarie; Sonntag, Ute; Brinkmann, Marita & Maschewsky-Schneider, Ulrike (1992): Gesundheitshandeln von Frauen. Leben zwischen Selbst-Losigkeit und Selbst-Bewusstsein, Frankfurt/New York: Campus

Knopf, Hiltraud; Du, Yong; Scheidt-Nave, Christa & Dören, Martina (2008): Anwendungsprävalenz und Anwenderinnenprofile in Deutschland. In: RKI (2008): 23–30
Kolip, Petra & Koppelin, Frauke (2002): Geschlechtsspezifische Inanspruchnahme von Prävention und Krankheitsfrüherkennung. In: Hurrelmann & Kolip (2002): 491–504
Kompetenzzentrum Frauen und Gesundheit NRW (2012): http://frauenundgesundheit-nrw.de/ (letzter Zugriff 10.12.2014)
Kuhlmann, Ellen (2002): Gender-Theorien. In: Hurrelmann & Kolip (2002): 104–117
Landtag Nordrhein-Westfalen (Hrsg.) (2004): Zukunft einer frauengerechten Gesundheitsversorgung in NRW. Bericht der Enquetekommission des Landtages Nordrhein-Westfalen. Wiesbaden: VS Verlag für Sozialwissenschaften
Marewski, Barbara; Heyer, Sylvia; Schultz, Dagmar & Feministisches Frauengesundheitszentrum e. V. (1981): Vorschläge zur wissenschaftlichen Begleitung von praktizierten präventiven Veranstaltungen des FFGZ im Frauengesundheitsbereich. In: Schneider (1981): 187–192
Marmot, Michael & Wilkinson, Richard G. (Eds.) (2006): Social Determinants of Health. Oxford/New York: Oxford University Press
Maschewsky-Schneider, Ulrike (1997): Frauen sind anders krank – Zur gesundheitlichen Lage der Frauen in Deutschland. Weinheim/München: Juventa
Maschewsky-Schneider, Ulrike; Hellbernd, Hilde; Schaal, Wiebke & Wieners, Karin (2001): Über-, Unter-, Fehlversorgung und Frauengesundheit. Ein Forschungsgegenstand für Public Health. In: Bundesgesundheitsblatt-Gesundheitsforschung-Gesundheitsschutz 44(8): 771–779
Modellprojekt MIGG (2012): Medizinische Intervention gegen Gewalt. Gefördert vom Bundesministerium für Familie, Senioren, Frauen und Jugend (BMFSFJ). http://www.signal-intervention.de/index.php?link=butt33 (letzter Zugriff 14.10.2012)
Müller, Ursula & Schröttle, Monika (2004): Lebenssituation, Sicherheit und Gesundheit von Frauen in Deutschland. Eine repräsentative Untersuchung zu Gewalt gegen Frauen in Deutschland. Bundesministeriums für Familie, Senioren, Frauen und Jugend
Nationales Netzwerk Frauen und Gesundheit (2012): http://www.nationales-netzwerk-frauengesundheit.de/ (letzter Zugriff 05.10.2012)
Pschyrembel. Klinisches Wörterbuch (1998): 258. Auflage. Berlin/New York: De Gruyter
Public Health Forum (1995): Schwerpunktheft Frauen und Gesundheit. Nr.7, Januar 1995
Rieder, Anita & Lohff, Brigitte (Hrsg.) (2004): Gender Medizin. Geschlechtsspezifische Aspekte für die klinische Praxis. Wien/New York: Springer
RKI (Robert Koch-Institut) (Hrsg.) (2008): Berichte zur Gesundheitsberichterstattung des Bundes. Hormontherapie bei (post)menopausalen Frauen in Deutschland 2007. Studienergebnisse zu Nutzen, Risiken und Versorgungsrealität. Berlin
RKI (Robert Koch-Institut) (2012): Fachgebiet 27 Gesundheitsberichterstattung. http://www.rki.de/DE/Content/Institut/OrgEinheiten/Abt2/FG27/fg27_node.html (letzter Zugriff 05.10.2012)
RKI (Robert Koch-Institut) (2014): Daten und Fakten zur Männergesundheit. Gesundheitsberichterstattung des Bundes im Robert Koch-Institut. http://www.rki.de/DE/Content/Gesundheitsmonitoring/Gesundheitsberichterstattung/GesundAZ/Content/M/Maennergesundh/Inhalt/Maennergesundheit_Daten_Fakten.html (letzter Zugriff 10.12.2014)
Rossouw, Jacques E. (2008): Benefits and Risks of Estrogen-Progestin Therapies for Postmenopausal Women – Implications for Clinical Practice. In: RKI (2008): 13–22
Schneider, Ulrike (Hrsg.) (1981): Was macht Frauen krank? Ansätze zu einer frauenspezifischen Gesundheitsforschung. Frankfurt/New York: Campus

Senatsverwaltung für Gesundheit Berlin (1995): Diskussionsbeiträge zur Gesundheits- und Sozialforschung. Zur gesundheitlichen Lage von Frauen in Berlin. September 1995
Stolzenberg, Regina; Berg, Giselind & Maschewsky-Schneider, Ulrike (2012): Healthy upbringing of children through the employment of women in a disadvantaged neighbourhood: evaluation of a peer group project. In: Journal of Public Health 20(2): 181–192
Verbrugge, Lois M. (1992): Pathways of Health and Death. In: Apple, Rima D. (1992): 41–79
Verbundprojekt (2001): Untersuchung zur gesundheitlichen Situation von Frauen in Deutschland. Eine Bestandsaufnahme unter Berücksichtigung der unterschiedlichen Entwicklung in West- und Ostdeutschland. Bundesministerium für Familie, Senioren, Frauen und Jugend (Hrsg.). Stuttgart: Kohlhammer
Weißbach, Lothar & Stiehler, Matthias (Hrsg.) (2013): Männergesundheitsbericht 2013. Im Fokus: Psychische Gesundheit. Bern: Verlag Hans Huber
WHO (World Health Organization) (1986): Ottawa Charta zur Gesundheitsförderung; http://www.fgoe.org/hidden/downloads/Ottawa_Charta.pdf (letzter Zugriff 06.10.2012)
WHO (World Health Organization) (1998): Health Promotion Glossary. WHO/HPR/HEP/98.1. http://www.who.int/healthpromotion/about/HPG/en/ (letzter Zugriff 11.10.2012)
Winslow, Charles-Edward Amory (1920). The Untilled Fields of Public Health. In: Science 51(1306): 23–33
Worringen, Ulrike & Zwingmann, Christian (Hrsg.) (2001): Rehabilitation weiblich – männlich. Geschlechtsspezifische Rehabilitationsforschung. Weinheim/München: Juventa Verlag
Ziegler, Ines (2010): Frauenspezifische Risiken für unerwünschte Wirkungen von Arzneimitteln in der Anästhesie – Systematisches Review und Handlungsempfehlungen. Masterarbeit. Masterstudiengang Public Health, Berlin School of Public Health an der Charité – Universitätsmedizin Berlin

Dr. phil. Ulrike Maschewsky-Schneider Professorin für Gesundheitssoziologie/Public Health, ehemals Leiterin der Berlin School of Public Health an der Charité, Universitätsmedizin Berlin.
Arbeitsschwerpunkte:

- Gesundheitsförderung
- Evaluationsforschung
- Geschlechtersensible Gesundheitsforschung
- Gewalt gegen Frauen
- Gesundheit von Migrantinnen.

Gesellschaftliche Zuschreibungsprozesse und ihre Folgen für die Männergesundheit

Matthias Stiehler

1 Die ungeklärte Frage der Männergesundheit

Männergesundheit als Teil der Gesundheitsforschung ist ein ebenso interessantes wie vielschichtiges Thema. Es berührt neben spezifischen Themen der Gesundheit Fragen männlicher Lebensführung und das Verhältnis der Geschlechter. Dabei vermag eine umfassende Betrachtung von Männergesundheit manch lieb gewordenes Vorurteil anzufragen und sollte damit neue Sichtweisen eröffnen (Stiehler 2012a).

Bereits im Jahr 1987[1] beschrieb die Soziologin Uta Gerhardt in ihrem Aufsatz „Soziologische Erklärungen gesundheitlicher Ungleichheit" ein solches Vorurteil (Gerhardt 1991). Sie bezog sich dabei auf ein wesentliches medizinsoziologisches Axiom, das die gesundheitliche Ungleichheit „als Ergebnis ungleicher Chancenzuweisung" versteht (Gerhardt 1991, S. 205). Zugleich aber stellt sie für den Geschlechterdiskurs fest, dass gerade dieses Axiom dort so nicht zu gelten scheint: „Obwohl für Männer durchweg eine geringere Lebenserwartung und höhere Mortalität für zahlreiche Diagnosen nachgewiesen ist, wird in der Literatur keine Benachteiligung der Männer konstatiert, und keine Besserstellung der Frauen. Im Gegenteil argumentieren Analysen über frauenspezifische krankheitsfördernde Belastungen, dass Gesundheitsrisiken nachhaltig als Aspekt der Ungleichheit – und zwar zu Ungunsten der Frauen – zu erkennen seien" (Gerhardt 1991, S. 205). Gerhardt wirft damit die Frage auf, wieweit uns unsere fest gefügten Ansichten

---

[1] Ich zitiere aus einer Aufsatzsammlung, die 1991 erschien. Der Aufsatz von Uta Gerhardt stammt jedoch bereits aus dem Jahr 1987.

M. Stiehler (✉)
Dresdner Institut für Erwachsenenbildung und Gesundheitswissenschaft e.V.,
Dresden, Deutschland
E-Mail: matthias.stiehler@dieg.org

© Springer Fachmedien Wiesbaden 2016
C. Hornberg et al. (Hrsg.), *Medizin - Gesundheit - Geschlecht*,
Geschlecht und Gesellschaft, DOI 10.1007/978-3-531-19013-6_3

auch in der Wissenschaft bestimmen und Widersprüche innerhalb dieser Sichtweise zu wenig Beachtung finden. Sie plädiert für eine differenzierte Betrachtung gerade in der Wissenschaft, die unliebsame, den eigenen Überzeugungen vielleicht widersprechende Forschungsergebnisse nicht ignoriert. Doch trotz dieser Mahnung geht die genderbasierte Gesundheitsforschung nach wie vor eher von einer sich auch im Gesundheitsbereich zeigenden Benachteiligung von Frauen aus, ohne der gesellschaftlichen Dimension der Männergesundheit damit wirklich gerecht zu werden (Kautzky-Willer und Tschachler 2012). Deshalb ist fünfundzwanzig Jahre nach Uta Gerhardts Aufsatz die dort aufgeworfene Frage, welche *gesellschaftlichen* Ursachen für die geringere Lebenserwartung von Männern verantwortlich sind, noch immer nicht schlüssig beantwortet.

Die immer wieder einmal geäußerte Ansicht, die unterschiedliche Lebenserwartung zwischen Frauen und Männern hätte biologische Ursachen, lässt sich schon durch einen Blick auf die Historie anzweifeln. Noch vor 150 Jahren war die Lebenserwartung der Männer nur minimal geringer als die der Frauen (0,4 Jahre) und stieg erst dann kontinuierlich bis Anfang der achtziger Jahre des 20. Jahrhunderts (6,7 Jahre), um in den vergangenen dreißig Jahren wieder auf jetzt 5,5 Jahre abzunehmen (Dinges 2010, S. 5).

Sicher spielen biologische Faktoren eine gewisse Rolle, können jedoch nicht für den Gender Gap in der Lebenserwartung verantwortlich gemacht werden. So ist beispielsweise eine erhöhte Vulnerabilität männlicher Föten und Säuglinge festzustellen: Es gibt beim männlichen Geschlecht signifikant mehr Fehlgeburten und Plötzliche Kindstode. Der Unterschied beim Plötzlichen Kindstod lag 2010 bei einem Verhältnis von 3:2 zu Ungunsten männlicher Säuglinge (Statistisches Bundesamt Wiesbaden 2012). Doch bei einer Gesamtzahl von 164 lässt sich damit der Geschlechterunterschied in der Lebenserwartung nicht erklären. Dies gilt auch für Phänomene wie die X-Replikation (Klotz 1998, S. 74). Dies ist die Möglichkeit des weiblichen Erbguts, aufgrund zweier X-Chromosomensätze Schäden in einem der beiden auszugleichen. Doch so interessant derartige biologische Unterschiede sein mögen, erklären sie allein jedoch keinesfalls die Unterschiede in der Lebenserwartung. Daher konnten die Ergebnisse einer Klosterstudie von Marc Luy (2002) nicht überraschen. Dessen Vergleich von Frauen und Männern unter faktisch gleichen Lebensbedingungen (dem Klosterleben) ergab, dass die Lebenserwartung von Männern maximal ein Jahr unter der der Frauen liegt. Dieses Jahr wird seit dieser Studie als nachgewiesener biologischer Unterschied angenommen. Die Frage nach den Ursachen für die weiteren Jahre geringerer Lebenserwartung von Männern muss daher über die biologischen Ursachen hinausführen und eröffnet die soziale bzw. die gesellschaftliche Dimension.

Aktuell werden zumeist zwei, über die Biologie hinausgehende Erklärungsmuster bemüht. Zum einen wird das riskante Verhalten der Männer selbst angeführt. Die zentrale Aussage lautet: Würden Männer mehr auf sich achten und sich weniger selbstschädigend verhalten, wären sie gesünder und bestünde der Gender Gap in der Lebenserwartung nicht. Diese, insbesondere in der Medizin und in der nicht fachlichen Presse vertretene Ansicht schiebt Männern in ihrem individuellen Verhalten die alleinige Verantwortung zu. In den Printmedien werden Bezeichnungen wie „Gesundheitsmuffel" oder gar „Gesundheitsidioten" (Laage 2010) verwendet. Mediziner beklagen zumeist mangelndes Vorsorgeverhalten und die geringe Selbstsorge (Göhring 2011). Mit dieser Ansicht setzte sich die Männergesundheitsforschung im vergangenen Jahrzehnt vielfältig auseinander. So wird die Bedeutung zentraler Vorsorgeuntersuchungen für die Aufrechterhaltung von Gesundheit angefragt (Sandblom et al. 2011) und Männer werden durchaus als gesundheitsachtsamer beschrieben, als es die öffentliche Wahrnehmung anerkennt (DAK-Gesundheit 2009, S. 99 f.). Vor allem aber muss gegen die verbreitete und sich hartnäckig haltende Ansicht, dass Männer selbst schuld an ihren Gesundheitsproblemen sind, gesundheitswissenschaftlich argumentiert werden. „Kein Mensch kann gegen seine Interessen handeln" (Holzkamp 1991, S. 87). Nehmen wir diesen Satz aus der Gesundheitspsychologie ernst, stellt sich die Frage nach dem Risikoverhalten von Männern neu. Denn dann muss gefragt werden, welche „Interessen" sich hinter riskantem Gesundheitsverhalten verbergen. Oder anders ausgedrückt: Wenn Risikoverhalten gesundheitswissenschaftlich als Lebensbewältigungsverhalten verstanden wird, was haben dann die Männer an solch massiven Problemen zu bewältigen, wenn sie dafür derzeit mehr als fünf Jahre ihres Lebens hergeben? Doch genau diese Frage bleibt in der Medizin wie im populären öffentlichen Diskurs immer noch unbeantwortet.

Der zweite Erklärungsansatz besteht in einer Differenzierung der Gruppe der Männer. Insbesondere die soziale Differenzierung ist unter den Männern ausgeprägter als bei den Frauen. Es gibt mehr überdurchschnittlich verdienende Männer, es gibt aber auch mehr Männer, die in prekären Verhältnissen leben (Lampert 2005, S. 13). Die These, die diesen Erklärungsansatz unterstützt, ist nun, dass die geringere Lebenserwartung der gesamten Gruppe der Männer vor allem von den sozial schwachen getragen würde. Der Gender Gap sei damit Folge sozialer Ungleichheit und eigentlich kein spezifisches Problem der Kategorie „Männliches Geschlecht".

Es verwundert nicht, dass dieses Erklärungsmuster vor allem innerhalb der Theorie der „Hegemonialen Männlichkeit" (Connell 2006) vertreten wird. Diese Theorie geht von dem Verständnis aus, dass die gesellschaftliche Gruppe der Männer sehr heterogen ist. Es gibt darin Gruppen, die das gesellschaftliche Bild von Männlichkeit bestimmen und die damit in hegemonialer Weise das „Mannsein" definieren. Zugleich sind weitere Gruppen auszumachen, die diesem Bild nicht bzw. nicht völlig entsprechen, die aber diesem Männlichkeitskonstrukt ebenso anhängen und ihm nacheifern. Und es gibt marginalisierte Gruppen, die dem herrschenden Männlichkeitsbild nicht entsprechen und deswegen entwertet und unterdrückt werden. Die These derjenigen, die die Theorie der „Hegemonialen Männlichkeit" vertreten ist, dass die geringere Lebenserwartung der männlichen Gesamtpopulation auf die der beiden Männerkategorien zurückzuführen ist, die der hegemonialen Männlichkeitskonstruktion nicht entsprechen. Die geringere Lebenserwartung von Männern ist daher Folge von sozialer Diskriminierung der Männer untereinander, keinesfalls aber einer Benachteiligung von Männern gegenüber Frauen (Schofield et al. 2002).

Interessant ist dieses Erklärungsmuster gesundheitlicher Problemlagen von Männern, weil es das angesprochene gesundheitswissenschaftliche Verständnis ernst nimmt, nach dem sich im gesundheitlichen Zustand einer gesellschaftlichen Gruppe deren gesellschaftliche Stellung widerspiegelt. Zugleich wird aufgezeigt, dass die Kategorie „Geschlecht" kein allumfassendes Erklärungsmuster darstellt. Vielmehr gibt es weitere wesentliche Faktoren wie bspw. die soziale Stellung, die sich mit der Kategorie Geschlecht durchdringen und sich gegenseitig beeinflussen.

Trotzdem bleibt eine wesentliche Frage ungeklärt: Wenn als zentraler Bestandteil hegemonialer Männlichkeit die Unterdrückung von Frauen und die marginalisierter Gruppen von Männlichkeiten festgestellt werden muss, warum ist dann die Lebenserwartung marginalisierter Männlichkeiten geringer, die der Frauen aber höher? Diese Frage spitzt sich zu, weil bei einem statistischen Vergleich von Sozialstatus und Geschlecht das Geschlecht wirkmächtiger ist. Bezogen auf die Lebenserwartung lässt sich zugespitzt formulieren, dass es besser ist, eine Frau aus der unteren Mittelschicht zu sein, als ein Mann aus der Oberschicht (Klemperer 2010, S. 197). Der von Uta Gerhardt beschriebene Widerspruch in den gesundheitswissenschaftlichen Axiomen (Gerhardt 1991, S. 205) lässt sich auch mit der Theorie hegemonialer Männlichkeit nicht beschreiben. Das bedeutet nicht, dass diese Theorie grundsätzlich falsch wäre. Jedoch kann sie offensichtlich kein so universelles Erklärungsmuster bieten, wie es innerhalb der gegenwärtigen Männerforschung häufig geglaubt wird.

Die bereits erwähnte Klosterstudie (Luy 2002) hat noch ein weiteres interessantes Ergebnis als die weitgehende Nivellierung biologischer Faktoren vorzuweisen. Der Gender Gap lässt sich als ein unterschiedlicher Anstieg der Lebenserwartung der verglichenen Bevölkerungsgruppen erkennen. „Die Fortschritte in der Lebenserwartung nach dem Zweiten Weltkrieg sind bei Nonnen und Mönchen in etwa gleich groß und gehen mit der entsprechenden Entwicklung der Frauen der deutschen Allgemeinbevölkerung einher, wohingegen die der deutschen Männer deutlich unter diesem Niveau zurückbleibt" (Luy 2002, S. 115). Das heißt, dass die Männer die Verlierer einer Entwicklung zu sein scheinen, die wir eher als eine Verschärfung patriarchaler Strukturen begreifen – zumindest wenn wir die ersten zwanzig Jahre nach Beendigung des zweiten Weltkriegs anschauen.

Diese Sicht spitzt sich zu, wenn wir noch weiter in die Geschichte zurückgehen. Es wurde bereits angesprochen, dass nach einer fast gleichen Lebenserwartung von Frauen und Männern im Deutschland des Jahres 1850 anschließend die Schere auseinander geht. Das bedeutet, dass sich Industrialisierung und die Entstehung der „patriarchalen Kleinfamilie" stärker zu Ungunsten der Männer ausgewirkt hat. Das zentrale Ereignis für die Männer in dieser Zeit war die Organisation der Arbeit in familienfernen Strukturen und damit die Herauslösung aus dem Familienalltag. Es kann nicht davon ausgegangen werden, dass Männer zuvor weniger gearbeitet hätten und die Arbeitsbewältigung eine geringere Aufgabe darstellte. Aber nun fand die Arbeit getrennt von der Familie statt. Diese gesellschaftliche Veränderung lässt die Lebenserwartung der Männer – bis auf die ersten Jahre der Industrialisierung – nicht sinken (Dinges 2010, S. 5). Aber sie verringert den Anteil am allgemeinen Wachstum der Lebenserwartung deutlich. So erstaunlich das für unsere moderne, durch die Frauenbewegung geschulte Sicht auch sein mag, die Möglichkeit eines familiennahen Alltags wirkt protektiv. Es ist die von der Familie und damit von einem wesentlichen Lebensbezug entfremdete Arbeit, die Männer in ihrer Lebenserwartung benachteiligt sein lässt.

2 Aktuelle Themen der Männergesundheit

Um die sich mit der gesellschaftlichen Entwicklung eröffnende Dimension differenzierter zu erfassen, sollen zunächst drei aktuelle Probleme der Männergesundheit aufgezeigt werden.

Männerblindheit in Medizin und Gesellschaft
Das erste lässt sich als „Männerblindheit der Medizin" beschreiben. Dahinter steckt die auch heute noch verbreitete Auffassung innerhalb der Medizin, dass es nur wenige Gesundheitsthemen gibt, die Männer spezifisch betreffen (Bardehle und Stiehler 2010). Strukturell zeigt sich das darin, dass es keinen entsprechenden Facharzt gibt. Zwar besteht für Fachärzte der Urologie, Dermatologie und Endokrinologie seit einigen Jahren die Möglichkeit, die Zusatzbezeichnung „Andrologie" zu erwerben (Wikipedia: Artikel Andrologie). Aber dieses Fachgebiet befasst sich ausschließlich mit der Fortpflanzungsfunktion des Mannes bzw. deren Störung. Damit ist die Spezifik männlicher Gesundheitsthemen jedoch längst nicht abgedeckt. Auch die oftmals, insbesondere bei Urologen anzutreffende Haltung, Männermedizin meine allein die Erkrankung der primären männlichen Geschlechtsorgane, insbesondere Erkrankungen der Prostata, *Erektile Dysfunktionen* und *Ejaculatio praecox*, reicht nicht aus und zeigt die Engführung, die in der

Medizin immer noch vorherrscht. Dies verwundert umso mehr, als die Medizin traditionell sowohl was die Besetzung leitender Ärztestellen als auch in der Forschungsorientierung („Musterpatient") männerdominiert ist (Kautzky-Willer und Tschachler 2012). Doch erst in den 1990er Jahren, also zwanzig bis dreißig Jahre nach Beginn der modernen Frauengesundheitsdiskussion (The Boston Women's Health Book Collective 1980), bildete sich allmählich ein Blick für die spezifischen Gesundheitsbelange von Männern heraus. Dieser war jedoch am Anfang stärker durch die Pharmaindustrie und deren Interessen und Sichtweisen geprägt. Ein Stichwort ist hier das Potenzmittel *Viagra*, dessen Bewerbung noch Anfang der zweitausender Jahre bezeichnenderweise unter der Internetadresse: www.dergesunde-mann.de erfolgte.

Doch die Männerblindheit ist keineswegs nur ein Thema der Medizin. Auch die Diskussionen in Medien und Politik thematisierten noch vor ein paar Jahren kaum Männergesundheitsthemen. Als 2001 der erste deutsche Frauengesundheitsbericht erschien (BMFSFJ 2001), bestand im Bundesgesundheitsministerium die Meinung, dass mit der Beschreibung spezifisch weiblicher Gesundheitsthemen die Geschlechtergerechtigkeit auf diesem Gebiet nun hergestellt sei. Wörtlich wurde in einem Brief des Bundesgesundheitsministeriums an einen Initiativkreis für einen bundesdeutschen Männergesundheitsbericht ausgeführt: „Der Frauengesundheitsbericht war damals als Impuls dafür gedacht, bei der Gesundheitsberichterstattung auf Bundes-, Länder- und kommunaler Ebene nicht nur, wie befürchtet wurde, die Männergesundheit abzubilden, sondern den besonderen Aspekten der Frauengesundheit mehr Aufmerksamkeit zu schenken" (BMG 2002). Es bestand demnach die feste Überzeugung, dass männerspezifische Gesundheitsproblematiken längst erkannt waren. Übersehen wurde dabei jedoch, dass gerade die in der medizinischen Forschung vorherrschende Sichtweise des Mannes als „Normalpatient" dessen Spezifik aus dem Blick geraten ließen (Stiehler 2008).

Seit etwa zwölf Jahren entwickelte sich vor allem in Fachkreisen das Bemühen, diesem Fehlurteil entgegenzuwirken. Es wurde in der Medizin wie in den Gesundheitswissenschaften zunehmend Forschungsbedarf beschrieben (Altgeld 2003; Stiehler und Klotz 2007), Fachinstitutionen wurden gegründet (Deutsche Gesellschaft für Mann und Gesundheit, Stiftung Männergesundheit, Sozialwissenschaftliches Netzwerk Männergesundheit) und es wurde in verschiedenen Publikationen die Männerblindheit der Gesundheitsberichterstattung des Bundes (GBE) nachgewiesen (Stiehler 2008). Bisheriger Höhepunkt dieser Entwicklung war die Herausgabe des „Ersten Deutschen Männergesundheitsberichts" 2010 (Bardehle und Stiehler 2010), der jedoch kein Auftragswerk der Bundesregierung darstellt, sondern einer Initiative der Stiftung Männergesundheit und der Deutschen Gesellschaft für Mann und Gesundheit entsprang. Gegenwärtig reagiert die Gesundheitsberichterstattung des Bundes auf diese Entwicklung: es wird ein eigener Männergesundheitsbericht herausgegeben.

Die enge Verbindung zwischen Medizin, Politik und öffentlichem Diskurs zeigt, dass es sich bei Männergesundheit um ein Thema handelt, dass gesellschaftliche Fragen, insbesondere die Stellung des Mannes in der Gesellschaft, betrifft. Wenn wir davon ausgehen müssen, dass die Männerblindheit beim Gesundheitsthema kein Zufall ist, dann muss nach deren Bedeutung gefragt werden.

Verlorene Lebensjahre
Das zweite zentrale Thema, mit dem wir im gegenwärtigen Männergesundheitsdiskurs befasst sind, ist die Frage, was an den Erkrankungen von Männern besonders auffällig ist. Bei aller natürlichen Vielschichtigkeit von Krankheitsthemen sind doch in erster Linie die grundsätzlichen Fragen bemerkenswert, die sich aus der Kategorie der „Verlorene Lebensjahre" und der „Todesursachenstatistik" ergeben.

„Die verlorenen Lebensjahre (*Potential Years of Life Lost*) bezeichnen die Differenz zwischen dem Sterbealter und dem 70. Lebensjahr, sofern der Tod vor dem 70. Lebensjahr eintritt. Die in der OECD und WHO vertretenen Länder haben sich darauf verständigt, Sterbefälle im Alter zwischen einem und 69 Jahren als ungewöhnlich anzusehen. Diese vorzeitigen Todesfälle werden in der Regel durch die Zahl der verlorenen Lebensjahre je 100.000 Einwohner dargestellt" (GBE 2006, S. 66). Schauen wir uns die Daten von 2010 an, dann lagen diese bei Männern je 100.000 Einwohner bei 4427 Jahren, bei Frauen bei 2477. In absoluten Zahlen starben 130.928 Männer und 69.642 Frauen unter 70 Jahren (GBE 2012). Beachtenswert ist diese Kennzahl vor allem dadurch, dass es sich bei den Ursachen zumeist um Erkrankungen handelt, die auf ungesundes und riskantes Verhalten zurückzuführen sind und als „vermeidbare Sterbefälle" betrachtet werden (Bardehle 2010, S. 22).

Diese Einschätzung wird durch die Todesursachenstatistik bestätigt. Denn hier fällt auf, dass vom Gender Gap zu Ungunsten der Männer besonders die Krankheiten betroffen sind, die ihre Ursachen vorwiegend im Verhalten haben. Tabelle 1 zeigt einige Beispiele.

Besonders augenfällig ist die Problematik des Verhaltens bzw. der Vermeidbarkeit bei den Todesursachen, die auf keinen eigentlichen Erkrankungen beruhen, beispielsweise bei den Transportmittelunfällen und Suiziden, die die Haupttodesursachen bei Jugendlichen und jungen Erwachsenen darstellen.

Bei den Transportmittelunfällen (Tab. 2) fällt auf, dass die Zahl der jungen Männer nicht nur deutlich über der der jungen Frauen liegt, sondern ihren Höhepunkt erst mit Mitte zwanzig erreicht, bei Frauen ist diese „leichtsinnige Phase"

Tab. 1 Sterbefälle nach ausgewählten Todesursachen, Altersgruppen und Geschlecht; Gestorbene je 100.000 Einwohner. (Quelle: Statistisches Bundesamt 2012)

Altersgruppe	40–45	45–50	50–55	55–60	60–65
Hypertonie (Bluthochdruck)					
Männlich	1,2	2,6	5,2	9,1	13,9
Weiblich	0,5	1,0	2,0	3,6	6,2
Das Geschlechterverhältnis ändert sich erst in der Altersgruppe ab 80 Jahre					
Akuter Myokardinfarkt (Herzinfarkt)					
Männlich	10,6	24,0	44,4	71,9	98,4
Weiblich	2,4	5,1	9,2	15,5	27,6
Das Geschlechterverhältnis ändert sich in keiner Altersgruppe					
Diabetes					
Männlich	2,6	4,6	8,5	16,7	25,6
Weiblich	0,7	1,4	3,4	5,2	10,7
Das Geschlechterverhältnis ändert sich erst in der Altersgruppe ab 90 Jahre					
Lebererkrankungen					
Männlich	13,9	23,7	37,8	54,1	58,8
Weiblich	5,5	10,4	16,8	21,1	27,0
Das Geschlechterverhältnis ändert sich in keiner Altersgruppe					

Tab. 2 Sterbefälle durch Transportmittelunfälle je 100.000 Einwohner, unterteilt nach Alter und Geschlecht. (Quelle: Statistisches Bundesamt 2012)

Altersgruppe	15–20	20–25	25–30
Transportmittelunfälle			
Männlich	10,7	14,3	10,2
Weiblich	5,5	4,8	2,3

bereits mit Anfang Zwanzig überschritten. Und selbst dieser Wert wird bei Männern erst mit Mitte Vierzig erreicht.

In allen Altersgruppen liegt die Anzahl der Suizide bei Männern drei- bis viermal höher als die der Frauen (Abb. 1). Spätestens hier wird deutlich, dass es sich bei dem für die Männergesundheitsdiskussion so wichtigen Verhaltensaspekt um ein Thema der Lebensbewältigung und der Wahrnehmung männlicher Nöte handeln muss. Doch es wird ebenso deutlich, dass sich die öffentliche wie die Fachdiskussion nach wie vor schwer tut, dies in seiner Bedeutung zu erkennen. So wurde – um ein Beispiel zu nennen – der Gender Gap bei den Suizidzahlen in einer Presseerklärung der Deutschen Gesellschaft für Suizidprävention nur am Rande erwähnt und auch dabei eher oberflächlich behandelt (Deutsche Gesellschaft für Suizidprävention DGS 2010). Es scheint bis heute Widerstände zu geben, sich mit

Männergesundheit

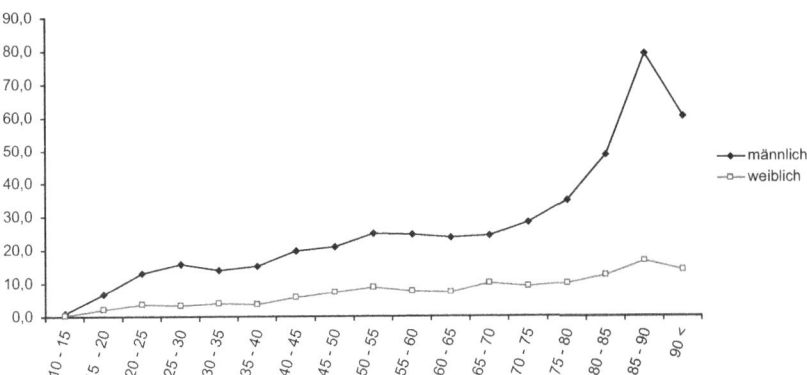

Abb. 1 Sterbefälle durch vorsätzliche Selbstbeschädigung je 100.000 Einwohner, unterteilt nach Alter und Geschlecht. (Quelle: Statistisches Bundesamt 2012)

Nöten von Männern auseinanderzusetzen. Die Frage, die Uta Gerhard vor mehreren Jahrzehnten gestellt hatte (Gerhardt 1991), ist nicht nur nicht beantwortet, es scheint regelrecht Widerstände gegen deren Beantwortung zu geben.

Psychische Gesundheit
Die Wahrnehmung männlicher Nöte in unserer Gesellschaft ist auch das Thema des dritten Punktes, der in der gegenwärtigen Männergesundheitsdiskussion zentrale Bedeutung besitzt, den psychischen Erkrankungen.

Allgemein wird eingeschätzt, dass psychische Erkrankungen in den nächsten Jahren zunehmen werden. So werden Depressionen bereits als „Volkskrankheit" bezeichnet (Möller-Leimkühler und Kasper 2010, S. 135). Dies gilt gleichermaßen für Männer wie für Frauen. Beinahe jeder/jede Deutsche ist im Laufe eines Jahres von einer psychischen Störung betroffen (Wittchen und Jacobi 2012). Bei einer spezifischen Betrachtung des Mannes fällt auf, dass die Krankheitstage im vergangenen Jahrzehnt allgemein abgenommen haben und dass das auf alle Diagnosen zutrifft – nicht jedoch auf „Psychische Erkrankungen" und „Unspezifische Symptome" (DAK-Gesundheit 2009, S. 59). Für letztere können wir auch häufig psychische Ursachen annehmen. Es handelt sich demnach um ein allgemein anerkanntes, ernstes Thema.

Interessant sind jedoch auch hier auffällige Ungereimtheiten in der öffentlichen und fachlichen Darstellung. So hatte der Gesundheitsbericht „Gesundheit für Deutschland" aus dem Jahr 2006 einen Unterschied bei Depressionen zwischen Frauen und Männern von etwa zwei zu eins dargestellt (GBE 2006, S. 29). „Den Daten zufolge sind Frauen deutlich häufiger [von Depressionen] betroffen. Betrachtet man einen Zeitraum von zwölf Monaten, durchleben 15 % der Frauen und 8,1 % der Männer irgendwann innerhalb eines Jahres eine depressive Phase" (GBE 2006, S. 29). Auch die „Studie zur Gesundheit Erwachsener in Deutschland" (DEGS 2012; Gößwald et al. 2012) kommt zu einem ähnlichen Ergebnis. Demnach beträgt die Zwölfmonatsprävalenz bei Unipolaren Depressionen bei Frauen 11,4% und bei Männern 5% (Wittchen und Jacobi 2012)[2], Dieser Geschlechterverteilung wird innerhalb der Männergesundheitsdiskussion jedoch mittlerweile deutlich widersprochen. Bereits die Suizidstatistik weist auf diese Problematik hin. „Die im Vergleich zu Frauen mindestens dreifach höhere Suizidrate der Männer und die nur halb so hohe Depressionsrate führen zu einem spezifischen Genderparadox von Depression und Suizid, das derzeit noch nicht hinreichend geklärt ist" (Möller-Leimkühler und Kasper 2010, S. 138).

Der aktuell diskutierte Erklärungsansatz für die im Fachdiskurs angenommene Unterdiagnostik von Männern sind die geschlechterspezifisch unterschiedlichen Symptomatiken. „Bisherige Studien zur geschlechterspezifischen Psychopathologie der Depressionen kommen zu dem Ergebnis, dass – zumindest bei schweren Depressionen – sich die Kernsymptome nicht unterscheiden, dass Männer allerdings konsistent weniger ‚typische' depressive Symptome wie Niedergeschlagenheit, Interessenlosigkeit, Antriebslosigkeit oder Konzentrationsprobleme erleben als Frauen – oder diese zumindest nicht angeben. Da Männer im Vergleich zu Frauen eher ausagierende (externalisierende) Strategien bei der Stressbewältigung einsetzen, können die klassischen Depressionssymptome durch vermehrten Alkoholkonsum, Reizbarkeit, Ärgerattacken, Aggressivität, antisozialem und vermehrt riskantem Verhalten abgewehrt bzw. kompensiert und damit die Depressionsdiagnostik zusätzlich erschwert werden. Diese Symptome sind nicht im Kriterienkatalog der üblichen Diagnoseinstrumente für Depressionen (ICD 10 und DSM-IV) enthalten" (Möller-Leimkühler und Kasper 2010, S. 150).

Neben der Unterdiagnostik von Depressionen legen die Darstellungen des „Ersten Deutschen Männergesundheitsberichts" auch eine ebensolche bei Angststörungen nah. „So ist beispielsweise zu fragen, ob Angststörungen bei Männern nur deswegen kaum wahrgenommen werden, weil die erkennbare Gewalttätigkeit nicht als Abwehr innerseelischer Angstzustände verstanden wird. Dies soll nicht als Entschuldigung verstanden werden, aber doch den Blick erweitern und somit Behandlungsoptionen eröffnen" (Stiehler 2010c, S. 187).

Es ist also von einem schwierigen Umgang mit Psychischen Erkrankungen bei Männern auszugehen. Insbesondere die seelischen Erkrankungen, die als „weiblich" konnotiert werden, die aber vor allem Ausdruck intrapsychischer Nöte sind,

---

[2] Das ist kein Zeichen für einen Rückgang, da im ersten Fall „depressive Phasen", im zweiten Fall eine konkrete Diagnose Grundlage der Aussage war.

werden oftmals von den Männern selbst, aber auch der Medizin und dem sozialen Umfeld der Betroffenen abgewehrt. Während die Frauengesundheitsforschung immer wieder eine Psychologisierung von Frauen durch die Medizin beklagt hat (BMFSFJ 2001, S. 8), lässt sich bei Männern von einer Somatisierung der Nöte sprechen. Erst wenn ein Mann etwas „Handfestes" vorzuweisen hat, ist ihm Kranksein gestattet (Stiehler 2007b, S. 5).

3 Die gesellschaftliche Dimension der Männergesundheit

Fassen wir die bisherigen Aussagen zusammen, dann ergeben sich folgende Punkte:

- Männer besitzen eine um etwa fünfeinhalb Jahre geringere Lebenserwartung als Frauen, wovon maximal ein Jahr auf biologische Ursachen zurückzuführen ist.
- Die geringere Lebenserwartung ist vor allem Folge riskanteren und stärker gesundheitsschädigenden Verhaltens von Männern.
- Dieser Gender Gap ist ein Ergebnis der gesellschaftlichen Entwicklung seit Beginn der Industrialisierung vor etwa 150 Jahren.
- Der gegenwärtigen Sicht auf Männer scheint es schwer zu fallen, die Ursachen für diese Entwicklung angemessen zu analysieren und zu beschreiben.
- In Medizin, Politik, aber auch Gesundheitswissenschaften besteht eine „Männerblindheit". Das heißt, die spezifischen Gesundheitsthemen von Männern geraten erst allmählich in den Blick, Gesundheitsbelange von Männern werden häufig immer noch als vernachlässigbar angesehen.

Wir stoßen bei der Betrachtung des Gesundheitsthemas demnach auf Fragen des Umgangs der Gesellschaft mit Männern. Dieses gestaltet sich anders als die Sicht auf bzw. der Umgang mit Frauen. Gibt es gegenüber Frauen eine umfangreiche Benachteiligungsdebatte, die Themen wie soziale Stellungen, Teilhabe an Entscheidungspositionen, angemessenen Verdienstmöglichkeiten, Gewaltwiderfahrnisse und anderes mehr beinhaltet, werden bei Männern nicht nur keine gesellschaftlichen Benachteiligungen konstatiert, sondern Problemlagen insgesamt eher gering geschätzt. Dies gilt im sozialwissenschaftlichen Diskurs zwar nicht für die Männer, die marginalisierten Gruppen angehören, etwa Homosexuelle oder Männer mit Migrationsgeschichte. Es gilt jedoch für den „Mann an sich". Das heißt, es fällt schwer, gesellschaftliche Problemlagen zu identifizieren und zu akzeptieren, die Männer treffen, *weil sie Männer sind*. Dieser gesellschaftlichen Haltung stellt sich der Männergesundheitsdiskurs quer, da in ihm zwangsläufig gesellschaftlich verursachte Problemlagen von Männern aufgezeigt werden.

Eine der zentralen Kategorien, die in diesem Zusammenhang thematisiert werden müssen, ist die von „Verletzungsoffenheit versus Verletzungsmächtigkeit" (Popitz 1992). Beide Begriffe markieren nach Popitz eine anthropologische Gegebenheit, die weder zufällig ist, noch eine Randerscheinung darstellt (Popitz 1976). In ihnen manifestiert sich Gewalt und Machtausübung im menschlichen Zusammenleben. Menschen sind immer grundsätzlich verletzungsoffen und verletzungsmächtig. Durch gesellschaftliche Strukturen werden jedoch Verletzungsmächtigkeit und Verletzungsoffenheit ungleich auf die verschiedenen Gruppen verteilt. Und so wird insbesondere in der Geschlechterforschung zumeist Verletzungsmächtigkeit den Männern, Verletzungsoffenheit den Frauen zugeschrieben. „Geschlechterverhältnisse sind also (latente) Gewaltverhältnisse, denn sie produzieren systematisch die ‚Verletzbarkeit' von Frauen" (Sauer 2008, S. 3).

Doch diese Sichtweise muss aufgrund des Männergesundheitsdiskurses als zu einseitig und ideologiegeleitet zurückgewiesen werden, obwohl es auch der Männerforschung selbst schwerfällt, Männer im gesellschaftlichen Sinn als „verletzungsoffen" zu begreifen. In einer Tagungsankündigung zu „Männer als Täter und als Opfer – zwischen Verletzungsmacht und Verletzungsoffenheit" des Arbeitskreis für interdisziplinäre Männer- und Geschlechterforschung (AIM Gender) wird beispielsweise ausgeführt: „Die Geschlechterdifferenz ist zwar nicht die einzige, wohl aber die sichtbarste Differenzierungslinie, entlang der in unserer Kultur eine Zuweisung von Verletzungsmacht und -offenheit erfolgt. Die kulturelle Konstruktion von Männlichkeit bestimmt den männlichen Körper als verletzungsmächtig, die von Weiblichkeit den weiblichen Körper als verletzungsoffen. [...] Das Muster der hegemonialen Männlichkeit hält für die Wahrnehmung einer verletzungsoffenen Männlichkeit bzw. von Männern als Opfer von Gewalt kein Vokabular bereit" (AIM Gender 2012). Es öffnet sich hier zwar vorsichtig der Blick gegenüber männlicher Verletzungsoffenheit Er bleibt jedoch an zwei Punkten im herkömmlichen Denken stecken: Zum einen werden auch hier wieder Männer selbst verantwortlich gemacht. Es ist die Konstruktion von Männlichkeit, die in einer patriarchalen Gesellschaft die Leugnung männlicher Verletzungsoffenheit reproduziert. Zudem ist anzuzweifeln, ob die Aussage, dass das Muster der hegemonialen Männlichkeit für die Wahrnehmung einer verletzungsoffenen Männlichkeit bzw. von Männern als Opfer von Gewalt kein Vokabular bereit hält in ihrer Pauschalität wirklich zutrifft und nicht ihrerseits einer gesellschaftlichen Zuschreibung das Wort redet. Männliche Verletzungsoffenheit bewirke Brüche, die zwar Gegenevidenzen aufzeigen, die sich nicht der binären Klassifikation fügen, dabei aber nicht die grundsätzliche geschlechterspezifische Einteilung hinterfragen. Demnach würde es sich bei Verletzungsoffenheit von Männern nur um Einzelbeispiele, um die Ausnahmen von der Regel handeln. Damit besteht weiterhin die Gefahr, die Verletzungsoffenheit einzelner Gruppen von Männern zu thematisieren, „den Mann selbst" jedoch nicht als verletzungsoffen zu sehen (AIM Gender 2012).

Bei dieser Sichtweise handelt es sich keinesfalls um eine Randerscheinung. Staatlich geförderte Forschungsprojekte zum Thema Gewalt nehmen Männer nur marginal in den Blick (www.bmfsfj.de Volltextsuche „Gewalt"). Und auch der mediale Diskurs nimmt – falls er überhaupt Männer als Opfer von Gewalt thematisiert – sofort eine Differenzierung der Männer vor. Es gibt dann einerseits diejenigen, die offensichtliche Gewalterfahrnisse erlitten haben, beispielsweise Jungen, die sexualisierter Gewalt ausgesetzt waren. Und es gibt „die Männer an sich", bei denen es kaum vorstellbar ist, dass sie grundsätzlich – und zwar in ihrer „Eigenschaft" als Mann – verletzungsoffen sind. Doch genau das wird in der Männergesundheitsforschung deutlich, wenn wir sie in ihren gesellschaftlichen Konsequenzen betrachten.

Doch wie ist Verletzungsoffenheit als Beschreibung der gesellschaftlichen Situation von Männern konkret zu verstehen? Um dieser Frage nachgehen zu können, bedarf die soziologische Sicht einer psychologischen Erweiterung, wobei die soziologische Geschlechterdebatte ohnehin von manchmal unausgesprochenen psychologischen Vorstellungen durchdrungen ist (Stiehler 2007a, S. 18).

Nähern wir uns der Problematik „männliche Verletzungsoffenheit" gesundheitspsychologisch, dann ist die Verleugnung eigener Krankheiten bzw. eigener Krankheitsrisiken bei Männern auffällig. Männer haben weniger Sorge, krank zu sein, das subjektive Gesundheitsempfinden bei Männern ist statistisch besser als das der Frauen (Klotz 1998, S. 93). Doch das steht – wie bereits aufgezeigt – im Widerspruch zur realen Gesundheitssituation. Offensichtlich fällt es Männern in ihrer Grundgesamtheit schwerer, sich verletzlich zu zeigen, sich Nöte und Verwundbarkeit einzugestehen, es fällt ihnen schwerer, sich in konkreten Situationen als nicht handlungsmächtig zu empfinden. Im psychologischen Verständnis verhält sich die Verleugnung eigener Not oftmals proportional zu deren Ausmaß (Stiehler 2003, S. 6). Deutlich wird dies bei den bereits angesprochenen Suiziden. Während Frauen öfter Suizidversuche durchführen und sich dies als Hilfeschrei interpretieren lässt, führen Männer deutlich mehr vollendete Selbsttötungen durch. Es scheint, als existiere für sie gar nicht die Möglichkeit, Hilfe in Anspruch zu nehmen. Selbstverständlich ist dies eine generalisierende Aussage, die jedoch auf Grund der statistischen Eindeutigkeit Evidenz besitzt. Und dieses Beispiel ist deshalb bedeutsam, weil es sich bei einer Entscheidung zwischen einem Suizidversuch und einem vollendeten Suizid zumeist um eine unbewusste handelt. Das Ergebnis einer suizidalen Handlung wird zudem vielleicht im Einzelfall durch zufällige Geschehnisse beeinflusst, jedoch nicht in dieser statistischen Relevanz. Daher wird in diesem Zusammenhang oft vom konsequenteren, radikaleren Handeln der Männer gesprochen. Doch auch diese Aussage steht schnell in Gefahr, die Not mit der eigenen Not zu übersehen: Für Männer ist es schwer, sich die eigene Not einzugestehen, aber erst recht, Hilfe in Anspruch zu nehmen.

Dieser Befund weist auf den Sozialisationsprozess, in dem es Jungen signifikant seltener möglich ist, ein Gegenüber für ihre Hilfebedürftigkeit zu finden. Das meint nicht Vernachlässigung im pathologischen Sinn (Engfer 2005, S. 4), sondern die nicht gegebene Möglichkeit, dass eigene Nöte und Verletzungen adäquat und empathisch angenommen werden. Nancy Chodorow beschrieb bereits in den 1980er Jahren als wesentliches Thema der geschlechtsspezifischen Sozialisation, dass Mütter ihre Söhne als ‚anders', als von ihnen deutlich unterschieden erleben (Chodorow 1984, S. 216). Daraus ergibt sich eine im Vergleich zu Töchtern stärker abgegrenzte Beziehung. Diese zieht nicht unbedingt Ablehnung nach sich, oftmals ist sie gar im Sinne eines narzisstischen Selbstobjektes („Sei mein Sonnenschein!") oder mütterlicher Sehnsucht („Werde einmal ein besserer Mann als dein Vater!") zu verstehen. Aber auch dann besteht für Jungen keine Möglichkeit, mit ihren seelischen Verletzungen wahrgenommen zu werden. Sie werden entweder in ihrer Hilfsbedürftigkeit nicht akzeptiert oder sie müssen Vereinnahmung fürchten. Das immer wieder auch in den Medien kolportierte „Schweigen der Männer" hat in dieser Mutter-Sohn-Dynamik seinen individuellen Ursprung. Zumal diese „Mütterlichkeitsstörung" (Maaz 2003, S. 44) ihre Entsprechung im „abwesenden Vater" (Stiehler 2006) findet. Das notwendige väterliche Korrektiv der ursprünglichen Mutter-Kind-Beziehung wird in der Tiefenpsychologie als Triadifizierung bezeichnet. Damit wird eine der zentralen Aufgaben des Vaters beschrieben (Klitzing 2002). Wenn der Vater auf Grund mangelnder – realer oder emotionaler – Anwesenheit weder die Mutter-Kind-Beziehung begrenzt noch für seine Kinder vorbildhaft wirkt, finden Jungen auch in ihm keinen Halt und keinen Ansprechpartner für die eigenen Nöte.

Dieses individuelle Sozialisationsgeschehen, das hier nur in Grundzügen beschrieben werden kann, findet seine Entsprechung in der Gesellschaft. Es wurde bereits festgestellt, dass der Gender Gap in der Lebenserwartung ein Produkt der gesellschaftlichen Entwicklung der vergangenen 150 Jahre ist, also mit der Industrialisierung einsetzte. Als ein wesentliches Merkmal dieser Entwicklung lässt sich die Herauslösung der Väter aus den alltäglichen Familienbezügen beschreiben (Stiehler 2012b). Die Organisation der zumeist männlichen Arbeit an familienfernen Orten und die Entstehung der Kleinfamilie, die im Alltag von der Mutter getragen wird, bildet die gesellschaftliche Struktur, die sich in der beschriebenen individuellen Sozialisation widerspiegelt (Mitscherlich 1961).

Seit Mitte der 1980er Jahre verringert sich der Unterschied in der Lebenserwartung zwischen Frauen und Männern. Und auch diese Entwicklung lässt sich mit einer sich verändernden Haltung von Männern gegenüber Hilfsangeboten in der nachindustriellen Postmoderne deuten. Als Beispiel soll die Inanspruchnahme des Beratungsangebots durch Studierende in der psychosozialen Beratungsstelle des Studentenwerks Dresden dienen (Studentenwerk Dresden 2012). Im Jahr 2011 kamen 55,8 % Studentinnen, aber immerhin 44,2 % männliche Studenten zur Beratung. Dies ist noch keine ausgeglichene Situation, zeigt jedoch, dass es männlichen Studenten leichter als in der Vergangenheit zu fallen scheint, Hilfe in Anspruch zu nehmen. Wenn dies als Trendwende zu verstehen ist, dann ließe sich die Verringerung des Gender Gap zumindest teilweise auf ein verändertes Selbstverständnis von Männern zurückführen. Dem entspräche auch die tendenziell intensivere Wahrnehmung der Kindererziehung durch die „neuen Väter" seit den 1980er Jahren (Stiehler 2012b). Allerdings ist dieser Aspekt noch zu wenig untersucht. Wenn jedoch für die Vergangenheit festgestellt werden muss, dass gesellschaftliche Entwicklungen den entscheidenden Einfluss auf die geschlechterspezifischen Unterschiede der Lebenserwartung haben, dann werden die angesprochenen Faktoren die Gegenwart beeinflussen.

Zwei Punkte zeigen jedoch, dass vor allzu großem Optimismus zu warnen ist. Zum einen stellt eine repräsentative Befragung unter Studierenden im Auftrag des Deutschen Studentenwerks (Ortenburger 2012) dar, dass männliche Studenten erst bei deutlich massiven, bereits „handfest" gewordenen Problemen ihre Hilfebedürftigkeit erkennen. Zum zweiten handelt es sich beim Studium um eine Lebensphase, die zumeist noch nicht von familiärer Verantwortungsübernahme geprägt ist. Die in der Genderdiskussion oft beklagte „Traditionalisierung der Geschlechterrollen" nach der Geburt des ersten Kindes, die Männer häufig in die berufliche und damit familienferne Selbstausbeutung führt (Stiehler 2010a, S. 192), hat in dieser Lebensphase noch nicht eingesetzt. Es deutet bisher nichts darauf hin, dass sich die erhöhte Inanspruchnahme von Hilfeangeboten durch Männer in späteren Lebensphasen fortsetzt.

Auch wenn mit dieser Beschreibung nicht alle ursächlichen Aspekte des Gender Gap in der Lebenserwartung erklärt werden können, werden doch die wesentlichen Symptome verstehbar. So vor allem das problematische Zusammenspiel zwischen der Negation eigener Nöte durch die Männer selbst und der gesellschaftlichen Sicht, die die Verletzungsoffenheit von Männern leugnet. Die gesellschaftliche Problematik, der Männer ausgesetzt sind, ist als ein Zuschreibungsprozess zu sehen, der eine unrealistische Handlungsmächtigkeit zum Inhalt hat. Die auch in der Männergesundheitsdiskussion anzutreffende einfache Verantwortungszuweisung, Männer seien doch selbst schuld an ihren schlechten Gesundheitsdaten einschließlich der schlechteren Lebenserwartung, ist Ausdruck dieses Zuschreibungsprozesses.

Dabei ist interessant, dass selbst der moderne Geschlechterdiskurs immer noch weitgehend von dieser Sichtweise bestimmt wird. So ist das Konzept der „Hegemonialen Männlichkeit" von der Vorstellung geprägt, es gäbe zumindest Teile der Männer, die die Macht besäßen, die Gesellschaft frei zu formen, und diese Gruppe(n) seien allein verletzungsmächtig und weitestgehend frei von Nöten (Stiehler 2010b).

Eines der zentralen Themen der Männergesundheit sollte daher die Arbeit an diesem Zuschreibungsprozess sein. Und da dieser sich sowohl individuell als auch gesellschaftlich zeigt, sind Aktivitäten auf beiden Ebenen erforderlich. Auf individueller Ebene sind Männer in unterschiedlichen Settings zu ermuntern, sich mit den eigenen Nöten, Problemen und Ängsten auseinanderzusetzen. Innerhalb des Dresdner Instituts für Erwachsenenbildung und Gesundheitswissenschaft e. V. (www.dieg.org) geschieht dies durch Angebote zur Männer- und Paarberatung sowie in geleiteten Männergruppen. Darüber hinaus werden in Kooperation mit dem Choriner Institut für Tiefenpsychologie und psychosoziale Prävention e. V. (www.choriner-institut.de/maenner) Männerworkshops angeboten. Ziel dieser Aktivitäten ist es, Männer in ihrer Identität zu stärken und ihnen somit auch die Möglichkeit zu geben, sich mit ihren Schwächen auseinanderzusetzen. Wichtig dabei ist die Unterscheidung zwischen „falscher Stärke" und „verlogener Schwäche" gegenüber „echter Stärke" und „wirklicher Schwäche" (Stiehler 2010a, S. 29). Im Ergebnis soll es nicht zu einer Dekonstruktion männlicher Stärke kommen, die wir als Voraussetzung eines angemessenen Gesundheitsverhaltens sehen und in die die Akzeptanz eigener Nöte und Begrenzungen eingeschlossen ist.

Für die Förderung einer guten Sozialisation von Jungen ist die Präsenz des Vaters in der Familie von zentraler Bedeutung. Hier gab es in den letzten Jahren positive Veränderungen, die sowohl auf das zunehmende Bedürfnis vieler Väter, mit ihren Kinder in alltäglicher Beziehung zu leben, als auch auf gesellschaftliche Maßnahmen wie die Einführung der Elternzeit zurückzuführen sind. Allerdings besteht die Schwierigkeit der gegenwärtigen Entwicklung darin, dass das Rollenverständnis dieser „neuen Vaterschaft" oftmals eher in einer Duplizierung der Mutterrolle besteht und kaum eine eigene, der Mutterrolle gegenüber stehenden, Väterlichkeit umfasst. Es ist auch nicht falsch, wenn Väter ihren Kindern gegenüber fürsorglich und versorgend sind. Wenn dabei jedoch wesentliche väterliche Aufgaben, wie die bereits angesprochene Triadifizierung vernachlässigt werden, würde das zwangsläufig auch zu einer weiteren Verstetigung des beschriebenen Zuschreibungsprozesses führen (Stiehler 2012b).

Das zeigt, dass die Arbeit allein auf individueller Ebene nicht ausreichen kann. So bedarf es beispielsweise eines gesellschaftlichen Diskurses um eine eigenständige Väterlichkeit. Und es sind weitere gesellschaftliche Veränderungsprozesse in Gang zu setzen. Auf unterschiedlichen Ebenen sollte den einfachen Zuschreibungen: Männer sind die Handlungsmächtigen, die sich einfach mal so verändern können und die zumeist frei von Nöten sind, zu widersprechen. Diesen und ähnlichen Klischees ist ein neuer Diskurs entgegenzustellen. Dies geschieht bereits sowohl in der sozialwissenschaftlich fundierten Männergesundheitsforschung und -praxis als auch in anderen Bereichen der Männerarbeit und Männerpolitik. Die Gründung des Bundesforums Männer (http://www.bundesforum-maenner.de) ist ein deutliches Zeichen für Veränderungen, auch wenn nach eigenen Erfahrungen selbst in diesen Gremien stereotype Zuschreibungsprozesse tief verankert sind. So finden sich auch in der Männerarbeit zahlreiche Vertreter, die in der Spaltung „gute, weil marginalisierte Männer versus schlechte, weil ‚normale' Männer" gefangen bleiben. Die grundsätzlichen Fragestellungen zur Männergesundheit bleiben somit weiterhin aktuell. Um dem gerecht zu werden hat die Stiftung Männergesundheit einen Nachfolgebericht zum Ersten Deutschen Männergesundheitsbericht initiiert: „Männergesundheitsbericht 2013. Im Fokus: Psychische Gesundheit" (Weißbach und Stiehler 2013).

Literatur

Altgeld, Thomas (Hrsg.) (2003): Männergesundheit: Neue Herausforderungen für Gesundheitsförderung und Prävention. Weinheim: Juventa

AIM Gender (Arbeitskreis für interdisziplinäre Männer- und Geschlechterforschung – Kultur-, Geschichts- und Sozialwissenschaften) (2012): Männer als Täter und als Opfer – zwischen Verletzungsmacht und Verletzungsoffenheit. Achte Tagung in Stuttgart-Hohenheim. http://www.fk12.tu-dortmund.de/cms/ISO/de/soziologie/soziologie_der_geschlechterverhaeltnisse/AIM_Gender/AIM_Tagungen/AIM-Tagung_2012/index.html (letzter Zugriff 09.08.2012)

Bardehle, Doris (2010): Gesundheit und gesundheitliche Versorgung von Männern. In: Bardehle & Stiehler (2010): 17–27

Bardehle, Doris & Stiehler, Matthias (Hrsg.) (2010): Erster Deutscher Männergesundheitsbericht. Ein Pilotbericht. München: W. Zuckschwerdt Verlag

BMG (Bundesministerium für Gesundheit) (2002): Brief an den Initiativkreis für einen bundesdeutschen Männergesundheitsbericht vom 24. Juli 2002. http://www.maennergesundheitsbericht.de/fileadmin/user_upload/maennergesundheitsbericht/2002-07-24.pdf (letzter Zugriff 09.08.2012)

BMFSFJ (Bundesministerium für Familie, Senioren, Frauen und Jugend) (2001): Bericht zur gesundheitlichen Situation von Frauen in Deutschland. Eine Bestandsaufnahme unter Berücksichtigung der unterschiedlichen Entwicklung in West- und Ostdeutschland. Stuttgart: Kohlhammer

BMFSFJ (Bundesministerium für Familie, Senioren, Frauen und Jugend) (2004): Gewalt gegen Männer in Deutschland. Pilotstudie. http://www.bmfsfj.de/RedaktionBMFSFJ/Abteilung4/Pdf-Anlagen/studie-gewalt-maenner-langfassung.pdf (letzter Zugriff 09.08.2012)

Chodorow, Nancy (1984): Das Erbe der Mütter. Psychoanalyse und Soziologie der Geschlechter. München: Verlag Frauenoffensive

Connell, Robert (Raewyn) (2006): Der gemachte Mann. Konstruktion und Krise von Männlichkeiten. Wiesbaden: VS Verlag

DAK-Gesundheit (2009): Gesundheitsreport 2008. Schwerpunktthema Mann und Gesundheit. Hamburg: Eigenverlag

DGS (Deutsche Gesellschaft für Suizidprävention – Hilfe in Lebenskrisen e. V.) (2010): Presseerklärung anlässlich des Welttages der Suizidprävention am 10. September 2010. http://www.suizidpraevention-deutschland.de/welttag/web_2010/download/2010-WSPD-Pressemitteilung.pdf (letzter Zugriff 09.08.2012)

Dinges, Martin (2010): Männlichkeit und Gesundheit: Aktuelle Debatte und historische Perspektiven. In: Bardehle & Stiehler (2010): 2–16
Egle, Ulrich; Hoffmann, Sven & Joraschky, Peter (Hrsg.) (2004):Sexueller Missbrauch, Misshandlung, Vernachlässigung: Erkennung, Therapie und Prävention der Folgen früher Stresserfahrungen. 3. Auflage. Stuttgart: Schattauer
Engfer, Anette (2005): Formen der Misshandlung von Kindern – Definitionen, Häufigkeiten, Erklärungsansätze. In: Egle et al. (Hrsg.) (2004): 3–19
Gerhardt, Uta (1991): Soziologische Erklärungen gesundheitlicher Ungleichheit. Probleme der theoretischen Rekonstruktion empirischer Befunde. In: Gesellschaft und Gesundheit. Begründung der Medizinsoziologie. Frankfurt a. M.: Suhrkamp
GBE (Gesundheitsberichterstattung des Bundes) (2006): Gesundheit in Deutschland. Berlin: Eigenverlag
GBE (Gesundheitsberichterstattung des Bundes) (2012): Vorzeitige Sterblichkeit 2010 (gestaltbare Tabelle). http://www.gbe-bund.de/oowa921-install/servlet/oowa/aw92/dboowasys921.xwdevkit/xwd_init?gbe.isgbetol/xs_start_neu/&p_aid=3&p_aid=54523881&nummer=562&p_sprache=D&p_indsp=-&p_aid=86957694 (letzter Zugriff 09.08.2012)
Göhring, Andreas (2011): U25 – Starke Männer sorgen vor. Wie bekommt man den Mann zur Vorsorge? Der Männerarzt 1/2011: 29–30
Gößwald, Antje; Lange, Michael; Kamtsiuris, Panagiotis & Kurth, Bärbel-Maria (2012): DEGS: Studie zur Gesundheit Erwachsener in Deutschland. Bundesgesundheitsblatt 2012 (55): 775–780
Holzkamp, Klaus (1991): Was heißt „Psychologie vom Subjektstandpunkt"? Überlegungen zur subjektwissenschaftlichen Theoriebildung. Forum Kritische Psychologie Nr. 28. Hamburg: Argument
Hurrelmann, Klaus & Kolip, Petra (Hrsg.) (2002): Geschlecht, Gesundheit und Krankheit: Männer und Frauen im Vergleich. Bern: Verlag Hans Huber
Kautzky-Willer, Alexandra & Tschachler, Elisabeth (2012): Gesundheit: Eine Frage des Geschlechts. Die weibliche und die männliche Seite der Medizin. Wien: Orac
Klemperer, David (2010): Sozialmedizin – Public Health. Lehrbuch für Gesundheits- und Sozialberufe. Bern: Verlag Hans Huber
Klitzing, Kai von (2002): Frühe Entwicklung im Längsschnitt: Von der Beziehungswelt der Eltern zur Vorstellungswelt des Kindes In: Psyche – Zeitschrift für Psychoanalyse 56/2002: 863–887
Klotz, Theodor (1998): Der frühe Tod des starken Geschlechts. Unterschiede im Gesundheits- und Krankheitszustand von Männern und Frauen. Göttingen: Cuvilier
Laage, Philipp (2010): Warum Männer solche Gesundheitsmuffel sind. Welt-Online vom 24.02.2010. http://www.welt.de/gesundheit/article6536716/Warum-Maenner-solche-Gesundheitsmuffel-sind.html (letzter Zugriff 09.08.2012)
Lampert, Thomas (2005): Schichtspezifische Unterschiede im Gesundheitszustand und Gesundheitsverhalten. Berlin: Berliner Zentrum Public Health
Luy, Marc (2002): Warum Frauen länger leben – Erkenntnisse aus einem Vergleich von Kloster- und Allgemeinbevölkerung. Materialien zur Bevölkerungswissenschaft, Heft 106. Wiesbaden: Bundesinstitut für Bevölkerungsforschung
Maaz, Hans-Joachim (2003): Der Lilithkomplex. Die dunklen Seiten der Mütterlichkeit. München: C.H. Beck
Mitscherlich, Alexander (1961). Auf dem Weg zur vaterlosen Gesellschaft. Ideen zur Sozialpsychologie. München: Piper

Möller-Leimkühler, Anne Maria & Kasper, Siegfried (2010): Psychische und Verhaltensstörungen. In: Bardehle & Stiehler (2010): 135–159
Ortenburger, Andreas (2012): Studienalltag und seine Bewältigung durch Bachelorstudierende. Ergebnisse einer HISBUS-Befragung zu Schwierigkeiten und Problemlagen von Studierenden und zur Wahrnehmung, Nutzung und Bewertung von Beratungsangeboten. Unveröffentlicht
Popitz, Heinrich (1976): Prozesse der Machtbildung. Recht und Staat Heft 362/363. 3. Auflage. Tübingen: J.C.B. Mohr
Popitz, Heinrich (1992): Phänomene der Macht. Tübingen: Mohr Siebeck
Sandblom, Gabriel; Varenhorst, Eberhard; Rosell, Johan; Löfman, Owe & Carlsson, Per (2011): Randomised prostate cancer screening trial: 20 year follow-up. British Medical Journal 2011. 342:d1539
Sauer, Birgit (2008): Politikwissenschaftliche Grundlagen der Gewaltdebatte. Einführung in die VO „Eine von fünf. Gewalt im sozialen Nahraum" vom 06.10.2008. http://birgitsauer.org/WS%202008_09/VO%20Eine%20von%205/Sauer.pdf (letzter Zugriff 09.08.2012)
Schofield, Toni; Connell, Raewyn; Walker, Linley; Wood, Julian & Butland, Dianne (2002): Das Konzept des Geschlechterverhältnisses in Forschung, Politik und Praxis. In: Hurrelmann & Kolip (Hrsg.) (2002): 67–83
Statistisches Bundesamt Wiesbaden (2012): Todesursachen in Deutschland. Fachserie 12, Reihe 4. https://www.destatis.de/DE/Publikationen/Thematisch/Gesundheit/Todesursachen/Todesursachen.html (letzter Zugriff 12.09.2012)
Stiehler, Matthias (2003): Alleinerziehende Vaterschaft und Gesundheit – sind alleinerziehende Väter die neuen Männer? Blickpunkt Der Mann 4/2003: 6–10
Stiehler, Matthias (2006): Der frühe Vater – Vaterschwäche und Vaterabwesenheit. Blickpunkt Der Mann 2/2006. 30–35
Stiehler, Matthias (2007a): Die Hegemonie der „Gutmenschen". Eine Polemik gegen R.W. Connells Buch „Der gemachte Mann". Switchboard, 182/2007: 16–19
Stiehler, Matthias (2007b): Geschlechtsspezifische Gesundheitspolitik – sinnvoll oder überflüssig? Blickpunkt: Der Mann 2/2007: 4–5
Stiehler, Matthias (2008): Steter Tropfen höhlt den Stein. Oder: Was wird aus dem Männergesundheitsbericht? Blickpunkt: Der Mann 3/2008: 38–40
Stiehler, Matthias (2010a): Der Männerversteher. Die neuen Leiden des starken Geschlechts. München: Verlag C. H. Beck
Stiehler, Matthias (2010b): Die Entfremdung der Geschlechterforschung von den Geschlechtern. Eine Kritik am Konzept der „Hegemonialen Männlichkeit". EWE 21 (2010) Heft 3: 398–401
Stiehler, Matthias (2010c): Wir wissen zu wenig über Männer und Männergesundheit. In: Bardehle & Stiehler (2010): 184–192
Stiehler, Matthias (2012a): Der Wert der Gesundheit für die Geschlechterdebatte. Public Health Forum, 19. Jg. Nr. 71, 2011: 14–15
Stiehler, Matthias (2012b): Vaterlos. Eine Gesellschaft in der Krise. Gütersloh: Gütersloher Verlagshaus
Stiehler, Matthias & Klotz, Theodor (Hrsg.) (2007): Männerleben und Gesundheit. Eine interdisziplinäre, multiprofessionelle Einführung. Weinheim: Juventa
Studentenwerk Dresden, Psychosoziale Beratungsstelle (2012): Statistik der Inanspruchnahme von Beratungsleistungen. Unveröffentlicht
The Boston Women's Health Book Collective (1980): Unser Körper, unser Leben. Ein Handbuch von Frauen für Frauen. Reinbek: Rowohlt

Weißbach, Lothar & Stiehler, Matthias (2013): Männergesundheitsbericht 2013. Im Fokus: Psychische Gesundheit. Bern: Verlag Hans Huber

Wikipedia: Artikel Andrologie. http://de.wikipedia.org/wiki/Andrologie (letzter Zugriff 09.08.2012)

Wikipedia: Artikel Gewalt. http://de.m.wikipedia.org/wiki/Gewalt (letzter Zugriff 09.08.2012)

Wittchen, Hans-Ulrich & Jacobi, Frank (2012): Was sind die häufigsten psychischen Störungen in Deutschland? Symposium zur DEGS-Studie vom 14. Juni 2012. http://www.rki.de/DE/Content/Gesundheitsmonitoring/Studien/Degs/degs_w1/Symposium/degs_psychische_stoerungen.pdf?__blob=publicationFile (letzter Zugriff 09.08.2012)

Dr. phil. Matthias Stiehler Vorsitzender des Dresdner Instituts für Erwachsenenbildung und Gesundheitswissenschaft e.V. (DIEG); Leiter der Beratungsstelle für AIDS und sexuell übertragbare Infektionen im Gesundheitsamt Dresden.

Arbeitsschwerpunkte:

- Männergesundheit
- Männergesundheitsforschung
- Männliche Identität

Gender Mainstreaming rund um die Gesundheit

Entwicklungen, Status quo und Zukunftsperspektiven in Österreich

Eva Rásky und Susanne Scheipl

Dieser Artikel erkundet geschlechterspezifische Ansätze zum Thema Gesundheit in Österreich. In den einzelnen Abschnitten erfolgt jeweils einleitend ein kurzer Abriss über die international diskutierten Entwicklungen, um dann auf geschlechterspezifische Ansätze in Österreich einzugehen. Hervorgehoben wird die Bedeutung der Frauengesundheitsbewegung. Schon in den 1970er Jahren forderte sie als Erste die Berücksichtigung von Geschlecht, Selbstbestimmung und Partizipation im Gesundheitswesen ein. Dies strukturell zu sichern, wird heute im Public Health-Bereich für wesentlich gehalten. Anschließend wird beleuchtet, inwieweit *Gender Mainstreaming* und *Gender Budgeting* in das österreichische Gesundheitswesen Eingang gefunden haben. Die Auseinandersetzung mit *Gender Medicine* – einem Ansatz, die Kategorie Geschlecht in der Medizin wahrzunehmen – und ein Resümee bilden den Abschluss.

E. Rásky (✉)
Institut für Sozialmedizin und Epidemiologie, Medizinische Hochschule Graz,
Graz, Österreich
E-Mail: eva.rasky@medunigraz.at

S. Scheipl
UCL Cancer Institute, University College London, Graz, Österreich
E-Mail: susanne.scheipl@medunigraz.at

© Springer Fachmedien Wiesbaden 2016
C. Hornberg et al. (Hrsg.), *Medizin - Gesundheit - Geschlecht,*
Geschlecht und Gesellschaft, DOI 10.1007/978-3-531-19013-6_4

1 Gesundheit und ihre Einflussfaktoren

Gesund zu sein ist ein fundamentales Bedürfnis von Frauen, Männern, Mädchen und Jungen und damit ein individuelles Gut. In der allgemeinen Erklärung der Menschenrechte der Vereinten Nationen wird dieses Gut als Grundrecht definiert (United Nations ECOSOC 2000). Die Gesundheit ist aber auch öffentliches Gut: Denn Gesundheit wird in der Gemeinschaft erworben und kann die wirtschaftliche Produktivität eines Landes maßgeblich beeinflussen.

In unserer vom Diesseits geprägten Gesellschaft gewinnt Gesundheit immer größere Bedeutung, was dazu führt, dass sich Individuen, aber auch die Wissenschaft und die Krankenversorgung in zunehmendem Maße mit ihr auseinandersetzen. Inwieweit in diesen drei Bereichen auch Geschlechterspezifik eine Rolle spielt, soll im Folgenden beleuchtet werden.

Das Bedürfnis der Bevölkerung nach Informationen zur Gesundheit ist beispielsweise an den regelmäßig in den Printmedien erscheinenden Gesundheitsseiten abzulesen oder an der hohen Zahl der hierzu aufgerufenen Internetseiten (Statistik Austria 2012, S. 29 f.). Insgesamt suchen inzwischen in Österreich 46 % der Frauen und 55 % der Männer gesundheitsbezogene Informationen im Internet (Statistik Austria 2012, S. 30).

Die Gesundheitswissenschaften/Public Health benennen/benennt verschiedene relevante Einflussgrößen auf Gesundheitsentstehung und -erhaltung: Geschlecht, Alter, sozioökonomischer Status und die gesundheitliche Versorgung (Mielck 1994; Gijsbers et al. 1996). Selbstwertgefühl, soziale Unterstützung, Bewältigungsmöglichkeiten, sozioökonomische Situation sowie soziale und physikalische Umweltbedingungen prägen die individuelle Gesundheit und die von Bevölkerungen in einem hohen Maße (Bolte et al. 2012; Wilkinson und Pickett 2009). Soziale Gerechtigkeit und geringe Einkommensdifferenzen innerhalb einer Bevölkerung sind wichtigere Faktoren für die Gesundheit der Bevölkerung als die ÄrztInnendichte (Wilkinson 2001). Wie die Ungleichheitsforschung zeigt, nimmt dabei die soziale Determinante Geschlecht eine besondere Stelle ein (Marmot et al. 2012; Wilkinson und Marmot 2004): Geschlecht ist *die* zentrale Strukturkategorie (Helfferich 1996; Macintyre et al. 1996). Hierzu entwickelte Babitsch (2005, S. 166) einen geschlechterdifferenzierten Wirkungspfad zwischen sozialer Ungleichheit und Gesundheit.

In Österreich unterscheiden sich Lebenserwartung und Risikoverhalten schichtspezifisch. Bildungsfernere Schichten haben eine geringere Lebenserwartung und verhalten sich riskanter. Sie rauchen häufiger, haben einen höheren Body Mass Index, gehen seltener zu Vorsorgeuntersuchungen und lassen sich weniger häufig impfen (BMGFJ 2008). Allerdings sind die Unterschiede unter den Frauen nicht so groß wie unter den Männern (Doblhammer und Kytir 1998; Statistik Austria 2011, S. 65 ff.). Ein Tagungsband trägt relevante Daten zur sozialen Lage, Gender und Gesundheit für Österreich zusammen (BMASK 2009).

Die Krankenversorgung setzt sich nur sehr zögerlich mit gesundheitserhaltenden Potenzialen wie auch mit Gender oder Diversität generell auseinander (Hurrelmann und Kolip 2002; Doyal et al. 2003). Frauen sind zudem immer noch nicht ihrer jeweiligen Zahl entsprechend in Entscheidungs- und Gestaltungspositionen im Gesundheitswesen vertreten (Bickel 1997; Riska 2010; Scheipl und Rásky 2012a).

2 Geschlecht als soziale Determinante für Gesundheit

Es ist wissenschaftlich inzwischen unbestritten, dass ein Zusammenhang zwischen Gesundheit und Geschlecht besteht (Hurrelmann und Kolip 2002). Unterschiede zwischen Frauen und Männern zeigen sich im Gesundheitsverhalten, im Gesundheitszustand und den Krankheitsauswirkungen, in der Inanspruchnahme von Vorsorgeuntersuchungen sowie in der Behandlung und Pflege (Payne 2006; Wizeman und Pardue 2001; Bertakis et al. 2000; Courtenay 2000; Annandale und Hunt 1990). Vom biologischen Geschlecht ausgehend variieren zwischen Frauen und Männern soziale Gesundheitsdeterminanten wie sozioökonomischer Status, (un-)bezahlte Arbeit, Risikoexpositionen und Bewältigungsmöglichkeiten. Nicht immer kann eindeutig entschieden werden, ob die festgestellten Unterschiede eine biologische Ursache haben oder ob sie durch sozial konstruierte Differenzen zwischen Frauen und Männern bedingt sind, zumal beide Kategorien interagieren. Kimmel (2011, S. 4) argumentiert daher, dass die Geschlechterdifferenz ein Produkt der Geschlechterungleichheit in der Gesellschaft ist, und belegt, dass die Unterschiede innerhalb der Gruppe der Frauen und jener der Männer ähnlich groß sein dürften wie die Unterschiede zwischen Frauen und Männern. Denn auch zwischen Frauen und zwischen Männern bestehen Unterschiede im sozioökonomischen Status, in der Ausbildung, Erwerbstätigkeit, in Risikoexpositionen und Bewältigungsmöglichkeiten. Das zeigen auch die bereits erwähnten Daten der Statistik Austria (2011) für Österreich: Sehr viele Gender Unterschiede seien aus der sozialen Position zu erklären, die eine Frau bzw. ein Mann einnimmt. Unterschiede im Handeln und speziell im Hinblick auf Gesundheit ergeben sich nach Kimmel (2011) dadurch, dass sich Frauen und Männer in unterschiedlichen Positionen und Lebenswelten bewegen, und nicht allein aus der biologischen Geschlechterdifferenz. Diesen Gedanken weiterzuentwickeln führt zur Annahme, dass die gesundheitlichen Unterschiede bei Beseitigung der sozialen Geschlechterungleichheit reduziert würden.

Dadurch kämen dann gesellschaftlich konstruierte Unterschiede wie Ethnie, Klasse, Alter, Werteorientierung, sexuelle Orientierung, aber eben auch das biologische Geschlecht zum Vorschein.

Gerade die feministische Forschung hinterfragt die Geschlechterbinarität. Gesucht wird nach einem flexibleren und durchlässigeren Genderkonzept, das die strukturellen, biologischen und sozialen konstruierenden Dimensionen von Gender und Gesundheit ausreichend integriert (Lorber 2005; Springer et al. 2011). Für das Gesundheitswesen haben die Konzepte „doing gender" (West und Zimmermann 1987) und „intersectionality" (Iyer et al. 2008) Bedeutung. Gender wird damit nicht länger als interne Eigenschaft einer Person gesehen, sondern der Blick wird auf die Interaktion gelenkt, in der Gender dargestellt und wahrgenommen wird (Hakivsky 2012; Krieger und Zierler 1995). Intersektionalität beschreibt dabei die Überschneidungen verschiedener Diskriminierungsformen in einer Person wie die gleichzeitige Zugehörigkeit zu ethnischen, klassenspezifischen und geschlechtlichen Gruppen (Payne 2012; Crenshaw 1989).

3 Wie kam es zu den Erkenntnissen über geschlechterspezifische Gesundheit?

Aktivitäten sozialer Bewegungen
Die Frauengesundheitsbewegung in den USA hat bereits in den 1970er Jahren Gesundheit als soziales Phänomen begriffen. Empowerment und Selbsthilfe waren wichtige Strategien zur Gesundheitsförderung (Kickbusch 1981). Ausgehend von der praktischen Selbsthilfe sahen die Aktivistinnen den weiblichen Körper als den zentralen Austragungsort gesellschaftlicher Machtansprüche. Strukturmerkmale des gynäkologischen Imperialismus, die Medikalisierung der weiblichen Heilkultur und der weiblichen Lebensphasen sowie das Inanspruchnahmeverhalten von Frauen wurden analysiert und in ihrer geschichtlichen Entwicklung aufgezeigt (Fischer-Homberger 1979; Ehrenreich und English 1976). Die Vertreterinnen dokumentierten die Benachteiligung der Frauen als Gesundheitsarbeiterinnen, deckten das Ausmaß der unbezahlten Gesundheitsarbeit von Frauen auf und überprüften Behandlungsmethoden (Kickbusch 1981). Die Aktivistinnen verlangten nach frauengerechter Behandlung, forderten das Selbstbestimmungsrecht der Patientinnen und eine gerechte Verteilung medizinischer Dienstleistungen (Groth 2011; Rásky 2006).

Eine von Frauen selbst getragene soziale Bewegung für Frauengesundheit mit gesellschaftspolitischer Bedeutung, wie in den USA oder Deutschland, hat es in Österreich nicht gegeben. Dies dürfte nicht zuletzt geschichtliche Ursachen haben: In Österreich wurden gesellschaftliche Probleme sehr oft von den Herrschenden für die Bevölkerung gelöst. So wurde mit Beharrungsbeschluss 1975 unter der sozialdemokratischen Regierung Kreisky mit der Fristenlösung ermöglicht, unter bestimmten Bedingungen eine Schwangerschaft abzubrechen – also „top-down". Den Boden hierfür bereiteten in den 1970er Jahren allerdings die politischen Aktivistinnen (Mesner 1998; Rosenberger 1998; Riese 1989). In der Geburtshilfe waren es wieder engagierte Ärzte, und nicht Aktivistinnen und betroffene Frauen, die Erneuerungen forderten (Adam und Korbei 1989). Die Interessen der Frauen im Hinblick auf ihre Gesundheit haben seit den 1990er Jahren die österreichischen Frauengesundheitszentren vertreten (Groth 1999, 2011; Nöstlinger 1995). Diese setzten sich zur Aufgabe, Frauen adäquate Informationen zu geben, die individuelle Entscheidungsfindung unter Berücksichtigung psychosozialer und medizinischer Aspekte zu unterstützen und ein frauengerechtes Angebot zu entwickeln. Allerdings lässt sich, wenn auch mit Einschränkungen, auf die Frauengesundheitszentren übertragen, was Rosenberger (1998) für die Frauenbewegung insgesamt feststellt: indem sie sich professionalisierte und institutionalisierte, erfuhr sie politische Unterstützung. Dabei wurden kritische widerständige Impulse der Frauengesundheitszentren möglicherweise kooptiert und ausgegrenzt.

Ein Thema, das für die Frauengesundheit enorme Auswirkungen hat, machten die Aktivistinnen der Frauengesundheitsbewegung öffentlich: die Gewalt an Frauen. Aufgrund des großen öffentlichen Druckes wurden Frauenhäuser in Österreich errichtet. Das gesetzliche Wegweiserecht (vgl. zum Zweiten Gewaltschutzgesetz: AÖF 2012) stellte einen weiteren wichtigen Schritt dar. Es ermöglicht (meist) Frauen, in ihrer Wohnung zu bleiben, während der gewalttätige (meist) Mann von der Polizei aus der Wohnung gewiesen werden kann. Verspätet nimmt nun auch die Krankenversorgung die gesundheitlichen Auswirkungen von Gewalt wahr (Schleicher et al. 2011). Eine systematische Aus-, Fort- und Weiterbildung in den Gesundheitsberufen erfolgt allerdings noch nicht. Es bestehen aber Einzelinitiativen in Fort- und Weiterbildung von Angehörigen der Gesundheitsberufe in einzelnen Bundesländern wie Niederösterreich, Wien und der Steiermark.

Eine Männergesundheitsbewegung, in der Aktivisten sich „bottom-up" für Gesundheitsbelange von Männern einsetzen, gibt es nicht (Kolip et al. 2004). Im Sinne des Gender Mainstreaming wäre es wichtig, dass sich auch Männer aktiv mit ihrer Rolle in der Gesellschaft auseinandersetzen und Zusammenhänge mit ihrer Gesundheit herstellen (Döge 2004). Als Problem wird immer wieder die Bereitschaft der Männer, gesundheitliche Risiken einzugehen, genannt. Männergesundheitsforscher sehen in diesen Risiken einen Zusammenhang mit der reduzierten Lebenserwartung der Männer gegenüber der von Frauen (Raithel 2004). Allerdings ist dieses Risikoverhalten bisher geschlechterspezifisch noch kaum untersucht (Altgeld 2010). Ein kurzer Blick auf das Thema Gewalt zeigt, wie wichtig eine Aufarbeitung wäre. Männer sind Gewalttäter in Partnerbeziehungen, sie sind aber auch Täter und Opfer im/von Raufhandel. Besonders Jugendliche bildungsferne Schichten sind hiervon betroffen (Hagemann-White und Lenz 2002). Geschlechterspezifische Interventionen zur Gewaltprävention könnten Gesundheitseinbußen reduzieren. In Österreich bestehen hierzu keine nationalen Programme (Burkert et al. 2013).

Internationale Organisationen entwickeln Konzepte: Gesundheitsförderung
Mit dem Konzept der Gesundheitsförderung hat die WHO (Weltgesundheitsorganisation) (1986) eine Neuorientierung der Gesundheitsversorgung eingeleitet. Zentral sind Empowerment, Partizipation von Frauen, Männern und Gruppen sowie Strukturveränderungen für die Gesundheit. Diese Handlungsprinzipien setzen viele Länder inzwischen in Projekten und in Programmen der WHO wie „Gesunde Städte", „Gesunde Schulen", „Gesunde Krankenhäuser" um. Im Sinne der Orientierung an Gesundheit und nicht an Krankheit wird der Akzent nun auf die Wertschätzung der subjektiven Gesundheit von Frauen, Männern, Mädchen und Jungen sowie auf deren Lebenswelten gelegt – im Gegensatz zur Objektivierung des gesundheitlichen Befindens von scheinbar geschlechterneutralen Individuen durch Befunde in der Medizin.

Die Förderung ihrer Gesundheit erfolgt durch Interventionen in den unmittelbaren Lebenswelten von Frauen, Männern, Mädchen und Jungen, zielgruppenspezifisch und im Setting, in einem integrierten Top-down- und Bottom-up-Ansatz. So wird seit der zweiten Gesundheitsförderungskonferenz in Adelaide im Jahr 1988 Frauengesundheit explizit als Handlungsfeld angeführt, verstärkt durch den *Strategic Action Plan for the Health of Women* der Weltgesundheitsorganisation (WHO 2001). Dies bewirkte insgesamt eine verstärkte Auseinandersetzung der Gesellschaft und der Wissenschaft mit dem Thema Gesundheit und Geschlecht.

In Österreich wurden in den letzten 15 Jahren Rahmenbedingungen und Strukturen für die Gesundheitsförderung aufgebaut. So gibt es etwa ein Gesundheitsförderungsgesetz (BGBl. I Nr. 51/1998), des Weiteren sieht die Gesundheitsreform 2013 die Gesundheitsförderung als ein wichtiges Element in der Versorgungskette. Auch der Masterplan der österreichischen Sozialversicherungsträger (Hauptverband 2010) benennt die Involvierung der Versicherungsträger in die Gesundheitsförderung als notwendig und sinnvoll. Von einem Commitment der politischen Entscheidungsträger für Gesundheitsförderung kann daher ausgegangen werden. Für die Finanzierung und Koordinierung von Aktivitäten sowie spezifische Schulungen wurde der *Fonds Gesundes Österreich* (FGÖ) etabliert. In den meisten Bundesländern bestehen darüber hinaus verantwortliche Organisationen, die Projekte umsetzen und/oder koordinieren. Träger sind, entsprechend dem Setting Ansatz, Gemeinden, Betriebe, Schulen und Krankenhäuser.

Eine Schwerpunktsetzung auf Geschlechterspezifik erfolgt in diesen Gesundheitsförderungsprojekten allerdings eher selten und nicht systematisch. In einigen Betrieben in der Steiermark wurden beispielsweise Gender Health Audits durchgeführt (Groth und Rásky 2003). Dieses Instrument ermöglicht eine relativ rasche Einordnung von gesundheitlichen Problemen der angestellten Frauen und Männer und eröffnet den EntscheidungsträgerInnen adäquate Handlungsmöglichkeiten. Gesundheitliche Bedürfnisse werden mittels Fragebogen von EntscheidungsträgerInnen, InteressenvertreterInnen und MitarbeiterInnen eruiert. Die Ergebnisse werden jeweils in den Unternehmen intern publik gemacht und die erforderlichen Handlungsschritte dann von den EntscheidungsträgerInnen im Betrieb eingeleitet. Vorteil dieses Audits ist es, differenziert nach Geschlecht Problembereiche in Betrieben rasch benennen zu können und Handlungsoptionen aufzuzeigen.

Der Website zufolge sind für den FGÖ bei Projekteinreichungen die gesundheitliche Chancengleichheit und der Genderbezug wichtige Ziele. Die Projektdatenbank (http://www.fgoe.org/projektfoerderung/gefoerderte-projekte), die alle vom Fonds finanzierten Projekte auflistet, erlaubt jedoch nicht, diesen explizit in den Anträgen geforderten Genderbezug der Projekte nachzuvollziehen. Die Suchmaschine der Website weist unter dem Status „abgeschlossene Projekte" und dem Stichwort „gender" 10 Treffer aus, davon vier Tagungen und vier Projekte in Betrieben – davon sind zwei explizit an Frauen gerichtet und zwei Analysen, wovon eine das Rauchverhalten von weiblichen und männlichen Jugendlichen untersuchte. Unter dem Status „abgeschlossene Projekte" und den Stichwörtern „Frauen" bzw. „Männer" werden jeweils zahlreiche Projekte aufgelistet. Mit dem Status „abgeschlossene Projekte", der Kategorie „kommunale Projekte" und dem Stichwort „gender" gibt es keinen Treffer, unter „Frauen" drei und unter „Männer" zwei Treffer, wobei zwei Projekte unter beiden Stichwörtern angeführt werden (Stand: Oktober 2012). Das jährlich erscheinende Programmheft zu den Schulungsangeboten des FGÖ weist aktuell Gender als explizites Thema nicht aus. Es genügt also nicht, Gender in Leitlinien oder Zielvorstellungen zu benennen. Nötig ist, dies auch auf den einzelnen Programmebenen zu definieren, in einem Monitoring das Erreichte laufend zu überprüfen und diese Ergebnisse auch zu veröffentlichen.

4 Public Health

Mit der „Wiedergeburt" der deutschen Tradition von Public Health Mitte der 1980er Jahre sind die Ideen der Frauengesundheitsbewegung und Gesundheitsförderung aufgegriffen worden. Zur Analyse der öffentlichen und individuellen Gesundheit wurde in Deutschland die Zusammenarbeit zwischen Medizin, Natur-, Geistes-, Sozial- und Wirtschaftswissenschaften politisch gefördert (Kolip 2002).

Ziel ist, die Gesundheit der Bevölkerung theoretisch mit Studien und praktisch mit entsprechenden Maßnahmen zu verbessern (WHO 2012). Untersucht werden u. a. die Determinanten und Prozesse der Gesundheitsentstehung, die Verbreitung von Gesundheit und Krankheiten in Bevölkerungen, die Wirksamkeit von Interventionsstrategien zur Gesundheitsförderung und in der Krankenversorgung sowie die Ausbildung und Qualifikation der Gesundheitsberufe. Die Analysen bilden die Entscheidungsgrundlagen für die Steuerung der Gesundheitsförderung und der Krankenversorgung. Ausgewählte Handlungsoptionen erfolgen unmittelbar in den Lebenswelten der betroffenen Frauen, Männer, Mädchen und Jungen sowie in Einrichtungen der Gesundheitsversorgung (Rosenbrock 1995). Handlungsprinzipien sind sektorenübergreifendes Vorgehen, Empowerment und das aktive Einbeziehen von Beteiligten auf allen Prozessebenen. Public Health grenzt sich damit vom individuellen Zugang der Medizin und dem anderer Gesundheitsberufe wie auch von der klinisch-therapeutischen und beispielsweise pflegewissenschaftlichen Forschung ab.

Vor allem in Deutschland ist Public Health auf die Gesundheit fokussiert. Die gesundheitliche und soziale Ungleichheit ist daher ein wichtiges Themenfeld. Hierzu führt ein jüngst erschienener Report explizit an, dass Gender eine Schlüsselkomponente zur Förderung der Gesundheitsgleichheit ist (Marmot et al. 2012). Interventionen zur Reduktion der Ungleichheit müssen, so die Schlussfolgerungen der AutorInnen, Gender notwendig einbeziehen, wenn sie wirkungsvoll sein wollen.

Ladurner et al. (2011) analysieren den Public Health-Bereich in Österreich und ziehen den Schluss, dass eine gesamtösterreichische Struktur und Strategien noch fehlen. Genderspezifische Fragestellungen werden in den einzelnen Abschnitten des Berichtes zwar angesprochen, eine Fokussierung erfolgt aber nicht. Das Bundesministerium für Gesundheit entwickelt 2012 in einem partizipativen Prozess Rahmengesundheitsziele (BMG 2012). Das Ziel 2 nennt die Sorge für gesundheitliche Chancengerechtigkeit zwischen den Geschlechtern und sozioökonomischen Gruppen unabhängig von der Herkunft und für alle Altersgruppen. Im Ziel 10 wird für die nachhaltige Sicherstellung einer qualitativ hochstehenden und effektiven Gesundheitsversorgung explizit auch Gender Medizin genannt und die Notwendigkeit des Capacity Building. Aushandlungsprozesse zur konkreten Umsetzung stehen hier noch aus. Zu den einzelnen Zielen wird nicht weiter definiert, wie sie jeweils erreicht werden können (BMG 2012). Weder im bereits publizierten Nationalen Aktionsplan Ernährung (NAP.e) (BMG 2013) noch im Konsultationsentwurf des Nationalen Aktionsplans Bewegung (NAP.b) (BMLVS 2012; BMG 2012) ergibt die Suche im Text den Treffer „Gender". Allerdings kommt „Geschlecht" ein- bzw. zweimal vor.

Prävention

Neben der Gesundheitsförderung stellt die Prävention ein weiteres wichtiges Handlungsfeld von Public Health dar. Allgemein gesprochen dienen Präventionsmaßnahmen dazu, in der Gegenwart etwas zu unternehmen, so etwa das Vermeiden gesundheitsbezogener Risiken, um unangenehmen oder unerwünschten Zuständen wie Krankheiten und Funktionseinbußen in der Zukunft vorzubeugen. Die Diesseitsorientierung in unserer Gesellschaft bewirkt eine implizite, oft auch explizite soziale Norm: nämlich unter allen Umständen gesund zu sein (Skrabanek und McCormick 1989). Vor allem neoliberale PolitikerInnen sprechen sogar von einer individuellen Pflicht zur Gesundheit und fordern entsprechend Sanktionen für normwidriges Verhalten. Diesen Zwang bezeichnete Kühn schon 1993 als „Healthismus". Gesellschaftliche Unterstützung findet diese Einstellung auch deshalb, weil bestimmte gesellschaftliche Gruppen – vielfach eher die besser gestellten – weniger Bereitschaft zeigen, Erkrankungsrisiken einzelner Personen mitzutragen. Den Betroffenen wird wiederum moralisierend die Schuld, erkrankt zu sein, zugewiesen (Mühlhauser 2011). Ganz außer Acht bleibt damit, dass auch das Risiko- und Bewältigungsverhalten sozial geprägt werden. Mühlhauser (2011) weist darauf hin, dass sehr oft die wissenschaftliche Evidenz für präventive Empfehlungen fehlt. Die Definition eines normwidrigen, weil gesundheitsgefährdenden Verhaltens ist also vielfach gar nicht wissensbasiert möglich. Mühlhauser (2011) vertritt, dass aus ethischer Sicht nur Handlungsempfehlungen erfolgen sollten, für die eine Evidenz nachgewiesen ist. Denn geforderte Verhaltensänderungen bedeuten zum Teil massive Eingriffe in die Lebensweise von Individuen. Das bedeutet, dass Evidenzen von Maßnahmen zukünftig geschlechterspezifisch zu erheben sein werden und entsprechend auch auf die jeweiligen Zielgruppen abgestimmt umzusetzen sind. Wie wichtig dies ist, hat die Empfehlung, Azetylsalizylsäure (Aspirin) zur Primärprävention eines Herzinfarktes einzunehmen, gezeigt. Diese Empfehlung galt ursprünglich für „alle". Die Grundlage bildeten Untersuchungen an Männern, die „selbstverständlich" auf Frauen übertragen wurden, was allerdings – wie geschlechterspezifische Studien dann zeigten – so nicht zutreffend war (Thürmann 2006).

Bezogen auf Geschlechtergerechtigkeit bei der Prävention im Setting weist Altgeld (2006, S. 87) auf die Bedeutung der Qualifizierung und Sensibilisierung der Professionellen sowie auf die entsprechende Anpassung von Instrumenten und die Entwicklung von angemessenen Tools hin. Sie sollen in allen Phasen des Lernprozesses eine geschlechtergerechte Vorgehensweise ermöglichen. Meierjürgen und Dalkmann (2006, S. 245) geben folgende Ansatzpunkte für eine geschlechtergerechte Prävention (und Gesundheitsförderung) an:

- Die Erhebung bzw. das Vorhandensein geschlechterdifferenzierter Daten und Ergebnisse.
- Die Berücksichtigung von Geschlecht bei der Ansprache von Adressatinnen und Adressaten (Zugangswege).
- Die Einbeziehung von Geschlecht bei der Festlegung von Zielen, Zielgruppen, Methoden und Maßnahmen.
- Die Analyse spezifischer Lebensweisen, Bedürfnisse und Belastungen von Frauen und Männern, um adäquate Konsequenzen daraus ziehen zu können.
- Inklusion aller relevanten Faktoren zur jeweiligen Förderung und Stärkung gesundheitlicher Ressourcen.

Studienergebnisse zeigen, dass Frauen eher Präventionsangebote annehmen als Männer (Statistik Austria 2011, S. 69). Inwieweit hier „sex" oder „gender" ursächliche Bedeutung haben, ist allerdings noch zu klären. So bestimmen in gegengeschlechtlichen Beziehungen meist die Frauen das Gesundheitsverhalten der Familie. Hingegen erfolgt diese Beeinflussung in gleichgeschlechtlichen Paarbeziehungen wechselseitig. Dies weist darauf hin, dass „the gendered relational context of an intimate partnership shapes the dynamics of and explanations for health behavior work" (Reczek und Umberson 2012, S. 1783).

Aktuelle überregionale Präventionsprogramme, die sich – auch nur ansatzweise – an den von Meierjürgen und Dalkmann (2006, S. 245) genannten Punkten orientieren, bestehen in Österreich nicht, obwohl die Aktionspläne für Ernährung und Bewegung sehr ambitioniert sind. Wichtig wäre es, geschlechterspezifisch Ziele festzulegen und deren Umsetzung sicherzustellen beispielweise in der Rauchprävention. Bei den Frauen steigt der Anteil der Raucherinnen in Österreich seit Jahren und sowohl bei den 15-jährigen Mädchen als auch bei gleichaltrigen Jungen liegt dieser über dem europäischen Durchschnitt (Czypionka et al. 2007, S. 2). Zudem wird Österreich seit Jahren vom *European Network for Smoking and Tobacco Prevention* gemahnt, da es die unterschriebene *Framework Convention on Tobacco Control* (WHO 2005) nicht im vorgesehenen Ausmaß umsetzt (Joossens und Raw 2011).

Die Krankenversorgung – ein weiteres Handlungsfeld von Public Health
Geschlecht als Einflussfaktor wird in der Krankenversorgung, beispielsweise im Masterplan der österreichischen Sozialversicherungsträger (Hauptverband 2010) nicht in der Weise berücksichtigt, wie es europäische und internationale Strategiepapiere vorgeben. Europäische Union, Weltgesundheitsorganisation und Weltbank definieren Gender als bedeutende Determinante für Gesundheit und propagieren daher Gender Mainstreaming als Interventionsstrategie, um Geschlechtergleichheit zu bewirken und dadurch auch die Qualität der Versorgung zu verbessern (WHO 2002a, b, 2008b).

5 Gender Mainstreaming und Gender Budgeting

Gender Mainstreaming wäre ohne die Beharrlichkeit und die kraftvollen Anstrengungen der Frauen(gesundheits)bewegung nicht auf die politische Agenda gesetzt worden. Weil das allzu oft in Vergessenheit gerät, sei dies hier noch einmal angeführt (Kuhlmann 2009; Fee und Krieger 1994; Ehrenreich und English 1976). Die Erkenntnis, dass die Basisbewegungen um „Frauenthemen" marginalisiert werden, führte die Aktivistinnen in den Weltfrauenkonferenzen 1985 und 1995 dazu, die Bottom-up-Forderungen durch eine Top-down-Strategie zu ergänzen. Auf diese Weise sollten die Anliegen von Frauen als gesamtgesellschaftliche Aufgabe wahrgenommen und wirksame Maßnahmen gesetzt werden. In der 4. Weltfrauenkonferenz 1995 in Peking (United Nations 1996) verpflichteten sich alle UN-Mitglieder zur Umsetzung von Gender Mainstreaming-Strategien. „Frauen und Gesundheit" wurde dabei als eines von 12 Handlungsfeldern definiert (Weber 2008, S. 70).

Mit dem *Amsterdamer Vertrag* hat sich dann die Europäische Union 1999 rechtsverbindlich das Ziel gesetzt, die Chancengleichheit und Gleichstellung von Männern und Frauen in allen Handlungsbereichen und auf allen Ebenen der öffentlichen Verwaltung als Querschnittsaufgabe zu verankern. Dadurch soll die Kluft zwischen dem Rechtsanspruch auf Chancengleichheit und den real nach wie vor unterschiedlichen Lebenschancen und -möglichkeiten von Frauen und Männern überwunden werden (Weber 2008, S. 70). Alle Politikbereiche, auch die Gesundheitsversorgung, sollen daher in den Entscheidungsprozessen die Perspektive des Geschlechterverhältnisses einbeziehen, um die Geschlechterungleichheit zu beseitigen. Jede Maßnahme soll dahingehend überprüft werden, welche Auswirkungen sie auf die Alltagsrealitäten von Frauen und Männern hat und gegebenenfalls fördernde Strategien implementieren, um Ungleichheiten abzubauen.

In Österreich wird in regelmäßigen Abständen die politische Absicht erklärt, Geschlechtergerechtigkeit umzusetzen, jedoch sind nur wenige Strategien tatsächlich verwirklicht worden. So hat sich laut *NGO-Schattenbericht* zur UN-Konvention zur Beseitigung jeder Form der Diskriminierung der Frau die Situation der Österreicherinnen nur wenig gebessert (Frauen: Rechte jetzt! 2012, S. 5). Gesetzlich vorgesehene Anreize und Sanktionen werden kaum umgesetzt. Eine systematische Überprüfung und Evaluierung von Gleichstellungsmaßnahmen sind eher die Ausnahme als die Regel. Maßnahmen erfolgen punktuell und sind abhängig von der politischen Ausrichtung der einzelnen Ministerien und Bundesländer.

Obwohl seit 2005 Gender Mainstreaming gesetzlich verankert ist und mit dem Bundeshaushaltsgesetz ab 2013 (BHG 2013) jedes Ressort und alle Bundesländer verpflichtet sind, zumindest ein Gleichstellungsziel zu definieren, ist unklar, inwieweit dies tatsächlich eingelöst wird (Mader 2010). Der Bundesverfassung zufolge ist ab 2013 die Wirkungsorientierung, insbesondere auch unter Berücksichtigung des Zieles der tatsächlichen Gleichstellung von Frauen und Männern, in die Haushaltsführung zu integrieren. Allein die Voraussetzungen, nämlich Daten zu erheben, die den Ist-Stand geschlechterspezifisch abbilden, fehlen zurzeit. Es wird nicht systematisch überprüft, inwieweit Rechtsnormen mögliche negative Auswirkungen auf Frauen haben. Verpflichtende Gleichstellungsanalysen von wesentlichen Budgetansätzen fehlen. Weiterhin führt der *NGO-Schattenbericht* an, dass es keine umfassende koordinierte Politik zur Umsetzung der Menschenrechte aller Frauen gibt. Eine zurzeit festzustellende „Familiarisierung" von Frauenpolitik, die klischeehafte Einstellungen und Vorurteile hinsichtlich weiblicher und männlicher Rollen in der Gesellschaft verfestigt, trage dazu bei, dass die Maßnahmen zur Harmonisierung von Familie und Erwerbsarbeit wirkungslos sind. Die Folge sei, dass weiterhin Frauen am Arbeitsmarkt diskriminiert werden und die Frauenarmut steigt. Dies liege daran, dass der Aktionsplan für die Gleichstellung von Frauen und Männern am Arbeitsmarkt noch nicht umgesetzt wurde (Frauen: Rechte jetzt! 2012).

Das Gender Budgeting, „the application of gender mainstreaming in the budgetary process meaning a gender-based assessment of budgets, incorporating a gender perspective at all levels of the budgetary process and restructuring revenues and expenditures in order to promote gender equality" (Stotsky 2006), also die Umsetzung des Prinzips der tatsächlichen Gleichstellung von Frauen und Männern mittels geschlechtergerechter Verteilung der Haushaltsmittel, ist derzeit nicht ausreichend, so ein weiteres Fazit des Berichtes (Frauen: Rechte jetzt! 2012, S. 6). Zwar ist dies erst ab 2013 gesetzlich gefordert, doch die Voraussetzungen dafür wie Daten, Transparenz, einheitliche Standards und eine Beteiligung der feministischen Zivilgesellschaft fehlen zumeist. Empfohlen wird, dass Bund, Länder und Gemeinden Gender Budgeting-Analysen periodisch vorlegen und so substanzielle Fortschritte transparent machen, wie die tatsächliche Gleichstellung von Frauen und Männern mittels budgetpolitischer Maßnahmen gefördert wird.

6 Gender Mainstreaming in der Krankenversorgung

Für den Gesundheitsbereich hat die Weltgesundheitsorganisation im Madrid Statement (WHO 2002a) die relevanten Schwerpunkte definiert und die Mitgliedstaaten aufgerufen, entsprechende Strategien zu entwickeln, um Geschlechtergerechtigkeit auch in diesem Bereich herzustellen, denn „gender interacts with biological differences and social factors". Die Weltgesundheitsorganisation (WHO 2009) begründet Gender Mainstreaming damit, dass die Fokussierung des Themas Geschlecht zu einer Verbesserung der gesundheitlichen Versorgung führt. Geschlecht nicht adäquat zu berücksichtigen führt zu Unter-, Über- und Fehlversorgung und damit zu höheren individuellen und Public Health-Kosten (Payne 2009, S. 6; Sachverständigenrat 2000). Die Ungleichheit der Geschlechter in der Gesellschaft und ihre negativen Auswirkungen auf die Qualität und Wirksamkeit der Gesundheitsversorgung basieren auf zwei Mechanismen: 1) Unterschiede in den Bedürfnissen und den Bedarfen werden ignoriert; 2) ein Genderbias ist in den Organisationen des Gesundheitswesens tief verwurzelt, es dominiert die Orientierung an der männlichen Norm. Diese Mechanismen bewirken nach Payne (2009) auch die Schwierigkeiten in der Umsetzung: Genderungleichheit wird im Gesundheitswesen politisch wenig Bedeutung geschenkt und die Gesundheitssysteme versagen in der Berücksichtigung der unterschiedlichen Bedürfnisse von Frauen und Männern. Payne (2009) unterstreicht in ihrer zusammenfassenden Darstellung für die Weltgesundheitsorganisation, dass das Gesundheitswesen einen wichtigen Beitrag für die Geschlechtergerechtigkeit leisten könnte, insbesondere in Bezug auf eine gerechte Verteilung von Macht, Ressourcen und Verantwortung zwischen Frauen und Männern. Diese Chance müsse genutzt werden. Folgende Maßnahmen wären ihrer Analyse nach zielführend:

- gesetzliche Vorgaben wie PatientInnenrechte (WHO 1994) und Gleichstellungsgesetze,
- das Gender Budgeting und das Gender Impact Assessment als Vorgaben für Einrichtungen des Gesundheitssystems (WHO 2002b, 2008b),
- das Setzen genderspezifischer Ziele auch in der „Health for All"-Strategie der Weltgesundheitsorganisation sowie
- die Informationsbeschaffung über gendersensitive Gesundheitsindikatoren, wobei eine Anbindung an die European Community Health Indicators (ECHI) wünschenswert wäre (EC 2012). Deren Ziel ist, ein System der Gesundheitsinformation und Aufklärung für die Europäische Union zu schaffen, das für europäische Sachverständige und die Öffentlichkeit uneingeschränkt zugänglich ist. ECHI besteht aus insgesamt 88 Indikatoren in vier Kategorien, nämlich demografische und sozioökonomische Faktoren, Gesundheitszustand, Gesundheitsdeterminanten, Gesundheitsinterventionen, Gesundheitsversorgung und Gesundheitsförderung sowie einem Monitoring-Projekt (ECHIM) für alle EU-Mitgliedsländer. Allerdings muss angemerkt werden, dass es mit dem neuen Tool HEIDI bei sehr vielen Indikatoren nicht möglich ist, die Daten geschlechterspezifisch anzusehen (EC 2012).

Um wirksam zu sein, sollten alle genannten Zugänge kombiniert werden. Allerdings erfordert dies wiederum weitere Grundvoraussetzungen: finanzielle und personelle Ressourcen, das politische Commitment, eine längerfristige Perspektive, transparente Entscheidungsfindungsprozesse, genderdisaggregierte Daten und spezifische Fort- und Weiterbildungsangebote für die involvierten AkteurInnen (Payne 2009).

Der Umgang mit Vielfalt – genannt werden nicht nur Geschlecht, sondern auch Alter, soziale Lage, Kultur, Religionszugehörigkeit/Wertorientierung, Behinderung, sexuelle Orientierung, Wohnort, Infrastruktur, Umwelt – gehört zu den wichtigsten Herausforderungen im gesellschaftlichen Zusammenleben. In der Wirtschaft spielen daher Ansätze des Diversity Management seit einiger Zeit eine wichtige Rolle und finden Eingang in die Unternehmenskulturen. Im Gesundheitsbereich ist das Ziel von Gender Mainstreaming, das Wissen um Unterschiede in den Lebenslagen von Frauen, Männern, Mädchen und Jungen, in gesundheitsbezogenen Verhaltensweisen, in Erkrankungshäufigkeiten und -ursachen sowie in der Interaktion mit Health Professionals stärker in die Planungen und Handlungen einzubeziehen. Die gesundheitliche Versorgung soll durch mehr Geschlechtergerechtigkeit und Diversität optimiert werden (Weber 2008, S. 72). Auf Gender Mainstreaming im Gesundheitswesen bezogen, ohne auf Diversität einzugehen, nennen Kuhlmann und Kolip (2005, S. 81 ff.) drei Analyseinstrumente:

- Gender Based Analysis zur Identifikation von geschlechterbezogenen Verzerrungen,
- eine integrierte prozess- und kontextorientierte Genderanalyse zur Klärung, inwieweit Gleichbehandlung angemessen ist oder spezifische Angebote notwendig sind,
- Gender Impact Assessment zur Feststellung der geschlechterspezifischen Zusammensetzung innerhalb eines organisatorischen Zusammenhanges und zur Klärung der inhaltlichen Ebene der Implementierung von Genderaspekten.

Diese Instrumente könnten auch für andere Diversitätskategorien als Gender Verwendung finden. Obwohl alle Mitgliedstaaten der Europäischen Union sich 1999 zum Gender Mainstreaming verpflichtet haben, ist die Umsetzung bisher nicht in allen Politikbereichen und durchgehend erfolgt. Payne (2009, S. 4) zufolge liegt dies in der Krankenversorgung an der Komplexität des Konzeptes, an den Schwierigkeiten in der konkreten Umsetzung und an Spannungen mit anderen politischen Strategien. ExpertInnen weisen aber auch auf die Grenzen des Gender Mainstreaming Konzeptes hin (Bates et al. 2009; Sen et al. 2007):

- So sind verschiedene Interpretationen der Begriffe Gender und Gender Mainstreaming möglich.
- Es sind keine klaren Ziele formuliert.

- Es fehlt die Evidenzbasierung für Maßnahmen und Erkenntnisse, wie soziale und biologische Einflüsse bei der Gesundheitsentstehung interagieren.
- Komplexe Strategien zur Umsetzung sind notwendig.

ExpertInnen erzielten aber eine Einigung über die Elemente, die der Planungsprozess in der Gesundheitspolitik zur Sicherung der Geschlechtergerechtigkeit enthalten sollte: das Benutzen von Methoden der Gender Analyse zur Evidenzgenerierung der Planung, das Schaffen von politischen und gesetzlichen Rahmenbedingungen zum Schutz von vulnerablen Bevölkerungsgruppen im Sinne der Menschenrechte sowie von Strukturen zur Beteiligung von AkteurInnen, die Sicherung, dass Diskriminierung nicht durch die Gesundheitspolitik verstärkt oder aufrechterhalten wird (Siddiqi et al. 2009; Bloom und Standing 2008; Sen et al. 2007; Gwatkin et al. 2004; Sen et al. 2002).

In einer englischen Arbeit wurde beispielsweise der Versuch unternommen die Gleichbehandlung der Geschlechter im Gesundheitswesen zu analysieren. Die Untersuchung (Doyal et al. 2003) ging von zwei entscheidenden Fragen aus: Was sind die weiblichen und die männlichen Erfahrungsunterschiede im Gesundheitserleben/in der Krankenversorgung und wie sollten dementsprechend Leistungsangebote sein? Die AutorInnen kommen zu dem Ergebnis, dass in den Strategien der National Health Services (NHS) weder das biologische noch das soziale Geschlecht adäquate Aufmerksamkeit bekommen (Doyal et al. 2003, S. 39) und somit keinerlei Antworten auf die Untersuchungsfragen liefern können. Gesetzliche Regelungen allein werden den Wandel in Kultur und Organisation in Richtung Geschlechtergleichbehandlung nicht einleiten können. Hier wird es notwendig sein, im Veränderungsprozess der NHS Geschlechtergleichbehandlung als Schlüsselkomponente zu sehen und einen formellen Rahmen und die Dissemination effektiver Methoden zu deren Umsetzung zu entwickeln (Doyal et al. 2003, S. 51).

6.1 Gender Mainstreaming in der Krankenversorgung in Österreich

Mit der Gesundheitsreform 2005 wurden auf Bundesebene neue Strukturen im Gesundheitswesen geschaffen: zum einen Bundesgesundheitsagentur und Bundeskommission sowie zum anderen in den Bundesländern Gesundheitsplattformen und Gesundheitsfonds, die nun steuernde und finanzierende Funktionen haben. Betrachtet man die Überlegungen, Vorgaben und Strategien spezifisch für den Krankenversorgungsbereich, so kommt man zu einer ähnlichen Einschätzung wie für die Prävention und Gesundheitsförderung. Denn die § 15a – Vereinbarungen (2008 bis 2013) zwischen Bund und Ländern, die wegen des föderalistischen

Prinzips im Gesundheitswesen für eine Vereinheitlichung in ganz Österreich notwendig sind, spezifizieren keine Ziele für eine geschlechtergerechte Versorgung. Auch der Österreichische Strukturplan Gesundheit, mit seinen Vorgaben zur integrierten Versorgung, konkretisiert Maßnahmen zur Geschlechtergerechtigkeit nicht (BMG 2010). Gender wird in den Zielvorstellungen und Planungsgrundsätzen nicht genannt. Ebenso wenig wird Gender in den Richtlinien für Qualitätskriterien als mögliches zu erfassendes Merkmal angeführt, sondern nur die Merkmale Personalausstattung in Differenzierung nach Berufsgruppen, Personalqualifikation, infrastrukturelle Anforderungen (wesentliche räumliche und apparative Ausstattung), Leistungsangebote sowie medizinisch und wissenschaftlich begründete Mindestfrequenzen. Nur im Bereich ambulante Versorgung erfolgt ein expliziter Genderbezug, ohne hierzu konkrete Strategien anzuführen: „Die Planung im ambulanten Bereich erfolgt dynamisch, und die Entwicklungen sind kontinuierlich zu beobachten und zu evaluieren. Genderaspekte sind entsprechend zu berücksichtigen" (BMG 2010S. 13).

Im Bundesland Steiermark wurde – österreichweit einzigartig – auf gesetzlicher Grundlage ein *Fachbeirat für Frauengesundheit der Gesundheitsplattform Steiermark* eingerichtet. Der Fachbeirat ist ein interdisziplinär arbeitendes Gremium, das die Gesundheitsplattform zum Thema Frauengesundheit berät, damit diese ihre Aufgaben frauengerecht – nicht gendergerecht – wahrnehmen kann. Dadurch soll die Expertise bezüglich Frauengesundheit in die Gesundheitsplattform eingebracht und die Berücksichtigung von Frauengesundheit in allen Entscheidungen der Gesundheitsplattform gewährleistet werden.

So wurden auf Anregung des *Fachbeirates Frauengesundheit* unter anderem in einem Projekt zur Integrierten Schlaganfallversorgung in der Steiermark (2008) Daten geschlechterspezifisch generiert. Die Analyse der zum Teil lückenhaft erhobenen Daten ergab, dass Frauen in Diagnostik, Therapie und Rehabilitation von Frauen und Männern nach Schlaganfall schlechter versorgt wurden (Rásky et al. 2012).

6.2 Gender Budgeting in der Krankenversorgung

Einen Versuch, die Gesundheitskosten im Zusammenhang mit Geschlecht zu analysieren, haben Camenzind und Meier (2004) erstmals für die Schweiz gemacht. Ihre Gesamtbilanz – bezogen auf alle Bereiche der Gesundheitsversorgung – ist, dass für eine valide Aussage geschlechterspezifische Daten fehlen.

In Österreich wurde im Jahr 2006 für das Land Oberösterreich eine Gender Budget-Analyse erstellt (Mayerhuber et al. 2006). Gesundheitsspezifische Gleichstellungsziele wurden für den Gesundheitsbereich definiert, wie gleicher Zugang zu Leistungen, gleicher individueller Nutzen aus Gesundheitsleistungen. Zudem wurden Gleichstellungsziele bezüglich Arbeit und Einkommen im Gesundheitswesen benannt, wie gleiche Aufstiegs- und Weiterentwicklungsmöglichkeiten, sowie Partizipation bezüglich Entscheidungsbefugnis in Hinblick auf die Mittelverwendung im Gesundheitswesen und die Analyse der Effekte unbezahlter Arbeit (Mayerhuber et al. 2006, S. 6f/26). Eine Ausgabenindizenzanalyse beantwortet Fragen nach dem Ausmaß öffentlicher Ausgaben direkt für Frauen und Männer. Sie ergab, dass nicht für alle Bereiche NutzerInnendaten zur Verfügung stehen und daher nur Schätzungen möglich waren. Insgesamt kamen die Autorinnen zum Schluss, dass eine Ausgabenanalyse ohne Betrachtung des Outcomes eine umfassende Einschätzung der Gesamtinzidenz der Gesundheitsausgaben nicht zulässt (Mayerhuber et al. 2006, S. 40). Eine entsprechende Datengenerierung sei notwendig und zu forcieren, um Gender Budgeting-Analysen tatsächlich durchführen zu können.

6.3 Gender Mainstreaming – Gender Budgeting und Work Force

In den routinemäßig erhobenen Daten zu Health Professionals fehlen in Österreich oft Angaben zum Geschlecht. Abgebildet sind am ehesten noch Angaben zum Geschlecht der ÄrztInnen (Statistik Austria 2011, S. 77 ff.). Der NGO-Schattenbericht führt zur Work Force an Universitäten an, dass es keine verbindlichen Frauenquoten gibt (Frauen: Rechte jetzt! 2012, S. 18). Dies dürfte mit ein Grund sein, warum die Quote bei Professorinnen an den medizinischen Universitäten noch immer sehr niedrig ist: sie betrug mit dem Stichtag 31.12.2013 an der Medizinischen Universität Wien 18,5 %, Graz 10,9 % und Innsbruck 16,3 % (BMWFW 2013). Vorgaben zu Quoten fehlen auch in gesundheitlichen Planungs- und Entscheidungsgremien auf Gemeinde-, Landes- und Bundesebene, obwohl die öffentliche Verwaltung zur Frauenförderung verpflichtet ist. Auch ist im Präsidium der Österreichischen Ärztekammer, dem obersten Entscheidungsgremium der ärztlichen Berufsvertretung, keine Ärztin vertreten. Das Geschlechterverhältnis in der Berufsvertretung entspricht in keiner Weise weder der aktiv tätigen ÄrztInnenschaft noch der aktuellen Nachwuchsentwicklung. Diese Gegenüberstellung der Geschlechterverhältnisse in den Berufsinteressenvertretungen und der aktiv Tätigen in den einzelnen Gesundheitsberufen ist oft gar nicht möglich, da die Daten sowohl für den ambulanten als auch für den stationären Bereich fehlen.

Beispielsweise besagt ein Informationsschreiben der GENDER:UNIT (ohne Datumsangabe), die als Organisationseinheit an der Medizinischen Universität Graz die gesetzliche Verpflichtung wahrnimmt, Aufgaben der Gleichstellung, der Frauenförderung sowie der Geschlechterforschung zu koordinieren, unter

Bezugnahme auf die Work Force und das Gender Budgeting, dass in der Zukunft Unterschiede zwischen Frauen und Männern – sowohl quantitative Gesichtspunkte wie Verteilung von Ressourcen, Beschäftigung und Einkommen als auch qualitative Aspekte wie geschlechtersensible Forschung und Weiterbildung – Berücksichtigung finden sollen.

7 Gender Medicine: von der Neutralität zur Geschlechterspezifik

Die Forderungen der Frauengesundheitsbewegung, die wissenschaftlichen Erkenntnisse von Public Health und der Ungleichheitsforschung sowie die Verpflichtung zum Gender Mainstreaming bewirkten in der Medizin eine vermehrte – wenn auch zeitlich etwas verzögerte – Aufmerksamkeit für die Zusammenhänge zwischen Geschlecht und Krankheitsentstehung. Diese Verzögerung erklärt Connell (1987, S. 183) durch „hegemoniale Männlichkeiten". Die Gesellschaft und das Medizinsystem als eines ihrer Subsysteme orientieren sich beharrlich an der Leitkultur, der Männlichkeit. Georg Simmel (1986, S. 65) begründete dies schon zu Beginn des 20. Jahrhunderts mit der Machtstellung der Männer. Diese soziale Macht, die patriarchale Herrschaft, verfestigt ihren Einfluss durch soziale Normen, Gesetze und Institutionen (Dietzen 1993, S. 63). Macht wird dadurch von personengebundener Autorität in eine unpersönliche Einfluss- und Machtbeziehung überführt. „Dass so das Männliche zu dem schlechthin Objektiven und sachlich Maßgebenden verabsolutiert wird [...] das hat für die Beurteilung der Frauen verhängnisvolle Folgen" (Simmel 1986, S. 66). Da Männer als Norm generalisiert wurden, ist eine spezifische Aufmerksamkeit auf Männer gar nicht notwendig (Kimmel 2011, S. 8). Dieses Privileg thematisierte gerade die Frauenbewegung (Rosser 1993).

Da die Standards der Männlichkeit in der Medizin als Normalität gesehen werden, erscheinen sie genderneutral. Die Verankerung der Frauengesundheit als Themenstellung in der Wissenschaft hat Rosser (1993) als eine Entwicklung in mehreren Phasen aufgezeigt: Zuerst fehlte der Forschung die Wahrnehmung, dass Frauen und Männer unterschiedliche Lebenswelten, Chancen und Bedürfnisse haben. In der darauf folgenden Phase wurden Frauen zwar wahrgenommen, doch in ihrer Abweichung vom „Mann" gesehen, der die biologische und soziale Norm darstellte. Forschungspolitisch und wissenschaftshistorisch folgte dieser Zeit die Erkenntnis, dass ein Messen an der männlichen Norm nicht adäquat ist. Daraufhin wurden Frauen selbst Gegenstand von Studien. Die Fachdisziplin Frauen und Gesundheit etablierte sich danach als eigenständige Disziplin und wurde langsam in den Wissenschaftskanon integriert. Erst in der Folge wurden Besonderheiten von

Männern thematisiert und beforscht. Die bisher letzte Stufe stellt das systematische Einbeziehen des Faktors Geschlecht in Forschung und Versorgung dar. Sie erfolgt allerdings noch immer nicht in ausreichendem Maße.

Im Sinne Simmels (1986) kann daher postuliert werden, dass die Medizin in ihrem Selbstverständnis, das sich an der männlichen Norm orientiert, davon ausgeht, geschlechterneutral zu agieren. Zunehmend mehr Studien zeigen jedoch, dass Unterschiede zwischen Frauen und Männern in Diagnostik und Therapie bestehen. Eine Geschlechterneutralität anzunehmen wird daher der Realität nicht gerecht (Kuhlmann und Annandale 2010). So sind in der Kardiologie Studienergebnisse zu diesem Thema in großem Umfang publiziert worden (Thürmann 2006). In Anlehnung an Yentl, the Yeshiva Boy, einer Figur aus der gleichnamigen Novelle von Isaak B. Singer (1983) bezeichnete Healy schon 1991 als *Yentl-Syndrom*, wenn Frauen gleiche Symptome bei koronarer Herzkrankheit angeben sollten wie Männer, um adäquat therapiert zu werden. Dies bewirkte, dass auch weitere Fachdisziplinen der Medizin sich mit – zunächst nur biologischen – Geschlechterunterschieden auseinandersetzen.

Wie ausgeführt, erfolgt die Befriedigung der gesundheitlichen Bedürfnisse von Frauen und von Männern abhängig von den politischen Machtverhältnissen und sozialen Bedingungen (Kuhlmann und Annandale 2010, S. 460). Gender Medicine geht heute von biologischen Unterschieden zwischen Frauen und Männern aus und fokussiert, der Hauptströmung der medizinischen Versorgung entsprechend, auf die stationäre Versorgung (Rieder und Lohff 2004). Auch die Umsetzung von Gender Mainstreaming im Gesundheitsbereich konzentriert sich eher auf diesen Bereich. So sollen MitarbeiterInnen in Krankenversorgungseinrichtungen gleiche Arbeitsbedingungen haben. Allerdings richtet sich in der gesellschaftlichen Wahrnehmung und in der Wissenschaft die Aufmerksamkeit vor allem auf ÄrztInnen und deren unterschiedliche Karrieremöglichkeiten. Andere Health Professionals stehen weniger im Zentrum des Interesses bezogen auf deren Geschlechterzusammensetzung und den sich daraus möglicherweise ergebenden Arbeitsbedingungen (Scheipl und Rásky 2012a). So werden die professionelle und die Laien-Pflege sowie deren Leistungen für die Krankenversorgung sehr oft ausgeblendet. Dies zementiert die bestehende Dominanz der ÄrztInnenschaft gegenüber den anderen Gesundheitsberufen. Hier könnten Genderstudien zur Analyse der gegebenen Geschlechterverhältnisse von Gepflegten und Pflegepersonen viel beitragen. Zum einen betreuen Frauen sehr viel häufiger und zum anderen nehmen sie aufgrund ihrer Anzahl mit steigendem Alter zunehmend mehr Hilfs- und Pflegeleistungen in Anspruch als Männer. Beinahe 70 % der über 75-Jährigen sind in Österreich Frauen, etwa eine halbe Million hilfs- und pflegebedürftiger alter Menschen wird größtenteils von weiblichen Angehörigen zu Hause betreut (ÖBIG 2005).

In der Gender Medicine werden noch immer vorrangig biologische Unterschiede zwischen Frauen und Männern fokussiert. Frauen und Männer werden ausschließlich als biologisch differente Wesen wahrgenommen und es werden entsprechend differenzierte Therapien entwickelt (Kautzky-Willer 2012; Rieder und Lohff 2004; Legato 2003). Die weiteren sozialen Determinanten wie auch die Lebenswelten kommen dabei nicht vor (Kuhlmann und Annandale 2010, S. 463). Von Interesse wären nicht nur die geschlechter- und berufsrollenspezifischen Handlungsweisen von ÄrztInnen in Diagnostik, Früherkennung, Therapie, Rehabilitation und Palliativmedizin, sondern auch die von VertreterInnen anderer Gesundheitsberufe und überdies die gesundheitsbezogenen Handlungsmöglichkeiten von Frauen und Männern im Zusammenhang mit den jeweiligen sozialen Rollen und Lebenswelten (Rásky et al. 2012; Journath et al. 2008). Was Bartholomeyczik schon 1992 für die diplomierten Pflegekräfte erforschte, nämlich den Zusammenhang zwischen Arbeit, Familie und Gesundheit, müsste aktualisiert und geschlechtergerecht auch für die anderen Gesundheitsberufe untersucht werden. Aus sozialwissenschaftlicher und epidemiologischer Sicht gibt es für den Bereich Frauengesundheit – eingefordert durch Frauengesundheitsaktivistinnen – die Erkenntnis, dass viele der gesundheitlichen Probleme von Frauen nicht mit deren biologischen Charakteristiken in Zusammenhang zu bringen sind, sondern eher mit Erfahrungen der Diskriminierung und Begrenzungen wie auch Übergriffen, wenn sie genderrollenkonform ihren Alltag leben. Viele Männer wiederum gefährden sich durch männlichkeitskonformes riskantes Verhalten, mit dem sie ihrer männlichen Rolle zu entsprechen meinen (Altgeld 2004). Ängststörungen und Depressionen sind bei Frauen z. B. häufiger als bei Männern, obwohl es keinen Nachweis gibt, dass Frauen konstitutionell für diese Gesundheitsprobleme anfälliger wären (Wittchen et al. 1999; Weissman 1988). Die sexspezifische Medizin erklärt Depressionen beispielsweise mit hormonellen Störungen. Eine Gender Medicine, die ihren Namen ernst nimmt, würde auf die Erfahrungen von Frauen mit Diskriminierung, Armut oder Folgen von Gewalt fokussieren und deren Erkrankung im Zusammenhang mit diesen Erfahrungen analysieren (Rásky 2009). Es geht darum, biologische und soziokulturelle Unterschiede zwischen den Geschlechtern für die Gesundheit/Krankheit von Frauen und Männern wahrzunehmen und für deren jeweilige Bedürfnisse adäquate Handlungskompetenzen zur Verfügung zu stellen, also die Bedarfe entsprechend auszurichten.

Insgesamt gibt es die Befürchtung, dass auch in der Gender Medicine, wie generell in der Medizin, zurzeit eine Verstärkung des biologischen Ansatzes erfolgt (Kuhlmann 2009). Es werden folgende Kritikpunkte zur Gender Medicine formuliert:

- Aufmerksamkeit und finanzielle Ressourcen verbleiben im „Krankheitswesen" und festigen es; eine Orientierung hin zu einem „Gesundheitswesen" unterbleibt.
- Geschlechtsrollenstereotypen bleiben unhinterfragt, werden nicht erforscht und beibehalten.
- Nur krankheitsbezogene Daten werden erhoben, die häufig noch nicht sexspezifisch erfasst werden. Somit fehlen Grundlagen, um soziale Determinanten der Gesundheit evidenzbasiert beeinflussen zu können.
- Die Gesundheitsberufe, mit Ausnahme der ÄrztInnenschaft, bleiben marginalisiert. Die notwendige intersektorale Zusammenarbeit findet nicht oder nur unzureichend statt.
- Interdisziplinäre und interprofessionelle Zusammenarbeit bleiben wegen der Hegemonieansprüche der Medizin Lippenbekenntnisse.
- Partizipation von KonsumentInnen gesundheitlicher Leistungen und von PatientInnen kann nicht erreicht werden, da die einseitige Fokussierung auf das biologische Geschlecht die genderspezifischen Bedürfnisse und Bedarfe ausblendet und Partizipation nicht einfordert (Kuhlmann und Annandale 2010).

In Österreich hat sich Gender Medicine innerhalb der Medizin ohne wesentliche gesellschaftliche Diskussionen „top-down" zumindest universitär insoweit etabliert, als z. B. an der Medizinischen Universität Wien eine Professur eingerichtet wurde und ein Masterstudium angeboten wird. Zu hoffen bleibt, dass den oben genannten Befürchtungen hier entsprechend begegnet wird.

8 Fazit

Aktivistinnen haben die Frauengesundheit als Thema aufgebracht und beharrlich verfolgt, sodass es zu einem gesellschaftlichen Anliegen werden konnte. Männer waren kaum aktiv, explizit Männergesundheit zu thematisieren. Ein Grund könnte sein, dass sie als „Normgebende" keinen Bedarf sahen.

Veränderungen in Gesellschaften anzustreben bedeutet, sich mit Machtverhältnissen auseinanderzusetzen und sie modifizieren zu wollen. Zu erreichen ist dies meist nur über langandauernde Prozesse der Bewusstmachung, der Überzeugungsarbeit und der Koalitionen. Das Gesundheitswesen erweist sich im Bereich Gender Mainstreaming als besonders veränderungsresistent. Dies hat auch damit zu tun, dass die gesundheitlichen Probleme von Frauen, Männern, Mädchen und Jungen im Gesundheitswesen allein nicht zu lösen sind. Verschiedene Determinanten wie Geschlecht, Umwelt, Bildung, Wirtschaft oder Infrastruktur beeinflussen die

Gesundheit. Sozial Benachteiligte haben eine höhere Krankheitslast wie auch eine frühere Sterblichkeit. Im Gesundheitswesen wirken darüber hinaus mächtige Interessenvertreter und weniger -vertreterinnen – und das in einem Wachstumsmarkt mit viel Geld und Ressourcen.

Individuen haben ein Geschlecht. Frauen und Männer sind verschieden und sie sind in den Lebensphasen unterschiedlichen Lebenszusammenhängen ausgesetzt. Die Möglichkeiten der Einflussnahme auf ihre Gesundheit sind ungleich verteilt. Patriarchale Strukturen und ihre AkteurInnen erschweren es InnovatorInnen, die Wahrnehmung von Geschlecht als Strukturkategorie zu etablieren und Veränderungen einzuleiten. Das Konzept des Gender Mainstreaming greift nicht, solange das Commitment der EntscheidungsträgerInnen im Gesundheitswesen fehlt und die Basis der Frauen nicht stark genug ist, dies einzufordern.

Es stellt sich aber auch die Frage, ob das Konzept nicht insgesamt zu kurz greift, denn Gender Mainstreaming hinterfragt bestehende Machtverhältnisse nicht (Kuhlmann und Annandale 2010). Diese verhindern aber möglicherweise die Umsetzung von Geschlechtergerechtigkeit auf allen Ebenen. Als weitere Barriere, die sich aber auch durch Machtverhältnisse erklären lässt, wäre zu nennen, dass sich noch immer der Fokus auf die Krankenversorgung durchsetzt, und zwar gegenüber einer sozialen Perspektive, die Gesundheitsdeterminanten wahrnimmt und sozial zu verändern sucht. Dies wird unterstützt durch die machtvolle Interessenvertretung der ÄrztInnenschaft, den vorherrschenden biomedizinischen Ansatz, der andere Health Professionals marginalisiert, und durch die beharrliche Orientierung an der männlichen Norm.

In Österreich besteht noch dazu eine strenge Trennung zwischen ambulantem und stationärem Sektor mit der Betonung auf Spitalsbehandlung und geringer Durchlässigkeit zu anderen Bereichen wie Prävention, Pflege oder Rehabilitation wie auch zu ambulanten LeistungsanbieterInnen. Diese Koordinations- und Kooperationsmängel im Gesundheitswesen treffen Frauen härter als Männer. Frauen haben noch häufig die Verantwortung für die Gesundheit der Familienmitglieder, eine längere Lebenserwartung, häufiger Ko-Morbiditäten und in der Regel weniger materielle Ressourcen für deren Bewältigung als Männer. Sie stellen 80 % der MitarbeiterInnen im Gesundheitswesen, häufiger in niedrigeren Positionen als ihre männlichen Kollegen. Insgesamt sind in Österreich europaweit gesehen die Zuzahlungen im Gesundheitswesen auf hohem Niveau. Besonders Frauen mit niedrigem Einkommen sind dadurch überproportional belastet (Hofmarcher und Röhrling 2003; Fachbeirat Frauengesundheit 2010).

Ein Problem, das nicht nur den Medizinbereich betrifft, besteht darin, dass das Thema Geschlechtergerechtigkeit fortschreitend entpolitisiert wird. Gender Mainstreaming hat als Strategie zwar Eingang in die Institutionen gefunden. Doch es erscheint manchmal vordergründig als bürokratische Aufgabe, die meist einer marginalisierten Einheit innerhalb der Organisationen überantwortet wird, aber nicht als Führungsaufgabe mit dementsprechendem Commitment. Die Gefahr besteht, dass mit einem Genderbezug, statt auf Frauengesundheit zu fokussieren, das Lobbying der AktivistInnen für Frauengesundheit weniger erfolgreich wird und damit auch frauenspezifische Belange politisch weniger gut durchsetzbar werden. Eine Männergesundheitsbewegung braucht sich gar nicht erst zu entwickeln, da die Machtverhältnisse männliche Anliegen vordergründig unterstützen und die Agenden im Gender Mainstreaming gut aufgehoben scheinen. In den letzten Jahren hat die Ausweitung von der Frauenperspektive auf die Genderperspektive und dann zusätzlich auch auf Diversity dazu geführt, dass die Expertise, die für die einzelnen Bereiche notwendig wäre, noch nicht entsprechend aufgebaut werden konnte. Letztlich fehlt vielen GesundheitsplanerInnen allein die technische Expertise, um Genderanalysen durchzuführen (Daly 2005). Diese muss rasch entwickelt werden.

Ganz entscheidende Barrieren zur Reduktion der gesundheitlichen Ungleichheit durch das Gender Mainstreaming stellen fehlende Ressourcen, unklare Zielformulierung und die mehr theoretischen als praktischen Prinzipien in der Anwendung dar (Payne 2012). Diese sind in erster Linie zu beseitigen. Ohne die ungleichen Machtverhältnisse zwischen den Geschlechtern und die männlich dominierten Strukturen der Einflussnahme in Frage zu stellen, werden die notwendigen Veränderungen schwer möglich werden.

Literatur

Adam, Michael & Korbei, Volker (1989): Ganzheitliche Geburtshilfe und ambulante Geburt. Das Geburtshaus Wien-Nußdorf. In: Forster; Froschauer & Pelikan (1989): 143–163
Altgeld, Thomas (Hrsg.) (2004): Männergesundheit – Neue Herausforderungen für Gesundheitsförderung und Prävention. Weinheim/München: Juventa
Altgeld, Thomas (2006): Der Settingansatz als solcher wird es schon richten? Zielgruppengenauigkeit bei der Arbeit im Setting. In: Kolip & Altgeld (2006): 75–88
Altgeld, Thomas (2010): Gender – kein Thema für den Mainstream der Public Health-Forschung? In: Gerlinger; Kümpers; Lenhardt & Wright (2010): 53–64
Annandale, Ellen & Hunt, Kate (1990): Masculinity, femininity and sex: An exploration of their relative contribution to explaining gender differences in health. In: Sociology of Health & Illness 12(1) 24–46
AÖF (Autonome Österreichische Frauenhäuser) (2012): Zweites Gewaltschutzgesetz. http://www.aoef.at/index.php/gesetze-zum-schutz-vor-gewalt (letzter Zugriff 24.11.2014)
Babitsch, Birgit (2005): Soziale Ungleichheit, Geschlecht und Gesundheit. Bern: Huber
Bartholomeyczik, Sabine (1992): Beruf, Familie und Gesundheit bei Frauen. Berlin: Espresso/Elefanten Press
Bates, Lisa M.; Hankivsky, Olena & Springer, Kristen W. (2009): Gender and health inequalities: A comment on the final report of the WHO commission on social determinants of health. In: Social Science & Medicine 68(7): 1002–1004

Berger, Bettina (Hrsg.) (2011): Patientenkompetenz – Ergebnisse einer Expertentagung. Essen: KVC Verlag
Bertakis, Klea D.; Azari, Rahman & Helms, L. Jay et al. (2000): Gender differences in the utilization of health care services. In: Journal of Family Practice 49(2): 147–152
BHG (Bundeshaushaltsgesetz) 2013 (BGBl. I Nr. 139/2009 zuletzt geändert durch BGBl. I Nr. 62/2012)
Bickel, Janet (1997): Gender stereotypes and misconceptions: Unresolved issues in physicians' professional development. In: Journal of the American Medical Association 277(17): 1405–1407
Bloom, Gerald & Standing, Hilary (2008): Future health systems: Why future? Why now? In: Social Science & Medicine 66(10): 2067–2675
BMASK (Bundesministerium für Arbeit, Soziales und Konsumentenschutz) (2009): Soziale Lage – Gender – Gesundheit. Tagungsband zur Veranstaltung vom 28.10.2008. Wien: BMASK. http://www.men-center.at/typo2013/typo3/fileadmin/resources/downloads/tagungsband_gender.pdf (letzter Zugriff 24.11.2014)
BMG (Bundesministerium für Gesundheit) (2010): Österreichischer Strukturplan Gesundheit 2010– ÖSG 2010. Verfasst von der Gesundheit Österreich GmbH. Wien: BMG. http://www.kaz.bmg.gv.at/fileadmin/user_upload/Publikationen/oesg_2010_-_gesamt__stand_26.11.2010.pdf (letzter Zugriff 24.11.2014)
BMG (Bundesministerium für Gesundheit) (2012): Rahmen-Gesundheitsziele. Richtungsweisende Vorschläge für ein gesünderes Österreich. Wien: BMG. http://www.gesundheitsziele-oesterreich.at/ (letzter Zugriff 24.11.2014)
BMG (Bundesministerium für Gesundheit) (2013): NAP.e – Nationaler Aktionsplan Ernährung inkl. Maßnahmenübersicht und Planung 2013. Wien: BMG. http://bmg.gv.at/cms/home/attachments/6/5/8/CH1046/CMS1378816554856/nap.e_20130909.pdf (letzter Zugriff 24.11.2014)
BMGFJ (Bundesministerium für Gesundheit, Familie und Jugend) (2008): Sozio-demographische und sozio-ökonomische Determinanten von Gesundheit. Wien: BMGFJ, Statistik Austria
BMLVS (Bundesministerium für Landesverteidigung und Sport) & BMG (Bundesministerium für Gesundheit) (2012): Nationaler Aktionsplan Bewegung – NAP.b. Konsultationsentwurf. Wien: BMG. http://www.bmg.gv.at/cms/home/attachments/1/6/5/CH1357/CMS1405438552027/napaktionsplan_bewegung2013.pdf (letzter Zugriff 24.11.2014)
BMWFW (Bundesministerium für Wissenschaft, Forschung und Wirtschaft) (2013). https://oravm13.noc-science.at/apex/f?p=103:6:0::NO::P6_OPEN:N (letzter Zugriff 24.11.2014)
Bolte, Gabriele; Bunge, Christiane; Hornberg, Claudia et al. (2012): Umweltgerechtigkeit. Chancengleichheit bei Umwelt und Gesundheit. Konzepte, Datenlage und Handlungsperspektive. Bern: Hans Huber
Bundesministerium für Frauenangelegenheiten (1995): Frauenbericht. Bericht über die Situation der Frauen in Österreich. Wien: Bundesministerium für Frauenangelegenheiten
Burkert, Nathalie T; Rásky, Eva; Freidl, Wolfgang et al. (2013): Female and male victims of violence in an urban emergency room – prevalence, sociodemographic characteristics, alcohol intake, and injury patterns. In: Wiener Klinische Wochenschrift 125(5–6): 134–138
Camenzind, Paul & Meier, Claudia (Hrsg.) (2004): Gesundheitskosten und Geschlecht. Eine genderbezogene Datenanalyse für die Schweiz. Bern: Hans Huber
Connell, Robert W. (1987): Gender and power. Sydney: Allen and Unwin

Courtenay, Will H. (2000): Constructions of masculinity and their influence on men's wellbeing: A theory of gender and health. In: Social Science & Medicine 50(10): 1385–1401
Crenshaw, Kimberlé (1989): Demarginalizing the intersection of race and sex: A black feminist critique of antidiscrimination doctrine. In: The University of Chicago Legal Forum 140: 139–167
Czypionka, Thomas; Müllbacher, Sandra; Riedel, Monika & Röhrling, Gerald (2007): International tobacco control policy: Austria needs to catch up. In: Health System Watch II /2007: 1–16
Daly, Mary E. (2005): Gender mainstreaming in theory and practice. In: Social Politics, International Studies in Gender, State & Society 12(3): 433–450
Dietzen, Agnes (1993): Soziales Geschlecht. Soziale, kulturelle und symbolische Dimensionen des Gender-Konzepts. Opladen: Westdeutscher Verlag
Doblhammer, Gabriele & Kytir, Josef (1998): Social inequalities in disability-free and healthy life expectancy in Austria. In: Wiener Klinische Wochenschrift 110(11): 393–396
Döge, Peter (2004): Abschied vom starken Mann. Gender Mainstreaming als Beitrag zur Männergesundheit. In: Altgeld, Thomas (2004): 233–242
Doyal, Lesley; Payne, Sarah & Cameron, Ailsa (2003): Promoting gender equality in health. Manchester: Equal Opportunities Commission. http://www.catunescomujer.org/catunesco_mujer/documents/promoting_gender_equality_in_health.pdf (letzter Zugriff 24.11.2014)
EC (European Commission) (2012): European Community Health Indicators (ECHI). http://ec.europa.eu/health/indicators/echi/list/index_en.htm (letzter Zugriff 24.11.2014)
Ehrenreich, Barbara & English, Deidre (1976). Zur Krankheit gezwungen. München: Verlag Frauenoffensive
Fachbeirat Frauengesundheit der Gesundheitsplattform Steiermark (2010): Positionspapier des Fachbeirates für Frauengesundheit Jänner 2010. „Verminderungen der Finanzmittel im Gesundheitsbereich: Auswirkungen auf die Gesundheit von Frauen". http://www.gesundheitsfonds-steiermark.at/Documents/Frauengesundheit-1/Positionspapier_Fachbeirat%20f%C3%BCr%20Frauengesundheit_J%C3%A4nner%202010.pdf (letzter Zugriff 24.11.2014)
Fee, Elizabeth & Krieger Nancy (Eds.) (1994): Women's health, politics, and power. New York: Baywood
Fischer-Homberger, Esther (1979): Krankheit Frau. Bern: Hans Huber
Forster, Rudolf; Froschauer, Ulrike & Pelikan, Jürgen (Hrsg.) (1989): Gesunde Projekte. Wien: Jugend und Volk Verlagsgesellschaft
Frauen: Rechte jetzt! NGO-Forum CEDAW in Österreich (Hrsg.) (2012): NGO-Schattenbericht (Kurzbericht) in Ergänzung des 7. und 8. Staatsberichts der österreichischen Regierung an den CEDAW-Ausschuss, UN-Konvention zur Beseitigung jeder Form der Diskriminierung der Frau (CEDAW). Wien: Frauen:Rechte jetzt! NGO-Forum CEDAW in Österreich. http://bim.lbg.ac.at/sites/files/bim/CEDAW%20Schattenbericht%202012_FINAL.pdf (letzter Zugriff 24.11.2014)
Geiger, Brigitte & Hacker, Hanna (Hrsg.) (1989): Donauwalzer Damenwahl. Wien: Promedia
Gerlinger, Thomas; Kümpers, Susanne; Lenhardt, Uwe & Wright Michael T. (Hrsg.) (2010): Politik für Gesundheit. Fest- und Streitschriften zum 65. Geburtstag von Rolf Rosenbrock. Bern: Hans Huber
Gesundheitsförderungsgesetz – GfG, Ausgabe vom 27.03.1998 (BGBl. I Nr. 51/1998). http://www.ris.bka.gv.at/Dokumente/BgblPdf/1998_51_1/1998_51_1.pdf (letzter Zugriff 24.11.2014)
Gijsbers van Wijk, Cecile M. T.; van Vliet, Katja P. & Kolk, Annemarie M. (1996): Gender perspectives and quality of care: Towards appropriate and adequate health care for women. In: Social Science & Medicine 43(5): 707–720

Groth, Sylvia (1999): Bewegte Frauengesundheit. Die österreichische Frauengesundheitsbewegung und die frauenspezifische Gesundheitsförderung des Frauengesundheitszentrums Graz. In: Groth & Rásky (1999): 82–95

Groth, Sylvia (2011): Expertinnen für sich selbst. Wissen (in) der Frauengesundheitsbewegung. Expertinnen für sich selbst. In: Berger (2011): 81–105

Groth, Sylvia & Rásky, Eva (Hrsg.) (1999): Frauengesundheiten. Innsbruck: Studienverlag

Groth, Sylvia & Rásky, Eva (Hrsg.) (2003): Das FrauenGesundheitsProgramm Graz. Gender Health Audit in sechs Grazer Betrieben. Linz: Oberösterreichische Gebietskrankenkasse (Schriftenreihe „Gesundheitswissenschaften", Bd. 25)

Gwatkin, Davidson R.; Bhuiya, Abbas & Victoria, Cecar G. (2004): Making Health Systems More Equitable. In: Lancet 364(9441): 1273–1280

Hagemann-White, Carol & Lenz, Hans-Joachim (2002): Gewalterfahrungen von Männern und Frauen. In: Hurrelmann & Kolip (2002): 460–487

Hakivsky, Olena (2012): Women's health, men's health, and gender and health: Implications of intersectionality. In: Social Science & Medicine 74(11): 1712–1720

Hauptverband der österreichischen Sozialversicherungsträger (2010): Masterplan. Einladung zum Dialog. Strategische Handlungsoptionen zur Weiterentwicklung des österreichischen Gesundheitswesens aus Sicht der Sozialversicherung. Wien: HSV. http://www.hauptverband.at/portal27/portal/hvbportal/content/contentWindow?contentid=10008.564144&action=b&cacheability=PAGE&version=1391184539 (letzter Zugriff 24.11.2014)

Healy, Bernadette (1991): The Yentl syndrome. In: New England Journal of Medicine 325(4): 274–276

Helfferich, Cornelia (1996): Perspektiven der Frauengesundheitsforschung in Deutschland. In: Maschewsky-Schneider (1996): 113–123

Hensen Peter & Kölzer, Christian (Hrsg.) (2011): Die gesunde Gesellschaft – Sozioökonomische Perspektiven und sozialethische Herausforderungen. Wiesbaden: VS-Verlag für Sozialwissenschaften

Hofmarcher, Maria M. & Röhrling, Gerald (2003). Was bringen neue Selbstbehalte in Österreich? In: MIMEO Mai. 1–10

Hurrelmann, Klaus & Kolip, Petra (Hrsg.) (2002): Geschlecht, Gesundheit und Krankheit. Männer und Frauen im Vergleich. Bern: Hans Huber

Iyer, Aditi; Sen, Gita & Östlin, Piroska (2008): The intersections of gender and social class in health status and healthcare. In: Global Public Health 3(Suppl. 1): 13–24

Joossens, Luk & Raw, Martin (2011): Progress in tobacco control in 30 European countries, 2007 to 2010. Bern: Swiss Cancer League

Journath, Gunilla; Hellénius, Mai-Lis; Manhem, Karin et al. (2008): Association of physician's sex with risk factor control in treated hypertensive patients from Swedish primary health care. In: Journal of Hypertension 26(10): 2050–2056

Karlsson, Irmtraut (Hrsg.) (1998): Frauen in Bewegung. Frauen in der SPÖ. Wien: Löcker

Kautzky-Willer, Alexandra (Hrsg.) (2012): Gendermedizin. Wien: Böhlau

Kickbusch, Ilona (1981): Frauengesundheitsbewegung – ein Forschungsgegenstand? In: Schneider (1981): 193–203

Kimmel, Michael (2011): The gendered society. Oxford: Oxford University Press

Kolip, Petra (2002): Gesundheitswissenschaften. Eine Einführung. Weinheim/München: Juventa

Kolip, Petra (2008): Geschlechtergerechte Gesundheitsförderung und Prävention. In: Bundesgesundheitsblatt, Gesundheitsforschung, Gesundheitsschutz 51(1): 28–35

Kolip, Petra & Altgeld, Thomas (Hrsg.) (2006): Geschlechtergerechte Gesundheitsförderung und Prävention. Weinheim/München: Juventa

Kolip, Petra; Lademann, Julia & Deitermann, Bernhilde (2004): Was können Männer von der Frauengesundheitsbewegung lernen? In: Altgeld (2004): 219–231

Krieger, Nancy & Zierler, Sally (1995): Accounting for the health of women. In: Current Issues in Public Health 1: 251–256

Kühn, Hagen (1993): Healthismus. Berlin: edition sigma

Kuhlmann, Ellen (2009): From women's health to gender mainstreaming and back again: Linking feminist agendas and health policy. In: Current Sociology 57(2): 135–154

Kuhlmann, Ellen & Annandale, Ellen (Eds.) (2010): The Palgrave handbook of gender and healthcare. London: Palgrave MacMillan

Kuhlmann, Ellen & Kolip, Petra (2005): Gender und Public Health. Weinheim/München: Juventa

Ladurner, Joy; Gerger, Marlene; Holland, Walter W. et al. (2011): Public health in Austria. An analysis of the status of public health. Copenhagen: WHO (European Observatory 24)

Legato, Marianne J. (2003): Beyond women's health. The new discipline of gender-specific medicine. In: Medical Clinics of North America 87(5): 917–937

Lorber, Judith (2005): Breaking the bowls: Degendering and feminist change. New York: W.W. Norton & Co.

Macintyre, Sally; Hunt, Kate & Sweeting, Helen (1996): Gender differences in health: Are things really as simple as they seem? In: Social Science & Medicine 42(4): 617–624

Mader, Katharina (2010): Gender Budgeting. Geschlechtergerechte Gestaltung der Wirtschaftspolitik. In: Informationen zur Politischen Bildung 33: 44–49

Marmot, Michael; Allen, Jessica; Bell, Ruth et al./on behalf of the Consortium for the European Review of Social Determinants of Health and the Health Divide (2012): WHO European review of social determinants of health and the health divide. In: Lancet 380(9846): 1011–1029

Maschewsky-Schneider, Ulrike (Hrsg.) (1996): Frauen das kranke Geschlecht? Mythos und Wirklichkeit. Opladen: Leske & Budrich

Mayerhuber, Christine; Neumayr, Michaela & Schratzenstaller, Margit et al. (2006): Gender-Budget-Analyse für Oberösterreich. Wien/Salzburg: WIFO, Solution. http://www.femtech.at/fileadmin/downloads/Wissen/Themen/Geld_regiert_die_Welt/genderbudgetanalyse_fuer_oberoesterreich.pdf (letzter Zugriff 24.11.2014)

Meierjürgen, Rüdiger & Dalkmann, Susanne (2006): Gender Mainstreaming im Präventionsangebot einer Krankenkasse. In: Kolip & Altgeld (2006): 245–257

Mesner, Maria (1998): Auf dem Weg zur Fristenlösung. Eine Reform mit Hindernissen. In: Karlsson (1998): 83–107

Mielck, Andreas (1994): Krankheit und soziale Ungleichheit. Opladen: Leske & Budrich

Mühlhauser, Ingrid (2011): Vorsorge und Früherkennung – Präventionshandeln zwischen gesellschaftlicher Verpflichtung und individueller Selbstbestimmung. In: Hensen & Kölzer (2011): 235–253

Nöstlinger, Christiane (1995): Frauen und Gesundheitsförderung. In: BM für Frauenangelegenheiten (1995): 465–673

ÖBIG (Österreichisches Bundesinstitut für das Gesundheitswesen) (2005): Situation pflegender Angehöriger. Endbericht. Wien: Bundesministerium für Soziales und Konsumentenschutz

Payne, Sarah (2006): The health of men and women. Cambridge: Polity

Payne, Sarah (2009): How can gender equity be addressed through health systems? Copenhagen: WHO, European Observatory on Health Systems and Policies

Payne, Sarah (2012): An exclusive goal? Gender equity and gender equality in health policy. In: Gesundheitswesen 74(4): e19–e24

Raithel, Jürgen (2004): Riskante Verhaltensweisen bei Jungen. Zum Erklärungshorizont risikoqualitativ differenter Verhaltensformen. In: Altgeld (2004): 137–154

Rásky, Eva (2006): Frauengesundheit: Schritt vor Schritt kommt auch ans Ziel. In: Sprengseis & Lang (2006): 70–81
Rásky, Eva (2009): Gender Mainstreaming und Gender Medicine in der Allgemeinmedizin: (K)ein neues Thema? In: Steirische Akademie für Allgemeinmedizin. Festschrift 40 Jahre Stafam. Graz: Steirische Akademie: 100–103. http://www.stafam.at/festschrift/ (letzter Zugriff 24.11.2014)
Rásky, Eva; Sladek, Ulla & Groth, Sylvia (2012): Ungleich versorgt. In: Das österreichische Gesundheitswesen (ÖKZ) 53(12): 31–34
Reczek, Corinne & Umberson, Debra (2012): Gender, health behavior, and intimate relationships: Lesbian, gay, and straight contexts. In: Social Science & Medicine 74(11): 1783–1790
Rieder, Anita & Lohff, Brigitte (2004): Gender Medizin. Geschlechtsspezifische Aspekte für die klinische Praxis. Wien und New York: Springer
Riese, Katharina (1989): AUF und Abtreibungen. In: Geiger & Hacker (1989): 19–28
Riska, Elianne (2010): Women in the medical profession: International trends. In: Kuhlmann & Annandale (2010): 389–404
Rosenberger, Sieglinde K. (1998): Frauen begehren auf. Das österreichische Frauen-Volksbegehren. In: Zeitschrift für Frauenforschung 16(3): 43–58
Rosenbrock, Rolf (1995): Public Health als soziale Innovation. In: Das Gesundheitswesen 57(3): 140–144
Rosser, Sue V. (1993): A model for a speciality in women's health. In: Journal of Women's Health 2(2): 99–104
Sachverständigenrat für die Konzertierte Aktion im Gesundheitswesen (2000): Bedarfsgerechtigkeit und Wirtschaftlichkeit, Gutachten 2000/2001, Kurzfassung: Band I und II. Bonn: Sachverständigenrat für die Konzertierte Aktion im Gesundheitswesen. http://www.svr-gesundheit.de/index.php?id=18 2 (letzter Zugriff 24.11.2014)
Scheipl, Susanne & Rásky, Eva (2012a): Gender gap in der Medizin – Göttinnen in Weiß? Wie weiblich ist die Orthopädie? In: Scheipl & Rásky (2012b): 59–66
Scheipl, Susanne & Rásky, Eva (Hrsg.) (2012b): Gender-Unterschiede in der Orthopädie. Wien: facultas
Schleicher, Barbara; Rásky, Eva & Berzlanovich, Andrea (2011): Die Zeichen sehen. In: Das österreichische Gesundheitswesen – ÖKZ 52(3): 13–15
Schneider, Ulrike (Hrsg.) (1981): Was macht Frauen krank? Frankfurt a. M.: Campus
Sen, Gita; George, Asha & Östlin, Piroska (eds) (2002): Engendering international health: The challenge of equity. Cambridge, MA: MIT Press
Sen, Gita; Östlin, Piroska & George, Asha (2007): Unequal, unfair, ineffective and inefficient. Gender inequality in health care: Why it exists and how we can change it. Final Report to the WHO Commission on Social Determinants of Health. http://www.who.int/social_determinants/resources/csdh_media/wgekn_final_report_07.pdf (letzter Zugriff 24.11.2014)
Siddiqi, Sameen; Masud, Tayyeb I.; Nishtar, Sania et al. (2009): Framework for assessing governance of the health system in developing countries: Gateway to good governance. In: Health Policy 90(1): 13–25
Simmel, Georg (1986): Philosophische Kultur. Über das Abenteuer, die Geschlechter und die Krise der Moderne. Gesammelte Essais. Mit einem Vorwort von Jürgen Habermas. Berlin: Klaus Wagenbach
Singer, Isaac B. (1983): Yentl, the Yeshiva Boy. New York: Farrar, Straus & Giroux
Skrabanek, Peter & McCormick, James (1989): Follies and fallacies in medicine. Glasgow: Tarragon Press

Sprengseis, Gabriele & Lang, Gert (Hrsg.) (2006): Vom Wissen zum Können. Forschung für NPOs im Gesundheits- und Sozialbereich. Wien: facultas
Springer, Kristen W.; Mager Stellman, Jeanne & Jordan-Young, Rebecca M. (2011): Beyond a catalogue of differences: A theoretical frame and good practice guidelines for researching sex/gender in human health. In: Social Science & Medicine 74(11): 1817–1824
Statistik Austria (2011): Jahrbuch für Gesundheitsstatistik 2010. Wien: Statistik Austria. http://www.statistik.at/web_de/dynamic/services/publikationen/4/publdetail?id=4&listid=4&detail=495 (letzter Zugriff 24.11.2014)
Statistik Austria (2012): IKT Einsatz in Haushalten. Einsatz von Informations- und Kommunikationstechnologien in Haushalten 2010. Wien: Statistik Austria. http://www.statistik.at/dynamic/wcmsprod/idcplg?IdcService=GET_NATIVE_FILE&dID=123940&dDocName=065932 (letzter Zugriff 24.11.2014)
Stotsky, Janet G. (2006): Gender budgeting. Washington DC: International Monetary Fund (IMF Working Paper)
Thürmann, Petra A. (2006): Geschlechtsspezifische Aspekte in der Pharmakotherapie. Was ist gesichert? In: Zeitschrift für Allgemeinmedizin 82(9): 380–384
United Nations (1996): The Beijing Declaration and platform for action. New York: UNO
United Nations ECOSOC (Economic and Social Council) (2000): The Right to the Highest Attainable Standard of Health, Article 12 of the International Convenant on Economic, Social and Cultural Rights 11/08/2000 E/C.12/2000/4. General Comment No. 14. (2000). Geneva: Office of the United Nations High Commissioner for Human Rights
Weber, Monika (2008): Gender Mainstreaming in Gesundheitspolitik und -versorgung. In: Bundesgesundheitsblatt, Gesundheitsforschung und Gesundheitsschutz 51(1): 70–80
Weissman Myrna M.; Leaf Phillip J.; Tischler Gary L. et al. (1988): Affective disorders in five Unites States communities. Psychol Med 18(1): 141–153
West, Candance & Zimmermann, Don H. (1987): Doing gender. In: Gender & Society 1(2): 125–151
Wilkinson, Richard G. (2001): Kranke Gesellschaften. Wien und New York: Springer
Wilkinson, Richard G. & Marmot, Michael (2004): Soziale Determinanten von Gesundheit: die Fakten. 2. Ausgabe. Kopenhagen: WHO-Regionalbüro für Europa. http://www.euro.who.int/document/e81384g.pdf?language=German (letzter Zugriff 24.11.2014)
Wilkinson, Richard & Pickett, Kate (2009): Gleichheit ist Glück. Warum gerechte Gesellschaften für alle besser sind. Berlin: Tolkemitt
Wittchen Hans-Ulrich; Müller Nina; Pfister Hildegard et al. (1999): Affektive, somatoforme und Angststörungen in Deutschland – Erste Ergebnisse des bundesweiten Zusatzsurveys „Psychische Störungen". Das Gesundheitswesen 61(2): 216–222
Wizeman, Theresa M. & Pardue, Mary-Lou (eds.) (2001): Exploring the biological contributions to health: Does sex matter? Washington: National Academy Press
WHO (World Health Organization) (1986): Ottawa Charter for Health Promotion. Ottawa
WHO (World Health Organization) (1994): Declaration on the promotion of patients' rights in Europe. Copenhagen: WHO Regional Office for Europe
WHO (World Health Organization) (2001): Strategic Action Plan for the Health of Women. Copenhagen: WHO
WHO (World Health Organization) (2002a): Madrid Statement: Mainstreaming gender equity in health: The need to move forward. Copenhagen: WHO Regional Office for Europe
WHO (World Health Organization) (2002b): Gender analysis in health: A review of selected tools. Copenhagen: WHO Regional Office for Europe

WHO (World Health Organization) (2005): WHO Framework Convention on Tobacco Control/ FCTC. Geneva: WHO. http://whqlibdoc.who.int/publications/2003/9241591013.pdf (letzter Zugriff 24.11.2014)
WHO (World Health Organization) (2008a): Closing the gap in a generation. Final report of the commission on social determinants of health. Geneva: WHO
WHO (World Health Organization) (2008b): Strategy for integrating gender analysis and actions into the work of the WHO. Geneva: WHO
WHO (World Health Organization) (2009): Women and health. Today's evidence, tomorrow's agendas. Geneva: WHO
WHO (World Health Organization) (2012): Glossary of globalization, trade and health terms: Public Health. http://www.who.int/trade/glossary/story076/en/index.html (letzter Zugriff 24.11.2014)

Dr. in med. Eva Rásky Ärztin für Allgemeinmedizin und Fachärztin für Sozialmedizin; Professorin am Institut für Sozialmedizin und Epidemiologie, Medizinischen Universität Graz. Arbeitsschwerpunkte:

- Früherkennung/Screening
- Frauengesundheit
- Gesundheitsversorgung/Gesundheitssystem
- Gesundheitskommunikation.

Dr.in med. Susanne Scheipl Fachärztin für Orthopädie und Orthopädische Chirurgie; Research Fellow am University College, Cancer Institute, London (UCL) (2013–2016). Arbeitsschwerpunkte:

- Tumorforschung/Knochentumore (Chordom)
- Gender in der Orthopädie.

Teil II
Methodische Anforderungen an eine geschlechtersensible Datenbasis

Gender in der Epidemiologie im Spannungsfeld zwischen Biomedizin und Geschlechterforschung. Konzeptionelle Ansätze und methodische Diskussionen

Gabriele Bolte

„In der Epidemiologie und weiten Bereichen der biomedizinischen Forschung sind Frauen und die Untersuchung ihrer gesundheitlichen Belange bis vor kurzem weitgehend ausgeschlossen, übersehen oder unzureichend beforscht worden" (Maschewsky-Schneider 1994, S. 59). Mit dieser Feststellung beginnt Ulrike Maschewsky-Schneider ihren Beitrag zu einem Sammelband zu Frauengesundheitsforschung und Gesundheitswissenschaften – Bilanz und Perspektiven für die Forschung vor 20 Jahren. Zeitgleich wurde die gängige epidemiologische Praxis der alleinigen Adjustierung (statistischen Kontrolle) für Geschlecht kritisiert: „The well worn joke – an epidemiologist is a person broken down by age and sex – is a bit closer to the truth than many of us would probably care to submit. Gender is nearly always treated as a potential confounding variable, the effects of which, if there are any, must be controlled for statistically and then ignored" (Stephenson und McKee 1993, S. 151).

Vor 10 Jahren zogen Ellen Kuhlmann und Petra Kolip (2005) die Bilanz, dass zumindest die Diskussion um die Relevanz der Kategorie Geschlecht in der gesundheitswissenschaftlichen Forschung und Praxis angekommen sei. Jedoch sei die Berücksichtigung von Geschlecht als soziale Kategorie noch nicht geklärt und demnach die konkrete Umsetzung eine Herausforderung. Mittlerweile ist unbestritten, dass die Integration von Geschlecht in die Gesundheitsforschung sowohl ethisch geboten als auch notwendig ist, um Relevanz und Validität der Forschungs-

---

G. Bolte (✉)
Institut für Public Health und Pflegeforschung, Universität Bremen,
Bremen, Deutschland
E-Mail: gabriele.bolte@uni-bremen.de

© Springer Fachmedien Wiesbaden 2016
C. Hornberg et al. (Hrsg.), *Medizin - Gesundheit - Geschlecht,*
Geschlecht und Gesellschaft, DOI 10.1007/978-3-531-19013-6_5

ergebnisse zu erhöhen (Krieger 2003; Greaves 2012; Johnson et al. 2012). „Quite simply, if research is not gender sensitive then it is not good research and if policies do not take gender differences into account then they will most probably perpetuate inequalities rather than address them successfully" (Kickbusch 2007, S. S3).

Aber wie gelingt diese Integration der Kategorie Geschlecht? Haben sich mittlerweile theoretische Konzepte und methodische Ansätze zur adäquaten Berücksichtigung von Geschlecht in der Gesundheitsforschung etabliert? Besteht nach wie vor noch das Dilemma, dass Geschlecht nur als weitere Klassifizierung in den Denkstil der „risk factor epidemiology" aufgenommen wird, ohne grundlegende Auseinandersetzung mit der inhaltlichen Bedeutung und den komplexen Wechselwirkungen (Bolte 2008)?

Dieser Beitrag konzentriert sich auf die epidemiologische Gesundheitsforschung, da gerade in Untersuchungen zu Einflussfaktoren für Gesundheit und Krankheit auf Bevölkerungsebene soziale Determinanten von großer Bedeutung sind. Die Epidemiologie als eine Kerndisziplin der Gesundheitswissenschaften beschäftigt sich mit der Häufigkeit und den Determinanten von gesundheitsbezogenen Zuständen und Ereignissen in Bevölkerungen einschließlich der Untersuchung von Gesundheitspotenzialen und Versorgungsaspekten (Kuhn und Bolte 2011; Greenland und Rothman 2008).

Geschlecht wird als eine zentrale und ausgesprochen komplexe soziale Determinante für Gesundheit angesehen (Kaufman 2008; Snow 2010), oder wie es Susan Phillips ausgedrückt hat: „Gender is the elephant in the epidemiology room, a ubiquitous but hidden social determinant of health" (Phillips 2008, S. 370).

Der vorliegende Beitrag hat zum Ziel, einen Einblick in die aktuelle Diskussion zu *Gender* in der Epidemiologie zu geben und die Potenziale für eine methodische Weiterentwicklung durch einen transdisziplinären Dialog zwischen Biomedizin und Geschlechterforschung aufzuzeigen.

1 Geschlecht: Dimensionen Sex und Gender aus Sicht der Geschlechterforschung

Zur Beschreibung der Kategorie Geschlecht werden die biologische Dimension (*Sex*) und die soziale Dimension (*Gender*) unterschieden. Diese analytische Unterscheidung vor allem in der sozialwissenschaftlich geprägten Geschlechterforschung ist die Voraussetzung dafür, dass die soziale Ungleichheit der Geschlechter heute nicht mehr allein mit biologischen Unterschieden begründet werden kann (Babitsch 2009).

1.1 Sex als biologische Dimension von Geschlecht

Die Humanmedizin ruht „als normierende und standardisierende Disziplin und Disziplinierung des (geschlechtlich definierten) Körpers auf dem Fundament der ‚sex based biology' (…). So wird die Dichotomie von männlich/weiblich als biologisch manifester Unterschied bis in die genetische Konstitution erklärt" (Voss und Lohff 2004, S. 437). Die Annahme der Zweigeschlechtlichkeit und deren biologischen Definierbarkeit wurden jedoch in den letzten Jahren grundlegend kritisiert, sowohl aus biomedizinischer Sicht als auch aus Sicht der sozialwissenschaftlichen Geschlechterforschung und der feministischen Wissenschaftskritik.

Die feministische Wissenschaftstheoretikerin Sandra Harding verwies darauf, dass die Annahme von nur zwei biologischen Geschlechtern, die mit genetischen, hormonellen und anderen physiologischen Kriterien eindeutig bestimmbar sind, kulturell determiniert sei (Harding 1990). Der amerikanische Wissenschaftshistoriker Thomas Laqueur zeigte mit seinen körperhistorischen Studien in den 1990er Jahren, dass in der Medizin das noch aus der Antike stammende „Ein-Geschlechter-Modell" im 18. Jahrhundert durch ein „Zwei-Geschlechter-Modell" abgelöst wurde. Dieses neue Modell zeichnete sich dadurch aus, dass es „Männer und Frauen grundlegend verschieden denkt und den Unterschied an den Geschlechtsorganen festmacht. (…) Frauenkörper und Männerkörper sind im modernen, aufgeklärten Denkmodell durch und durch verschieden geworden" (Wetterer 2010, S. 130).

Variationen in der biologischen Geschlechterdimension werden von verschiedenen Kulturen unterschiedlich konzeptualisiert bzw. kategorisiert. Ausgehend von der Beobachtung, dass nicht in allen Gesellschaften und Kulturen (nur) zwei Geschlechter existieren, kam die Geschlechterforschung zu dem Schluss, dass die Geschlechterklassifikation auf sozialer Übereinkunft basiert und die Kriterien für die Geschlechterzuordnung somit als soziale Kriterien einzuordnen sind (Wetterer 2010; Johnson und Repta 2012). „Nicht nur die zweigeschlechtliche Klassifikation, sondern die grundlegenden Denkmodelle der Biologie sind der Sozialwelt und dem jeweils zeitgenössischen Alltagswissen entnommen. Die Geschlechterdifferenz und mit ihr ggfs. historisch variable Geschlechterstereotype werden aus der Gesellschaft in die Wissenschaft und von der Wissenschaft in die Natur transferiert – nicht umgekehrt" (Wetterer 2010, S. 131).

Auch aus biomedizinischer Sicht wurde festgestellt, dass das biologische Geschlecht (*Sex*) nicht ausschließlich aus nur zwei Kategorien – Frauen und Männern – besteht (Sen und Östlin 2010a; Einstein 2012). Im Hinblick auf genetische, anatomische, hormonelle und physiologische Merkmale gibt es eine große Variation sowohl innerhalb eines biologischen Geschlechts als auch zwischen den Geschlechtern; Johnson und Repta (2012) sprechen von einem Kontinuum der

Sex-bezogenen Merkmale. Mit zunehmendem Wissen über die biologische Variationsbreite und mit Verbesserung der Messmethoden wird nach Ansicht von Johnson und Repta (2012) deutlich, dass Kategorien wie „männlich", „weiblich" und „intersexuell" nicht biologisch festgelegt, sondern relativ veränderlich in Bezug auf Ort und Zeit sind. Aus tierexperimentellen Studien wurde gefolgert, dass die Lebensumstände das biologische Geschlecht beeinflussen können. Genexpression, Hormonbildung, Anatomie und Verhalten existieren folglich nicht in einem Vakuum (Einstein 2012). Studien zu Intersexualität, Transsexualität, Transgender und Gesundheit belegen die komplexen Zusammenhänge und stellen die strikte dichotome Geschlechterkategorisierung in Frage (Gildemeister 2010; Greaves 2012; Johnson und Repta 2012).

1.2 Gender als soziale Dimension von Geschlecht

Die Geschlechterforschung konzeptualisierte Geschlecht nicht nur als Struktur-, sondern auch als Prozesskategorie. Dies betont den interaktiven und situationsspezifischen Prozess der Herstellung von Geschlecht (Babitsch 2009; Wetterer 2010; Gildemeister 2010; Greaves 2012). Die Geschlechterdifferenz ist in nahezu jeder Kultur ein Dreh- und Angelpunkt der persönlichen Identitätsbildung und der Organisation gesellschaftlicher Verhältnisse (Harding 1990).

Gender wird damit zu einem multidimensionalen Konstrukt mit Aspekten wie Geschlechteridentitäten, Geschlechterrollen und eingeschränkten Wahlmöglichkeiten aufgrund der Geschlechterordnung und des Geschlechterverhältnisses (Kuhlmann und Kolip 2005; Johnson und Repta 2012). Der Körper spielt in dieser sozialen Geschlechterkonstruktion eine zentrale Rolle, die Inszenierung geschlechtlicher Identität drückt sich in Körperwahrnehmungen und -präsentationen aus („somatische Kultur") (Stein-Hilbers 1995). Zudem ist *Gender* eine ausgesprochen komplexe soziale Determinante für Gesundheit, da sie mit biologischen Dimensionen der Vulnerabilität interagiert (Snow 2010).

1.3 Diskursive Auflösung der Geschlechterkategorie

In der konstruktivistischen Geschlechterforschung stellt Geschlecht keine natürliche Tatsache dar, sondern ist ein Produkt (sozialer) Praxen (Villa 2010). Das Konzept des „doing gender" verweist auf diesen Ansatz der sozialen Konstruktion von Geschlecht, in dem Geschlecht nicht ein individuelles Merkmal von Individuen ist, sondern infolge sozialer Prozesse entsteht. „Das Konzept wurde […] in einer expliziten und programmatischen Abgrenzung zur gängigen ‚sex-gender-Unterscheidung' entwickelt, in der implizit von einem ‚natürlichen Unterschied' ausgegangen und die kulturellen Ausprägungen von ‚gender' lediglich als gesellschaftlicher Reflex auf Natur gefasst wurde. [...] Damit wurde die mit dem sex-gender-Modell vorgegebene Sichtweise auf Geschlecht praktisch ‚umgedreht': Geschlecht bzw. Geschlechtszugehörigkeit wird nicht als quasi natürlicher Ausgangspunkt von und für Unterscheidungen im menschlichen Handeln, Verhalten und Erleben betrachtet, sondern als Ergebnis komplexer sozialer Prozesse" (Gildemeister 2010, S. 137).

Konstruktivistische Ansätze schreiben die Unterscheidung von Natur und Kultur, d. h. hier von *Sex* und *Gender*, nicht einfach fort, sondern gehen von einer reflexiven sozialen Praxis aus: „Anders als in den Ansätzen der Frauen- und Geschlechterforschung, die auf einer Unterscheidung von Sex und Gender, von biologischem und sozialem Geschlecht basier(t)en und sich auf dieser Grundlage auf die Analyse des sozialen Geschlechts konzentrier(t)en, wird damit in der Konsequenz auch das biologische Geschlecht, auch der Geschlechtskörper historisiert und ‚nicht als Basis, sondern als Effekt sozialer Praxis' begriffen" (Wetterer 2010, S. 126).

Die „erkenntnistheoretischen Transformationen der Geschlechterkategorie" (Kuhlmann und Kolip 2005, S. 58) führen bis zu Diskussionen um die Materialität von (Geschlechts-)Körpern und die diskursive Auflösung der Geschlechterkategorie. Bei aller Kritik an der Kategorie Geschlecht in den Sozialwissenschaften ist aber ein genereller Bedeutungsverlust dieser Kategorie nicht festzustellen. Auch das zweigeschlechtliche Klassifikationssystem ist nicht grundsätzlich ins Wanken geraten (Becker-Schmidt und Knapp 2001).

Ellen Kuhlmann und Petra Kolip sehen den Nutzen konstruktivistischer Ansätze für die Gesundheitsforschung eher skeptisch, da die Theoriekonzepte „durch eine grundsätzliche Distanz zu empirischen Daten und eine Vernachlässigung körperlich-materieller Belange charakterisiert" seien (Kuhlmann und Kolip 2005, S. 16). Körper seien zwar flexibel und interagierten mit ihrer soziokulturellen Umwelt, jedoch in gewissen physischen Grenzen.

Angelika Wetterer weist zudem auf eine problematische Entwicklung im Zusammenhang mit der konstruktivistischen Geschlechterforschung hin: „Naturalisierende Deutungsmuster haben – u. a. im Gefolge der Gen- und Reproduktionstechnologien und der Gender-Medizin – neu an Boden gewonnen. Das ist für die konstruktivistische Geschlechterforschung nicht nur deshalb bedeutsam, weil es einen ihrer zentralen Gegenstandsbereiche, das Wissen um die naturale Basis der Geschlechterunterscheidung, re-traditionalisiert. Gewichtiger noch [...] ist die Frage, ob die vorliegenden Konzepte der Geschlechterforschung diese Entwicklung durch ihre Konzentration auf Gender mitbedingt haben" (Wetterer 2010, S. 133).

1.4 Sex-Gender-Kontinuum

Anstatt der Sex-Gender-Unterscheidung beschreibt Regine Gildemeister eine dreigliedrige Unterscheidung mit analytisch voneinander unabhängigen Kategorien: „Sex" als Geburtsklassifikation des körperlichen Geschlechts aufgrund sozial vereinbarter biologischer Kriterien, „Sex-category" als soziale Zuordnung zu einem Geschlecht im Alltag (das nicht mit der Geburtsklassifikation übereinstimmen muss), und „Gender" als soziales Geschlecht auf Basis der alltäglichen interaktiven Herstellung und Bestätigung von Geschlecht (Gildemeister 2010).

Anita Rieder und Brigitte Lohff (2004a) veranschaulichen den Begriffskontrast Sex-Gender als ein Kontinuum von biologischem und sozialem Geschlecht mit weiteren Abstufungen: dem genetischen oder Kerngeschlecht (genetic sex), dem gonadalen Geschlecht (gonadal sex), dem genitalen Geschlecht (sexual phenotype), dem psychischen Geschlecht oder der sexuellen Selbstidentifikation (sex identification) und dem sozialen Geschlecht als der sexuellen Einordnung und Rollenzuweisung durch die Umwelt (gender). Diese Abstufungen lassen weitere Kombinationen und eine größere Heterogenität zu.

Auch Lorraine Greaves betont, dass die Konzepte *Sex* und *Gender* auf einem Kontinuum existieren, eng miteinander zusammenhängen und wechselseitig miteinander interagieren (Greaves 2012).

2 Geschlecht in der Epidemiologie

2.1 Wissenschaftsverständnis und Denkstile

Welche der oben beschriebenen theoretischen Ansätze und Geschlechterkategorien lassen sich in der epidemiologischen Gesundheitsforschung sinnvoll und gewinnbringend einsetzen? Antworten auf diese Frage hängen von dem jeweiligen Wissenschaftsverständnis ab. Für die Sozialwissenschaften stellte Sandra Harding fest: „In den Sozialwissenschaften gelang die Einführung des sozialen Geschlechts als theoretische Kategorie am leichtesten in jenen Forschungsbereichen, die von einer starken kritischen Tradition interpretativer Methoden geprägt sind. […] Diese Forschungsrichtungen halten es für legitim – und oftmals gar für unerläßlich – die gesellschaftlichen Ursprünge von Begriffssystemen und Verhaltensmustern zu reflektieren […]. Im Gegensatz dazu haben sich sozialwissenschaftliche Forschungsprogramme, die von Restbeständen einer empirisch-positivistischen Wissenschaftstheorie beherrscht waren, gegen eine Übernahme des sozialen Geschlechts als theoretischer Kategorie gesperrt. Sie waren bestenfalls dazu bereit, den Geschlechtsbegriff als eine weitere Variable zu akzeptieren, die innerhalb ihres

Themenbereichs analysiert werden konnte. Doch galt sie in diesem Falle lediglich als eine Individuen und ihrem Verhalten zukommende Eigenschaft, die mit Gesellschaftstrukturen und Begriffssystemen nichts zu tun hatte" (Harding 1990, S. 32 f.).

Übertragen auf die Epidemiologie würde das bedeuten, anknüpfend an den Denkstil der Risikofaktoren-Epidemiologie, Geschlecht als weiteres individuelles Risikomerkmal hinzuzufügen (Bolte 2008).

Bezogen auf die Geschlechterforschung in der Biologie grenzt Kerstin Palm (2010) zwei Ansätze mit divergierenden Wissenschaftsverständnissen voneinander ab: Einen Ansatz der sozial- und kulturwissenschaftlichen Wissenschaftsforschung und einen biologieimmanenten Ansatz. Beide Ansätze lassen sich auf die Epidemiologie (insbesondere mit biomedizinischer Ausrichtung) übertragen, wobei sich nach Palm aus dem biologieimmanenten Ansatz konkrete Handlungsperspektiven ableiten lassen:

„Denn der in der Genderforschung geläufige dekonstruktivistische Zugriff, der auf die kulturelle und soziale Verfertigung auch naturwissenschaftlicher Gegenstände verweist, erscheint zwar zunächst als der konsequentere Ansatz, da er die ontologische Basis biologischer Erkenntnisse und damit das Fundament ihrer Wirkmächtigkeit in Frage stellt. Zugleich verbleibt er aber auf einer metatheoretischen Reflexionsebene, deren epistemologische Prämissen und damit auch Ergebnisse in der Biologie häufig unverständlich bleiben und vor allem wenig konkrete Handlungsperspektiven eröffnen. Die in der Biologie selbst agierende Geschlechterforschung hingegen – die kritische Sexforschung [...] – erscheint aufgrund ihrer weitgehend affirmativen Haltung gegenüber dem empirischen Realismus und der Verpflichtung auf die naturwissenschaftlichen Standards in Experiment und Theoriebildung zunächst weniger tiefgreifend, ist aber in der Lage, die Prämissen, Methoden und die Theoriebildung der Biologie umfassend zu verändern und wirkungsvoll eine nichtsexistische biologische Praxis vorzuschlagen oder auch selbst umzusetzen" (Palm 2010, S. 851).

Die Denkstile (Fleck 1994) in der Epidemiologie reichen von einer vorwiegend biomedizinischen Ausrichtung mit dem Paradigma der multifaktoriellen, in erster Linie individuellen Risikofaktoren bis hin zu Ansätzen einer ökosozialen Epidemiologie, die ein Netz von Krankheitsursachen einschließlich politischer und wirtschaftlicher Faktoren als gesellschaftliche Krankheitsursachen betrachtet (Krieger 2011). Wie oben bereits erwähnt, kann die Kategorie Geschlecht (vor allem die biologische Dimension *Sex*) lediglich als weiteres individuelles Risikomerkmal in die multifaktoriellen Modelle der Risikofaktoren-Epidemiologie aufgenommen werden (Bolte 2008). Das Konzept des „embodiment" der ökosozialen Epidemiologie, die Einschreibung des sozialen und ökologischen Lebenskontextes in den Körper als aktiver und auch reziproker Prozess (Krieger 2011), eröffnet hingegen die Möglichkeit, die Multidimensionalität von Geschlecht, die Bedeutung gesellschaftlicher Strukturen und Prozesse sowie die komplexen Interaktionen der Geschlechterdimensionen zu berücksichtigen.

2.2 Gender Bias und die Forderung nach Berücksichtigung der Geschlechterdimensionen

Mit dem Begriff *Gender Bias* wird das Auftreten systematischer Fehler durch unzureichende Berücksichtigung von Geschlecht in der epidemiologischen Gesundheitsforschung bezeichnet. Die zwei Hauptformen des *Gender Bias* sind (1) das Ignorieren von Geschlecht durch die Annahme einer Gleichheit bei Krankheitsrisiken, -bildern, Diagnostik, Gesundheitsverhalten und sozialem Umfeld und (2) die Annahme von Geschlechterunterschieden in Bereichen, in denen keine bestehen (Ruiz und Verbrugge 1997; Ruiz-Cantero et al. 2007).

Eine Gegenmaßnahme ist die geschlechtersensible Herangehensweise in allen Phasen des Forschungsprozesses, von der Hypothesenformulierung, der Beurteilung des Standes des Wissens über die Auswahl des Studiendesigns, der Studienpopulation und der Erhebungsinstrumente bis hin zur Datenanalyse, Ergebnisdarstellung und -interpretation (Moerman und Mens-Verhulst 2004; Kuhlmann und Kolip 2005; Bolte 2008; Nieuwenhoven und Klinge 2010). Dementsprechend wird in den *Leitlinien und Empfehlungen zur Sicherung von Guter Epidemiologischer Praxis* der *Deutschen Gesellschaft für Epidemiologie* (DGEpi 2008) an einigen Stellen explizit auf die Kategorie Geschlecht Bezug genommen. Allerdings führen Leitfäden für geschlechtersensible Herangehensweisen und Vorgaben zur Berücksichtigung von Geschlechteraspekten in Forschungsanträgen nicht zwingend zu einer Umsetzung in der Forschung (European Commission 2009).

2.3 Konzeptualisierung von Geschlecht

Im Forschungsprozess muss in einem ersten Schritt die Konzeptualisierung erfolgen, als ein Prozess der Definition der (theoretischen) Konzepte, z. B. inwiefern die konkrete Forschungsfrage die Dimensionen *Sex* und *Gender* beinhaltet. In einem zweiten Schritt schließt sich die Operationalisierung an, d. h. die Umsetzung der theoretischen Konzepte in die praktischen Fragen zum Beispiel der Datenerhebung (Ratner und Sawatzky 2012).

Bezogen auf die Gesundheitsforschung stellt Lorraine Greaves fest: „Currently, the concepts of both sex and gender (and their relationships, contexts, and meanings) are routinely overlooked, misused, misunderstood, confused, or conflated in health research [...], creating a kind of underlying chaos in the existing health literature" (Greaves 2012, S. 4). Besonders die Begriffsverwirrung und damit einhergehend die Verwirrung der Konzepte wird hervorgehoben: Häufig werden die Bezeichnungen *Sex* und *Gender* gerade in der medizinischen und epidemiologischen Literatur ungenau verwendet, anstelle von *Sex* als biologischer Geschlechterdimension wird einfach *Gender* eingesetzt oder es werden die Begriffe *Sex* und *Gender* synonym verwendet (Krieger 2003; Phillips 2008; Johnson et al. 2009; Snow 2010; Nieuwenhoven und Klinge 2010; Hammarström und Annandale 2012; Ratner und Sawatzky 2012).

In einem Standardwerk der Epidemiologie, „Modern Epidemiology", wird in dem Kapitel zu Sozialepidemiologie kurz und prägnant unter der Überschrift „Sex/Gender" festgestellt (Kaufman 2008): *Gender* sei die soziale Realisation des biologischen Geschlechts und eine wesentliche Determinante der sozialen, Umwelt- und materiellen Lebensumstände in allen menschlichen Gesellschaften. Die sozialen Implikationen von *Gender* variierten über Zeit und Raum. *Gender* sei daher eine wichtige Größe in allen sozialepidemiologischen Analysen als Covariable, Effektmodifikator oder Stratifizierungsvariable.

In ihrem 2003 erschienenen Tutorial definiert Nancy Krieger *Gender* als soziales Konstrukt in Bezug auf kulturelle Konventionen, Geschlechterrollen und -verhaltensweisen (Krieger 2003). Sie verweist auf die Variationen je nach Gesellschaft und Zusammenspiel mit weiteren sozialen Faktoren. *Sex* definiert sie als biologisches Konstrukt, basierend auf sekundären Geschlechtsmerkmalen. In ihrem Konzept zur systematischen Analyse der Bedeutung und Interaktionen von *Sex* und *Gender* im epidemiologischen Exposition-Wirkung-Schema verwendet Krieger die Bezeichnungen „gender relations" und „sex-linked biology". Zwischen den beiden Dimensionen sind wechselseitige Beeinflussungen möglich: Gender-Beziehungen können die Expression und Interpretation von biologischen Geschlechtseigenschaften beeinflussen, biologische Geschlechtsmerkmale können zu Gender-Unterschieden in der Gesundheit beitragen (Krieger 2003).

Die aktuellen konzeptionellen Arbeiten im Bereich der (epidemiologischen) Gesundheitsforschung haben gemeinsam, dass sie auf die Dimensionen *Sex* und *Gender*, deren Komplexität, Verwobenheit und wechselseitige Beeinflussung Bezug nehmen (Krieger 2003; Moerman und Mens-Verhulst 2004; Johnson et al. 2009; Nieuwenhoven und Klinge 2010; Springer et al. 2012). Eine weitere Verbesserung der Konzepte für mehr konzeptionelle Klarheit wird gefordert (Krieger 2003; Doyal 2004; Bottorff et al. 2011; Johnson und Repta 2012). Die oben angesprochenen Ansätze einer diskursiven Auflösung der Geschlechterkategorie aus der Geschlechterforschung werden in der Epidemiologie bzw. Gesundheitsforschung bislang nicht verfolgt.

Anders als in den konzeptionellen Überlegungen wird in den *Leitlinien und Empfehlungen zur Sicherung von Guter Epidemiologischer Praxis* der *Deutschen Gesellschaft für Epidemiologie* (DGEpi 2008) nur die übergreifende Bezeichnung „Geschlecht" verwendet und nicht explizit auf Sex- und Gender-Dimensionen eingegangen. Aus der Formulierung der Leitlinie zum Studienplan und Studiendesign wird deutlich, dass von einer binären Geschlechterkategorie ausgegangen wird.

Abschließend sei hier noch auf die Warnung von Anne Hammarström und Ellen Annandale (2012) hingewiesen. Die Autorinnen befürchten, dass die sogenannte „Gender-Medizin" die Entwicklung eindeutiger konzeptioneller Modelle für *Sex/Gender* verhindere und stattdessen zu einer Rückkehr zu biologischem Determinismus und zu einer dualistischen Konzeptualisierung von *Sex* (Biologie) und *Gender* (Soziales) beitrage. Dann wäre *Gender* keine sinnvolle Kategorie mehr, sondern würde auf Fragen von individuellen Lebensstilen oder soziale Rollen reduziert.

2.4 Operationalisierung von Geschlecht bzw. Sex/Gender

Quantifizierung ist ein zentrales Paradigma in der Epidemiologie. Im Gegensatz zu qualitativen Forschungsansätzen, bei dem die Geschlechterordnung häufig erst in der Phase der Datenanalyse deutlich wird, erfordert der Ansatz quantitativer Forschung, dass wesentliche theoretische Konzepte und ihre Operationalisierungen – hier die miteinander verwobenen Dimensionen *Sex* und *Gender* – vor der Datenerhebung zu einer konkreten Fragestellung festgelegt werden (Annandale und Hunt 2000a). Der entscheidende Punkt ist, dass bei jeder Fragestellung vorab geklärt werden muss, welche spezifischen Aspekte von *Sex* und *Gender* relevant sein könnten. Auf Basis dieser Vorabklärung sind die Methoden, insbesondere der Datenerhebung und der statistischen Analyse, auszuwählen (Johnson und Repta 2012). Dies mag trivial und selbstverständlich erscheinen, birgt aber in Bezug auf Sex- und Gender-Dimensionen noch erheblichen Klärungsbedarf, gerade was die Verwobenheit und Interaktionen der Dimensionen anbelangt.

Offensichtlich sind die Methoden noch nicht so weit entwickelt wie die theoretischen Konzepte: „For example, while gender is typically theorized as a multidimensional, context-specific factor that changes according to time and place, it is routinely assumed to be a homogeneous category in research, measured by a single check box" (Johnson und Repta 2012, S. 18). Die gängige Praxis in der Epidemiologie ist, Geschlecht als binäre Variable mit den Ausprägungen weiblich und männlich durch Eigenangabe in einer Befragung, durch Interviewangaben (die das Interview durchführende Person ordnet der befragten Person das Geschlecht zu) oder durch Rückgriff auf Melde- oder Gesundheitsdaten (z. B. Geschlechterkategorisierung durch medizinisches Personal) zu erheben (Ratner und Sawatzky

2012). Diese strikte Geschlechterdichotomie, fokussierend auf die biologische Geschlechterdimension, repräsentiert jedoch nur eine Annahme aufgrund historischer Konventionen (Kaufman 2008, vgl. 1.1). Durch die binäre Kategorie geht die Variabilität innerhalb der Populationen bzw. Gruppen verloren (Johnson und Repta 2012). Nur nach biologischem bzw. Erhebungsgeschlecht stratifizierte Daten allein helfen nicht weiter, um beobachtete Geschlechterunterschiede auf biologische oder soziale Geschlechterdimensionen oder Kombinationen hieraus zurückzuführen (Snow 2010; Kunkel und Atchley 1996). Es ist demnach ein Fehler, *Sex* als Proxy-Variable stellvertretend für *Gender* zu verwenden (Nieuwenhoven und Klinge 2010). Weiter entwickelte Messverfahren für *Sex/Gender* müssen daher zukünftig über dualistische Interpretationen biologischer und sozialer Unterschiede hinausgehen (Johnson et al. 2012).

Auf die Problematik, dass die große Variabilität in genetischen, anatomischen, hormonellen und physiologischen Merkmalen gegen eine binäre Variable *Sex* spricht, wurde bereits oben eingegangen. Johnson et al. (2012) und Springer et al. (2012) betonen, dass *Sex* nicht pauschal als Proxy-Variable für biologische Mechanismen und Unterschiede verwendet werden sollte. Stattdessen könnten je nach Forschungsgegenstand präzisere Messdaten wie z. B. Körpergewicht, Lungenfunktion, Fettverteilung oder Hormonspiegel herangezogen werden. Die Biologie kann nicht getrennt von der sozialen Umwelt operationalisiert werden, da die Lebensumstände und damit Gender-Aspekte das biologische Geschlecht beeinflussen können (Springer et al. 2012; Einstein 2012). „In order to measure biological sex, it may be necessary to use methods aimed at understanding the social in tandem with the biological. [...] Thus there is really no ‚pure' measure of biological sex. Much biological sex is often the *bodily manifestation of environmental/social influences*. Finally, all of these measures reveal that even biological sex is mutable" (Einstein 2012, S. 97).

Ansätze der Geschlechterforschung, die kritisch die Konzepte von *Gender* hinterfragen, bieten oftmals keine Vorschläge, wie *Gender* zu erfassen bzw. zu messen ist: „Attempts to quantify gender are few as most scientists perceive gender as a multipronged concept and a social process that is tightly tethered to its context, thereby resisting universal measure. It has even been suggested that sex and gender need to be merged conceptually and measured accordingly, given their strong interactional component" (Greaves 2012, S. 8; Johnson et al. 2009).

Eine zentrale Frage ist, ob es möglich ist, *Gender* direkt zu messen. Pamela Ratner und Richard Sawatzky (2012) sowie Susan Phillips (2008) verweisen darauf, dass bisherige Ansätze vor allem versucht haben, Effekte und Konsequenzen von *Gender* zu erfassen. *Gender* wurde analytisch wiederum als binäre Variable (männlich versus weiblich) behandelt, ohne nähere Konzeptualisierung oder Operationalisierung. Durch eine binäre Variable wurden Messfehler in Kauf genommen unabhängig davon, ob von zwei tatsächlich sich ausschließenden Kategorien ausgegangen wurde oder von einem unvollständigen Maß für ein dahinter stehendes Kontinuum. Ratner und Sawatzky (2012) halten es daher für sinnvoll, Ansätze zu entwickeln, *Gender* mit weiteren Abstufungen und nicht nur mit zwei Ausprägungen zu messen.

Nicola Döring (2013) diskutiert in einer aktuellen Übersicht verschiedene Möglichkeiten, Geschlecht in der quantitativen Datenerhebung zu operationalisieren. Sie stellt dem Einzel-Item männlich/weiblich Versionen von einzelnen Fragebogenitems gegenüber, die separat biologisches oder soziales Geschlecht erfassen und dabei mehr als zwei Antwortalternativen oder Freitextangaben zulassen. Darüber hinaus betrachtet sie die Erhebung des sozialen Geschlechts als kontinuierliche Variable mittels psychometrischer Skalen. Die Akzeptanz, Praktikabilität und Auswertbarkeit von Fragebogenitems, die mehr als zwei Antwortalternativen vorgeben, ist in epidemiologischen Studien mit gesundheitsbezogenen Fragestellungen erst noch zu erproben.

Nach Phillips (2008) ist *Gender* keine singuläre, quantifizierbare und konsistente Eigenschaft eines Individuums oder einer Population. Vielmehr sind für die Erfassung der Bedeutung von *Gender* für Gesundheit und Wohlbefinden mehrere, verschiedene Merkmale auf individueller und auf aggregierter Gruppen-Ebene relevant. Phillips schlägt daher die Entwicklung einer Gender-Index-Variable vor, die in Analogie zu dem Konzept des sozialen Kapitals als summative Variable gesehen werden kann. Ein wichtiger Unterschied zwischen *Gender* und sozialem Kapital als summativen Konzepten ist aber, dass aufgrund der Internalisierung z. B. von Geschlechterrollen *Gender* nie ausschließlich eine unabhängige Variable sein kann. Bestandteile einer Gender-Index-Variable auf der individuellen Ebene könnten nach Phillips beispielsweise ein quantitativer Indikator des Ausmaßes der Geschlechterrollenakzeptanz und Effekte der Geschlechterungleichheit auf individueller Ebene wie Erfahrungen mit (sexueller) Gewalt und das Ausmaß der eigenen Kontrolle zu Hause und am Arbeitsplatz sein. Auf der Gruppen-Ebene könnten beispielsweise Maße für die Gleichheit zwischen den Geschlechtern in der Gesellschaft berücksichtigt werden wie das Verhältnis des Anteils von Frauen mit höherer Bildung in Relation zu dem Anteil von Männern mit höherer Bildung, das Einkommen von Frauen im Vergleich zu dem der Männer oder der Grad der Rechte von Frauen. Die Gruppenebene kann geografisch definiert werden oder auch nach sozialen Merkmalen. Phillips weist selbst darauf hin, dass eine Gender-Index-Variable mit wenigen ausgesuchten Merkmalen der Annahme einer relationalen und kontextuellen Natur von *Gender* eigentlich widerspricht. Ihre Lösung ist, die Gender-Index-Variable zumindest für jede Fragestellung spezifisch zu entwickeln. In jedem Fall sind Interaktionen mit weiteren Sozialvariablen zu beachten (Phillips 2008).

Ein Beispiel für diesen Ansatz ist die Entwicklung eines Gender-Gleichheits-Index bei Paaren. Sörlin et al. (2011) verwendeten einen „gender equality index" für die Analyse des Zusammenhangs zwischen dem Ausmaß der Gender-Gleichheit bei Paaren und der selbst berichteten Gesundheit. In den Index gingen die individuellen Merkmale Bildung, Einkommen, Berufstätigkeit, Anteil an Hausarbeit und Kindererziehung beider Partner/Partnerinnen ein. Mansdotter et al. (2006) untersuchten die Bedeutung der Gender-Gleichheit bei Paaren mit Kindern für die Gesundheit anhand der Indikatoren Einkommen, berufliche Stellung, Elternzeit und Kinderbetreuung.

Bottorff et al. (2011) geben in ihrem Review ein Beispiel für die sequenzielle Nutzung qualitativer und quantitativer Methoden zur Entwicklung einer Art Gender-Index-Variable: Für eine Studie zu Gender-Beziehungen in Haushalten und Entscheidungen über Gesundheitsfragen wurde zuerst auf Basis der Ergebnisse qualitativer Studien zu kontextuellen Einflussfaktoren für Gender-Beziehungen der konzeptuelle Rahmen der Studie entwickelt. Daran anschließend wurden die Gender-Beziehungen anhand der sozialen Interaktionen auf Basis der Machtdynamiken zwischen Männern und Frauen in Paarbeziehungen, individueller Charakteristika sowie kontextueller Variablen auf Haushalts- und Gemeindeebene beschrieben.

Johnson et al. (2009) kritisieren an dem Ansatz einer Proxy-Variable für *Gender* von Susan Phillips (2008), dass die fundamental verschiedenen Konzepte von *Sex* und *Gender* vermischt würden und dass die Relevanz einer derartigen Proxy-Variable für *Gender* für Männer und deren Gesundheit nicht belegt sei.

Im Gegensatz dazu schlagen Springer et al. (2012) vor, aufgrund der Verwobenheit und wechselseitigen Beeinflussung der Dimensionen *Sex* und *Gender* die Bezeichnung „sex/gender" zu verwenden. Sie entwickeln keine spezifische Operationalisierung im Sinne messbarer Kategorien bei der Datenerhebung, sondern fordern in statistischen Modellen zum Zusammenhang zwischen Einflussfaktoren und einer Gesundheitszielgröße die Prüfung möglicher biologischer Mechanismen und sozialer und biosozialer Wirkungspfade in Bezug auf Gesundheitsunterschiede zwischen Frauen und Männern („male-female health differences").

2.5 Statistische Modellierung

Im klassischen Exposition-Wirkung-Schema der Epidemiologie illustriert Nancy Krieger (2003) modellhaft die mögliche Wirkung der Dimensionen *Gender* und *Sex* mit den drei Mechanismen: Beeinflussung von Expositionen/Einflussfaktoren, Effektmodifikation/Interaktion und unmittelbarer Effekt auf die Zielgröße (d. h. Zusammenhang zwischen der biologischen Geschlechterdimension und geschlechtsspezifischen Erkrankungen). Je nach untersuchter Fragestellung können es voneinander unabhängige oder z. B. synergistische Wirkungen sein. Ziel sollte daher sein, das Zusammenspiel und die wechselseitige Beeinflussung der Sex- und Gender-Dimensionen zu modellieren (Nieuwenhoven und Klinge 2010).

Diese drei Mechanismen werden auch von Ratner und Sawatzky (2012) sowie Degenhardt und Thiele (2002) beschrieben: Letztere bezeichnen die Mechanismen für den Zusammenhang zwischen Geschlecht und Gesundheit als Kovariation, Mediation und Moderation. Kovariation entspricht bei Krieger (2003) dem direkten Zusammenhang zwischen biologischer Geschlechterdimension und Gesundheit. Mediation bezieht sich auf die Vermittlung der Effekte des biologischen Geschlechts durch soziale und psychologische Faktoren. Krieger (2003) stellt weitergehend den Einfluss der Geschlechterdimensionen *Sex* und *Gender* auf Einflussfaktoren/Expositionen dar. Moderation entspricht der Effektmodifikation durch Geschlecht, auch hier differenziert Krieger (2003) nach sozialen und biologischen Dimensionen. Auch wenn nach Degenhardt und Thiele (2002) biopsychosoziale Modelle zu Geschlecht und Gesundheit auf der Basis von biogenetischen, psychischen und Sozialdaten erkenntnistheoretische und methodische Probleme aufweisen, ist es wichtig mit einem interdisziplinären Ansatz prüfbare statistische Modelle zu entwickeln, um nicht dem „AHMAZ-Paradigma (Alles Hängt Mit Allem Zusammen)" zu unterliegen.

Wie kann und sollte die Umsetzung dieser theoretischen Konzepte in der statistischen Datenanalyse praktisch aussehen? An dieser Stelle können zumindest einzelne Bausteine und Überlegungen aus der aktuellen Diskussion genannt werden:

Stratifizierung: Als ein erster Schritt zur genaueren Erfassung von Sex/Gender-Effekten wurden generell nach Geschlecht stratifizierte Modelle angesehen (Kunkel und Atchley 1996; Moerman und Mens-Verhulst 2004; Bolte 2008). Jedoch basiert die Stratifizierung bisher meist auf einer binären Geschlechtervariable (Erhebungsgeschlecht, Vergleich zwischen Männern und Frauen), lässt keine Unterscheidung zwischen individuellen und kontextuellen Aspekten von *Gender* zu (Phillips 2008) und bleibt daher weit hinter den theoretischen Überlegungen zurück. Eine Weiterentwicklung könnten Stratifizierungen nach Gender-Gruppen sein (Annandale und Hunt 2000a), z. B. definiert über eine Gender-Index-Variable wie oben beschrieben. Keine sinnvolle Lösung ist hingegen, in einem Gesamtmodell sowohl eine Variable für das Erhebungsgeschlecht als auch Variablen, die mit biologischen, psychologischen oder sozialen Effekten von Geschlecht verbunden sind, aufzunehmen. Der Grund hierfür ist, dass letztere Variablen Intermediärfaktoren darstellen, die als proximale Einflussgrößen den Effekt der distalen Einflussgröße in einem gemeinsamen Modell verschwinden lassen (Moerman und Mens-Verhulst 2004).

Effektmodifikation/Interaktion: Vielfach wurde die Notwendigkeit hervorgehoben, die Modifikation der Effekte einer Einflussgröße auf Gesundheit durch *Gender* zu analysieren (Annandale und Hunt 2000a; Moerman und Mens-Verhulst 2004; Phillips 2008; Springer et al. 2012). Zudem können biologische Unterschiede in der Vulnerabilität von Bedeutung sein (Bird und Rieker 2008). In der Epidemiologie gibt es mehrere Methoden, derartige Interaktionen statistisch zu untersuchen (Duetz et al. 2003).

Veränderungen über die Zeit/Lebenslaufperspektive: Die Modellierung des Zusammenhangs zwischen Geschlecht und Gesundheit muss mögliche Änderungen über die Zeit einschließen. Annandale und Hunt (2000a) haben darauf in Bezug auf mögliche soziale Änderungen in der Geschlechterordnung (sowohl im Ausmaß als auch in der Form) auf der individuellen und auf der strukturellen Ebene hingewiesen. Weiter gedacht können im Zeitverlauf Veränderungen auch in der Zugehörigkeit von Individuen zu einer Gender-Gruppe, in der Wirkung der Lebensumwelt auf die biologische Geschlechterdimension oder in den Effekten von *Sex/Gender* auftreten. Konzeptuelle Überlegungen und methodische Ansätze bietet die „life course epidemiology". Sie untersucht ebenfalls die unabhängige, kumulative oder interaktive Wirkung biologischer und sozialer Faktoren über die Zeit auf die Gesundheit. Entsprechend wird versucht, eine integrative Sichtweise auf biologische und soziale Risikoprozesse zu entwickeln, statt verfälschende Dichotomien zu konstruieren (Kuh et al. 2003). Zudem werden in der „life course epidemiology" auch die Bedeutung kontextueller Faktoren und das Embodiment-Konzept (Krieger 2011) berücksichtigt.

Hierarchische Modelle/Mehrebenenanalyse: Mit Mehrebenenmodellen können die Effekte der sozialen Dimensionen von Geschlecht sowohl auf der individuellen als auch auf einer Meso- und Makroebene erfasst sowie die Kontexteffekte von *Gender* als Merkmal auf einer Gruppen- oder räumlichen Ebene auf Individuen analysiert werden (Phillips 2008; Bird und Rieker 2008; Johnson et al. 2012). Im Rahmen von intersektionell-informierten Forschungsansätzen bzw. sozialepidemiologischer Fragestellungen ermöglichen Mehrebenenanalysen, strukturelle gesellschaftliche bzw. politische Faktoren und Machtverhältnisse einzubeziehen.

Analyse von Gen-Umwelt-Interaktionen/epigenetische Studien: Diese Ansätze können genutzt werden, um die Wechselwirkungen zwischen biologischen, sozialen und Umwelteinflüssen auf die Gesundheit zu untersuchen unter der Annahme, dass biologische und soziale Geschlechterdimensionen nicht vollständig getrennt voneinander betrachtet werden können (Sen und Östlin 2010a; Johnson et al.

2012). Beispielsweise beeinflussen Geschlechterrollen (Dimension *Gender*) individuelle Verhaltensweisen (z. B. Ernährung, Alkoholkonsum und Rauchen) und damit zugleich die Umwelt, auf die genetische Faktoren bzw. Prozesse (Dimension *Sex*) wiederum unterschiedlich reagieren (Nieuwenhoven und Klinge 2010).

Mixed-Methods-Ansätze: Wie oben im Abschnitt zur Operationalisierung von *Sex/Gender* bereits angeführt, kann die Kombination quantitativer und qualitativer Methoden in einem Forschungsansatz hilfreich sein, theoretische Konzepte von *Sex/Gender* umzusetzen (Annandale und Hunt 2000a).

Zwischenfazit: In epidemiologischen Modellen wird oftmals versucht, den Effekt einzelner Merkmale auf eine Gesundheitszielgröße unter statistischer Kontrolle für weitere Einflussgrößen zu quantifizieren. Anknüpfend an die Intersektionalitäts-Debatte (s. u.) ist dieser Ansatz nach Springer et al. (2012) nicht geeignet um zu untersuchen, wie verschiedene Aspekte der sozialen Lage (einschließlich *Gender*) die Gesundheit in komplexen, multiplikativen Wegen beeinflussen. Die Autorinnen schlagen daher vor, in Modellen zuerst soziale und biosoziale Wirkungspfade in Bezug auf Gesundheitsunterschiede zwischen Männern und Frauen („male-female health differences") zu prüfen. Nur bei eindeutigen Hinweisen sollten dann auch primäre biologische Mechanismen untersucht werden. Auch wenn Springer et al. (2012) einen alternativen Ansatz zur Analyse von biologischen Geschlechterunterschieden („sex differences") anbieten möchten, löst sich ihr Ansatz nicht grundsätzlich von der Sichtweise einer Dichotomie männlich/weiblich. Die Autorinnen weisen zumindest darauf hin, dass geprüft werden sollte, ob sich die untersuchten Wirkmechanismen zwischen Männern und Frauen generell unterscheiden. Zudem sollte die Relevanz nachgewiesener Geschlechterunterschiede im Vergleich mit den Variationen innerhalb der Gruppe der Männer bzw. Frauen interpretiert werden.

3 Intersektionalität

Die Effekte von *Gender* sind nur im Zusammenspiel mit und im Kontext weiterer sozialer Faktoren adäquat zu erfassen (Greaves 2012; Johnson et al. 2012). Beim Forschungsansatz der Intersektionalität wird berücksichtigt, dass eine Person in verschiedenen sozialen Gruppen verortet ist und daher viele verschiedene kontextuelle Faktoren und ihre Interaktionen – über die einfache Addition der Faktoren hinausgehend – zu berücksichtigen sind. Dieser Forschungsansatz wird bisher vor allem in der qualitativen und sozialwissenschaftlichen Forschung verfolgt. Studien mit Intersektionalitätsanalysen versprechen neue Einsichten in die sozialen Determinanten von Gesundheit und in die sozialen Muster von gesundheitlichen

Ungleichheiten (Iyer et al. 2010; Hankivsky 2012; Bauer 2014). In der Geschlechterforschung wird Intersektionalität als neues Schlüsselkonzept und innovativer Ansatz zur Untersuchung des Wechselverhältnisses von Geschlecht und weiteren sozialen Ungleichheiten angesehen: „Sich auf die Strukturkategorie Geschlecht zu beschränken, ohne ihre Wechselwirkungen mit anderen Achsen der Ungleichheit zu beachten, ist reduktionistisch und wird dem Theoriestand und der Empirie moderner Gesellschaften nicht gerecht. Auch deshalb sind Fragen der Vermittlung und der Wechselwirkungen von Ungleichheiten vom Rand in den Brennpunkt der Geschlechterforschung gerückt" (Lenz 2010, S. 164).

Intersektionalitätsansätze in der Analyse von sozialer Lage und Gesundheit verkomplizieren zwar traditionelle Modelle durch die Berücksichtigung mehrerer Dimensionen, situations-spezifischer Interpretationen, Gruppendynamiken und sozialem Wandel, aber gerade dadurch können sie Fragen beantworten, die bisherige Modelle nicht beantworten konnten (Iyer et al. 2010). Nach Johnson et al. (2012) könnten in diesem Ansatz auch biologische Gesundheitsvariablen eingeschlossen werden. Sie verweisen jedoch auch auf methodische Probleme: „The heavy emphasis on social experience and the complexity of theorizing around the historical and cultural aspects of experience can make it daunting for researchers from more biomedical backgrounds to use intersectionality. It can also be challenging to choose which factors to examine within an intersectional framework, particularly for researchers who are used to a hypothesis-testing research approach. Finally, the increasing focus on specific population raises questions about sample size and saturation, warranting more specific discussion around the application of this theory in quantitative studies. Much more work is needed to provide concrete methodological guidance to researchers to enable the use of intersectional analysis in empirical studies of sex and gender and health" (Johnson et al. 2012, S. 55).

Ob Intersektionalitätsanalysen ein innovativer Ansatz sind, um *Sex/Gender* zu untersuchen, wird unterschiedlich bewertet (Bauer 2014). Annandale und Hunt (2000a) kritisieren, dass „Diversity" ein Modewort geworden sei und sehen die Gefahr, dass die Komplexität sozialer Ungleichheiten überbewertet werden könnte. Je mehr die Interaktion von *Gender* mit anderen sozialen Faktoren betont werde, d. h. die soziale Komplexität in den Blick genommen wird, desto mehr gehe die Unterscheidung nach *Gender*, d. h. binäre Machtverteilung nach männlich/weiblich, verloren. Demgegenüber verweist Hankivsky (2012) in Bezug auf den Intersektionalitätsansatz darauf, dass hierbei gerade nicht der Fehler gemacht würde, *Sex/Gender* und damit Geschlechterunterschiede als primären Erklärungsansatz in den Mittelpunkt zu stellen und damit fälschlicherweise Dichotomien anstelle von vielfältigeren Unterschieden zwischen verschiedenen Bevölkerungsgruppen zu untersuchen.

Katharina Walgenbach (2012) kritisiert am Intersektionalitätsansatz mit seinen geometrischen Metaphern der Überkreuzung oder Überschneidung von sozialen Kategorien, dass diese vor und nach ihrer Kreuzung immer noch als isolierte Kategorien aufgefasst und damit Machtverhältnisse getrennt voneinander gedacht würden. Sie schlägt stattdessen vor, *Gender* als interdependente Kategorie zu fassen, die immer nur in einem ausgewählten konkreten Kontext inhaltlich genauer bestimmt werden kann.

In der epidemiologischen Gesundheitsforschung steht die vertiefte Auseinandersetzung mit den Implikationen eines intersektionellen Forschungsansatzes für die Operationalisierung und statistische Modellierung in der quantitativen Datenanalyse erst am Anfang (Bolte und Lahn 2015).

4 Ausblick: Kritische Distanz oder transdisziplinärer Dialog?

Für die Wahrung einer kritischen Distanz der Gesundheitsforschung zur feministischen Theoriedebatte hatten sich Kuhlmann und Kolip (2005) ausgesprochen, da die Gefahr bestehe, mit einer mehrdimensionalen Geschlechterkategorie gesellschaftliche Strukturen und Machtverhältnisse unzureichend zu berücksichtigen. Aktuelle Forschungsansätze sowohl aus einer Intersektionalitätsperspektive als auch aus der modernen Sozialepidemiologie bzw. kritischen Public-Health-Forschung versuchen, soziale Ungleichheiten bei Gesundheit kontextsensibel mit Bezug auf gesellschaftliche Strukturen und Machtverhältnisse sowie Prozesse der Vergeschlechtlichung zu erfassen (Bolte und Lahn 2015). Die biomedizinische Forschung zu Geschlecht und Gesundheit kann daher von den theoretischen Konzepten zu Sex/Gender-Dimensionen sowie intersektionell-informierten Forschungsansätzen aus der sozialwissenschaftlichen Geschlechterforschung profitieren; die weitere Aufnahme von Fragestellungen aus der Geschlechterforschung in die Epidemiologie verspricht zusätzliche Erkenntnisgewinne (Hammarström et al. 2014). Im vorliegenden Beitrag wurde versucht, einen Einblick in aktuelle Diskussionen zu *Sex/Gender* in der Epidemiologie zu geben, die auf Potenziale für eine methodische Weiterentwicklung durch einen transdisziplinären Dialog zwischen Biomedizin und Geschlechterforschung verweisen.

Die Distanz zwischen den beiden differenten Wissensgemeinschaften Epidemiologie und Geschlechterforschung ist aber offensichtlich noch groß. Kerstin Palm stellte bezogen auf Biologie und Geschlechterforschung fest, dass erst noch ein transdisziplinärer Dialog zwischen einer „metatheoretischen [...] sozial- und kulturwissenschaftlichen Genderforschung und einer empirisch arbeitenden biologischen Sexforschung" (Palm 2010, S. 857) initiiert werden muss. Diese Aussage ist zumindest auf die biomedizinisch orientierte Epidemiologie übertragbar. Bisher gibt es erst wenige Brücken zwischen diesen beiden Welten, die das jeweilige Wissen, die Forschungsparadigmen und Methoden wechselseitig übersetzen und transportieren helfen (Nieuwenhoven und Klinge 2010; Johnson et al. 2012). Inter- und transdisziplinäre Zusammenarbeit von sozialwissenschaftlich und biomedizinisch Forschenden ist notwendig, um integrierte soziale und biologische Erklärungsansätze für den Zusammenhang zwischen Geschlecht und Gesundheit zu entwickeln (Bird und Rieker 2008). Ansätze der ökosozialen Epidemiologie und aus intersektionell-informierten Forschungsansätzen erscheinen hierbei vielversprechend.

Literatur

Annandale, Ellen & Hunt, Kate (2000a): Gender inequalities in health: research at the crossroads. In: Annandale & Hunt (2000b): 1–35
Annandale, Ellen & Hunt, Kate (Eds.) (2000b): Gender inequalities in health. Buckingham, Philadelphia: Open University Press
Babitsch, Birgit (2009): Die Kategorie Geschlecht: Theoretische und empirische Implikationen für den Zusammenhang zwischen sozialer Ungleichheit und Gesundheit. In: Richter & Hurrelmann (2009): 283–299
Bauer, Greta R. (2014): Incorporating intersectionality theory into population health research methodology: Challenges and the potential to advance health equity. In: Social Science and Medicine 110: 10–17
Becker, Ruth & Kortendiek, Beate (Hrsg.) (2010): Handbuch Frauen- und Geschlechterforschung. Theorie, Methoden, Empirie. 3. Auflage. Wiesbaden: VS Verlag für Sozialwissenschaften
Becker-Schmidt, Regina & Knapp, Gudrun-Axeli (2001): Feministische Theorien zur Einführung. Hamburg: Junius Verlag
Bird, Chloe E. & Rieker, Patricia P. (2008): Gender and health. The effects of constrained choices and social policies. New York: Cambridge University Press
Bolte, Gabriele (2008): Gender in der Epidemiologie. Diskussionsstand und Perspektiven. In: Bundesgesundheitsblatt – Gesundheitsforschung – Gesundheitsschutz 51: 3–12
Bolte, Gabriele & Lahn, Ulrike (2015): Geschlecht in der Public-Health-Forschung zu gesundheitlichen Ungleichheiten: Potenziale und Begrenzungen des Intersektionalitätsansatzes. In: GENDER 2: 51–67
Bottorff, Joan L.; Oliffe, John L.; Robinson, Carole A. & Carey, Joanne (2011): Gender relations and health research: a review of current practices. In: International Journal for Equity in Health 10: 60
Bundeszentrale für gesundheitliche Aufklärung (Hrsg.) (2011): Leitbegriffe der Gesundheitsförderung und Prävention. Glossar zu Konzepten, Strategien und Methoden. Köln: BZgA
Degenhardt, Annette & Thiele, Andreas (2002): Biomedizinische und biopsychosoziale Modelle. In: Kolip & Hurrelmann (2002): 87–103
Deutsche Gesellschaft für Epidemiologie (DGEpi) (2008). Leitlinien und Empfehlungen zur Sicherung von Guter Epidemiologischer Praxis (GEP) http://dgepi.de/fileadmin/pdf /leitlinien/GEP_mit_Ergaenzung_GPS_Stand_24.02.2009.pdf (letzter Zugriff 12.05.2015)

Döring, Nicola (2013): Zur Operationalisierung von Geschlecht im Fragebogen: Probleme und Lösungsansätze aus Sicht von Mess-, Umfrage-, Gender- und Queer-Theorie. In: Gender 2: 94–113

Doyal, Lesley (2004): Sex and Gender: Fünf Herausforderungen für Epidemiologinnen und Epidemiologen. In: Gesundheitswesen 66: 153–157

Duetz, Margreet S.; Abel, Thomas & Minder, Christoph E. (2003): Clarifying gender interactions in multivariate analysis. In: Sozial- und Präventivmedizin 48. 252–256

Einstein, Gillian (2012): Measuring biological sex. In: Oliffe & Greaves (2012): 85–101

European Commission (2009): Monitoring progress towards Gender Equality in the Sixth Framework Programme. Synthesis report. Luxembourg: Publications Office of the European Union http://ec.europa.eu/research/science-society/document_library/pdf_06/gender-monitoring-studies-synthesis-report_en.pdf (letzter Zugriff 12.05.2015)

Fleck, Ludwik (1994): Entstehung und Entwicklung einer wissenschaftlichen Tatsache. Einführung in die Lehre vom Denkstil und Denkkollektiv. Frankfurt am Main: Suhrkamp

Gildemeister, Regine (2010): Doing Gender: Soziale Praktiken der Geschlechterunterscheidung. In: Becker & Kortendiek (2010): 137–145

Greaves, Lorraine (2012): Why put gender and sex into health research? In: Oliffe & Greaves (2012): 3–14

Greenland, Sander & Rothman, Kenneth J. (2008): Measures of occurrence. In: Rothman et al. (2008): 32–50

Hammarström, Anne & Annandale, Ellen (2012): A conceptual muddle: An empirical analysis of the use of ‚sex' and ‚gender' in ‚gender-specific medicine' journals. PLoS ONE 7: e34193

Hammarström, Anne; Johansson, Klara; Annandale, Ellen; Ahlgren, Christina; Aléx, Lena; Christianson, Monica; Elwér, Sofia; Eriksson, Carola; Fjellman-Wiklund, Anncristine; Gilenstam, Kajsa; Gustafsson, Per E.; Harryson, Lisa; Lehti, Arja; Stenberg, Gunilla & Verdonk, Petra (2014): Central gender theoretical concepts in health research: the state of the art. In: Journal of Epidemiology and Community Health 68(2): 185–190

Hankivsky, Olena (2012): Women's health, men's health, and gender and health: Implications of intersectionality. In: Social Science & Medicine 74(11): 1712–1720

Harding, Sandra (1990): Feministische Wissenschaftstheorie. Zum Verhältnis von Wissenschaft und sozialem Geschlecht. Hamburg: Argument-Verlag

Helfferich, Cornelia & von Troschke, Jürgen (Hrsg.) (1994): Der Beitrag der Frauengesundheitsforschung zu den Gesundheitswissenschaften/Public Health in Deutschland. Freiburg: Koordinierungsstelle Gesundheitswissenschaften/Public Health

Iyer, Aditi; Sen, Gita & Östlin, Piroska (2010): Inequalities and intersections in health. A review of the evidence. In: Sen & Östlin (2010b): 70–95

Johnson, Joy L. & Repta, Robin (2012): Sex and gender. Beyond the binaries. In: Oliffe & Greaves (2012): 17–37

Johnson, Joy L.; Greaves, Lorraine & Repta, Robin (2009): Better science with sex and gender: Facilitating the use of a sex and gender-based analysis in health research. In: International Journal for Equity in Health 8: 14

Johnson, Joy L.; Repta, Robin & Kalyan, Shirin (2012): Implications of sex and gender for health research. From concepts to study design. In: Oliffe & Greaves (2012): 39–64

Kaufman, Jay S. (2008): Social epidemiology. In: Rothman et al. (2008): 532–548

Kickbusch, Ilona (2007): Gender – a critical determinant of health in a global world. In: International Journal of Public Health 52(1): S3–S4

Kolip, Petra & Hurrelmann, Klaus (Hrsg.) (2002): Geschlecht – Gesundheit – Krankheit. Männer und Frauen im Vergleich. Bern: Verlag Hans Huber

Krieger, Nancy (2003): Genders, sexes, and health: what are the connections – and why does it matter? In: International Journal of Epidemiology 32(4): 652–657

Krieger, Nancy (2011): Epidemiology and the people's health. Theory and context. Oxford/ New York: Oxford University Press

Kuh, Diana; Ben-Shlomo, Yoav; Lynch, John; Hallqvist, Johan & Power, Chris (2003): Life course epidemiology. In: Journal of Epidemiology and Community Health 57(11): 778–783

Kuhlmann, Ellen & Kolip, Petra (2005): Gender und Public Health. Grundlegende Orientierungen für Forschung, Praxis und Politik. Weinheim/München: Juventa Verlag

Kuhn, Joseph & Bolte, Gabriele (2011): Epidemiologie und Sozialepidemiologie. In: Bundeszentrale für gesundheitliche Aufklärung (2011): 61–64

Kunkel, Suzanne R. & Atchley, Robert C. (1996): Why gender matters: Being female is not the same as not being male. In: American Journal of Preventive Medicine 12(5): 294–296

Lenz, Ilse (2010): Intersektionalität: Zum Wechselverhältnis von Geschlecht und sozialer Ungleichheit. In: Becker & Kortendiek (2010): 158–165

Mansdotter, Anna; Lindholm, Lars; Lundberg, Michael; Winkvist, Anna & Öhman Ann (2006): Parental share in public and domestic spheres: a population study on gender equality, death, and sickness. In: Journal of Epidemiology and Community Health 60(7): 616–620

Maschewsky-Schneider, Ulrike (1994): Epidemiologische Grundlagen der Frauengesundheitsforschung in den Public Health Wissenschaften – ein Beispiel aus den USA und Perspektiven für die Bundesrepublik. In: Helfferich & von Troschke (1994): 59–74

Moerman, Clara J. & Mens-Verhulst van, Janneke (2004): Gender-sensitive epidemiological research: suggestions for a gender-sensitive approach towards problem definition, data collection and analysis in epidemiological research. In: Psychology, Health & Medicine 9(1): 41–52

Nieuwenhoven, Linda & Klinge, Ineke (2010): Scientific excellence in applying sex- and gender-sensitive methods in biomedical and health research. In: Journal of Women's Health 19(2): 313–321

Oliffe, John L. & Greaves, Lorraine (Eds.) (2012): Designing and conducting gender, sex & health research. Los Angeles: Sage

Palm, Kerstin (2010): Biologie: Geschlechterforschung zwischen Reflexion und Intervention. In: Becker & Kortendiek (2010): 851–859

Phillips, Susan P. (2008): Measuring the health effects of gender. In: Journal of Epidemiology and Community Health 62(4): 368–371

Ratner, Pamela A. & Sawatzky, Richard G. (2012): Approaches to the measurement of gender. In: Oliffe & Greaves (2012): 65–84

Richter, Matthias & Hurrelmann, Klaus (Hrsg.) (2009): Gesundheitliche Ungleichheit. Grundlagen, Probleme, Perspektiven. 2. Auflage. Wiesbaden: VS Verlag für Sozialwissenschaften

Rieder, Anita & Lohff, Brigitte (2004a): Einleitung. In: Rieder & Lohff (2004b): 1–9

Rieder, Anita & Lohff, Brigitte (Hrsg.) (2004b): Gender Medizin. Geschlechtsspezifische Aspekte für die klinische Praxis. Wien: Springer

Rothman, Kenneth J.; Greenland, Sander & Lash, Timothy L. (Eds.) (2008): Modern Epidemiology. Philadelphia: Wolters Kluwer/Lippincott Williams & Wilkins

Ruiz, Maria T. & Verbrugge, Lois M. (1997): A two way view of gender bias in medicine. In: Journal of Epidemiolgy and Community Health 51(2): 106–109

Ruiz-Cantero, Maria T.; Vives-Cases, Carmen; Artacoz, Lucia; Delgado, Ana; del Mar Garcia Calvente, Maria; Miqueo, Consuelo; Montero, Isabel; Ortiz, Rocio; Ronda, Elena; Ruiz, Isabel & Valls, Carme (2007): A framework to analyse gender bias in epidemiological research. In: Journal of Epidemiolgy and Community Health 61(Suppl. 2): ii46–ii53

Sen, Gita & Östlin, Piroska (2010a): Gender as a social determinant of health. Evidence, policies, and innovations. In: Sen & Östlin (2010b): 1–46

Sen, Gita & Östlin, Piroska (Eds.) (2010b): Gender equity in health. The shifting frontiers of evidence and action. New York: Routledge

Snow, Rachel (2010): Gender and the burden of disease. In: Sen & Östlin (2010b): 47–69

Sörlin, Ann; Lindholm, Lars; Ng, Nawi & Öhman, Ann (2011): Gender equality in couples and self-rated health. A survey study evaluating measurements of gender equality and its impact on health. In: International Journal for Equity in Health 10: 37

Springer, Kristen W.; Mager Stellman, Jeanne & Jordan-Young, Rebecca M. (2012): Beyond a catalogue of differences: A theoretical frame and good practice guidelines for researching sex/gender in human health. In: Social Science & Medicine 74(11): 1817–1824

Stein-Hilbers, Marlene (1995): Geschlechterverhältnisse und somatische Kulturen. In: Jahrbuch für Kritische Medizin 24: 62–81

Stephenson, Patricia & McKee, Martin (1993): Look twice. In: European Journal of Public Health 3(3): 151–152

Villa, Paula-Irene (2010): (De)Konstruktion und Diskurs-Genealogie: Zur Position und Rezeption von Judith Butler. In: Becker & Kortendiek (2010): 146–157

Voss, Angelika & Lohff, Brigitte (2004): Nach-Denkliches zur Gender Medizin. In: Rieder & Lohff (2004b): 435–443

Walgenbach, Katharina (2012): Gender als interdependente Kategorie. In: Walgenbach et al. (2012): 23–64

Walgenbach, Katharina; Dietze, Gabriele; Hornscheidt, Lann & Palm, Kerstin (Hrsg.) (2012): Gender als interdependente Kategorie. Neue Perspektiven auf Intersektionalität, Diversität und Heterogenität. Opladen: Verlag Barbara Budrich

Wetterer, Angelika (2010): Konstruktion von Geschlecht: Reproduktionsweisen der Zweigeschlechtlichkeit. In: Becker & Kortendiek (2010): 126–136

Dr. rer. physiol. Gabriele Bolte MPH, Professorin für Sozialepidemiologie im Fachbereich Human- und Gesundheitswissenschaften und Leiterin der Abteilung Sozialepidemiologie im Institut für Public Health und Pflegeforschung der Universität Bremen
Arbeitsschwerpunkte:

- Geschlechtersensible Methoden in der epidemiologischen Forschung
- Umweltgerechtigkeit – Chancengleichheit bei Umwelt und Gesundheit
- Intervention-generated inequalities.

Frauen- und Männergesundheit im Fokus der Gesundheitsberichterstattung

Brigitte Borrmann

Die Entwicklung der Morbidität und Mortalität von Frauen und Männern wird im Rahmen der Gesundheitsberichterstattung (GBE) seit ca. 20 Jahren im deutschsprachigen Raum dokumentiert und zum Teil auch umfangreich analysiert. Die Praxis der GBE ist durch eine gesundheitswissenschaftlich-epidemiologische Herangehensweise geprägt, welche zum besseren Verständnis zunächst näher erläutert werden soll.

Gesundheitsberichterstattung dient dazu, einen möglichst umfassenden Überblick über die gesundheitliche Lage der Bevölkerung zu liefern. Aus ihr können Handlungsbedarfe für die medizinische Versorgung, Prävention und Gesundheitsförderung sowie diesbezügliche gesundheitspolitische Maßnahmen und wissenschaftliche Forschungsfragen abgeleitet werden. Zu den wichtigsten Datenquellen gehören Mortalitätsstatistiken und Statistiken des ambulanten und stationären Versorgungsgeschehens. In die Gesundheitsberichterstattung werden aber z. B. auch gesundheitsbezogene Bevölkerungssurveys, (Krebs-)Registerdaten und epidemiologische Studien zu spezifischen Erkrankungen einbezogen. Im Unterschied zu wissenschaftlichen Untersuchungen werden im Rahmen der GBE normalerweise keine Hypothesen getestet, sondern Trends dokumentiert und – beispielsweise durch regionale Vergleiche oder durch Vergleiche von Bevölkerungsgruppen – Versorgungsdefizite oder auch Erfolge verbesserter Versorgungsstrukturen aufgezeigt (Reintjes und Klein 2007).

Routinemäßige Gesundheitsberichterstattung findet auf internationaler (WHO; OECD), nationaler Länderebene und zum Teil auch auf kommunaler Ebene statt. In Deutschland gehört die GBE zu den gesetzlichen Aufgaben des Bundes und der

---

B. Borrmann (✉)
Landeszentrum Gesundheit NRW, Bochum/Bielefeld, Deutschland
E-Mail: brigitte.borrmann@lzg.nrw.de

© Springer Fachmedien Wiesbaden 2016
C. Hornberg et al. (Hrsg.), *Medizin - Gesundheit - Geschlecht*,
Geschlecht und Gesellschaft, DOI 10.1007/978-3-531-19013-6_6

meisten Länder und Kommunen. Daneben werden Gesundheitsberichte auch von Sozialversicherungsträgern, Fachverbänden, Forschungseinrichtungen, Ärztevereinigungen, Krankenhäusern und weiteren Institutionen herausgegeben.

Parallel zur Etablierung von Public Health und den Gesundheitswissenschaften entwickelte sich in den 1990er Jahren in Deutschland eine inzwischen breit gefächerte Gesundheitsberichterstattungspraxis mit Basisberichten und themenspezifischen Schwerpunktberichten, z. B. zum Infektionsgeschehen, als integrierte Gesundheits- und Sozialberichterstattung, als umweltbezogene GBE und in Form von Berichten zu spezifischen Erkrankungen und zur Gesundheit ausgewählter Bevölkerungsgruppen (Streich et al. 1998; Reintjes und Klein 2007). In den zielgruppenspezifischen Berichten werden am häufigsten Frauen oder Männer, Kinder, ältere Menschen sowie Menschen mit Migrationsgeschichte in den Blick genommen.

Auf internationaler Ebene gibt es zahlreiche Berichte zur Gesundheit und zu spezifischen Gesundheitsproblemen von Frauen. Die Weltgesundheitsorganisation (WHO) berichtet seit ihrer Gründung im Jahr 1948 regelmäßig über die Gesundheit von Frauen und Kindern im Zusammenhang mit Schwangerschaft und Geburt. Diese Schwerpunktlegung hängt mit der nach wie vor hohen Säuglings- und Müttersterblichkeit in einigen Regionen der Welt zusammen.

Im Jahr 2011 hat die European Commission einen vielbeachteten Bericht zur Gesundheit der Männer in Europa veröffentlicht („The State of Men's Health in Europe – Report"). Vergleichbare Berichte gibt es auf internationaler Ebene bisher kaum. Männergesundheit ist im Public Health Bereich auf internationaler Ebene immer noch ein vernachlässigtes Thema.

Die ersten Frauengesundheitsberichte im deutschsprachigen Raum sind Mitte der 1990er Jahre in Österreich und in der Schweiz erschienen (Tab. 1). Impulsgebend war die 1994 in Wien durchgeführte WHO-Konferenz „Women's Health Counts", aus der die gesundheitspolitische Forderung hervorging, der Gesundheit von Frauen ein Höchstmaß an Aufmerksamkeit und Dringlichkeit zuzumessen. Zur Umsetzung dieser Forderung wurde unter anderem die regelmäßige Veröffentlichung von Frauengesundheitsberichten empfohlen (WHO 1994).

Der erste deutschsprachige Männergesundheitsbericht wurde 1999 vom Magistrat der Stadt Wien veröffentlicht (Tab. 2). Hier, wie auch in den anderen Berichten zur Frauen- und/oder Männergesundheit, wird die gesundheitliche Gesamtproblematik für Männer im Wesentlichen an folgenden Punkten festgemacht: geringere Lebenserwartung, höhere Sterblichkeit in jüngeren Lebensjahren, riskanterer Lebensstil und geringere Teilnahmebereitschaft in Bezug auf Früherkennungs- und Präventionsmaßnahmen.

Demgegenüber wird im Hinblick auf die Frauengesundheit häufig hervorgehoben, dass Frauen zwar länger leben, ihren Gesundheitszustand durchschnittlich aber schlechter einschätzen als Männer und bei ihnen eine deutlich höhere,

Frauen- und Männergesundheit im Fokus der Gesundheitsberichterstattung 127

Tab. 1 Frauengesundheitsberichte im deutschsprachigen Raum. (ohne Anspruch auf Vollständigkeit)

Herausgeber	Erscheinungsjahr	Titel
Ludwig Boltzmann-Institut für Frauengesundheitsforschung	1995	Austrian Women's Health Profile – Erster Österreichischer Frauengesundheitsbericht
Beham-Rabanser, M.; Kränzl-Nagl, R. & Ortmair, M.	1995	Gesundheit Linzer Frauen
Ludwig Boltzmann-Institut für Gesundheitspsychologie der Frau	1996	Erster Wiener Frauengesundheitsbericht
Dieffenbacher; C. & Zemp, E.	1996	Daten für Taten. Schweizerischer Frauengesundheitsbericht
Rasky, E.; Magistrat der Stadt Graz	1998	Frauen & Mädchen Gesundheitsbericht Graz & Steiermark
Bechter, E.; Concin, H. & Landesregierung Vorarlberg	1998	Daten und Fakten zur gesundheitlichen und psychosozialen Lage der Frau in Vorarlberg
Ludwig Boltzmann-Institut für Frauengesundheitsforschung	2000	Erster Frauengesundheitsbericht für Niederösterreich
Buchinger, B. & Gschwantner, U.	2000	Salzburger Frauengesundheitsbericht
Sozialministerium des Landes Baden-Württemberg	2000	FrauenGesundheit. Zur gesundheitlichen Situation der Frauen in Baden-Württemberg
Senator für Arbeit, Frauen, Gesundheit, Jugend und Soziales, Bremen	2001	Frauengesundheitsbericht Bremen 2001
Behörde für Arbeit, Gesundheit und Soziales, Hamburg	2001	Frauen und Gesundheit, Perspektiven und Empfehlungen für ein Aktionsprogramm 2001
Bundesministerium für Familie, Senioren, Frauen und Jugend, Berlin	2001	Bericht zur gesundheitlichen Situation von Frauen in Deutschland
Geschäftsstelle der Kommunalen Gesundheitskonferenz, Ennepe-Ruhr-Kreis, NRW	2001	Frauengesundheit. Problemdarstellung und -analyse für die kommunale Gesundheitskonferenz
Kreis Lippe, NRW	2002	Frauengesundheitsbericht des Kreises Lippe
Senatsverwaltung für Gesundheit, Soziales und Verbraucherschutz, Berlin	2003	Frauengesundheitsbericht des Landes Berlin
Ministerium für Gesundheit und Soziales des Landes Sachsen-Anhalt	2003	Lebenslagen, Risiken und Gesundheit von Frauen mittleren Lebensalters

Tab. 1 (Fortsetzung)

Herausgeber	Erscheinungsjahr	Titel
Das Land Steiermark, Österreich	2003	Frauengesundheitsbericht für die Steiermark
Landesinstitut für den öffentlichen Gesundheitsdienst (lögd), NRW	2005	Aktuelles zur Gesundheit von Frauen in OWL (Ostwestfalen-Lippe)
Bundesministerium für Gesundheit, Familie und Jugend, Wien	2005	Österreichischer Frauengesundheitsbericht 2005
Hochleitner, M.	2005	Frauengesundheitsbericht Tirol 2005
Magistrat Wien	2006	Wiener Frauengesundheitsbericht 2006
Parlamentarische Staatssekretärin für Frauen und Gleichstellung des Landes Mecklenburg-Vorpommern	2008	Frauengesundheit in der Politik zur Gleichstellung von Mann und Frau in Mecklenburg-Vorpommern
ÖBIG Forschungs- und Planungsgesellschaft MBH	2009	Vorarlberger Mädchen- und Frauengesundheitsbericht
Bundesministerium für Gesundheit, Wien	2011	Österreichischer Frauengesundheitsbericht 2010/2011

ambulante Behandlungsprävalenz psychischer Störungen vorliegt. Seit einigen Jahren wird zudem auch auf die steigende Lungenkrebsinzidenz und -sterblichkeit in dieser Bevölkerungsgruppe hingewiesen.

In den aufgeführten Gesundheitsberichten mit Geschlechterperspektive wird – unabhängig davon, ob es sich um Männer- oder Frauengesundheitsberichte handelt – ein zum Teil sehr umfangreicher Vergleich zwischen Frauen und Männern vorgenommen. Sie sind demnach überwiegend – bis auf Kapitel zu geschlechterspezifischen Themen wie z. B. Schwangerschaft und Geburt oder Brust- bzw. Prostatakrebs – Berichte über die Gesundheit von Männern und Frauen mit einer Fokussierung auf jeweils eines der beiden Geschlechter.

Das Landesinstitut für den öffentlichen Gesundheitsdienst (heute: Landeszentrum Gesundheit NRW) hat im Jahr 2000 im Auftrag des nordrhein-westfälischen Gesundheitsministeriums den ersten deutschsprachigen Bericht erstellt, der sich explizit mit der Gesundheit beider Geschlechter beschäftigt (MFJFG NRW 2000). Weitere Berichte dieses Typs sind in Tab. 3 aufgeführt.

Eine vierte Gruppe von Gesundheitsberichten thematisiert geschlechterspezifische Einzelthemen. Zu diesem Berichtstyp gehören z. B. der Hamburger Bericht „Rund um Schwangerschaft und Geburt" (BSG 2010), der Gesundheitsbericht „Schwangerschaft und Geburt in Nordrhein-Westfalen" (MGEPA 2013) sowie die Themenhefte des Robert Koch- Instituts (RKI) „Brustkrebs" (RKI 2005),

Frauen- und Männergesundheit im Fokus der Gesundheitsberichterstattung

Tab. 2 Männergesundheitsberichte im deutschsprachigen Raum. (ohne Anspruch auf Vollständigkeit)

Herausgeber	Erscheinungsjahr	Titel
Magistratsabteilung für Angelegenheiten der Landessanitätsdirektion, Wien	1999	Wiener Männergesundheitsbericht 1999
Bundesministerium für Soziales und Konsumentenschutz, Wien	2004	Erster Österreichischer Männergesundheitsbericht
Referat für Gesundheit und Umwelt der Stadt München	2005	Erster Münchner Männergesundheitsbericht 2005
Landesinstitut für Gesundheit und Arbeit, NRW	2008	Gesundheit von Jungen und Männern in Nordrhein-Westfalen – Erkrankungshäufigkeit, Risikoverhalten und präventive Potentiale
Landesarbeitsgemeinschaft Männergesundheit Mecklenburg-Vorpommern	2008	Dokumentation der LAG „Männergesundheit" Mecklenburg-Vorpommern
Bardehle, D. & Stiehler, M. (Hrsg.)	2010	Erster deutscher Männergesundheitsbericht
Ministerium für Arbeit, Soziales und Gesundheit des Landes Schleswig-Holstein	2010	Gesund leben und arbeiten in Schleswig Holstein – Männergesundheit
Bezirksamt Lichtenberg von Berlin	2011	Man(n) – wie geht's? Eine neue Perspektive für die Gesundheitsförderung Lichtenberger Männergesundheitsbericht 2011
Bayerisches Staatsministerium für Umwelt und Gesundheit	2012	Gesund in Bayern – Männergesundheit
Weißbach, L. & Stiehler, M. (Hrsg.)	2013	Männergesundheitsbericht. Im Fokus: Psychische Gesundheit
Robert Koch-Institut	2014	Gesundheitliche Lage der Männer in Deutschland

„Prostataerkrankungen" (RKI 2007a), „Gebärmuttererkrankungen" (RKI 2007b) und „Gesundheitliche Folgen von Gewalt" (RKI 2008).

Darüber hinaus kann die Geschlechtersensibilität (hier: die durchgängige Berücksichtigung beider Geschlechter) mittlerweile als Standard in der Gesundheitsberichterstattung gelten, auch wenn sie sich häufig nur darin ausdrückt, dass Gesundheitsdaten nach Geschlecht differenziert aufgeführt werden. Da aber durch diese Art der Darstellung bedeutsame Unterschiede in Bezug auf die Mortalität, Morbidität und das Gesundheitsverhalten von Männern und Frauen zu Tage treten, ergibt sich ein relevanter Erkenntnisgewinn für die Beurteilung der

Tab. 3 Berichte zur Gesundheit von Frauen und Männern. (ohne Anspruch auf Vollständigkeit)

Herausgeber	Erscheinungsjahr	Titel
Ministerium für Frauen, Jugend, Familie und Gesundheit, NRW	2000	Gesundheit von Frauen und Männern in Nordrhein-Westfalen
MASGF Brandenburg	2003	Zwei Geschlechter – zwei Gesundheiten? Berichte zur Gesundheit von Männern und Frauen im Land Brandenburg
Referat für Gesundheit und Umwelt der Landeshauptstadt München	2002	Münchner Gesundheitsmonitoring 1999/2000 – Die Gesundheit von Frauen und Männern verschiedener Lebensaltersstufen
Robert Koch-Institut (RKI)	2006	Gesundheit von Frauen und Männern im mittleren Lebensalter – Schwerpunktbericht der Gesundheitsberichterstattung
Bundesamt für Gesundheit Schweiz	2006	Gender-Gesundheitsbericht Schweiz
Institut für Gesundheitsplanung	2011	Gesundheit von Frauen und Männern in Oberösterreich

Versorgungsbedarfe und die Konzeption von Gesundheitsförderungsmaßnahmen, den es in Zeiten geschlechterinsensibler Medizinalstatistiken bis in die 1990er Jahre hinein nicht gegeben hat.

Insbesondere in geschlechterspezifischen Berichten wird zunehmend eine differenziertere, theoriegeleitete Darstellung frauen- oder männerspezifischer Gesundheitsprobleme erkennbar. Diese beinhaltet die Beachtung sozialer Faktoren mit Einfluss auf die Gesundheit wie Bildungsstand, Einkommen, Wohnsituation, Migrationsgeschichte und Beschäftigungsstatus, welche sich in unterschiedlicher Form und Intensität auf die Gesundheit von Frauen und Männern auswirken können (Babitsch et al. 2006; Österreichischer Frauengesundheitsbericht 2010/2011; RKI 2014). Da Gesundheitsberichterstattung größtenteils auf aggregierte Daten des Versorgungsgeschehens zurückgreifen muss, ist eine Verknüpfung dieser Variablen in den meisten Fällen jedoch nicht bzw. nur auf ökologischer Ebene über den Umweg des Vergleichs regionaler Unterschiede durchführbar (siehe z. B. Analyse regionaler Cluster MGEPA 2012). Eine gute Möglichkeit zur Ergänzung dieser Routinedaten stellen deshalb Gesundheitssurveys dar, bei denen verschiedene Variablen zur Lebenssituation auf der Ebene des Individuums erfasst werden können. Darüber hinaus können Surveys auch die wichtige Funktion erfüllen, subjektive, gesundheitsbezogene Bedürfnisse unterschiedlicher Subgruppen der beiden in sich ausgesprochen heterogenen Bevölkerungsgruppen zu erfassen und damit die

Perspektive der Nutzerinnen und Nutzer von Versorgungsleistungen und Gesundheitsförderungsmaßnahmen integrieren.

In der Zukunft werden voraussichtlich verbesserte Zugriffsmöglichkeiten auf Sekundärdatenquellen durch gesetzliche Neuregelungen zur Datentransparenz (Versorgungsstrukturgesetz §§ 303a ff, SGB V) und die Einbindung von Ergebnissen aus Kohortenstudien zu einer verbesserten Darstellung und Analyse der Gesundheitssituation (und damit auch der Bedarfe) verschiedener Bevölkerungsgruppen beitragen.

Eine Konzentration auf „typische" Männer- oder Frauengesundheitsprobleme durch die bloße Gegenüberstellung von Mortalitäts- und Morbiditätsdaten birgt ansonsten immer die Gefahr der Verfestigung von Geschlechterstereotypen und einseitigen Bewertungen unterschiedlicher Verhaltensweisen. So wird zwar oft warnend auf das stärker ausgeprägte Risikoverhalten von Männern hingewiesen, dabei aber außer Acht gelassen, dass eine höhere Risikobereitschaft zwar einerseits zu einem frühen Unfalltod führen kann, aber andererseits dazu beiträgt, dass Herausforderungen gesucht werden und eine positive Wirkung auf die Selbstwirksamkeitserwartung und die allgemeine Lebenszufriedenheit eintritt, wenn diese erfolgreich bewältigt werden konnten (Raithel 1999; Dohmen et al. 2011). Die intensivere Inanspruchnahme insbesondere ambulanter Versorgungsleistungen bei Frauen birgt einerseits Chancen für die Gesundheit (wenn evidenzbasierte und qualitätsgesicherte Früherkennungsmaßnahmen in vernünftiger Weise genutzt werden), andererseits aber auch ein erhöhtes Risiko der Über- und Fehlversorgung und der Pathologisierung weiblicher Lebensphasen (Maschewsky-Schneider et al. 2001). Die Gesundheitsberichterstattung sollte sich daher nicht auf Defizit orientierte Vergleiche der gesundheitlichen Lage von Frauen und Männern beschränken, sondern vermehrt spezifische Gesundheitspotenziale und gesundheitsförderliche Lebensbedingungen in den Blick nehmen.

Darüber hinaus erscheint es zur Verbesserung der Vergleichbarkeit geschlechterspezifischer Gesundheitsberichterstattung sinnvoll, Gesundheitsindikatoren zu geschlechterspezifischen Gesundheitsthemen, wie z. B. zur reproduktiven und sexuellen Gesundheit von Frauen und Männern, zu entwickeln und in einheitlicher Form einzusetzen.

Literatur

Babitsch, Birgit; Ducki, Antje & Maschewsky-Schneider, Ulrike (2006): Geschlecht und Gesundheit. In: Hurrelmann, Klaus & Razum, Oliver (2006): 511–529
Behörde für Soziales, Familie, Gesundheit und Verbraucherschutz (BSG) (Hrsg.) (2010): Rund um Schwangerschaft und Geburt. Berichte und Analysen zur Gesundheit. Hamburg

Dohmen, Thomas; Falk, Armin; Huffman, David; Sunde, Uwe; Schupp, Jürgen & Wagner Gert G. (2011): Individual Risk Attitudes: Measurement, Determinants, and Behavioral Consequences. In: Journal of the European Economic Association 9(3): 522–550
European Commission (2011): The State of Men's Health in Europe – Report. http://ec.europa.eu/health/population_groups/docs/men_health_report_en.pdf (letzter Zugriff 11.05.2015)
Hurrelmann, Klaus & Razum, Oliver (Hrsg.) (2006): Handbuch Gesundheitswissenschaften. Weinheim/München: Juventa
Maschewsky-Schneider, Ulrike; Hellbernd, Hildegard; Schaal, Werner; Urbschat, Iris & Wieners, Karin (2001): Über-, Unter-, Fehlversorgung und Frauengesundheit. Ein Forschungsgegenstand für Public Health. In: Bundesgesundheitsblatt – Gesundheitsforschung – Gesundheitsschutz 44(8): 771–779
MFJFG NRW (Ministerium für Frauen, Jugend, Familie und Gesundheit des Landes Nordrhein-Westfalen) (Hrsg.) (2000): Gesundheit von Frauen und Männern in Nordrhein-Westfalen. Bielefeld: Lögd
MGEPA (Ministerium für Gesundheit, Emanzipation, Pflege und Alter NRW) (Hrsg.) (2012): Landesgesundheitsbericht 2011. Informationen zur Entwicklung von Gesundheit und Krankheit in Nordrhein-Westfalen. Düsseldorf
MGEPA (Ministerium für Gesundheit, Emanzipation, Pflege und Alter NRW) (Hrsg.) (2013): Gesundheitsberichte Spezial. Schwangerschaft und Geburt in Nordrhein-Westfalen. Düsseldorf
OECD Health Data 2014 – Frequently Requested Data. http://www.oecd.org/els/health-systems/oecd-health-statistics-2014-frequently-requested-data.htm (letzter Zugriff 11.05.2015)
Österreichischer Frauengesundheitsbericht 2010/2011, Herausgegeben vom Bundesministerium für Gesundheit (2011), Wien
Raithel, Jürgen (1999): Unfallursache: Jugendliches Risikoverhalten: Verkehrsgefährdung, psychosoziale Belastungen und Prävention. Weinheim/München: Juventa
Reintjes, Ralf & Klein, Silvia (Hrsg.) (2007): Gesundheitsberichterstattung und Surveillance: Messen, Entscheiden und Handeln. Bern: Verlag Hans Huber
RKI (Robert Koch-Institut) (Hrsg.) (2005): Brustkrebs. Beiträge zur Gesundheitsberichterstattung des Bundes. RKI, Berlin
RKI (Robert Koch-Institut) (Hrsg.) (2007a): Prostataerkrankungen. Beiträge zur Gesundheitsberichterstattung des Bundes. RKI, Berlin
RKI (Robert Koch-Institut) (Hrsg.) (2007b): Gebärmuttererkrankungen. Beiträge zur Gesundheitsberichterstattung des Bundes. RKI, Berlin
RKI (Robert Koch-Institut) (Hrsg.) (2008): Gesundheitliche Folge von Gewalt. Beiträge zur Gesundheitsberichterstattung des Bundes. RKI, Berlin
RKI (Robert Koch-Institut) (Hrsg.) (2014) Gesundheitliche Lage der Männer in Deutschland. Beiträge zur Gesundheitsberichterstattung des Bundes. RKI, Berlin
Streich, Waldemar; Wolters, Paul & Brand, Helmut (Hrsg.) (1998): Berichterstattung im Gesundheitswesen. Analysen zur Entwicklung und Perspektiven für einen Neubeginn. Weinheim/München: Juventa
UN (United Nations) (2000): Millenium Development Goals and Beyond 2015 – Statistics. http://www.un.org/millenniumgoals/stats.shtml (letzter Zugriff 11.05.2015)
WHO (World Health Organisation) (1994): Vienna statement on investing in women´s health in the countries of central and eastern Europe. Copenhagen: WHO Regional Office for Europe. http://www.euro.who.int/__data/assets/pdf_file/0017/114236/E93952.pdf (letzter Zugriff 11.05.2015)

Dr. phil., Dipl. Oec. troph., MPH Brigitte Borrmann Studium der Ernährungswissenschaften, Philosophie und Public Health, Leiterin der Fachgruppe Gesundheitsberichterstattung beim Landeszentrum Gesundheit NRW.
Arbeitsschwerpunkte:

- repräsentative Gesundheitssurveys
- Konzeption von Gesundheitsberichten
- Beratung des Ministeriums für Gesundheit, Emanzipation, Pflege und Alter des Landes Nordrhein-Westfalen (MGEPA NRW), der Öffentlichkeit und der unteren Gesundheitsbehörden.

Teil III
Geschlechterbezogene Gesundheitsanliegen in besonderen Lebenskontexten und Lebenslagen

Zwei Geschlechter, ein Bewegungsapparat? Geschlecht und Gender als Einflussfaktoren in der Orthopädie

Susanne Scheipl und Eva Rásky

Erkrankungen und Verletzungen des Stütz- und Bewegungsapparates stellen weltweit die häufigsten Ursachen für chronische Schmerzen und körperliche Behinderungen dar. Unter den orthopädischen Erkrankungen dominieren hierbei Rückenschmerzen, degenerative Gelenkserkrankungen und die Osteoporose. Aufgrund der demografischen Entwicklung ist von einem weiteren Anstieg orthopädisch-degenerativer Krankheitsbilder in den westlichen Industrienationen auszugehen (Mutschler und Wirth 2008).

Da Frauen in den fortgeschrittenen Altersgruppen (zurzeit noch) überwiegen, sind diese von Erkrankungen des Stütz- und Bewegungsapparates und den damit einhergehenden Funktionseinschränkungen und Lebensqualitätseinbußen vermehrt betroffen (Felson et al. 2000; Garstang und Stitik 2006; Pinn 2006). Anhand des Beitrages werden ausgewählte Aspekte der Orthopädie aus einer Geschlechts- bzw. Genderperspektive beleuchtet.

1 „Gender" als Thema in der Orthopädie

Unabhängig von der angeführten demografischen Situation stellen Geschlecht und Gender zentrale Einflussfaktoren für orthopädische Erkrankungen dar. Dies be-

---

S. Scheipl (✉)
UCL Cancer Institute, University College London,
Graz, Österreich
E-Mail: susanne.scheipl@medunigraz.at

E. Rásky
Institut für Sozialmedizin und Epidemiologie,
Medizinische Hochschule Graz, Graz, Österreich
E-Mail: eva.rasky@medunigraz.at

© Springer Fachmedien Wiesbaden 2016
C. Hornberg et al. (Hrsg.), *Medizin - Gesundheit - Geschlecht*,
Geschlecht und Gesellschaft, DOI 10.1007/978-3-531-19013-6_7

rücksichtigt die orthopädische Literatur weitgehend, indem sie auf epidemiologische Geschlechterverteilungen orthopädischer Krankheitsbilder eingeht. Hingegen bestehen erst seit wenigen Jahren Ansätze, Geschlechterunterschiede hinsichtlich der Ursachen, des Therapieansprechens bzw. der Prognose orthopädischer Erkrankungen zu evaluieren. Allerdings fehlen vielfach noch Studien, welche das Geschehen in seiner gesamten Komplexität analysieren, weshalb auch keine handlungsrelevanten Leitlinien erstellt werden können (Novicoff und Saleh 2011). Diesen Umstand bezeichnen einige AutorInnen als „historischen Gender-Bias" (Pinn 2006). Sie führen diese Verzerrung darauf zurück, dass Forschungsdaten nur unzureichend in Hinblick auf mögliche Geschlechter- und Genderunterschiede analysiert und interpretiert wurden, und Studienkollektive sowie die diese interpretierenden bzw. publizierenden ForscherInnen lange Zeit männlich dominiert waren (Mastroianni et al. 1994; Pinn 2003; Pinn 2006). In diesem Zusammenhang ist auch anzumerken, dass die vielfach postulierte „Feminisierung der Medizin" den Fachbereich der Orthopädie und orthopädischen Chirurgie noch nicht erfasst hat, wie im letzten Abschnitt dieses Kapitels noch näher dargelegt wird (Nguyen et al. 2010).

Insgesamt kann aber postuliert werden, dass trotz zunehmender Sensibilisierung für die Gender-Thematik im orthopädischen Bereich in den letzten Jahren (Hawker et al. 2000; Novicoff und Saleh 2011), die Orthopädie und orthopädische Chirurgie nach dem Phasenmodell von Rosser (1993) am Anfang hin zur Entwicklung einer Gender-Medizin steht und nach wie vor eine historische Verzerrung dahingehend zu bemerken ist, dass geschlechter- und vor allem gendergerechte Studiendesigns und -auswertungen in der Orthopädie vielfach noch fehlen (Rásky 2012).

Dies war der Hintergrund, der die Verfasserinnen dieses Beitrages dazu bewog, im Jahr 2012 ein Textbuch herauszugeben, welches Geschlechter- und Genderaspekte im orthopädischen Bereich anhand der gegebenen Evidenzen zusammenfasst und aus unterschiedlichen Perspektiven beleuchtet (Scheipl und Rásky 2012). Im Folgenden soll basierend auf dieser Publikation ein Überblick über Geschlechterunterschiede und Genderaspekte gegeben werden, welche den Stütz- und Bewegungsapparat betreffen (Scheipl 2012). Spezifisch beleuchtet werden Unterschiede im Körperbau sowie ausgewählte Erkrankungen der oberen und unteren Extremitäten, wie auch orthopädische Zustandsbilder, welche mit dem Symptom „Kreuzschmerzen" assoziiert sind. Abschließend gehen wir auf die Situation der behandelnden OrthopädInnen ein.

2 Geschlechterunterschiede im Körperbau beeinflussen die medikamentöse Therapie

Männer und Frauen unterscheiden sich im Körperbau. Diese Unterschiede betreffen nicht nur die Körpergröße, sondern auch den Anteil und die Verteilung von Knochen-, Muskel- und Fettgewebe. Männer besitzen im Gegensatz zu Frauen –

auch nach Berücksichtigung der Größenunterschiede – eine höhere Knochen- und Muskelmasse bei gleichzeitig niedrigerem Körperfettanteil (Wells 2007). Interessant ist, dass diese Unterschiede im Körperbau in weniger augenscheinlichem Ausmaß bereits vor der Pubertät zu beobachten sind. Männliche Säuglinge und (Klein-) Kinder besitzen eine höhere Muskelmasse als weibliche, welche demgegenüber einen höheren Körperfettanteil aufweisen. Diese charakteristische Gewebsverteilung bedingt letztlich die geschlechtertypisch unterschiedlichen Körperformen (Wells 2007) und wirkt sich nicht zuletzt sport- und leistungsphysiologisch aus (Holschen 2004). Weiterhin bestehen dadurch unterschiedliche pharmakologische Verteilungsräume für Medikamente, wie zum Beispiel für die auch im orthopädischen Bereich häufig verwendeten Schmerzmittel und entzündungshemmenden Substanzen.

Hinzu kommen physiologische Unterschiede, wie etwa eine gegenüber Männern verlangsamte Magenentleerungsgeschwindigkeit bei Frauen. Die unzureichende Berücksichtigung dieser pharmakokinetischen Bedeutsamkeit in der Praxis könnte für die bei Frauen häufigeren Magenblutungen und -perforationen nach Einnahme von nichtsteroidalen Entzündungshemmern, welche auch in der Orthopädie zur Behandlung unterschiedlichster Schmerz- und Entzündungszustände eingesetzt werden, mitverantwortlich sein (Holzer 2012). Es wird auch vermutet, dass pharmakologische Faktoren bzw. eine relativ zu niedrige Dosis von Chemotherapeutika bei männlichen Jugendlichen ursächlich für eine aufgezeigte geringere Überlebensrate von postpubertären Patienten mit Osteosarkom (einem bösartigen Knochentumor) sind (Bramer et al. 2009; Khamly et al. 2009; Thomas et al. 2010; Veal et al. 2010; Leithner et al. 2012). In beiden Fällen kann ein abschließendes Urteil (noch) nicht erfolgen. Die angeführten Beispiele zeigen jedoch einmal mehr auf, wie wichtig die Berücksichtigung von geschlechterabhängigen Spezifika in der Pharmakokinetik in der ärztlichen – und damit auch in der orthopädischen – Praxis ist (Holzer 2012).

3 Geschlechter- und Genderaspekte von Erkrankungen der oberen Extremität stehen – noch – unter dem Einfluss der historischen Verzerrung

Im Zusammenhang mit Erkrankungen der oberen Extremität lassen sich vielfach Auswirkungen der beschriebenen mangelnden Differenzierung in der medizinischen Literatur erkennen. So zeigten Treaster und Burr (2004) in einem systematischen Review, dass Genderunterschiede zu Lasten der Frauen in der Prävalenz von muskuloskelettalen Erkrankungen der oberen Extremität bestehen. Diese konnten nicht alleine durch eine bei Frauen vielfach zu beobachtende stärker ausgeprägte Schmerzwahrnehmung bzw. eine unterschiedliche verbale Beschreibung von Schmerz erklärt werden und ließen sich auch nicht ausschließlich auf Unterschiede in den beruflichen Beanspruchungen zurückführen. Eine wesentliche Einschränkung der Arbeit von Treaster und Burr (2004) besteht darin, dass nicht zwischen einzelnen Erkrankungsbildern bzw. betroffenen Regionen der oberen Extremität differenziert wurde. Darin liegt ein Problem, welches von mehreren AutorInnen in diesem Zusammenhang angesprochen wird: insbesondere bei älteren Studien fehlen zum Teil klare Klassifikationen bzw. diagnostische Kriterien, und es wird pauschal von „Erkrankungen der oberen Extremität" bzw. von „Nacken- und Schulterschmerzen" gesprochen. Daraus ergibt sich eine mangelnde Vergleichbarkeit der einzelnen Erkrankungsbilder, insbesondere von früheren klinischen Studien. Dies macht die Erforschung möglicher Ursachen (speziell in Hinblick auf arbeitsplatzassoziierte Faktoren) schwierig (Harrington et al. 1998; Helliwell et al. 2003).

Im Folgenden soll beispielhaft auf zentrale Erkrankungsbilder von Schulter und Hand bzw. der oberen Extremität näher eingegangen werden.

Largacha et al. (2006) untersuchten Genderunterschiede von Erkrankungen der Schulterregion anhand von 2674 PatientInnen, welche in einem Zehn-Jahres-Zeitraum mit Schulterbeschwerden bei dem Senior-Autor dieses Artikels vorstellig wurden. Die diagnostizierten Erkrankungen wurden in 16 diagnostische Kategorien unterteilt. Insgesamt überwogen die Männer bei fast allen der 16 gelisteten Diagnosen. Ausnahmen bildeten nur die Cuff-Tear-Arthopathie[1], die FrozenShoulder[2] sowie die rheumatoide Arthritis[3]. Dem gegenüber berichteten Frauen in allen der 16 Diagnose-Kategorien mit Ausnahme eines unzureichend erfolgreichen Schultergelenksersatzes über größere Defizite in der Schulterfunktion. Ebenso gaben Frauen für zehn der 16 Krankheitsbilder deutlich stärker ausgeprägte Defizite ihres subjektiven Wohlbefindens an. Da es sich hierbei um eine Einzelstudie handelt, welche sich auf subjektive PatientInnenangaben zu einem einzelnen Untersuchungszeitpunkt stützt, können die vorliegenden Daten jedoch nicht für eine eindeutige Beurteilung der Prävalenz der gelisteten Erkrankungsbilder bzw. für eine (gendergerechte) Beurteilung von deren Verlauf herangezogen werden (Largacha et al. 2006; Scheipl 2012).

---

[1] Cuff-Tear-Arthopathie: das gleichzeitige Vorliegen einer hochgradigen Abnützung des Schultergelenks sowie eines vollständigen Risses der das Schultergelenk umgebenden Muskelmanschette („Rotatorenmanschette") (Scheipl 2012; Largacha et al. 2006).

[2] Frozen Shoulder: zunehmende Einsteifung des Schultergelenks ohne zugrundeliegende Abnützung oder Verletzung.

[3] Rheumatoide Arthritis (oder „chronische Polyarthritis"): entzündlich-rheumatische Erkrankung mit Gelenksbeteiligung, welche häufiger bei Frauen beobachtet wird (Brickmann 2012).

Es lässt sich daraus jedoch die bereits von Treaster und Burr (2004) angeführte Tendenz ablesen, dass Frauen in Hinblick auf die subjektive Selbsteinschätzung ihrer Gesundheit und ihres Wohlbefindens bzw. ihrer funktionellen Defizite im Rahmen einer Erkrankung der oberen Extremität verglichen mit Männern die schlechteren spezifischen Vergleichswerte aufweisen (Treaster und Burr 2004; Largacha et al. 2006; Saltzman et al. 2010).

Als einzige Ausnahme sticht bei Largacha et al. (2006) der Schultergelenksersatz hervor, bei welchem Männer in allen subjektiven Scores schlechter abschnitten als Frauen. Demgegenüber zeigt sich in einer aktuellen Arbeit jedoch keine signifikante Geschlechterverschiebung im Erhalt von Schulterrevisionsprothesen (42,3 % Männer) nach totalem Schultergelenksersatz verglichen mit dem Kollektiv der Primärimplantationen (40,8 % Männer), welche auf eine höhere Revisionsrate bei Männern schließen lassen würde (Schwartz et al. 2015). Auch eine rezente Metaanalyse konnte das weibliche Geschlecht als signifikant mit einer Lockerung der Glenoidkomponente als Hauptkomplikation nach dem totalen endoprothetischen Schultergelenksersatz assoziiert identifizieren (Papadonikolakis et al. 2013), was im Gegensatz zu bisherigen Annahmen steht (Singh et al. 2011). Inwieweit Männer nach einem Schultergelenksersatz eine schlechtere Lebensqualität bzw. Funktion aufweisen, wird kontrovers diskutiert, da andere AutorInnen ein ebensolches Abschneiden von Frauen beschreiben (Matsen et al. 2000). Zur Beantwortung dieser Frage sind weitere detaillierte Studien notwendig (Scheipl 2012).

Im Hinblick auf Erkrankungen und Risse in der das Schultergelenk umgebenden Muskelmanschette, der sogenannten Rotatorenmanschette, welche zu den häufigsten Ursachen für Schulterschmerzen zählen (Kemp et al. 2011), werden von einigen AutorInnen ebenfalls Geschlechter- und Genderunterschiede beschrieben, wenngleich die vorliegende Datenlage eher spärlich ist. Razmjou et al. (2009) untersuchten geschlechterspezifisch insgesamt 170 PatientInnen, davon 85 Frauen, welche aufgrund von Rissen in der Rotatorenmanschette operiert wurden. Während die Frauen in dieser Studie etwas älter waren, hatten Männer häufiger eine positive Traumaanamnese. Frauen zeigten tendenziell die schlechteren subjektiven Ergebnisparameter, gemessen am Western Ontario Rotator Cuff (WORC) Index[4]. Es bestanden keine Genderunterschiede in den Erwartungshaltungen an den operativen Eingriff. Dennoch hatten Frauen höhere Erwartungen in Hinblick auf die postoperative Möglichkeit, für andere sorgen zu können, was für Männer ein weniger relevantes Thema darstellte (Razmjou et al. 2009). Auch Kemp et al. (2011) kamen in ihrem systematischen Review betreffend arbeitsplatz-assoziierter

---

[4] Western Ontario Rotator Cuff (WORC) Index: ein krankheitsspezifischer Fragebogen zur Lebensqualität von PatientInnen mit Erkrankungen der Rotatorenmanschette (Scheipl 2012).

Verletzungen der Rotatorenmanschette zu dem Schluss, dass Frauen verglichen mit Männern stärkere Schmerzen nach der operativen Versorgung einer Verletzung der Rotatorenmanschette angaben. Frauen waren jedoch tendenziell zufriedener mit dem Ergebnis der Eingriffe, wenngleich sie gewisse Tätigkeiten, wie etwa das Platzieren von Gegenständen auf höhergelegenen Ablagefächern, nicht mehr in der gewohnten Form durchführen konnten (Kemp et al. 2011).

Von den orthopädischen Erkrankungen des Handgelenkes wird das Carpaltunnelsyndrom (CTS) herausgegriffen. Es sind Frauen, insbesondere in der Postmenopause, allgemein häufiger betroffen (Walker-Bone et al. 2003; Treaster und Burr 2004; Rümann 2008). Mondelli et al. (2005) zeigten, dass Frauen mit einem CTS gegenüber Männern die schlechteren präoperativen Scores aufwiesen. Hingegen war kein Geschlechterunterschied in den Ergebnissen einer chirurgischen Nervendekompression festzustellen (ebd.).

Eine Sonderform stellt das in der Schwangerschaft auftretende CTS dar. Die Prävalenzangaben hierfür variieren in der Literatur stark von unter 1% bis zu annähernd 60%. Insbesondere Frauen im dritten Schwangerschaftstrimester bzw. Erstgebärende über 30 Jahre scheinen betroffen zu sein. Als krankheitsauslösend wird eine hormonell getriggerte Wassereinlagerung in den Carpalkanal angeführt. Typischerweise verläuft das schwangerschaftsassoziierte CTS selbstlimitierend und erfordert nur selten eine operative Dekompression (Mondelli et al. 2007).

Arthrotische Veränderungen der Hand zeigen eine höhere Prävalenz beim weiblichen Geschlecht. Dies ist durch Übersichtsarbeiten von Kloppenburg und Kwok (2012) oder von Ouellette und Makowski (2006) bestätigt. Neben dem Alter spielen auch genetische Faktoren für die Entstehung arthrotischer Veränderungen an der Hand eine Rolle, welche sich – mehreren Hinweisen zufolge – stärker bei Frauen als bei Männern auswirken dürften. Auch hormonelle Einflüsse werden diskutiert, da Östrogenrezeptoren im Gelenksknorpel nachgewiesen wurden, ebenso wie ein dünnerer Knorpelbezug bei Frauen (Ouellette und Makowski 2006). Bedenkt man, dass Erkrankungen der Hände und Handgelenke vielfach zu ausgeprägten Störungen der Greiffunktion führen, so wird deutlich, wie sehr dadurch der Alltag der Frauen, die hier vor allem betroffen sind, erschwert wird; nicht zuletzt auch, weil arthrose-bedingte Schmerzen und Funktionseinschränkungen zu Störungen der sozialen Interaktion und damit zu einem zusätzlichen Verlust an Lebensqualität führen können (Günther und Fickert 2008).

Die rheumatoide Arthritis ist die häufigste rheumatische Erkrankung. Sie manifestiert sich insbesondere in den Handgelenken. Die Prävalenz der rheumatoiden Arthritis wird mit 0,5–1% angegeben, wobei Frauen zwei- bis dreimal häufiger betroffen sind. Der Inzidenzgipfel liegt bei Frauen im mittleren Lebensalter (55–64 Jahre), bei Männern ca. zehn Jahre später (65–75 Jahre) (Schneider et al.

2011). Die fortschreitenden Destruktionen der Gelenke sowie der Sehnen führen zu zunehmenden Fehlstellungen der Finger und Hände. Mit diesen Destruktionen sind ausgeprägte Schmerzen und massive Funktionsbeeinträchtigungen im Alltag verbunden. Wenngleich dieses Krankheitsbild vermehrt bei Frauen auftritt, und Frauen in Zusammenhang mit dieser Erkrankung die schlechteren Scores aufweisen (Sokka et al. 2009), zeigte eine niederländische Studie, dass Patientinnen mit rheumaverdächtigen Gelenksbeschwerden von den erstversorgenden ÄrztInnen signifikant später als Patienten zur weiteren Abklärung an ein eigens eingerichtetes rheumatologisches Früherkennungszentrum zugewiesen wurden (Lard et al. 2001). Dies wiegt umso schwerer, als gerade in Zusammenhang mit der rheumatoiden Arthritis eine frühzeitige Diagnose und Therapieeinleitung entscheidend für die weitere Prognose sind (Schneider et al. 2011).

4 Erkrankungen der unteren Extremität: Geschlechter- und Genderunterschiede am Beispiel der Arthrose und der endoprothetischen Versorgung von Knie- und Hüftgelenken

Von arthrotischen Erkrankungen nach dem 50. Lebensjahr sind Frauen häufiger betroffen als Männer. Diese Einschätzung kann auch getroffen werden, obwohl die Studien, die diese Fragestellung untersuchten, insgesamt im Studiendesign eine hohe Heterogenität aufweisen, sodass die Einordnung der Ergebnisse schwierig ist (Srikanth et al. 2005; Maleki-Fischbach und Jordan 2010). Die Geschlechterunterschiede zeigen sich am deutlichsten für die Kniearthrose, gefolgt von den Arthrosen der Handgelenke. Bei der Hüftarthrose ist die Datenlage am uneinheitlichsten (Felson et al. 2000; Srikanth et al. 2005). Vor allem die Heterogenität der Arthrosedefinitionen, die unterschiedliche Präsentation von Schmerzen bei Frauen und Männern, aber auch die unterschiedliche Wahrnehmung von Schmerzen bei PatientInnen und ÄrztInnen sowie ein „Publikations-Bias" wurden als Problem für die Einschätzung angeführt. Srikanth et al. (2005) gehen davon aus, dass nicht ausgeschlossen werden kann, dass Studien, die keinen Geschlechterunterschied feststellen konnten, weniger häufig bzw. gar nicht publiziert wurden. Auch spielt eine Rolle, dass Frauen aufgrund ihrer höheren Lebenserwartung häufiger von Erkrankungen – wie der Arthrose – betroffen sind, für welche das Alter einen Risikofaktor darstellt.

In der Erklärung für die festgestellten Unterschiede zwischen Frauen und Männern stellt die Hypothese, dass Frauen auch nach Berücksichtigung der durchschnittlich kleineren Körpergröße eine schmälere Gelenksknorpelbedeckung in den Gelenken aufweisen, einen interessanten Ansatz dar (Maleki-Fischbach und Jordan 2010). Inwieweit auch der Knorpelverlust bei Frauen im Laufe des Lebens größer ist als bei Männern, ist nicht restlos geklärt. Eine großangelegte, multizentrische Kohortenstudie, die „Osteoarthritis Initiative/OAI" soll hier Aufklärung bringen. Mittels hochauflösender Magnetresonanz Bilder werden Informationen unter anderem über Risikofaktoren der Arthroseentstehung und -progression gewonnen (Lester 2008; Eckstein et al. 2009; Maleki-Fischbach und Jordan 2010).

Frauen erhalten in Summe mehr Kniegelenksprothesen als Männer, was dadurch bedingt sein dürfte, dass die Arthrose des Kniegelenkes (Gonarthrose) bei Frauen eine höhere Inzidenz und Prävalenz aufweist, bzw. der Frauenanteil in der älteren Bevölkerung überwiegt (Großschädl et al. 2013; Scheipl 2012). Dennoch scheinen Frauen die Möglichkeit zum endoprothetischen Gelenksersatz noch zu wenig auszuschöpfen (Hame und Alexander 2013). Hawker et al. (2000) bestätigten anhand einer Untersuchung an 48.218 über 55-jährigen kanadischen Personen, dass Frauen – verglichen mit Männern – eine signifikant höhere Arthrose-Prävalenz der Knie- und Hüftgelenke aufwiesen, welche mit stärker ausgeprägten Symptomen und größeren Einschränkungen einhergingen. Frauen mussten aufgrund dieser Einschränkungen häufiger auf persönliche Unterstützung für die Durchführung ihrer Alltagsaktivitäten zurückgreifen, da insbesondere ältere Frauen alleinlebend waren. Es zeigte sich, dass bei beiden Geschlechtern verhältnismäßig wenig künstliche Gelenke eingesetzt wurden und dass bei gegebener Operationsindikation Frauen einen endoprothetischen Gelenksersatz signifikant seltener erhielten als Männer (Hawker et al. 2000). Während sich die grundsätzliche Bereitschaft zur Implantation eines künstlichen Gelenkes zwischen den Geschlechtern nicht unterschied (unter Berücksichtigung des Schweregrades der Arthrose bzw. relevanter Begleiterkrankungen), gaben Frauen seltener als Männer an, die Möglichkeit der Implantation eines endoprothetischen Gelenksersatzes mit einem Arzt/einer Ärztin besprochen zu haben (Hawker et al. 2000). Hawker et al. (2000) folgerten, dass Frauen ihren ÄrztInnen gegenüber seltener das Gespräch auf ihre Gonarthrose bzw. deren Behandlung lenkten und auch einen endoprothetischen Gelenksersatz weniger forderten. Darüber hinaus wird die Vermutung diskutiert, dass Frauen seltener bzw. später zu einem/einer orthopädischen Chirurgen/Chirurgin zugewiesen werden als Männer (Hawker et al. 2000). Ein interessanter Diskussionspunkt und künftiger Forschungsaspekt ist daher, inwieweit sich Geschlechter- und Genderaspekte seitens der PatientInnen und auch der ÄrztInnen in der Entscheidungsfindung, Zuweisung und Vormerkung zum künstlichen Gelenksersatz auswirken (Borkhoff et al 2008; Novicoff und Saleh 2011).

Hawker et al (2000) kommen in ihrer Arbeit auch zum Ergebnis, dass Frauen vor der Implantation eines Gelenksersatzes schlechtere präoperative Funktions- und Quality-of-Life-Scores aufwiesen als Männer. Zu diesem Schluss kommen auch andere StudienautorInnen. Hierfür werden unterschiedliche Gründe angeführt. Diskutiert werden Unterschiede in der Schmerzwahrnehmung (Novicoff und Saleh 2011; Holzer 2012), in der Bereitschaft, sich einer chirurgischen Versorgung zu unterziehen, die durch soziale und insbesondere familiäre Versorgungsaufgaben, durch unterschiedliche Risikoabwägungen und durch Unterschiede in der Kommunikation mit den ÄrztInnen bedingt sein könnten, bis hin zu einer verzögerten Zuweisung von Frauen zum endoprothetischen Gelenksersatz. Studien, welche all diese multifaktoriellen Ursachen berücksichtigen, fehlen derzeit jedoch noch (Hawker et al. 2000; Novicoff und Saleh 2011).

Lange Wartezeiten bis zur Implantation eines Gelenksersatzes wirken sich nicht nur präoperativ negativ auf die Lebensqualität aus, sondern offensichtlich auch auf die frühe postoperative Phase, wobei dies auf Frauen häufiger zutrifft als auf Männer (ebd.; Montin et al. 2008). Durch den möglichen Erwerbsausfall der Betroffenen – Frauen sind davon möglicherweise unterschiedlich berührt – können für die Betroffenen und für die Gesellschaft auch höhere Kosten entstehen (Rolfson 2010).

Im Hinblick auf die operativen Ergebnisse konnte nach Sichtung der einschlägigen Literatur kein substanzieller Einfluss des Geschlechts auf die Revisionsraten nach Knietotalendoprothesen festgestellt werden. Tendenziell scheint ein erhöhtes Revisionsrisiko allerdings für Männer zu bestehen (NIH 2004; Dy et al. 2014; Kastner et al. 2012).

Dieser Trend bezogen auf Revisionsraten dürfte, den vorliegenden Studienergebnissen zufolge, auch für den endoprothetischen Hüftgelenksersatz zutreffen. Die einzige Ausnahme stellen Großkopfprothesen dar, für welche eine erhöhte Revisionsrate bei Frauen beschrieben ist (Nunley et al. 2009).

Resümierend ist festzuhalten, dass erhöhte Revisionsraten oder auch ein unzureichender Benefit nicht als Argumente gebraucht werden dürfen, um Patientinnen einen endoprothetischen Gelenksersatz vorzuenthalten. Die bestehende relative Unterversorgung von Patientinnen sollte daher zum Anlass genommen werden zu erforschen, inwieweit eine Verbesserung der Versorgungslage von Frauen erreicht werden kann (Scheipl 2012).

5 Kreuzschmerzen und sich dahinter verbergende orthopädische Erkrankungen unter der Geschlechter- und Gender-Perspektive

Kreuzschmerzen zählen zu den häufigsten Erkrankungen des Bewegungsapparates und stellen überdies einen beträchtlichen finanziellen Faktor für die Betroffenen und die Gesellschaft dar (Treaster und Burr 2004). Nach anatomischen Regionen unterteilt überwiegt der untere, im Bereich der Lendenwirbelsäule lokalisierte Kreuzschmerz, gefolgt von Schmerzen in der Nackenregion (Leboeuf-Yde et al. 2009). Insbesondere der untere, im Bereich der Lendenwirbelsäule lokalisierte Kreuzschmerz, wird von einigen Autoren aus diesem Grund nicht nur als die häufigste, sondern auch als die teuerste muskuloskelettale Erkrankung bezeichnet, wobei Lebenszeitprävalenzen von bis zu 80 % beschrieben werden (Treaster und Burr 2004).

Erkrankungen, welche sich hinter „Kreuzschmerzen" verbergen können, sind vielfältig und nicht nur dem orthopädischen Bereich zuzuordnen. Aber auch orthopädische Erkrankungen, welche mit dem Symptom „Kreuzschmerz" assoziiert sind, sind variantenreich und umfassen neben (angeborenen oder erworbenen) Formabweichungen und Fehlentwicklungen auch Haltungsschäden, die große Gruppe der abnützungsbedingten Erkrankungen (sowohl der Zwischenwirbelgelenke als auch der Bandscheiben), die Osteoporose und osteoporotische Frakturen, entzündliche und rheumatische Erkrankungen, wie auch Tumoren der Wirbelsäule und des Rückenmarks, wobei hier insbesondere die häufigeren Metastasen ins Gewicht fallen (Bundesärztekammer (BÄK) 2010).

Die weitaus größte Gruppe stellt jedoch der unspezifische Kreuzschmerz dar, welcher vielfach als Synonym für Kreuzschmerzen überhaupt gilt. Dem unspezifischen Kreuzschmerz liegt keine organische Erkrankung zugrunde (sogenannter „idiopathischer" Kreuzschmerz). Hauptbetroffen sind Erwachsene mit einem Gipfel in der dritten Dekade, wogegen eine Prävalenzabnahme zwischen der sechsten und siebenten Dekade beschrieben wird (Leboeuf-Yde et al. 2009; Hoy und Brooks 2010; BÄK 2010). Als ursächliche Faktoren werden viele umweltbedingte wie auch persönliche Faktoren diskutiert. Insbesondere arbeitsplatzbedingte physische und psychische Faktoren werden mit der Entstehung von Kreuzschmerzen in Zusammenhang gebracht: geringe soziale Unterstützung am Arbeitsplatz und eine allgemeine berufliche Unzufriedenheit (Hoogendoorn et al. 2000), aber auch hohe physische Belastungen wie schweres Heben oder wiederholtes Bücken (Hoogendoorn et al. 1999). Weitere Risikofaktoren, welche in Zusammenhang mit Kreuzschmerzen angegeben werden, umfassen einen geringen Bildungsstatus, Stress, Besorgtheit und Depressivität (Hoy et al. 2010), Nikotinabusus (Shiri et al. 2006), die allgemeine psychische Gesundheit (Hogg-Johnson et al. 2008), sowie Übergewicht (Shiri et al. 2006). Frauen klagen allgemein häufiger über Kreuzschmerzen als Männer (BÄK 2010). So zeigte eine Untersuchung von Leboeuf-Yde et al. (2009) an fast 40.000 dänischen Zwillingspaaren im Alter von 20 bis 71 Jahren, dass Frauen verglichen mit Männern häufiger über Kreuzschmerzen klagten, unabhängig von der Lokalisation. Die Unterschiede waren für den Nackenschmerz am markantesten. Überdies klagten Frauen häufiger als Männer über in das Bein, in den Arm bzw. in den Brustbereich ausstrahlende Schmerzen und litten häufiger an einer Schmerzpersistenz (Leboeuf-Yde et al. 2009). Eine Befragung von 24 Zwillingspaaren hinsichtlich vermeintlicher Ursachen einer zwischen den Geschwistern divergierenden Kreuzschmerzsymptomatik ergab unterschiedliche physische Belastungen, zum Beispiel durch schweres Heben, Tragen oder Arbeiten, als den am häufigsten genannten Faktor, gefolgt von stattgehabten Verletzungen und extremer Überbelastung der Wirbelsäule (Oliveira et al. 2015).

Auch in Hinblick auf strukturelle und degenerative Veränderungen der Wirbelsäule werden Geschlechterunterschiede beschrieben (Manson et al. 2006). Bandscheibenvorfälle, insbesondere im Lendenwirbelbereich, werden häufiger, früher und ausgeprägter bei Männern beschrieben, wogegen derartige Geschlechterunterschiede für den Zervikalbereich nicht gesichert sind (ebd.). Als mögliche Ursachen für ein gehäuftes Auftreten lumbaler Bandscheibenvorfälle bei Männern wird neben einer größeren mechanischen Belastung der männlichen Wirbelsäule auch eine längere Nährstoffdiffusionsstrecke durch die bei Männern größere, zentral nicht mit Blutgefäßen versorgte Bandscheibe mit verantwortlich gemacht (Miller et al. 1988).

In Hinblick auf operative Eingriffe an der degenerativ veränderten Wirbelsäule scheinen keine substanziellen Geschlechterunterschiede in Hinblick auf Komplikations- und Revisionsraten zu bestehen. Mehrere AutorInnen berichten jedoch über schlechtere präoperative Scores bei Frauen, welche zum Teil einem weiter fortgeschrittenen Erkrankungsstadium zum Operationszeitpunkt zugeschrieben werden (Katz et al. 1994; Manson et al. 2006; Strömqvist et al. 2008). Wenngleich Frauen postoperativ – ebenso wie Männer – eine deutliche Verbesserung erfahren, zeigen einige AutorInnen ein tendenziell schlechteres postoperatives Ergebnis der Funktionsfähigkeit im Alltag bei Frauen (Aalto et al. 2006) und in Hinblick auf Schmerzpersistenz und Lebensqualität (ebd.; Korovessis et al. 2010) sowie in der Zufriedenheit mit dem operativen Eingriff (Shabat et al. 2005; Gepstein et al. 2006). Zweifellos ist in diesem Zusammenhang jedoch noch weitere Forschung nötig, nicht zuletzt, um die Ursachen für die beobachteten Unterschiede zu (er-)klären.

Nicht unerwähnt bleiben soll der im Zuge der Schwangerschaft häufig beobachtete Kreuz- bzw. Beckengürtelschmerz, welcher laut Wu et al. (2004) bei ca. 45 % aller schwangeren Frauen auftritt, wobei diese Schmerzen bei bis zu 25 % der Frauen auch nach der Entbindung persistieren (ebd.; Bergström et al. 2014). Anstrengende Arbeit, ein bereits vor der Schwangerschaft bestehender Kreuzschmerz sowie ein im Zuge vorhergehender Schwangerschaften stattgehabter Beckengürtel- oder Kreuzschmerz stellen prädisponierende Risikofaktoren dar. Die AutorInnen führen an, dass die zugrundeliegenden Ursachen noch zu wenig verstanden werden und erforscht sind, sodass diesem häufigen, schmerzhaften Zustandsbild weltweit mehr Bedeutung geschenkt werden muss (Wu et al. 2004; Bergström et al. 2014). Der Osteoporose als sozioökonomisch enorm bedeutsamen Knochenstoffwechselstörung mit geschätzt über 200 Mio. Betroffenen weltweit kommt eine besondere Bedeutung zu (Lane et al. 2006; Lerchbaum 2012). Während bei Frauen die primäre, postmenopausale Osteoporose dominiert, finden sich bei Männern häufiger sekundäre Ursachen. Viele der Risikofaktoren für osteoporotische Frakturen betreffen traditionell vermehrt Frauen, wie beispielsweise die höhere Lebenserwartung und der größere Nettoknochenverlust bei Frauen, bzw. weitere sich aus einer höheren Lebenserwartung ergebende Risikofaktoren, wie das Alleine-Leben im Alter in Zusammenschau mit entsprechenden Hindernissen in der Wohnung wie Teppichen oder Kabeln, eine häufig gegebene Malnutrition im Alter mit konsekutiver Knochen- und Muskelschwäche sowie eine Polypharmazie, wobei insbesondere Schlaf- und Beruhigungsmittel das Sturzrisiko erhöhen (Lane et al. 2006; Lerchbaum 2012). Gerade in Zusammenhang mit der Osteoporose werden Männer noch stärker als Frauen unterdiagnostiziert und therapiert (Seeman 1999): Während nur ca. 50 % der Frauen einer adäquater Therapie zugeführt werden (was bereits einem erschreckend geringen Anteil entspricht), erhalten nur fünf Prozent aller betroffenen Männer eine entsprechende Therapie (Lerchbaum 2012).

Osteoporotische Wirbelkörperbrüche bzw. -einbrüche bedingen nicht nur akute Kreuzschmerzen, sondern können aufgrund rezidivierender Brüche und der sich daraus ergebenden chronischen kyphotischen Fehlhaltungen vielfach auch zu chronischen Rückenschmerzen führen, ganz zu schweigen von den sich daraus ergebenden Einschränkungen der Lebensqualität, der sozialen Kontaktfreudigkeit bzw. der Selbständigkeit im Alltag. Lane et al. (2006) führen an, dass das Risiko einer Wirbelkörperfraktur im Lebensalter zwischen 55 und 59 Jahren bei beiden Geschlechtern vergleichbar ist, wogegen sich mit zunehmendem Alter ein zweifach erhöhtes Risiko für Wirbelkörperfrakturen bei Frauen abzeichne. Aussagekräftige Studien, welche explizit auf Geschlechterunterschiede in der operativen Therapie osteoporotischer Wirbelkörperfrakturen (speziell der Vertebroplastie und der Kyphoplastie)[5] eingehen, sind derzeit noch ausständig.

---

[5] Vertebroplastie und Kyphoplastie: minimal invasive chirugische Verfahren zur Behandlung von Wirbelkörperbrüchen.

6 Frauen in der Orthopädie und das Thema Gender in der Ausbildung

Wenngleich vielfach eine „Feminisierung der Medizin" postuliert wird, so trifft dies auf den Fachbereich der Orthopädie und orthopädischen Chirurgie nicht zu. Nguyen et al. (2010) zeigen für den US-amerikanischen Raum auf, dass von allen primär chirurgischen Fachdisziplinen die Orthopädie den zweitniedrigsten Frauenanteil aufweist. Obwohl der Anteil der Absolventinnen in den Jahren zwischen 1970 und 2005 um 38 % anstieg, hat sich der Anteil der Frauen in orthopädischer Ausbildung im gleichen Zeitraum nur um etwa 10 % erhöht.

In einer Studie von Pico et al. (2010) zeigte sich hingegen kein signifikanter Unterschied in den Ausbildungsergebnissen von männlichen und weiblichen orthopädischen AssistenzärztInnen. In Hinblick auf die erbrachte Arbeitsleistung ergab sich, dass die orthopädischen Assistenzärzte verglichen mit ihren Kolleginnen tendenziell mehr an Wochenstunden absolvierten. Auch die Anzahl an Nachtdiensten war bei Männern durchschnittlich höher als bei Frauen. Inwieweit familiäre Verpflichtungen für diesen Unterschied von Bedeutung waren, wurde in dieser Studie nicht erfasst. In der Literatur geht man davon aus, dass die Ausbildungszeit mit der reproduktiven Phase zusammenfällt. Dies bedeutet für Ärztinnen meist, im Beruf zurückzustecken, und für Ärzte hingegen, sich beruflich stärker zu engagieren (Stamm und Buddeberg-Fischer 2011). Beide Geschlechter zeigten hingegen nach Pico et al. (2010) eine sehr hohe Zufriedenheit mit der Berufswahl, welche bei orthopädischen Assistenzärztinnen noch ausgeprägter war als bei den Assistenzärzten. Eine Studie, in der weibliche Spitalsangestellte in Österreich zu ihrer beruflichen Zufriedenheit befragt wurden, kam zu ähnlichen Ergebnissen (Musshauser et al. 2006).

In Bezug auf den Wunsch nach einer geregelten Work-Life-Balance und dessen Einlösungswahrscheinlichkeit, was sich durchaus auf die Berufswahl bzw. Auswahl des Faches auswirken kann, bestehen heterogene Studienergebnisse. Nicht immer sind es allerdings die Ärztinnen, die den stärkeren Wunsch nach einer geregelten Familien- und Arbeitszeit äußern (Jagsi et al. 2006).

Eine japanische Studie konnte zeigen, dass weibliche Studierende gegenüber ihren männlichen Kollegen ein deutlich geringeres Interesse am Fachgebiet der Orthopädie und orthopädischen Chirurgie hatten (Fukuda und Harada 2010). Nguyen et al. (2010) meinten dazu, dass hier die Präsentation des Fachgebietes der Orthopädie und orthopädischen Chirurgie – spezifisch auch für Frauen – im Rahmen der Lehre und der praktischen Ausbildung von besonderer Bedeutung sei, um das Interesse für diese Fachrichtung zu wecken. Die OrthopädInnen sind daher aufgefordert, junge weibliche Studierende und Absolventinnen gezielt für das Fach zu motivieren (Rozental 2010). Allerdings erwies sich das Ergebnis einer Untersuchung zur Bedeutung der Einstellung von Führungskräften im Hinblick auf den niedrigen Frauenanteil in der Orthopädie aufgrund des geringen Anteils von Frauen in der Führungsebene als nicht aussagekräftig (Nguyen et al. 2010).

7 Fazit

Es konnte gezeigt werden, dass Geschlechterunterschiede in vielen Bereichen der Orthopädie bestehen. Geschlechter- und Genderaspekte beeinflussen die Entstehung, den Verlauf und zum Teil auch das Ergebnis verschiedener orthopädischer Erkrankungen. Diese Unterschiede sind im Detail noch nicht abschließend erforscht bzw. verstanden. Unter ExpertInnen besteht daher einhellig die Meinung, dass das Thema Gender in der medizinischen Aus-, Fort- und Weiterbildung besser verankert werden muss, um entsprechende Erklärungen für die bereits vorhandenen Erkenntnisse zu erhalten (Carr et al. 2003; Pinn 2003). Dadurch soll gewährleistet werden, eine medizinische Versorgung in gleicher Qualität für beide Geschlechter sicherzustellen (Kim et al. 2005). Dieses Ziel kann erst dann als erreicht gelten, wenn die Einbeziehung der Faktoren Sex und Gender in der Medizin im Allgemeinen und in der Orthopädie im Besonderen nicht von Werteentscheidungen abhängig gemacht, sondern als Qualitätsmerkmal definiert wird.

Literatur

Aalto, Timo J.; Malmivaara, Antti; Kovacs, Francisco et al. (2006): Preoperative predictors for postoperative clinical outcome in lumbar spinal stenosis: systematic review. In: Spine (Phila Pa 1976) 31: E648–663

Bergström, Cecilia; Persson, Margareta & Mogren, Ingrid (2014): Pregnancy-related low back pain and pelvic girdle pain approximately 14 months after pregnancy – pain status, self-rated health and family situation. In: BMC Pregnancy Childbirth 14: 48

Borkhoff, Cornelia M.; Hawker, Gillian A.; Kreder, Hans J. et al. (2008): The effect of patients' sex on physicians' recommendations for total knee arthroplasty. In: CMAJ 178: 681–687

Bramer, Jozef A.; van Linge, Joost H.; Grimer, Robert J. & Scholten, Rob J. P. (2009): Prognostic factors in localized extremity osteosarcoma: a systematic review. In: Eur J Surg Oncol 35(10): 1030–1036

Brickmann, Kerstin (2012): Gender in der Rheumatologie. In: Scheipl & Rásky (2012): 197–204

BÄK (Bundesärztekammer) (2010): Kassenärztliche Bundesvereinigung (KBV), Arbeitsgemeinschaft der Wissenschaftlichen Medizinischen Fachgesellschaften (AWMF). Nationale VersorgungsLeitlinie Kreuzschmerz – Langfassung. Version 4. 2010, zuletzt verändert: August 2013. http://www.kreuzschmerz.versorgungsleitlinien.de (letzter Zugriff 22.12.2014)

Carr, Phyllis L.; Szalacha, Laura; Barnett, Rosalind; Caswell, Cheryl & Inui, Thomas (2003): A „ton of feathers": gender discrimination in academic medical careers and how to manage it. In: J Women's Health 12(10): 1009–1018

Dy, Christopher J.; Marx, Robert G.; Bozic, Kevin J. et al. (2014): Risk factors for revision within 10 years of total knee arthroplasty. In: Clin Orthop and Relat Res 472(4): 1198–1207

Eckstein, Felix; Maschek, Susanne; Wirth, Wolfgang et al. (2009): One year change of knee cartilage morphology in the first release of participants from the Osteoarthritis Initiative progression subcohort: association with sex, body mass index, symptoms and radiographic osteoarthritis status. In: Ann Rheum Dis 68(5): 674–679

Felson, David T.; Lawrence, Reva C. & Dieppe, Paul A. et al. (2000): Osteoarthritis: new insights. Part 1: the disease and its risk factors. In: Ann Intern Med 133(8): 635–646

Fukuda, Yoshiharu & Harada, Tadanari (2010): Gender differences in specialty preference and mismatch with real needs in Japanese medical students. In: BMC Med Educ 10 Art. 15

Garstang, Susan V. & Stitik, Todd P. (2006): Osteoarthritis: epidemiology, risk factors, and pathophysiology. In: Am J Phys Med Rehabil 85(Suppl. 11): S2–11. quiz S12–14

Gepstein, Reuven; Arinzon, Zeev; Adunsky, Abraham & Folman, Yoram (2006): Decompression surgery for lumbar spinal stenosis in the elderly: preoperative expectations and postoperative satisfaction. In: Spinal Cord 44(7): 427–431

Großschädl, Franziska; Rásky, Eva & Stronegger, Willibald-J. (2013). Analyse der medizinischen Leistungen für Frauen und Männer vor und nach Implantation einer Kniegelenksprothese. Projektendbericht. Graz: Medizinische Universität Graz

Günther, Klaus-Peter & Fickert, Stefan (2008): Arthrose. In: Wirth & Mutschler (2008): 356–363

Hame, Sharon L. & Alexander, Reginald A. (2013): Knee osteoarthritis in women. In: Curr Rev Musculoskelet Med. 6(2): 182–187

Harrington, James M.; Carter, Jean T.; Birrell, Lisa & Gompertz D. (1998): Surveillance case definitions for work related upper limb pain syndromes. In: Occup Environ Med 55(4): 264–271

Hawker, Gillian A.; Wright James G.; Coyte Peter C.; et al. (2000): Differences between men and women in the rate of use of hip and knee arthroplasty. In: N Engl J Med 342(14): 1016–1022

Helliwell, Philip S.; Bennett, Robert M.; Littlejohn, Geoffrey et al. (2003): Towards epidemiological criteria for soft-tissue disorders of the arm. In: Occup Med 53(5): 313–319

Hogg-Johnson, Sheila; van der Velde, Gabriele; Carroll, Linda J. et al. (2008): The burden and determinants of neck pain in the general population: results of the Bone and Joint Decade 2000–2010 Task Force on Neck Pain and Its Associated Disorders. In: Spine (Phila Pa 1976) 33: 39–51

Holschen, Jolie C. (2004): The female athlete. In: South Med J 97: 852–858

Holzer, Ulrike (2012): Geschlechtsunterschiede in Schmerzwahrnehmung und -verarbeitung – Konsequenzen für die orthopädische Praxis? In: Scheipl & Rásky (2012): 150–157

Hoogendoorn, Wilhelmina E.; van Poppel, Mireille N.; Bongers, Paulien M. et al. (1999): Physical load during work and leisure time as risk factors for back pain. In: Scand J Work Environ Health 25(5): 387–403

Hoogendoorn, Wilhelmina. E.; van Poppel, Mireille N.; Bongers Paulien M.et al. (2000): Systematic review of psychosocial factors at work and private life as risk factors for back pain. In: Spine (Phila Pa 1976) 25(16): 2114–2125

Hoy, Damian; Brooks Peter, Blyth, Fiona & Buchbinder, Rachelle (2010): The Epidemiology of low back pain. In: Best Pract Res Clin Rheumatol 24(6): 769–781

Jagsi, Reshma; Guancial, Elisabeth A.; Worobey, Cynthia C.et al. (2006): The „gender gap" in authorship of academic medical literature – a 35-year perspective. In: N Engl J Med 355(3): 281–287

Kastner, Norbert; Gruber, Gerald; Aigner Birgit A. et al. (2012): Sex-related outcome differences after implantation of low-contact-stress mobile-bearing total knee arthroplasty. In: International Orthopaedics 36(7): 1393–1397

Katz, Jeffrey N.; Wright, Elisabeth A.; Guadagnoli, Edward et al. (1994): Differences between men and women undergoing major orthopedic surgery for degenerative arthritis. In: Arthritis Rheum 37(5): 687–694

Kemp, Kyle A. R.; Sheps, David M.; Luciak-Corea, Charlene et al. (2011): Systematic review of rotator cuff tears in workers' compensation patients. In: Occup Med (Lond) 61(8): 556–562

Khamly, Kenneth K.; Thursfield, Vicky J.; Fay, Michael et al. (2009): Gender-specific activity of chemotherapy correlates with outcomes in chemosensitive cancers of young adulthood. In: Int J Cancer 125(2): 426–431

Kim, Catherine; McEwen, Laura N.; Gerzoff, Robert B. et al. (2005): Is physician gender associated with the quality of diabetes care? In: Diabetes Care 28(7): 1594–1598

Kloppenburg Margreet & Kwok, Wing-Yee (2012): Hand osteoarthritis–a heterogeneous disorder. In: Nat Rev Rheumatol 8(1): 22–31

Korovessis, Panagiotis; Repantis, Thomas; Papazisis, Zisis & Iliopoulos, Panagiotis (2010): Effect of sagittal spinal balance, levels of posterior instrumentation, and length of follow-up on low back pain in patients undergoing posterior decompression and instrumented fusion for degenerative lumbar spine disease: a multifactorial analysis. In: Spine (Phila Pa 1976) 35(8): 898–905

Lane, Joseph M.; Serota, Alana C. & Raphael Bradley S. (2006): Osteoporosis: differences and similarities in male and female patients. In: Orthop Clin North Am 37(4): 601–609

Lard, Leroy R.; Huizinga, Tom W.; Hazes, Johanna M. W. & Vliet Vlieland, Theodora P. M. (2001): Delayed referral of female patients with rheumatoid arthritis. In: J Rheumatol 28(10): 2190–2192

Largacha, Mauricio; Parsons, I. M. IV.; Campbell, Barry; Titelman, Robert M.; Smith, Kevin L. & Matsen, Frederick A. III (2006): Deficits in shoulder function and general health associated with sixteen common shoulder diagnoses: a study of 2674 patients. In: J Shoulder Elbow Surg 15(1): 30–39

Leboeuf-Yde, Charlotte; Nielsen, Jan; Kyvik, Kirsten O.; Fejer, René & Hartvigsen, Jan (2009): Pain in the lumbar, thoracic or cervical regions: do age and gender matter? A population-based study of 34.902 Danish twins 20–71 years of age. In: BMC Musculoskelet Disord 10: 39

Leithner, Andreas; Pirker-Frühauf, Ulrike & Wibmer, Christine (2012): Genderperspektiven in der Therapie von Knochen- und Weichteiltumoren. In: Scheipl & Rásky (2012): 228–233

Lerchbaum, Elisabeth & Obermayer-Pietsch, Barbara (2012). Osteoporose und Knochenstoffwechsel – eine Genderperspektive. In: Scheipl & Rásky (2012): 184–196

Lester, Grant (2008): Clinical research in OA-the NIH Osteoarthritis Initiative. In: J Musculoskelet Neuronal Interact 8(4): 313-314

Maleki-Fischbach, Mehrnaz & Jordan, Joanne M. (2010): New developments in osteoarthritis. Sex differences in magnetic resonance imaging-based biomarkers and in those of joint metabolism. In: Arthritis Res Ther 12(4): 212

Manson, Neil A.; Goldberg, Edward J. & Andersson, Gunnar B. J. (2006): Sexual dimorphism in degenerative disorders of the spine. In: Orthop Clin North Am 37(4): 549-553

Mastroianni, Anna C.; Faden, Ruth R. & Federman, Daniel G. (1994): Women and health research: a report from the Institute of Medicine. In: Kennedy Inst Ethics J 4(1): 55-62

Matsen, Frederick A. III; Antoniou, John; Rozencwaig, Richard; Campbell, Barry & Smith Kevin L (2000): Correlates with comfort and function after total shoulder arthroplasty for degenerative joint disease. In: J Shoulder Elbow Surg 9(6): 465-469

Miller, James A.; Schmatz, Christine & Schultz, Bill A. (1988): Lumbar disc degeneration: correlation with age, sex, and spine level in 600 autopsy specimens. In: Spine (Phila Pa 1976) 13(2): 173-178

Mondelli, Mauro; Aprile, Irene; Ballerini, Maria G. et al. (2005): Sex differences in carpal tunnel syndrome: comparison of surgical and non-surgical populations. In: Eur J Neurol 12(12): 976-983

Mondelli, Mauro; Rossi, Stefania; Monti, Elena et al. (2007): Long term follow-up of carpal tunnel syndrome during pregnancy: a cohort study and review of the literature. In: Electromyogr Clin Neurophysiol 4786: 259-271

Montin, Liisa; Leino-Kilpi, Helena et al. (2008): A systematic review of empirical studies between 1966 and 2005 of patient outcomes of total hip arthroplasty and related factors. In: J Clin Nurs 17(1): 40-45

Musshauser, Doris; Bader, Angelika; Wildt, Beatrice & Hochleitner Margarethe (2006): The impact of sociodemographic factors vs. gender roles on female hospital workers' health: do we need to shift emphasis? In: J Occup Health 48(5): 383-391

Mutschler, Wolf & Wirth, Carl J. (2008): Grundlagen. Die Bedeutung des Faches. In: Praxis der Orthopädie und Unfallchirurgie. Mutschler & Wirth (2008): 4-6

Nguyen, Lam; Amin, Nirav H.; Vail, Thomas P. et al. (2010): Editorial: a paucity of women among residents, faculty, and chairpersons in orthopaedic surgery. In: Clin Orthop Relat Res 468(7): 1746-1748

NIH (2004): NIH Consensus Statement on total knee replacement December 8-10, 2003. In: J Bone Joint Surg Am 86-A(6): 1328-1335

Novicoff, Wendy M. & Saleh Khaled J. (2011): Examining sex and gender disparities in total joint arthroplasty. In: Clin Orthop Relat Res 469(7): 1824-1828

Nunley, Ryan M.; Della Valle, Craig J. & Barrack, Robert L. (2009): Is patient selection important for hip resurfacing? In: Clin Orthop Relat Res 467(1): 56-65

Oliveira, Vinicius C.; Ferreira, Manuela L.; Refshauge, Kathryn M.et al. (2015): Risk factors for low back pain: insights from a novel case-control twin study. In: Spine J. 15(1): 50-57

Ouellette, E. Anne & Makowski, Anna-Lena (2006): How men and women are affected by osteoarthritis of the hand. In: Orthop Clin North Am 37(4): 541-548

Papadonikolakis, Anastasios; Neradilek, Moni B. & Matsen III Frederick A. (2013): Failure of the glenoid component in anatomic total shoulder arthroplasty. A systematic review of the English-language literature between 2006 and 2012. In: J Bone Joint Surg Am 95(24): 2205-2212

Pico, Katharine; Gioe, Terence J.; VanHeest, Ann & Tatman, Penny J. (2010): Do men outperform women during orthopaedic residency training? In: Clin Orthop Relat Res 468(7): 1804–1808

Pinn, Vivian W. (2003): Sex and gender factors in medical studies: implications for health and clinical practice. In: JAMA 289(4): 397–400

Pinn, Vivian W. (2006): Past and future: sex and gender in health research, the aging experience, and implications for musculoskeletal health. In: Orthop Clin North Am 37(4): 513–521

Rásky, Èva (2012): Bis auf die Knochen. Genderspezifik in der Orthopädie aus einer Public Health Perspektive. In: Scheipl & Rásky (2012): 113–136

Razmjou, Helen; Davis, Aileen M.; Jaglal, Susan B.; Holtby, Richard & Richards, Robin R. (2009): Cross-sectional analysis of baseline differences of candidates for rotator cuff surgery: a sex and gender perspective. In: BMC Musculoskelet Disord 10: 26

Rolfson, Ola (2010): Patient-reported outcome measures and health-economic aspects of total hip arthroplasty. A study of the Swedish Arthroplasty. https://gupea.ub.gu.se/bitstream/2077/23722/3/gupea_2077_23722_3.pdf (letzter Zugriff 28.12.2014)

Rosser, Sue V. (1993): A Model for a specialty in women´s health. In: Journal of Women's Health 2(2): 99–104

Rozental, Tamara D. (2010): Gender-specific Issues in Orthopaedic Surgery: Editorial Comment. In: Clin Orthop Relat Res 468(7): 1727–1728

Rümann, Oliver (Ed). (2008): Zentrale und periphere Lähmungen. In: Mutschler & Wirth (2008): 316–326

Saltzman, Matthew D.; Mercer, Deana M.; Warme, Winston J.; Bertelsen, Alexander L. & Matsen Frederick A. III (2010): Comparison of patients undergoing primary shoulder arthroplasty before and after the age of fifty. In: J Bone Joint Surg Am 92(1): 42–47

Scheipl, Susanne (2012): Gender-Unterschiede in der Orthopädie. Eine Einführung. In: Scheipl & Rásky (2012): 67–112

Scheipl, Susanne & Rásky, Èva (Hrsg.) (2012): Gender-Unterschiede in der Orthopädie...bis an die Knochen. Eine Einführung. Wien: facultas.wuv

Schneider, Matthias; Lelgemann, Monika; Abholz, Heinz-Harald et al. (2011): Interdisziplinäre Leitlinie. Management der frühen rheumatoiden Arthritis. 2. überarbeitete Auflage. http://www.bdrh.de/fileadmin/redaktion/Leitlinie_fruehe_RA.pdf (letzter Zugriff 28.12.2014)

Schwartz, Brian E.; Savin, David D.; Zouderian, Ari R.; Mossad, David & Goldberg, Benjamin A. (2015): National trends and perioperative outcomes in primary and revision total shoulder arthroplasty: Trends in total shoulder arthroplasty. In: International Orthopaedics 39(2): 271–276

Seeman, Ego (1999): Osteoporosis in men. In: Osteoporos Int 9 (Suppl 2): 97–110

Shabat, Shay; Folman, Yoram; Arinzon, Zeev; Adunsky, Abraham; Catz, Amiram & Gepstein, Reuven (2005): Gender differences as an influence on patients' satisfaction rates in spinal surgery of elderly patients. In: Eur Spine J 14(10): 1027–1032

Shiri, Rahman; Viikari-Juntura, Egira; Varonen, Helena & Heliövaara, Markku (2006): Prevalence and determinants of lateral and medial epicondylitis: a population study. In: Am J Epidemiol 164(11). 1065–1074

Singh, Jasvinder A.; Sperling, John W. & Cofield, Robert H. (2011): Revision Surgery following total shoulder arthroplasty: Analysis of 2588 shoulders over three decades (1976 to 2008). In: J Bone Joint Surgery Br 93(11): 1513–1517

Sokka, Tuulikki; Toloza, Sergio; Cutolo, Maurizio et al. (2009): Women, men, and rheumatoid arthritis: analyses of disease activity, disease characteristics, and treatments in the QUEST-RA study. In: Arthritis Res Ther 11(1): R7
Srikanth, Velandei K.; Fryer, Jane L.; Zhai, Guangju et al. (2005): A meta-analysis of sex differences prevalence, incidence and severity of osteoarthritis. In: Osteoarthritis Cartilage 13(9): 769–781
Stamm, Martina & Buddeberg-Fischer, Barbara (2011): How do physicians and their partners coordinate their careers and private lives? In: Swiss Med Wkly 141:w13179
Strömqvist, Fredrik; Ahmad, Murad; Hildingsson, Christer; Jönsson, Bo & Strömqvist, Björn (2008): Gender differences in lumbar disc herniation surgery. In: Acta Orthop 79(5): 643–649
Thomas, David; Herschtal, Alan; Hay, Brianna et al. (2010): A pooled analysis of factors affecting outcomes in 2407 patients from 16 adjuvant clinical trials in osteosarcoma. CTOS 16th Annual Meeting. Paris November: 11–13
Treaster, Delia E. & Burr, Deborah (2004): Gender differences in prevalence of upper extremity musculoskeletal disorders. In: Ergonomics 47(5): 495–526
Veal Gareth J., Hartford Christine M., Stewart Clinton F. (2010): Clinical pharmacology in the adolescent oncology patient. In: J Clin Oncol 28(32): 4790–4799
Walker-Bone, Karen E.; Palmer, Keith T.; Reading, Isabel & Cooper Cyrus (2003): Soft-tissue rheumatic disorders of the neck and upper limb: prevalence and risk factors. In: Semin Arthritis Rheum 33(3): 185–203
Wells, Jonathan C. K. (2007): Sexual dimorphism of body composition. In: Best Pract Res Clin Endocrinol Metab 21(3): 415–430
Wirth Carl Joachim & Mutschler Wolf-Eberhard (2008): Praxis der Orthopädie und Unfallchirurgie. 2. überarbeitete Auflage. Stuttgart: Thieme Verlag
Wu Wen, Hua; Meijer, Onno G.; Uegaki, Koichi et al. (2004): Pregnancy-related pelvic girdle pain (PPP), I: Terminology, clinical presentation, and prevalence. In: Eur Spine J 13(7): 575–589

Dr.in med. Susanne Scheipl Fachärztin für Orthopädie und Orthopädische Chirurgie; Research Fellow am University College, Cancer Institute, London (UCL) (2013–2016)
Arbeitsschwerpunkte:

- Tumorforschung/Knochentumore (Chordom)
- Gender in der Orthopädie.

Dr.in med. Eva Rásky Ärztin für Allgemeinmedizin und Fachärztin für Sozialmedizin; Professorin am Institut für Sozialmedizin und Epidemiologie, Medizinischen Universität Graz
Arbeitsschwerpunkte:

Früherkennung/Screening
- Frauengesundheit
- Gesundheitsversorgung/Gesundheitssystem
- Gesundheitskommunikation.

Geschlechterspezifische Aspekte psychiatrischer Erkrankungen

Patrycja Huf und Siegfried Kasper

Epidemiologische Untersuchungen dokumentieren seit langem Geschlechterunterschiede in der Häufigkeit und Symptomatik psychiatrischer Krankheitsbilder (Alonso et al. 2004). Bekannteste Beispiele sind das frühere Auftreten und der schwierigere Verlauf der Schizophrenie bei Männern und die höhere Vulnerabilität von Frauen gegenüber depressiven Störungen und Angsterkrankungen. Ging man zunächst allein von kulturellen und sozialen Faktoren und dem Einfluss der Geschlechterrolle als ursächlich aus, so traten in den letzten Jahren zunehmend biologische Geschlechterunterschiede in den Vordergrund der Forschung. Beispielsweise gilt eine Einflussnahme der Sexualhormone sowohl auf die Architektur als auch auf die Nervenzellübertragung im Gehirn mittlerweile als gesichert. Bindungsstellen (Rezeptoren) für Sexualhormone finden sich im gesamten Gehirn, in höchster Konzentration jedoch in Regionen, die für emotionale Verarbeitung und Kognition verantwortlich sind. Das bei Personen mit männlichen Gonaden im Mutterleib aktivierte Testosteron führt zu einer geschlechterspezifischen Organisation des Gehirns und zu Geschlechterunterschieden in neuropsychologischen Markern. Im späteren Lebensverlauf kann die natürliche und künstliche Fluktuation der Hormone die Intensität und Reizschwelle für Emotionen modulieren und kognitive Fähigkeiten beeinflussen.

P. Huf (✉)
Universitätsklinik für Psychiatrie und Psychotherapie, Medizinische Universität Wien,
Wien, Österreich
E-Mail: patrycja.huf@meduniwien.ac.at

S. Kasper
Medizinische Universität Wien, Wien, Österreich
E-Mail: sci-biolpsy@meduniwien.ac.at

© Springer Fachmedien Wiesbaden 2016
C. Hornberg et al. (Hrsg.), *Medizin - Gesundheit - Geschlecht*,
Geschlecht und Gesellschaft, DOI 10.1007/978-3-531-19013-6_8

Besonders deutlich wird die Bedeutung der Sexualhormone für psychisches Befinden, wenn man psychiatrische Manifestationen hormoneller Schwankungen bei -der Frau betrachtet. Sowohl zyklische Schwankungen des menstruellen Zyklus, als auch der schnelle Abfall weiblicher Sexualhormone nach der Geburt eines Kindes und auch das langsame Sistieren der reproduktiven Funktionen während der Wechseljahre ist mit Veränderungen der Stimmung und Kognition verbunden. Während die meisten Frauen nur milde körperliche Beeinträchtigungen wahrnehmen, können vulnerable Frauen ausgeprägte psychische Symptome entwickeln, sodass eine pharmakologische Intervention notwendig wird. Auch bei zahlreichen psychiatrischen Krankheitsbildern dürften Sexualhormone eine wichtige Rolle spielen, was sich unter anderem in deren Assoziation mit hormonellen Fluktuationen und Besserung durch hormonelle Substitution äußert. Auch wenn manche Autoren betonen, dass wir zum gegenwärtigen Zeitpunkt nicht unterscheiden können, ob biologische Alterationen nun Ursache oder Resultat soziokultureller Gegebenheiten sind (Rutter et al. 2003), soll hier ein Überblick zu biologischen Voraussetzungen der Geschlechterspezifika in der Psychiatrie versucht werden, um eine eventuelle Differenzierung zu ermöglichen.

1 Biologische Grundlagen für Geschlechterspezifika in der Psychiatrie

Die grobe Architektur des Gehirns ist, bis auf einzelne kleine Nervenzellverbände in Arealen, die mit Fortpflanzung assoziiert sind, bei Frauen und Männern identisch. Trotzdem wurde in den letzten Dekaden vermehrt das Augenmerk auf eine mit dem biologischen Geschlecht zusammenhängende Organisation und Funktion des Gehirns gelegt. Grundlage dafür waren zunächst Geschlechterunterschiede in neuropsychologischen Tests, später folgten Bildgebungsstudien, die geschlechterspezifische Aktivierungsmuster bei kognitiven und emotionalen Aufgaben demonstrierten (Cahill 2006), sowie tierexperimentelle Untersuchungen, die den Einfluss der Sexualhormone in der Organisation dieser Regionen zeigen konnten (Goldstein et al. 2001). Immer mehr kristallisiert sich heraus, dass die Gehirne von Männern und Frauen zwar in der groben Funktionsweise übereinstimmen, aber auch durch Sexualhormone aktivierte, mit dem biologischen Geschlecht assoziierte Muster in emotionalen und kognitiven Regionen nachweisbar sind (McEwen und Alves 1999; Van Wingen et al. 2011).

Aus neuropsychologischen Untersuchungen sind Geschlechterunterschiede insbesondere in räumlichen Vorstellungsaufgaben und verbaler Ausdrucksfähigkeit bekannt. Der robusteste Unterschied ist jener in der „Mentalen Rotation", einem Test, in welchem sich die Probandinnen und Probanden dreidimensionale

Objekte im Geist vorstellen und rotieren müssen, um sie mit einem Beispielbild zu vergleichen. Männer zeigen in diesem Test robust eine höhere Trefferquote und Schnelligkeit. Frauen wiederum sind in Tests der „Wortflüssigkeit" überlegen. Bei diesen Aufgaben muss eine möglichst hohe Zahl an Worten mit einem bestimmten Thema oder Buchstaben beginnend gefunden werden (Bao und Swaab 2011). Auch dieser Unterschied ist recht verlässlich, wenn auch nur im Durchschnitt, denn die Überlappung zwischen den Geschlechtern ist groß und eine Geschlechterzuordnung gar auf Basis der Untersuchungen allein nicht möglich. Bei weiteren Aufgaben, wie beispielsweise bei feinmotorischen Übungen, bei mathematischen Schlussfolgerungen, Memorieren von Objektkonstellationen oder einfachen Objektwahrnehmungsaufgaben wird der Überschneidungsbereich zwischen Frauen und Männern zunehmend größer (Hines 2010).

Bedeutung der Sexualhormone für das Verhalten
Interessanterweise können die oben genannten „robusten" Geschlechterunterschiede durch signifikante Veränderungen des Hormonmilieus verändert werden. In einer beispielhaften Studie verabreichte man über mehrere Wochen hochdosiert Sexualhormone an Frauen und Männer, die sich einer Geschlechtsumwandlung unterzogen. Bei beiden Geschlechtern beobachtete man eine mit der Hormongabe assoziierte Minimierung und sogar Umkehrung der neuropsychologischen Ergebnisse. So verbesserte sich die räumliche Vorstellungskraft von Frauen, die Testosteron verabreicht bekamen, analog zu besserem Abschneiden in Tests der Wortflüssigkeit bei Männern, die mit weiblichen Sexualhormonen behandelt wurden (Slabbekoorn et al. 1999).

Einen weiteren Hinweis auf den Einfluss der hormonellen Ausstattung auf unser Verhalten finden wir bei Spielpräferenzen von Kleinkindern. Dazu gehört das häufigere „Raufen" bei kleinen Jungen, die Wahl der Spielpartnerinnen und Spielpartner, ein unterschiedliches Aktivitätsniveau sowie das Bevorzugen von kooperativem versus konkurrierendem Spiel bei Mädchen. Melissa Hines und ihre Gruppe konnten nachweisen, dass eine geschlechterspezifische Präferenz für rollende, technische Objekte wie Spielzeugautos auch bei männlichen nicht-humanen Primaten wie Rhesusaffen und den Südlichen Grünmeerkatzen beobachtet werden kann, während deren weibliche Geschwister signifikant häufiger mit Puppen spielen (Hines 2005). Aus Untersuchungen des kindlichen Spiels wissen wir auch, dass spätere Spielpräferenzen menschlicher Kinder durch die Exposition gegenüber Sexualhormonen im Mutterleib beeinflusst werden können (Hines 2003). Beispielsweise sind Mädchen mit dem Adrenogenitalen Syndrom (AGS), einer genetisch übertragenen Erkrankung, aufgrund einer hormonellen Fehlregulierung bereits im Mutterleib einem Übermaß an männlichen Sexualhormonen ausgesetzt. Dies führt zu einer Vermännlichung der Sexualorgane sowie vorzeitiger Pubertät mit Hochwuchs und sekundären männlichen Merkmalen, wie männlichem Behaarungstypus und fehlender Brustentwicklung. Obwohl die Mädchen genetisch weiblich sind und in der Regel als Mädchen großgezogen werden, konnte beobachtet werden, dass sie im Vergleich zu nicht betroffenen Mädchen sehr viel häufiger männliche Partner und deren Spielmuster bevorzugen (Hines 2010).

Einfluss der Sexualhormone auf das Gehirn
Auf welche Weise können Sexualhormone die Funktion des Gehirns beeinflussen? Wie bereits angedeutet, ist das Gehirn intensiv durchblutet und mit dem Blutstrom gelangen auch Sexualhormone von den Gonaden ausgehend ins Gehirn. Man weiß mittlerweile, dass im gesamten Gehirn, insbesondere in emotionalen und kognitiven Regionen, Bindungsstellen für Sexualhormone (Rezeptoren) in den Nervenzellkörpern vorhanden sind. Gelangen nun Östrogen, Progesteron oder Testosteron an die Nervenzellen, so beeinflussen sie entweder direkt die Signalübertragung an der Zellmembran, oder aber sie diffundieren frei in die Zellen, binden dort an ihre entsprechenden Bindungsstellen und gelangen an diese gebunden in den Zellkern, wo sie als Transkriptionsfaktoren die Expression diverser Gene und die Ausbildung weiterer Bindungsstellen und Botenstoffe, sowie auch die Bildung von Nervenzellfortsätzen, die Genese neuer Nervenzellen und das Absterben von Nervenzellen (Apoptose) regulieren können.

Diese unmittelbaren Wirkungen der Hormone führen zu zweierlei bedeutsamen Veränderungen: einerseits ändert sich die Menge und die Verschaltung der Nervenzellen strukturell und damit die Architektur des Gehirns. Andererseits wird die aktuelle Signalübertragung, also Funktion des Gehirns, beeinflusst. Diese zwei Wirkweisen werden auch „Organisation" und „Aktivierung" des Gehirns durch Sexualhormone genannt. Dabei findet die Organisation in der Regel im Mutterleib und kurz nach der Entbindung statt (eine Weiterorganisation in der Pubertät wird diskutiert). Die Organisation des Gehirns durch Sexualhormone ist insbesondere vom Vorhandensein oder Nicht-Vorhandensein des Hormons Testosteron, und damit vom Vorhandensein des Y-Chromosoms, das zur Ausbildung männlicher Gonaden führt, abhängig (McCarthy 2010; McCarthy und Arnold 2011). Das Gehirn erfährt also bereits kurz nach der Geburt eine eher männliche oder weibliche Prägung, die sich in sexuellen Dimorphismen (Lenroot und Giedd 2010; Witte et al. 2010) und geschlechterassoziierten Aktivitätsmustern (Cahill 2010) des Gehirns manifestiert. Beispielsweise haben Bildgebungsstudien zeigen können, dass Frauen während emotionaler Wahrnehmung andere Netzwerke rekrutieren als Männer, was einerseits zu einer beschleunigten Prozessierung emotionaler Stimuli, aber auch potentiell zu einer erhöhten emotionalen Vulnerabilität führen könnte (Whittle et al. 2011). Zahlreiche humane Positronen-Emissions-Tomographie (PET)-Studien zeigen einen Einfluss der Sexualhormone auf die Botenstoffe Serotonin und Dopamin beim Menschen (Stein et al. 2008).

Tab. 1 Prävalenz ausgewählter psychiatrischer Erkrankungen bei Frauen und Männern. (nach Alonso et al. 2004; Franke und Kämmerer 2001)

Psychiatrische Erkrankung	Ratio F:M
Psychiatrische Erkrankungen allgemein	F>M
Demenz	F>M
Substanzabhängigkeit	F<M
Alkoholmissbrauch	1:7
Alkoholabhängigkeit	1:2
Missbrauch Sedativa und Hypnotika	3:1
Tabakabhängigkeit	1:3
Schizophrenie	F=M
Affektive Störungen	F>M
Bipolare Störung I	1:1
Depression	1:2
Angststörungen	F>M
Generalisierte Angststörung	2:1
Panikstörung	2:1
Posttraumatische Belastungsstörung	3:1
Essstörungen	F>M
Anorexia nervosa	9:1
Bulimia nervosa	9:1
Persönlichkeitsstörungen	F=M
Emotional instabile Persönlichkeitsstörung	3:1
Antisoziale Persönlichkeitsstörung	1:3
Narzisstische Persönlichkeitsstörung	1:2
Entwicklungsstörungen	F<M
Autismus	1:4
Aufmerksamkeitsdefizit/Hyperaktivität	1:3

2 Geschlechterspezifische Aspekte psychiatrischer Erkrankungen

Während manche psychiatrische Erkrankungen, wie z. B. die bipolare Störung, bei beiden Geschlechtern eine annähernd gleiche Häufigkeit zeigen, sind auch zahlreiche geschlechterspezifische Ausprägungen und Verläufe bestimmter Störungen bekannt (Tab. 1). Die stärksten Geschlechterunterschiede in der Prävalenz psychiatrischer Erkrankungen finden sich bei den Essstörungen *Anorexia* und *Bulimia nervosa*, die in manchen Studien zu 90% bei Frauen diagnostiziert wurden (Smink et al. 2012), sowie bei autistischen Störungen, die zu mehr als 75% Männer

(Werling und Geschwind 2013) betreffen. Generell scheinen psychiatrische Erkrankungen mit Krankheitsbeginn in der Kindheit und Adoleszenz, wie Autismus oder die Aufmerksamkeitsdefizit-/Hyperaktivitätsstörung eher das männliche Geschlecht zu betreffen, während Erkrankungen, die in der Pubertät beginnen, wie Essstörungen oder die depressive Störung, häufiger Frauen betreffen (Rutter et al. 2003). In Tab. 1 werden Geschlechterunterschiede in der Prävalenz psychiatrischer Erkrankungen gelistet, wie sie in den letzten Jahrzehnten in epidemiologischen Untersuchungen des europäischen und nordamerikanischem Raumes festgestellt wurden (Alonso et al. 2004; Kessler et al. 2005). Zusammenfassend kommen Suchterkrankungen, dabei insbesondere Alkoholabhängigkeit, bei Männern häufiger vor; der Geschlechterunterschied in der Prävalenz wird jedoch aufgrund des soziokulturellen Wandels zunehmend geringer. Erkrankungen aus dem schizophrenen Formenkreis betreffen Frauen und Männer etwa gleich häufig, weisen aber geschlechterspezifische Aspekte auf. Der mildere Verlauf und das spätere Auftreten der Schizophrenie bei Frauen wird auf die Wirkung der weiblichen Sexualhormone zurückgeführt, eine schützende Funktion der Östrogene wird vermutet. Zudem haben Frauen ein doppelt so hohes Lebensrisiko, ein depressives oder ängstliches Zustandsbild zu entwickeln. Dabei dürften sich biologische und nicht-biologische Faktoren (wie z. B. eine spezifische Ausprägung der Depression bei Männern) in etwa die Waage halten. Frauen sind häufiger von einer Demenz vom Alzheimertyp betroffen, was möglicherweise mit einer Schutzfunktion der weiblichen Sexualhormone zusammenhängt, die mit Eintritt der Menopause verloren geht. Mittlerweile kann die Forschung einige Einblicke in mögliche protektive Eigenschaften des Östrogens für die Kognition geben.

Insgesamt sind die Erklärungsmodelle für Geschlechterspezifika in der Psychiatrie vielfältig und umfassen in der Regel sowohl biologische Mechanismen, wie den Einfluss der Sexualhormone auf das Gehirn, als auch soziokulturelle Aspekte wie Bedeutung der Geschlechterstereotype, Gender-Bias in der Diagnosestellung oder unterschiedliche Beanspruchung der Hilfsangebote. Allein soziodemographische Unterschiede (Klose und Jacobi 2004) oder die Übernahme bestimmter sozialer Rollen (Weich et al. 1998) dürften die unterschiedliche Prävalenz der Erkrankungen zwischen den Geschlechtern jedoch nicht erklären.

Im Folgenden soll anhand der ausgewählten Erkrankungen Substanzabhängigkeit, Schizophrenie, affektive Störungen und Essstörungen auf die multifaktorielle Genese der Geschlechterspezifika eingegangen werden.

Substanzabhängigkeit

Suchterkrankungen zeigen deutliche Geschlechterunterschiede bei einer multifaktoriellen Genese. Mit Ausnahme der Beruhigungs- und Schmerzmittelabhängigkeit, welche in überwiegendem Ausmaß Frauen betrifft, haben Männer generell ein schwerer ausgeprägtes und riskanteres Suchtverhalten. Allerdings wird beobachtet, dass sich das Konsumverhalten von Frauen und Männern in Ausmaß und Häufigkeit in den letzten Jahrzehnten sowohl in Bezug auf Alkohol, als auch Tabakkonsum und Konsum illegaler Drogen sowie Schmerz- und Beruhigungsmittel insbesondere in Europa und Nordamerika zunehmend anzugleichen scheint (Degenhardt et al. 2013).

Derzeit trinken Männer weltweit häufiger und in höheren Mengen Alkohol und leiden häufiger an Alkohol-assoziierten körperlichen Erkrankungen (Nolen-Hoeksema 2004). Eine primäre Alkoholabhängigkeit ohne psychiatrische Komorbidität, die meist früh beginnt und sich langsam entwickelt, ist beinahe nur bei Männern zu finden. Bei Frauen überwiegt die sekundäre Alkoholabhängigkeit. Der Alkohol wird als Mittel zur Symptombewältigung bei einer primären anderen psychiatrischen Erkrankung, wie z. B. Angststörung oder Depression, in höheren Mengen konsumiert. Diese Form der Abhängigkeit zeigt sich erst im späteren Lebensalter und hat einen raschen, meist durch Krisen ausgelösten, Beginn mit schnellem Fortschreiten der Erkrankung (Lentner 2009). Alkoholabhängige Frauen sind häufiger alleine lebend oder geschieden und erfahren geringere Unterstützung ihrer Umwelt zur Aufnahme und Aufrechterhaltung einer Behandlung (Franke und Kämmerer 2001).

Auch Beruhigungs- und Schmerzmittelabhängigkeit kann bei Frauen in der Regel auf eine primäre Angst- und Depressionssymptomatik oder psychosomatische Beschwerden zurückgeführt werden. Während Männer häufiger spezialisierte medizinische Angebote für Suchterkrankungen in Anspruch nehmen, suchen Frauen eher niederschwellige medizinische Hilfe (Schober und Annis 1996). Hier fällt es Frauen leichter, emotionale Probleme oder körperliche Beschwerden anzusprechen (Möller-Leimkühler 2000), sodass sie einerseits häufiger Psychopharmaka im Allgemeinen, aber auch Beruhigungsmittel und Hypnotika im Besonderen, verschrieben bekommen. Eine daraus folgende Abhängigkeitsproblematik wird aufgrund einer höheren sozialen Verträglichkeit dieser Medikamente seltener erkannt, als eine Alkoholsucht.

Schizophrenie
Das Lebenszeitrisiko der Schizophrenie liegt weltweit für beide Geschlechter bei etwa 1 %. Geschlechterunterschiede in Auftreten und Verlauf der Erkrankung sind mittlerweile gut dokumentiert (Abel et al. 2010). Während sich bei Männern die ersten Anzeichen der Erkrankung meist zwischen dem 15. und 20. Lebensjahr äußern, treten die ersten Symptome bei Frauen meist erst einige Jahre später auf. Auch besteht bei Frauen im Unterschied zu Männern ein zweiter Inzidenzgipfel der Erkrankung in etwa ab dem 45. Lebensjahr, möglicherweise also zeitlich mit Beginn der Wechseljahre zusammenhängend. Der Verlauf der Erkrankung ist

etwas günstiger, was unter anderem auf das häufigere Vorliegen produktiver Symptomatik (Wahn und Halluzinationen) und geringere Negativsymptomatik (Affektverflachung, Antriebslosigkeit, Denk- und Aufmerksamkeitsstörungen) sowie das bessere Ansprechen auf die Behandlung mit Antipsychotika zurückgeführt wird (Sánchez et al. 2010).

Ein Zusammenhang zwischen psychotischen Symptomen und dem Blutspiegel der weiblichen Sexualhormone wurde bereits vor Dekaden proponiert (Seeman und Lang 1990). Zum einen wird das spätere Auftreten der Erkrankung, wie auch der zweite Inzidenzgipfel im fünften Lebensjahrzehnt, auf eine potentielle Schutzwirkung des Östrogens zurückgeführt. Zudem ist eine Verschlechterung der Symptome häufig in der lutealen Phase des Zyklus, also bei Progesteronanstieg kurz vor der Menstruation, zu beobachten. Während der reproduktiven Jahre benötigen Frauen häufig niedrigere Medikamentendosen als nach Eintritt der Wechseljahre (Riecher-Rössler 2002). Es ist bekannt, dass die Neurotransmission des Botenstoffes Dopamin im Gehirn Betroffener verändert ist und dopaminerge Bindungsstellen den Hauptangriffspunkt für Antipsychotika darstellen. Mittlerweile konnte gezeigt werden, dass insbesondere Östrogen diese Angriffspunkte signifikant in Dichte und Bindungskapazität verändern kann (Wieck 2011). Auch ein möglicher therapeutischer Einsatz von Neurosteroiden, also Derivaten der Sexualhormone, die direkt im Gehirn gebildet werden, wird diskutiert (Marx et al. 2011). In Bezug auf psychosoziale Aspekte der Ätiologie und Nutzung der medizinischen Angebote scheinen sich die weiblichen und männlichen Erkrankten kaum zu unterscheiden, wenn auch Frauen etwas häufiger untypische Symptome zeigen und damit eher unterdiagnostiziert werden (Häfner 2003). Insgesamt scheint in Bezug auf geschlechterspezifische Aspekte der Schizophrenie der neurobiologische und hormonelle Einfluss gegenüber psychosozialen oder gesellschaftlichen Faktoren zu überwiegen.

Affektive Störungen

Zu den affektiven Störungen zählen die Manie, die selten isoliert beobachtet wird, die bipolare affektive Störung, und die unipolare Depression, welche häufig wiederkehrend auftritt. Die bipolare affektive Störung, wie sie derzeit in diagnostischen Manualen wie der International Statistical Classification of Diseases and Related Health Problems (ICD-10) erfasst wird, ist durch rezidivierende, meist kurz aufeinanderfolgende manische und depressive Episoden gekennzeichnet. Sie hat eine starke hereditäre Komponente und die ersten Episoden setzen bereits in der zweiten bis dritten Lebensdekade ein. Bei der klassischen bipolaren affektiven Störung (Typ I) wird weltweit die gleiche Prävalenz für Frauen und Männer von etwa 1 % ohne Geschlechterunterschiede im Verlauf gefunden, wenn auch eine etwas bessere Therapieadhärenz bei Frauen beobachtet wird (Ferrari et al. 2011). Allerdings dürften bestimmte Sonderformen der Erkrankung, gehäufte gemischte Episoden und ein hypoman/depressiver Verlauf (bipolare affektive Störung Typ II) bei Frauen häufiger vorkommen (Diflorio und Jones 2010).

Von der Depression, sind Frauen weltweit, von Religion und Kultur unabhängig, häufiger betroffen (Weissman und Olfson 1995). In Europa und Nordamerika wird meist ein Verhältnis von 2:1 (Frauen: Männer) beobachtet, wobei der Unterschied vor Einsetzen der Pubertät und nach Eintritt der Wechseljahre geringer zu werden scheint (Kornstein et al. 2003). Als mitursächlich werden hormonelle Schwankungen angenommen, denen Frauen in den reproduktiven Jahren ausgesetzt sind. Im Kontrast zur Östrogenhypothese der Schizophrenie dürfte bei der Depression eher die Fluktuation der Sexualhormone als deren Mangel für die Erkrankung prädisponierend sein. So beobachtet man während der Perimenopause, also der Phase der Wechseljahre, in welcher die Monatsblutung unregelmäßig wird und die ersten klimakterischen Beschwerden auftreten, eine erhöhte Inzidenz an depressiven Erkrankungen. Nach Eintritt der Menopause, also mit dem völligen Sistieren der ovariellen Hormonproduktion, sinkt die Inzidenz und gleicht sich jener der Männer an.

Abgesehen von diesem biologischen Faktor ist die Bewertung weiterer Einflüsse auf Geschlechterunterschiede bei der Depression schwierig. Wie bereits erwähnt, gibt es Hinweise auf eine unterschiedliche Inanspruchnahme medizinischer Leistungen. Auch kann die Möglichkeit nicht ausgeräumt werden, dass die Diagnosestellung von Stereotypen insofern beeinflusst wird, dass die depressive Symptomatik bei Frauen überschätzt wird (Möller-Leimkühler 2007). Indessen werden Symptome, die depressive Männer zeigen, wie beispielsweise Dysphorie, Aggression oder sozial unangepasstes Verhalten, tendenziell seltener diagnostiziert (Winkler et al. 2005). Basierend auf schwedischen Daten, die nach Stärkung der Präventionsmaßnahmen gegen Depression einen Rückgang der Suizide bei Frauen, nicht aber bei Männern beobachteten, wurde der Begriff „männliches depressives Syndrom", bzw. „male depression", proponiert und geprägt (Wålinder und Rutz 2001).

Essstörungen

Da *Anorexie* und *Bulimie* insbesondere in Kulturen auftreten, in welchen Schlankheit einen hohen Wert hat, ist die Abgrenzung einer biologischen Geschlechterspezifität gegenüber der soziokulturellen Komponente besonders schwierig. Bereits in der Allgemeinbevölkerung geben Frauen ein geringes Gewicht als wünschenswert an, während Männer eher ein höheres Körpergewicht mit hoher Muskelmasse erstreben (Anderson und Bulik 2004). Das Auftreten einer *Anorexie* wird eher bei

Frauen gesellschaftlich getriggert und aufrechterhalten. Zudem scheinen Männer in einem geringeren Ausmaß medizinische Hilfe zu suchen und häufiger atypische Symptome zu zeigen, sodass die korrekte Diagnose seltener erfolgt (Forman-Hoffman et al. 2008). Das Auftreten einer Sonderform der dysmorphophobischen Störung, die „Muskeldysmorphophobie", wird als männliche Variante der *Anorexia nervosa* diskutiert. Die betroffenen Männer sind überzeugt, zu wenig Muskelmasse zu haben, und wirken diesem Umstand mit ähnlicher Rigidität entgegen wie PatientInnen mit *Anorexie* ihr Gewicht kontrollieren (Grieve 2007). Aber auch biologische Ursachen dürften für die hohe Prävalenz der *Anorexie* und *Bulimie* bei Frauen bedeutsam sein. Als prädisponierende Faktoren für Essstörungen werden genetische Einflüsse, Veränderungen im Stoffwechsel der Botenstoffe Serotonin und Dopamin sowie strukturelle Veränderungen im Belohnungssystem des Gehirns diskutiert. Sowohl das serotonerge als auch das dopaminerge Botenstoffsystem unterliegen der Beeinflussung durch Sexualhormone. Es wurde proponiert, dass Frauen eine hormonell bedingte erhöhte Vulnerabilität gegenüber den Erkrankungen hätten, der Einsatz von Östrogen als zusätzliche pharmakologische Therapie wird derzeit geprüft (Keating et al. 2011).

3 Geschlechterspezifische psychiatrische Erkrankungen

In den letzten Jahren wurden in den Klassifikationssystemen *DSM (Diagnostic and Statistical Manual of Mental Disorders)* der *Amerikanischen Psychiatrischen Vereinigung (APA)* und *ICD (International Statistical Classification of Diseases and Related Health Problems)* der *Weltgesundheitsorganisation (WHO)* Diagnosen aufgenommen, bzw. diskutiert, die als „frauenspezifische" psychiatrische Erkrankungen gesehen werden können. Dazu gehören die *prämenstruell dysphorische Störung, PMDS,* die bereits in das Appendix des DSM aufgenommen wurde, psychiatrische Beschwerden rund um die Schwangerschaft und Geburt eines Kindes (peripartale psychiatrische Erkrankungen) und perimenopausal auftretende psychiatrische Erkrankungen, welche derzeit nicht eigens kodiert werden, in neuere Versionen der Klassifikation aber möglicherweise aufgenommen werden könnten (Austin 2010). Die Diskussion ist im Gange, denn einerseits würde eine Aufnahme die Erfassung derzeit unterdiagnostizierter psychiatrischer Erkrankungen bei der Frau deutlich vereinfachen und vielleicht auch entstigmatisieren. Andererseits, und dies gilt auch für perimenopausale psychische Beschwerden, gibt es im Gegensatz zur *PMDS* bisher keine Klarheit, ob die peripartalen und perimenopausalen psychischen Symptome tatsächlich als eigene Kategorie oder als spezifisch getriggerte Manifestationen zugrundeliegender psychiatrischer Erkrankungen gewertet werden sollen. Im DSM-5 wird das Problem möglicherweise durch einen eigenen „postpartum onset specifier" als additives Merkmal gelöst (Jones 2010). Die Antwort des ICD-11 bleibt abzuwarten. Im Folgenden soll ein Überblick gegeben werden, welche Diagnosen, die meist mit hormonellen Fluktuationen der Frau in Verbindung stehen, derzeit als frauenspezifisch gelten. Anschließend erfolgt eine kurze Diskussion männerspezifischer Aspekte.

Prämenstruelle dysphorische Störung (PMDS)
Bereits Hippokrates beobachtete gehäufte Unruhezustände und Stimmungsschwankungen bis hin zu Suizidalität vor der Menstruation. Im Jahr 1931 erfolgte von *Robert T. Frank* die erste Beschreibung des körperlichen Unwohlseins, das bis zu 70 % aller Frauen kurz vor der Regelblutung betrifft, als „prämenstruelle Anspannung" („premenstrual tension"). In den 50er Jahren des letzten Jahrhunderts kam es schließlich zur Verbreitung des Konzeptes „Prämenstruelles Syndrom", welches vor allem körperliche Beschwerden vor der Blutung wie Wassereinlagerungen, Kopfschmerzen, Appetitveränderungen, Brustspannen und Energieverlust umfasst. Im ICD-10 erfolgt die Kodierung luteal ausgeprägter psychischer und physischer Beschwerden weiterhin unspezifisch als „Prämenstruelle Beschwerden", während das *amerikanische psychiatrische Diagnosemanual DSM* seit 1987 eine psychisch besonders beeinträchtigende Form des PMS, die prämenstruelle Dysphorie, als eigene Diagnose führt. Die Kriterien für die *„Prämenstruelle dysphorische Störung"* (*„premenstrual dysphoric disorder"*), kurz *PMDS*, gelten als erfüllt, wenn Frauen prospektiv über zumindest zwei Monate wiederkehrend ein Beschwerdebild zeigen, dass die Symptome depressive Stimmung, Irritabilität oder Gereiztheit, Schwankungen der Stimmung, Angst oder Anspannung, Konzentrationsstörungen, vermindertes Interesse an Aktivitäten und Gefühl der Überforderung sowie typisch prämenstruelle physische Symptome inkludiert. Dieses Beschwerdebild darf nur im Zeitraum von bis zu 10 Tagen vor der Menstruation auftreten und muss mit Einsetzen der Blutung, in der follikulären Phase des Zyklus, gänzlich sistieren (Yonkers et al. 2008).

Auch wenn die Erkrankung im *DSM-IV* derzeit nur im Appendix vorkommt und im *ICD-10* keine eigene Kodierung findet, kann mittlerweile auf Basis umfangreicher Evidenz von einer tatsächlich eigenen diagnostischen Entität ausgegangen werden (O'Brien et al. 2011). *PMDS* hat ein klares Symptombild mit dem Hauptmerkmal „Dysphorie" oder „Irritabilität", das in keiner anderen psychiatrischen Erkrankung ein dermaßen prominentes diagnostisches Kriterium darstellt. Das Auftreten der Erkrankung im zeitlichen Zusammenhang mit der Menstruation ist deutlich umrissen, das Vorliegen symptomfreier Intervalle ist entscheidend für die Unterscheidung von Depressionen oder Angststörungen. Es gibt auch Hinweise auf einen eigenen neurobiologischen Mechanismus, der zu einer erhöhten Vulnerabilität der Frauen auf normal schwankende Sexualhormone führen dürfte. Im Gegensatz zur Depression oder Angststörung gibt es bei der Behandlung von *PMDS* mit Serotonin-Wiederaufnahme-Inhibitoren (SSRIs) keine Wirklatenz von 2–3 Wochen. Die Beschwerden vermindern sich bereits Stunden nach Einnahme der Antidepressiva, mit einem Sistieren der Symptomatik innerhalb von 2–3 Tagen (Eriksson et al. 2008). Die Häufigkeit von PMDS als psychiatrische Erkrankung liegt bei etwa 3 bis 8 % aller Frauen in reproduktiven Jahren (Pearlstein und Steiner 2008). Entsprechend dem gegenwärtigen uneindeutigen Status in Diagnoseklassifikationssystemen wird die Erkrankung selten diagnostiziert und ist im Bewusstsein von sowohl in Gesundheitsberufen aktiven Personen als auch der Allgemeinbevölkerung unterrepräsentiert. Dies dürfte sich bessern, wenn revidierte Versionen der Diagnosemanuale (*DSM-V* und *ICD-11*) vorliegen, die prämenstruelle Syndrome eindeutiger erfassen sollen (O'Brien et al. 2011).

Postpartale psychische Erkrankungen
Während die Schwangerschaft bei normalem Verlauf eher eine Phase des psychischen Wohlbefindens ist, stellt die Postpartalzeit für die Frau ein deutlich erhöhtes Risiko für die Entwicklung einer Psychose oder Depression dar. Die Abgrenzung von klinisch-psychiatrischen Syndromen gegenüber erwartbaren Anpassungsreaktionen an die erheblichen Veränderungen, die mit der Übernahme der neuen Rolle als Mutter assoziiert sind, ist uneindeutig. Die häufigste affektive Schwankung, die bis zu 80 % aller Frauen im Wochenbett betrifft, ist der sogenannte „Baby blues", im Volksmund „Heultage" genannt. Es handelt sich um eine emotionale Instabilität, die drei bis fünf Tage nach der Geburt beginnt und innerhalb einer Woche sistiert. Als ursächlich wird der plötzliche Abfall der Sexualhormonspiegel im Körper der Frau angesehen. Der Baby blues ist selbstlimitierend und bedarf keiner Behandlung, sehr wohl aber einer Aufklärung der oftmals beunruhigten Mütter und Väter.

Die postpartale Psychose beginnt ebenfalls kurz nach der Entbindung, meist in einem Zeitraum von bis zu zwei Wochen. Das Auftreten der Psychose, deren wahnhafte Inhalte meist das Kind und die Geburtssituation betreffen, ist bereits seit Jahrhunderten bekannt und tritt bei etwa einer auf 1000 Geburten auf (Brockington 2004). Auch wenn die postpartale Psychose sowohl depressive als auch polymorph psychotische Züge annehmen kann, ist eine gehobene bis manische Stimmungslage meist vorherrschend (Rohde 2007a) und eine Assoziation mit bipolarer affektiver Störung häufig (Heron et al. 2005). Die postpartale Psychose ist schwerwiegend und kann sowohl die Mutter als auch ihr Kind gefährden, eine stationäre Aufnahme ist daher immer angezeigt. Die Erkrankung hat eine starke hereditäre Komponente und kann bei betroffenen Frauen gehäuft vorkommen. Die

Klassifikationssysteme *ICD-10* und *DSM-IV* führen sie nicht als eigenständige Diagnose, da es als noch ungeklärt gilt, ob es sich bei der postpartalen Psychose um eine durch den Abfall der Sexualhormone getriggerte Manifestation einer anderen psychiatrischen Erkrankung handelt oder ob sie als eigenständiges Syndrom gewertet werden soll (Austin 2010).

Die Situation ist ähnlich bei der postpartalen Depression, die sich schleichend in Wochen bis Monaten nach der Entbindung bei etwa 10–15 % aller Frauen entwickelt (Austin et al. 2010). Die Erkrankung findet sich weltweit unabhängig von Kultur oder Religion (Brockington 2004). Der Zusammenhang zum hormonellen Status lässt sich jedoch weniger eindeutig herstellen als bei der postpartalen Psychose, da die Latenz zur Entwicklung der Symptome deutlich länger ist. Versuche, die postpartale Depression mit einer Gabe von weiblichen Sexualhormonen zu behandeln, zeigen zwar eine Milderung der Symptome, aber dies wäre auch bei einer nicht mit der Entbindung assoziierten depressiven Störung zu erwarten. Eher dürften psychosoziale Faktoren die biologische Komponente an Bedeutung übertreffen. Im Vordergrund stehen eine Überforderung mit der Mutterrolle, mangelnde soziale Unterstützung und eine problematische Partnerschaft (Rohde 2007a). Entsprechend muss die Therapie außer eventuellen pharmakologischen Maßnahmen primär die soziale Situation der Patientin ins Auge fassen. Für die behandelnden Ärzte und Ärztinnen ergibt sich die Notwendigkeit, einerseits Symptome pharmakologisch zu reduzieren, um eine gesunde Interaktion und Bindung zwischen Mutter und Kind zu ermöglichen, und andererseits auch mögliche gesundheitliche Risiken einer medikamentösen Therapie für die stillende Mutter und ihr Kind zu beachten.

Perimenopausale Beschwerden

Die Perimenopause (Klimakterium) umfasst einen Zeitraum von meist einigen Jahren, indem sich die hormonelle Produktion langsam vermindert. Sie geht der Menopause, also dem völligen Sistieren der ovariellen Funktion und damit der Menstruation, unmittelbar voraus. Während die postmenopausale Zeit mit einer geringeren Inzidenz an affektiven und Angststörungen einhergeht, gilt die perimenopausale Phase als Phase erhöhter Vulnerabilität gegenüber Depressionen, Angst und Psychosen (Rasgon 2005). Bis zu 2/3 aller Frauen berichten zudem von milden bis schweren allgemeinen psychischen und somatischen Beschwerden, wie beispielsweise Hitzewallungen, Wassereinlagerungen, Nachtschweiß, Kopfschmerz, Schlafstörungen, Müdigkeit, Irritabilität und Stimmungsschwankungen (Baldinger et al. 2012). Insbesondere die vielfach beschriebenen Konzentrations- und Gedächtnisstörungen haben zahlreiche Forscher und Forscherinnen veranlasst, nach einem Zusammenhang zwischen nachlassender Östrogenproduktion und kognitiver Leistung zu suchen. Auf die Ergebnisse der Women Health Initiative (WHI), die eine erhöhte Inzidenz sowohl kardiovaskulärer Ereignisse und Brustkrebs (Chlebowski et al. 2010) als auch kognitiver Einbußen (Shumaker et al. 2004) bei Frauen unter Hormonersatztherapie dokumentierte und damit weltweit Aufsehen erregte, soll hier nicht näher eingegangen werden. Zu betonen ist jedoch, dass die Methodik kritisch beleuchtet wurde und mittlerweile etliche Studien einen differenzierten Einsatz der weiblichen Sexualhormone bei perimenopausalen Beschwerden empfehlen (Stein 2012). Auch wenn perimenopausale Symptome keinesfalls eine eigene psychiatrische Diagnose rechtfertigen, so wäre die Betonung der Perimenopause in der diagnostischen Kodierung angesichts der besonderen Aspekte dieser Phase im Leben einer Frau klinisch und zur besseren Erforschung der Zusammenhänge möglicherweise hilfreich.

Männerspezifische Psychiatrie?
Während frauenspezifische Aspekte in den Diagnosemanualen für Psychiatrie durchaus ihren Widerklang finden, ist dies derzeit für männerspezifische Aspekte nicht der Fall. Aber auch auf das männliche Gehirn wirken hormonelle Einflüsse. Testosteron, das bedeutendste Sexualhormon des Mannes, dürfte selbst ebenso neuroaktive Wirkungen entfalten wie die weiblichen Hormone Östrogen und Progesteron (Höfer et al. 2012). Zudem wirkt Testosteron auch als Vorläufer von Östrogen, in welches es direkt im Gehirn durch ein spezifisches Enzym laufend umgewandelt wird. Auch Progesteron dürfte für die Neurotransmission im männlichen Gehirn eine Rolle spielen (Lanzenberger et al. 2011). In Diskussion stehen derzeit die Begriffe „Andropause" bzw. „androgen deficiency in aging males" (Pines 2011), bei welchen eine reduzierte Testosteronsynthese im Alter als Ursache für psychische und somatische Beschwerden gesehen wird, die den Symptomen der weiblichen Wechseljahre sehr ähneln (Rohde 2007b). Ebenfalls diskutiert wird die Relevanz eines verminderten Testosteronspiegels für das Entstehen einer Depression bei Männern, was angesichts der Bedeutung des Östrogens in der antidepressiven Therapie sicherlich konzeptuell passen würde. Eine Assoziation der Depression mit einem Androgenrezeptorpolymorphismus wird untersucht (Colangelo et al. 2007). Die Frage bleibt also, ob dem Syndrom der „männlichen Depression", wie bereits oben beschrieben, neben dem Einfluss der sozialen Rolle auch möglicherweise ein eigenes biologisches Korrelat entspricht. Angesichts der bisher geringen und auch kontroversen Datenlage bleibt die Frage nach einer männerspezifischen Psychiatrie noch offen.

4 Resümee

Es konnte gezeigt werden, dass zahlreiche psychiatrische Erkrankungen geschlechterspezifische Aspekte, wie unterschiedliche Häufigkeiten oder Verläufe zwischen Frauen und Männern aufweisen. Während sich bei manchen psychischen Störungen, wie der Substanzabhängigkeit oder Essstörungen, biologische und psychosoziokulturelle pathogenetische Faktoren in etwa die Waage halten, steht bei anderen Erkrankungen, wie beispielsweise der Schizophrenie, eine biologische Vulnerabilität, unter anderem im Sinne hormoneller Einflüsse, im Vordergrund. Frauen und Männer zeigen außerdem ein unterschiedliches Verhalten in Bezug auf die Inanspruchnahme von medizinischen Angeboten und die Symptompräsentation, sodass die psychiatrische Begutachtung nicht ohne Sensibilität für gender-spezifische Aspekte erfolgen sollte. Beispielhaft wurde das Syndrom der „männlichen Depression" genannt, das zu einer Unterdiagnostizierung der Erkrankung bei Männern führen kann.

Da Sexualhormone, wie eingangs erläutert, einen relevanten Einfluss sowohl auf die Organisation als auch auf die Aktivität und Signalübertragung des Gehirns ausüben, wurden schließlich psychiatrische Erkrankungen diskutiert, die sich bei Frauen in Folge hormoneller Fluktuationen, wie peripartal, perimenopausal und prämenstruell, manifestieren. Während die prämenstruelle dysphorische Störung als eigene diagnostische Entität aufgrund guter Evidenzlage in die Klassifikationssysteme *DSM* und *ICD* aufgenommen wurde oder wird, bedarf die Manifestation psychiatrischer Symptome postpartal und während der Wechseljahre weiterer Erforschung. Schließlich wurde angesichts der mittlerweile gut etablierten „frauenspezifischen" Psychiatrie die Möglichkeit oder Notwendigkeit einer „männerspezifischen" Psychiatrie angesprochen. Angesichts der stetigen Zunahme der Publikationen zu Geschlechterunterschieden im und hormonellen Einflüssen auf das Gehirn sowie deren Bedeutung für die Psyche ist zukünftig auf eine reiche Datenbasis für eine geschlechtersensible Herangehensweise in der Diagnostik und Behandlung psychiatrischer Erkrankungen zu hoffen.

Literatur

Abel, Kathryn M.; Drake, Richard & Goldstein, Jill M. (2010): Sex differences in schizophrenia. International review of psychiatry 22(5): 417–428

Alonso, Jordi; Angermeyer, Matthias C.; Bernert, Sebastian; Bruffaerts, Ronny; Brugha, Traolach S.; Bryson, Heather; de Girolamo, Giovanny et al. (2004): Prevalence of mental disorders in Europe: results from the European Study of the Epidemiology of Mental Disorders (ESEMeD) project. Acta Psychiatr Scand Suppl 109(s420): 21–27

Anderson, Charles B. & Bulik, Cynthia M. (2004): Gender differences in compensatory behaviors, weight and shape salience, and drive for thinness. Eating behaviors 5(1): 1–11
Austin, Marie-Paule (2010): Classification of mental health disorders in the perinatal period: future directions for DSM-V and ICD-11. Archives of Women's Mental Health 13(1): 41–44
Austin, Marie-Paule; Hadzi-Pavlovic, Dusan; Priest, Susan R.; Reilly, Nicole; Wilhelm, Kay; Saint, Karen & Parker, Gordon (2010): Depressive and anxiety disorders in the postpartum period: how prevalent are they and can we improve their detection? Archives of Women's Mental Health 13(5): 395–401
Arolt, Volker (Hrsg.) (2007): Geschlechtsspezifische Psychiatrie und Psychotherapie. Stuttgart: W. Kohlhammer Verlag
Baldinger, Pia; Kranz, Gottfried; Höflich, Anna; Savli, Markus; Stein, Patrycja; Lanzenberger, Rupert & Kasper, Siegfried (2012): Hormonersatztherapie und deren Wirkung auf Psyche und Gehirn. Der Nervenarzt 84(1): 14–19
Bao, Ai-Min & Swaab, Dick F. (2011): Sexual differentiation of the human brain: Relation to gender identity, sexual orientation and neuropsychiatric disorders. Frontiers in Neuroendocrinology 32(2): 214–226
Brockington, Ian (2004): Diagnosis and management of post-partum disorders: a review. World Psychiatry 3(2): 89
Cahill, Larry (2006): Why sex matters for neuroscience. Nature Reviews Neuroscience 7(6): 477–484
Cahill, Larry (2010): Sex influences on brain and emotional memory: the burden of proof has shifted. Progress in brain research 186: 29–40
Chlebowski, RowanT.; Anderson, Garnet L.; Gass, Margery; Lane, Dorothy S.; Aragaki, Aaron K.; Kuller, Lewis H.; Manson, Joann E.; Stefanick, Marcia L.; Ockene, Judith; Sarto, Gloria E.; Johnson, Karen C.; Wactawski-Wende, Jean; Ravdin, Peter M.; Schenken, Robert; Hendrix, Susan L.; Rajkovic, Aleksandar; Rohan, Thomas E.; Yasmeen, Shagufta & Prentice, Ross L. (2010): WHI Investigators. Estrogen plus progestin and breast cancer incidence and mortality in postmenopausal women. Journal of the American Medical Association 304(15): 1684–92
Colangelo, Laura A.; Sharp, Lisa; Kopp, Peter; Scholtens, Denise; Chiu, Brian C.-H.; Liu, Kiang & Gapstur, Susan M. (2007): Total testosterone, androgen receptor polymorphism, and depressive symptoms in young black and white men: The CARDIA Male Hormone Study. Psychoneuroendocrinology 32(8–10): 951–958
Degenhardt, Louisa; Whiteford, Harvey A.; Ferrari, Alize J.; Baxter, Amanda J.; Charlson, Fiona J.; Hall, Wayne D.; Fredman, Greg; Burstein, Roy; Johns, Nicole; Engell, Rebecca E.; Flaxman, Abraham; Murray, Christopher J. & Vos, Theo (2013): Global burden of disease attributable to illicit drug use and dependence: findings from the Global Burden of Disease Study 2010. The Lancet 382(9904): 1564–1574
Diflorio, Arianna & Jones, Ian (2010): Is sex important? Gender differences in bipolar disorder. International review of psychiatry 22(5): 437–452
Eriksson, Elias; Ekman, Agneta; Sinclair, Suzanne; Sörvik, Karin; Ysander, Christina; Mattson, Ulla-Britt & Nissbrandt H. (2008): Escitalopram administered in the luteal phase exerts a marked and dose-dependent effect in premenstrual dysphoric disorder. Journal of clinical psychopharmacology 28(2): 195–202
Ferrari, Alize J.; Baxter, Amanda J. & Whiteford, Harvey A. (2011): A systematic review of the global distribution and availability of prevalence data for bipolar disorder. Journal of affective disorders 134(1–3): 1–13

Foisner, Wolfgang (Hrsg.) (2012): Wechseljahre: Natürlich durchs Klimakterium. Wien: Verlagshaus der Ärzte

Forman-Hoffman, Valerie L.; Watson, T. L. & Andersen, Arnold E. (2008): Eating disorder age of onset in males: distribution and associated characteristics. Eating and weight disorders 13(2): e28–31

Franke, Alexa & Kämmerer, Annette (2001): Klinische Psychologie der Frau. Göttingen: Hogrefe Verlag

Goldstein, Jill M.; Seidman, Larry J.; Horton, Nicholas J.; Makris, Nikos; Kennedy, David N.; Caviness, Verne S.; Faraone, Steven V. & Tsuang, Ming T. (2001): Normal sexual dimorphism of the adult human brain assessed by in vivo magnetic resonance imaging. Cerebral cortex 11(6): 490–497

Grieve, Frederick G. (2007): A conceptual model of factors contributing to the development of muscle dysmorphia. Eating disorders 15(1): 63–80

Häfner, Heinz (2003): Gender differences in schizophrenia. Psychoneuroendocrinology, 28(Suppl. 2): 17–54

Heron, Jessica; Craddock, Nick & Jones, Ian (2005): Postnatal euphoria: are „the highs" an indicator of bipolarity?: Bipolar Disorders 7(2): 103–110

Hines, Melissa (2003): Sex steroids and human behavior: prenatal androgen exposure and sex-typical play behavior in children. Annals of the New York Academy of Sciences 1007: 272–282

Hines, Melissa (2005): Brain Gender. New York: Oxford University Press

Hines, Melissa (2010): Sex-related variation in human behavior and the brain. Trends in cognitive sciences 14(10): 448–456

Höfer, Peter; Lanzenberger, Rupert & Kasper, Siegfried (2012): Testosterone in the brain: Neuroimaging findings and the potential role for neuropsychopharmacology. European Neuropsychopharmacology 23(2): 79–88

Jones, Ian (2010): DSMV: The Perinatal Onset Specifier for Mood Disorders. dsm5.org. http://www.dsm5.org/Documents/Mood%20Disorders%20Work%20Group/Ian%20 Jones%20memo-post-partum.pdf (letzter Zugriff 15.08.2012)

Keating, Charlotte; Tilbrook, Alan & Kulkarni, Jayashri (2011): Oestrogen: an overlooked mediator in the neuropsychopharmacology of treatment response? The International Journal of Neuropsychopharmacology 14(4): 553–566

Kessler, Ronald C.; Chiu, Wai Tat; Demler, Olga & Walters, Ellen E. (2005): Prevalence, severity, and comorbidity of 12-month DSM-IV disorders in the National Comorbidity Survey Replication. Archives of general psychiatry 62(6): 617–627

Klose, Michael & Jacobi, Frank (2004): Can gender differences in the prevalence of mental disorders be explained by sociodemographic factors? Archives of Women's Mental Health 7(2): 133–148

Kornstein, Susan G.; Sloan, Diane M. E. & Thase, Michael E. (2003): Gender-specific differences in depression and treatment response. Psychopharmacology Bulletin 36(4): 99–112

Lanzenberger, Rupert; Mitterhauser, Markus; Kranz, Georg S.; Spindelegger, Christoph et al. (2011): Progesterone level predicts serotonin-1a receptor binding in the male human brain. Neuroendocrinology 94(1): 84–8

Lenroot, Rhoshel K. & Giedd, Jay N. (2010): Sex differences in the adolescent brain. Brain and cognition 72(1): 46–55

Lentner, Susanne (2009): Männer – Frauen – Sucht. Spectrum Psychiatrie. http://www.medmedia.at/medien/spectrumpsychiatrie/artikel/2009/11/8412_03-09_Maenner.php (letzter Zugriff 16.08.2012)

Marx, Christine E.; Bradford, Daniel W.; Hamer, Robert M.; Naylor, Jennifer C.; Allen, Trina B.; Lieberman, Jeffrey A.; Strauss, Jennifer L. et al. (2011): Pregnenolone as a novel therapeutic candidate in schizophrenia: emerging preclinical and clinical evidence. Neuroscience 191: 78–90

McCarthy, Margaret M. (2010): How it's Made: Organisational Effects of Hormones on the Developing Brain. Journal of Neuroendocrinology 22(7): 736–742

McCarthy, Margaret M. & Arnold, Arthur P. (2011): Reframing sexual differentiation of the brain. Nature neuroscience 14(6): 677–683

Möller-Leimkühler, Anne Maria (2000): Men and depression: gender-related help-seeking behavior. Fortschritte der Neurologie-Psychiatrie 68(11): 489–495

Möller-Leimkühler, Anne Maria (2007): Geschlechtsrolle und psychische Erkrankung. In: Arolt (2007): 470–484

McEwen, Bruce S. & Alves, Stephen E. (1999): Estrogen actions in the central nervous system. Endocrine Reviews 20(3): 279–307

Nolen-Hoeksema, Susan (2004): Gender differences in risk factors and consequences for alcohol use and problems. Clinical Psychology Review 24(8): 981–1010

O'Brien, Patrick M. S.; Bäckström, Torbjorn; Brown, Candace; Dennerstein, Lorraine; Endicott, Jean; Epperson, Cynthia Neill; Eriksson, Elias et al. (2011): Towards a consensus on diagnostic criteria, measurement and trial design of the premenstrual disorders: the ISPMD Montreal consensus. Presented at the Archives of women's mental health 14: 13–21

Pearlstein, Teri & Steiner, Meir (2008): Premenstrual dysphoric disorder: burden of illness and treatment update. Journal of psychiatry & neuroscience: 33(4): 291–301

Pines, Amos (2011): Male menopause: is it a real clinical syndrome? Climacteric, the journal of the International Menopause Society 14(1): 15–17

Rasgon, Natalie; Shelton, Stephanie & Halbreich, Uriel (2005): Perimenopausal mental disorders: epidemiology and phenomenology. CNS spectrums 10(6): 471–478

Riecher-Rössler, Anita (2002): Oestrogen effects in schizophrenia and their potential therapeutic implications-review. Archives of Women's Mental Health 5(3): 111–118

Rohde, Anke (2007a): Schwangerschaft und Postpartalzeit. In: Arolt (2007): 520–532

Rohde, Anke (2007b): Menopause und „Andropause". In: Arolt (2007): 550–555

Rutter, Michael; Caspi, Avhalom & Moffitt, Terrie E. (2003): Using sex differences in psychopathology to study causal mechanisms: unifying issues and research strategies. J Child Psychol Psychiatry 44(8): 1092–1115

Sánchez, Maria Gabriela; Bourque, Mélanie; Morissette, Marc & Di Paolo, Thérèse (2010): Steroids-Dopamine Interactions in the Pathophysiology and Treatment of CNS Disorders. CNS Neuroscience & Therapeutics 16(3): e43–e71

Schober, Renate & Annis, Helen M. (1996): Barriers to help-seeking for change in drinking: a gender-focused review of the literature. Addictive behaviors 21(1): 81–92

Seeman, Mary V. & Lang, Marisa (1990): The role of estrogens in schizophrenia gender differences. Schizophr Bull 16(2): 185–194

Shumaker, Sally A.; Legault, Claudine; Kuller, Lewis; Rapp, Stephen R.; Thal, Leon; Lane, Dorothy S.; Fillit, Howard; Stefanick, Marcia L.; Hendrix, Susan L.; Lewis, Cora E.; Masaki, Kamal & Coker, Laura H. (2004): Women's Health Initiative Memory Study. Conjugated equine estrogens and incidence of probable dementia and mild cognitive impairment in postmenopausal women: Women's Health Initiative Memory Study. Journal of the American Medical Association 291(24): 2947–58

Slabbekoorn, Ditte; van Goozen, Stephanie H. M.; Megens, Jos; Gooren, Louis J. G. & Cohen-Kettenis, Peggy T. (1999): Activating effects of cross-sex hormones on cognitive functioning: a study of short-term and long-term hormone effects in transsexuals. Psychoneuroendocrinology 24(4): 423–447

Smink, Frédérique R. E.; van Hoeken, Daphne & Hoek, Hans W. (2012): Epidemiology of eating disorders: incidence, prevalence and mortality rates. Current psychiatry reports 14(4): 406–414

Stein, Patrycja (2012): Wirkung der weiblichen Hormone auf das Gehirn und Bedeutung für das Klimakterium. In: Foisner (2012): 163–176

Stein, Patrycja; Savli, Markus; Wadsak, Wolfgang; Mitterhauser, Markus; Fink, Martin; Spindelegger, Christoph; Mien, Leonhard-Key et al. (2008): The serotonin-1A receptor distribution in healthy men and women measured by PET and [carbonyl-11C]WAY-100635. European journal of nuclear medicine and molecular imaging 35(12): 2159–2168

Van Wingen, Guido A.; Ossewaarde, Lindsay; Bäckström, Thorbjorn; Hermans, Erno J. & Fernández, Guillén (2011): Gonadal hormone regulation of the emotion circuitry in humans. Neuroscience 191: 38–45

Wålinder, Jan & Rutz, Wolfgang (2001): Male depression and suicide. International clinical psychopharmacology 16(Suppl. 2): S21–S24

Weich, Scott; Sloggett, Andy & Lewis, Glyn (1998): Social roles and gender difference in the prevalence of common mental disorders. The British journal of psychiatry: the journal of mental science 173(6): 489–493

Werling, Donna M. & Geschwind, Daniel H. (2013): Sex differences in autism spectrum disorders. Current Opinion in Neurology 26(2): 146–153

Whittle, Sarah; Yücel, Murat; Yap, Marie B. H. & Allen, Nicholas B. (2011): Sex differences in the neural correlates of emotion: Evidence from neuroimaging. Biological psychology 87(3): 319–333

Weissman, Myrna M. & Olfson, Mark (1995): Depression in women: implications for health care research. Science 269(5225): 799–801

Wieck, Angelika (2011): Oestradiol and psychosis: clinical findings and biological mechanisms. Current Topics in Behavioral Neurosciences 8: 173–187

Winkler, Dietmar; Pjrek, Edda & Kasper, Siegfried (2005): Anger Attacks in Depression – Evidence for a Male Depressive Syndrome. Psychotherapy and Psychosomatics 74(5): 303–307

Witte, A. Veronica; Savli, Markus; Holik, Alexander; Kasper, Siegfried & Lanzenberger, Rupert (2010): Regional sex differences in grey matter volume are associated with sex hormones in the young adult human brain. NeuroImage 49(2): 1205–1212

Yonkers, Kimberly Ann; O'Brien, P. M. Shaughn & Eriksson, Elias (2008): Premenstrual syndrome. Lancet 371(9619): 1200–1210

Dr. med. Patrycja Huf Lektorin an der Medizinischen Universität Wien; Wissenschaftliche Mitarbeiterin an der Universitätsklinik für Psychiatrie und Psychotherapie der Medizinischen Universität Wien.
Arbeitsschwerpunkte:

- Functional, Molecular & Translational Neuroimaging
- Positronen-Emissions-Tomographie (PET)
- Functional Magnetic Resonance Imaging (fMRI)
- Frauenspezifische Psychiatrie.

Dr. h.c. mult. Dr. med. Siegfried Kasper Professor und Ordinarius für Psychiatrie und Vorstand der Universitätsklinik für Psychiatrie und Psychotherapie der Medizinischen Universität Wien.
Arbeitsschwerpunkte:

- Biologische Grundlagen psychiatrischer Erkrankungen
- Psychopharmakologie
- Brain Imaging
- Zirkadiane Rhythmen
- Psychopathologie.

Besondere Aspekte einer geschlechtersensiblen Behandlung in der psychiatrischen, psychosomatischen und psychotherapeutischen Versorgung

Susanne Bornschein und Constanze Hausteiner-Wiehle

Vor dem Hintergrund der zunehmenden Berücksichtigung von Geschlechterunterschieden in der Medizin in den letzten 20 Jahren sehen sich die „Psycho-Fächer" (Psychiatrie, Psychotherapie, Psychosomatik) in besonderer Weise mit den vielfältigen Einflüssen der Geschlechtszugehörigkeit sowohl von PatientInnen als auch TherapeutInnen auf Krankheits- wie auch Behandlungsprozesse befasst. Mehr noch als in den somatischen medizinischen Fachdisziplinen wirkt sich der Faktor Geschlecht – im Sinne von „Gender" – erheblich auf Entstehung, Erkennung, Verlauf, Behandlung und psychosoziale Konsequenzen psychischer Störungen aus.

Frauen und Männer finden in unserer Gesellschaft erwiesenermaßen, und zwar von frühester Kindheit an, unterschiedliche Ausgangsbedingungen vor. Die psychische Entwicklung entlang der gesellschaftlich verankerten Geschlechterrollen und Rollenerwartungen prägt Männer und Frauen unterschiedlich und führt zu unterschiedlichen Vulnerabilitäten und Prädispositionen für psychische Störungen. Wenn letztere dann einer Behandlung zugeführt werden, haben andererseits auch das Geschlecht und geschlechterrollenspezifische Verhalten des Therapeuten/der Therapeutin in der Interaktion mit dem Patienten/der Patientin einen bedeutsamen Einfluss auf das Behandlungsgeschehen, die zwischenmenschliche Atmosphäre und letztlich auch den Erfolg einer Therapie.

S. Bornschein (✉)
kbo-Inn-Salzach-Klinikum, Wasserburg am Inn, Deutschland
E-Mail: susanne.bornschein@kbo.de

C. Hausteiner-Wiehle
Berufsgenossenschaftliche Unfallklinik Murnau, Murnau, Deutschland
E-Mail: constanze.hausteiner-wiehle@bgu-murnau.de

Im Folgenden soll zunächst der sozialpsychologische Hintergrund der Gender-Debatte beleuchtet und dargestellt werden, welche biologischen und soziokulturellen Rahmenbedingungen zu unterschiedlichen Belastungs- und Schutzfaktoren für die psychische Gesundheit von Frauen und Männern führen können, bevor ein Überblick über Art und Häufigkeit psychischer Störungen sowie die Inanspruchnahme von Behandlung bei beiden Geschlechtern gegeben wird, um schließlich Gender-Aspekte in der therapeutischen Beziehung eingehender zu betrachten.

1 Sozialwissenschaftliche Theorien: Gleichheit – Differenz – Gender

Seit Beginn der Frauenbewegung standen Fragen der Gleichheit bzw. Verschiedenartigkeit der Geschlechter im Zentrum der Diskussionen. Ausgehend von einer nicht nur subjektiv empfundenen gesellschaftlichen Benachteiligung von Frauen, die sich gleiche Bürgerrechte wie Männer erst über Jahrhunderte mühsam erkämpfen mussten, wurden verstärkt seit den 1970er Jahren von feministischer Seite Forderungen nach Gleichheit im Sinne von Chancengleichheit und Gleichberechtigung der Geschlechter erhoben. Heute manifestiert sich dies in politisch propagierten Programmen zum „Gender Mainstreaming", Einführung von Frauenquoten in Politik und Wirtschaft und vielem mehr. Gender Mainstreaming hat das Ziel, Chancengleichheit der Geschlechter herzustellen, um in der Gesellschaft den unterschiedlichen Interessen und Lebenssituationen von Frauen und Männern gerecht zu werden. Trotz mancher Verbesserungen in diesem Bereich ist dennoch auch in westlichen industrialisierten Gesellschaften nach wie vor ein tief verankerter Androzentrismus, eine Geschlechterhierarchie mit insgesamt höherer Wertschätzung und vielfach günstigeren Lebensbedingungen für den männlichen Teil der Bevölkerung festzustellen. Zum Ausdruck kommt dies zum Beispiel in der gravierenden finanziellen Benachteiligung weiblicher Erwerbsarbeit in Deutschland. Nach aktueller Datenlage verdienen vollzeitbeschäftigte Frauen hierzulande etwa 22 % weniger als Männer in vergleichbaren Positionen (OECD 2011).

Gegenüber dem englischen Begriff „sex", der sich auf die biologischen und physiologischen Merkmale von Individuen bezieht, meint „gender" die soziale Bedeutung des Geschlechts im Hinblick auf die kulturell und gesellschaftlich konstruierten Rollen, Verhaltensweisen und Eigenschaften, die Frauen und Männern zugeschrieben werden. Es wird also ein Unterschied zwischen biologischem (sex) und sozialem Geschlecht (gender) gemacht. Dabei spiegelt *Gender* keinen natürlich vorgegebenen und unveränderbaren Zustand wider, sondern ist als soziale Konstruktion zu betrachten: Erst mit Hilfe von sozialen und kulturellen Vorstellungen, die mit dem biologischen Geschlecht verknüpft und in Verhalten, verbaler und nonverbaler Kommunikation ausgedrückt werden, wird in Interaktionsprozessen „Geschlecht gemacht". Diese Vorgänge werden mit dem Begriff des „Doing Gender" beschrieben. Dabei laufen Wahrnehmungs- und Beurteilungsprozesse entlang von Geschlechterrollen ab, d. h. bestimmten (klischeehaften) Erwartungen und Vorstellungen in Bezug auf Verhalten, Gefühle, Eigenschaften und Einstellungen des jeweiligen Geschlechts. Man bedient sich also bestimmter Geschlechterstereotypen bei der geschlechtlichen Kategorisierung sozialer Interaktionspartner. Die aufgrund des vorhandenen Gender-Wissens einer Person vorgenommene Einschätzung einer anderen Person beeinflusst wiederum das eigene genderbezogene Verhalten und die gesamte Interaktion zwischen beiden Partnern. Dies gilt für private wie auch berufliche und insbesondere auch therapeutische Beziehungen. Der Faktor *Gender* ist somit gerade im Bereich der Psychotherapie von höchster Relevanz.

2 Gesellschaftliche Rahmenbedingungen für Männer und Frauen – unterschiedliche Lebensrealitäten vor dem Hintergrund der Geschlechterrollen

2.1 Geschlechterprägung in der Lebensgeschichte

Auf der biologischen Ebene finden bereits in der vorgeburtlichen Periode unter dem Einfluss der Geschlechtshormone bei männlichen und weiblichen Individuen unterschiedliche (hirn-)organische Entwicklungen statt. So ist z. B. der Testosteronspiegel männlicher Föten um ein vielfaches höher als der weiblicher. Dies führt neben anderen Faktoren zu einigen nachgewiesenen neuroanatomischen und -physiologischen Geschlechterunterschieden: beispielsweise ist das weibliche Gehirn kleiner und enthält weniger kortikale Neuronen als das männliche, wobei die funktionelle Relevanz dieser Befunde unklar ist (Riecher-Rössler und Bitzer 2005). Frauen zeigen daneben u. a. eine geringere Hirnhemisphären-Asymmetrie, ein höheres Volumen der Amygdala und ein geringeres Volumen des Hippocampus im Vergleich zu Männern. Dies wird funktionell mit Unterschieden in der Ausprägung visuokonstruktiver Fähigkeiten, in der Verarbeitung von Sinneswahrnehmungen und in der Neigung zu depressiven und Angstsymptomen in Verbindung gebracht (Güntürkün und Hausmann 2007).

Neben diesen endogenen Faktoren begegnen junge Menschen bereits von Geburt an geschlechtergebundenen Rollenerwartungen und geschlechterstereotypem Verhalten der Bezugspersonen und müssen mit der Herausforderung umgehen, eine stabile Geschlechtsidentität zu entwickeln. Geschlechterrollen sind alle bewussten und unbewussten Erwartungen an das eigene sowie an das (geschlechtertypische) Verhalten der Mitmenschen. Sie überformen die biologischen Merkmale mit den sozialen Normen der Zweigeschlechtlichkeit. Dabei ist Geschlechtsidentität bis zu einem gewissen Grad flexibel und wird während des Lebens ausgebaut und verändert. Sie ist immer schicht- und kulturspezifisch geprägt (Schigl 2012). Beim Erwerb der Geschlechtsidentität spielen lerntheoretisch z. B. die bewusste oder unbewusste Belohnung der Geschlechterrolle entsprechenden Verhaltens von Kindern durch die Bezugspersonen und auch das Lernen am Modell eine Rolle. Sozialisationstheoretische Annahmen gehen von einer subtilen, aber konsequenten Andersbehandlung von Mädchen und Jungen durch ihre Umwelt nach kollektiv interiorisierten, genderspezifischen Mustern aus, die für die Unterschiede größtenteils verantwortlich sein soll. Später wird geschlechterrollenkonformes Verhalten auch durch soziale Anerkennung innerhalb der jeweiligen Peer Groups gefördert und aufrechterhalten.

Geschlechtliche Sozialisation und Identitätsentwicklung erfolgt entlang gesellschaftlicher und milieubezogen ausgeformter Schemata und Geschlechterstereotypen, kulturell-soziale und individuelle Urteile, die meist vereinfachend (auch ausgrenzend) sind und die weite Teile der Gesellschaft teilen (Schigl 2012). Geschlechterstereotypen und -normen sind implizite, gesellschaftlich produzierte und geteilte Wissenssysteme (*gender belief systems*). Als typisch weibliche Geschlechterstereotype gelten etwa Expressivität, Gefühlsbetontheit, Empathie, Beziehungsorientiertheit, Hilfsbereitschaft, Naturnähe, Sanftheit und Passivität. Dagegen werden Männern eher instrumentale, aufgabenorientierte Fähigkeiten wie Entscheidungsfreude, Selbstsicherheit, Unabhängigkeit, Energie, Tapferkeit und Willensstärke zugeschrieben.

2.2 Belastungs- und Risikofaktoren

Geschlechterrollen und auch damit verbundene Ungleichheiten z. B. im Zugang zu Ressourcen, Information und Macht haben Einfluss auf die Gesundheit und die Krankheitsmuster von Männern und Frauen (Wagner-Link 2009). Als Beispiel sei hier die Situation von Frauen in manchen sogenannten Entwicklungsländern und traditionell-patriarchalisch strukturierten Gesellschaften genannt: die in weiten Teilen der Welt immer noch verbreitete geringere Achtung und Wertschätzung des weiblichen Geschlechts gegenüber dem männlichen, oft verbunden mit dem weitgehend fehlenden Recht auf (sexuelle) Selbstbestimmung, finanzieller und sozialer Abhängigkeit von Männern, Gewalterfahrungen etc. bringen praktisch regelhaft psychische Traumatisierungen, aber auch erhebliche Risiken für die körperliche

Gesundheit der Frauen mit sich, beispielsweise durch frühe, oft ungewollte und vielfache Schwangerschaften sowie eine generell unzureichende medizinische Versorgung. Aber auch in unserem Kulturkreis sehen sich viele Frauen einer Kombination aus verschiedenen negativen Stressoren ausgesetzt, die in männlichen Biographien meist so nicht vorliegen. Es ist eine Binsenweisheit, dass die Mehrfachbelastung als Berufstätige, Haushälterin, Partnerin und Mutter, ggf. auch noch Betreuerin zu pflegender Angehöriger, die in unserer Gesellschaft zumeist den Frauen zufällt, eine Herausforderung darstellt, die oftmals nicht ohne Beeinträchtigungen der psychischen und körperlichen Gesundheit bewältigt werden kann. Berufliche Leistungen von Frauen werden gesellschaftlich weniger anerkannt. Sie sind in Führungspositionen, z. B. in Wirtschaft und Wissenschaft, immer noch deutlich unterrepräsentiert, obwohl es genügend vergleichbar gut ausgebildete Frauen wie Männer gibt. Das Ansehen typisch weiblicher Berufe in der Öffentlichkeit steht deutlich hinter dem von typisch männlichen zurück, und bei Bezahlung für gleiche Arbeit klafft in Deutschland im europäischen Vergleich die größte Lücke zwischen den Geschlechtern (OECD 2011). Auf der anderen Seite haben Männer oft körperlich forderndere, gefährlichere Tätigkeiten. Zudem sehen sie sich mit anhaltend hohen Ansprüchen an beruflichen Erfolg konfrontiert. Die Rolle als verlässlicher Familienernährer gerät dabei nicht selten in Konflikt mit dem Bestreben, Unabhängigkeit, Dominanz und Macht (männliches Rollenstereotyp) nach außen hin zu demonstrieren und einen bestimmten gesellschaftlichen Status zu wahren. Somit ist es nicht verwunderlich, dass sich Männer z. B. durch Invalidität oder Arbeitsplatzverlust stärker in Frage stellen und eher gesundheitliche Folgeprobleme entwickeln als Frauen, die auch noch in anderen Rollen (s. o.) Sinnhaftigkeit und Bestätigung finden können. Das Gefühl der Ausbeutung von Arbeitskraft und stetige Arbeitsüberlastung durch überhöhtes eigenes und arbeitgeberseitiges Anspruchsdenken stellen aber für Frauen *und* Männer erhebliche gesundheitliche Risiken dar. Beide Geschlechter leiden grundsätzlich gleichermaßen, wenn eine angemessene Wertschätzung und Anerkennung von (beruflichen) Leistungen ausbleibt (Gratifikationskrisen). Eine solche Situation prädestiniert für die Entwicklung von Burn-out- und depressiven Syndromen, aber auch körperlichen Erkrankungen, wie z. B. koronare Herzerkrankung. Jedoch unterscheiden sich Männer und Frauen tendenziell in der Art und Weise, wie sie auf beruflichen Erfolgsdruck, Mehrfachbelastung und Gratifikationskrisen reagieren. Männer zeigen eher unterkontrolliertes, aggressiv-aktives Verhalten und versuchen, derartige Belastungen zu leugnen oder durch riskante Verhaltensweisen wie etwa erhöhten Alkoholkonsum zu bewältigen. Frauen dagegen reagieren eher mit passivem, ängstlich-überkontrolliertem, resignativem Verhalten. Sie suchen soziale Unterstützung und zeigen ihre emotionale Belastung und Erschöpfung offener (Wagner-Link 2009).

Männer sind durch ihre insgesamt höhere Risikobereitschaft im Verhalten (Sport, Genussmittelkonsum, Sexualität, Straßenverkehr) sowie die Risikozuweisung von außen, die sie z. B. im Beruf erfahren, stärker gefährdet, Unfälle oder bestimmte lebensbedrohliche Krankheiten zu erleiden. Zusätzlich sind bzw. waren sie häufiger Extremsituationen wie militärischen Auseinandersetzungen ausgesetzt. In Deutschland betrifft dies natürlich vor allem die ältere Generation, aber – in weit geringerem Umfang – auch jüngere Jahrgänge, wie die aktuelle Diskussion um Posttraumatische Belastungsstörungen bei Soldaten zeigt (Schulte-Herbrüggen und Heinz 2012). Frauen hingegen werden wesentlich häufiger als Männer Opfer von oft jahrelanger körperlicher und sexueller Gewalt, mit gravierenden und sich oft lebenslang auswirkenden negativen Folgen vor allem für die psychische, aber auch die körperliche Gesundheit. Nach einer Studie des Bundesfamilienministeriums haben 37 % der befragten Frauen der Stichprobe ab dem 16. Lebensjahr körperliche Gewalt erlebt (Müller und Schröttle 2004).

Aufgrund der höheren Lebenserwartung von Frauen ist bei diesen in einem größeren Ausmaß mit altersassoziierten psychischen Erkrankungen zu rechnen wie etwa Altersdepression, Demenzen und Kontaktmangelparanoid (durch soziale Isolation ausgelöster bzw. begünstigter Beeinträchtigungs- oder Verfolgungswahn). Hier wirken sich nicht nur biologische, z. B. hirnorganische Alterungs- und Krankheitsprozesse, sondern auch die von Vereinsamung gekennzeichnete Lebenssituation eines Großteils der älteren und hoch betagten Frauen aus. Hinzu kommen speziell in Deutschland bei der jetzigen Generation älterer Frauen biographische Besonderheiten als Kriegswitwen oder sogenannte Trümmerfrauen sowie die bei Frauen ausgeprägtere Altersarmut, die wiederum eine Folge der oben bereits genannten häufigeren geringfügigen oder Teilzeitarbeitsverhältnisse sowie der geringeren Entlohnung darstellt.

Darüber hinaus unterscheiden sich die Morbiditätsprofile geschlechterspezifisch. Als Beispiel hierfür seien die an die Reproduktionsvorgänge gebundenen Erkrankungen genannt, d. h. die schwangerschaftsassoziierten, postpartalen, prämenstruellen und perimenopausalen Störungen (Belz und Riecher-Rössler 2008).

Schließlich sind geschlechterspezifische Besonderheiten, gerade im Hinblick auf die Reproduktion, auch bei der Auswahl psychopharmakologischer (Begleit-) Therapien zu beachten, z. B. bezüglich möglicher Interaktionen mit Sexualhormonen oder einer potenziellen Fruchtschädigung. Vor diesem Hintergrund muss auch darauf hingewiesen werden, dass die meisten Daten zur Arzneimittelzulassung aus Studien an jungen, gesunden, männlichen Probanden stammen und nur eingeschränkt auf Frauen in den verschiedenen Lebensphasen übertragen werden können (Rieder und Lohff 2004).

2.3 Schutzfaktoren

Ob ein Individuum beim Vorliegen gesundheitlicher Risikofaktoren bzw. psychosozialer Belastungen tatsächlich (psychisch) erkrankt oder nicht, hängt auch davon ab, ob und inwieweit auch bestimmte protektive Faktoren (Ressourcen) vorhanden sind und wirksam werden. Nach dem salutogenetischen Modell von Antonovsky (1997) bewegt sich der Mensch ständig auf einem Kontinuum zwischen den zwei Polen Gesundheit und Krankheit hin und her, wobei sich seine Position in Abhängigkeit von der jeweiligen Stärke der Risiko- und Schutzfaktoren ändert. Diese stehen in einem dynamischen Wechselverhältnis. Als protektive Einflussgrößen können beispielsweise tragfähige soziale Beziehungen in Familie oder Freundeskreis wirksam werden. Frauen verfügen durch ihre größere Beziehungsorientiertheit meist über ein besser ausgebautes soziales Netz als Männer, die häufig in ihrer Partnerin die einzige Quelle psychosozialer Unterstützung haben. Männer sind dafür oft mit einem größeren Selbstbewusstsein ausgestattet, das es ihnen ermöglicht, optimistischer und kämpferischer an bestimmte Schwierigkeiten heranzugehen.

Das Vorhandensein eines (Ehe-)Partners wirkt sich bei den Geschlechtern offenbar unterschiedlich aus. Wissenschaftlich erwiesen ist, dass verheiratete Männer deutlich gesünder und auch länger leben als Singles. Bei Frauen ist dieser Unterschied nur minimal. Alleinstehende Männer werden häufiger depressiv als verheiratete, während bemerkenswerterweise das Depressionsrisiko verheirateter Frauen deutlich höher ist als das von Single-Frauen (Wittchen und Jacobi 2006).

Geschlechterunabhängig wirken sich Persönlichkeitsfaktoren günstig aus, die mit hohen internalen Kontrollüberzeugungen und dem Erleben von Selbstwirksamkeit einhergehen, d. h. dem Gefühl, Probleme und Herausforderungen im Leben bewältigen und das eigene Schicksal steuern zu können. Tendenziell entspricht dies allerdings eher einem männlichen Geschlechterstereotyp und Rollenverständnis (handlungs- und bewältigungsorientiert, zielgerichtet, problemlösekompetent, entscheidungsfreudig). Ganz allgemein ist Resilienz also ein Bündel von Eigenschaften der individuellen Persönlichkeitskonstitution, die Menschen in die Lage versetzt, mit widrigen Ereignissen und Konstellationen im Leben zurechtzukommen, als ein Schutzfaktor ersten Ranges anzusehen. Unter Gender-Aspekten ist in diesem Zusammenhang interessant, dass gezeigt werden konnte, dass resiliente Menschen sich in Bezug auf Geschlechterrollen überdurchschnittlich häufig durch ein sogenanntes androgynes Verhalten auszeichnen (Zander 2008). Das bedeutet, sie leben zusätzlich zu ihrem Geschlechtsrollen-entsprechenden Verhalten auch (positiv wirksam werdende) Aspekte des Gegengeschlechts-Stereotyps aus, mit dem Ergebnis, dass sich die Kombination von beidem als Kompetenzerweiterung und äußerst hilfreich in verschiedenen Lebenssituationen erweist. Allzu geschlechterrollenkonformes Verhalten soll dagegen bei beiden Geschlechtern eher negative Auswirkungen auf die (psychische) Gesundheit haben.

3 Psychische Störungen bei Frauen und Männern

Für Frauen wird eine etwas höhere Lebenszeitprävalenz psychischer Störungen insgesamt (48,9%) als für Männer (36,8%) beschrieben (Jacobi et al. 2004). Je nach Diagnose gibt es zum Teil erhebliche Häufigkeitsunterschiede zwischen den Geschlechtern (Riecher-Rössler 2005): Essstörungen wie *Bulimie* und *Anorexie* sowie die *Borderline*-Persönlichkeitsstörung werden bei Frauen um ein vielfaches häufiger, Depressionen doppelt so häufig wie bei Männern, diagnostiziert. Das weibliche Geschlecht überwiegt auch bei den meisten Diagnosen aus dem Formenkreis der Angststörungen (Panikstörung mit und ohne Agoraphobie, spezifische Phobien, soziale Phobie und generalisierte Angststörung). Männer sind dagegen erheblich häufiger von Suchterkrankungen (Alkohol und illegale Drogen) und antisozialer Persönlichkeitsstörung betroffen. Die Tatsache, dass es bei nach heutigem ätiopathogenetischem Verständnis eher biologisch determinierten psychischen Erkrankungen wie *Schizophrenie* und *bipolarer affektiver Störung* keine Geschlechterunterschiede in der Häufigkeit des Auftretens gibt, scheint die Hypothese zu stützen, dass es vor allem psychosoziale Faktoren sind, die dazu führen, dass Frauen in den weniger biologisch bestimmten Störungen (z. B. manche Formen der Depression, Angst- und somatoforme Störungen) überwiegen (Belz und Riecher-Rössler 2008).

Frauen zeigen mehr und in stärkerer Ausprägung körperliche, vor allem unspezifische vegetative Symptome wie etwa Schlafstörungen, Kopf- und Bauchschmerzen, Schwindel, Erschöpfbarkeit, und äußern diese auch eher gegenüber Ärzten, welche auch häufiger von Frauen konsultiert werden (Barsky et al. 2001; Hausteiner-Wiehle et al. 2011). Nach Studienlage ist die Lebenszeitprävalenz *somatoformer Störungen*, nach neuer Nomenklatur auch bezeichnet als *medizinisch nicht erklärte oder funktionelle somatische Symptome (MUS, FSS)*, bei Frauen bis zu 10 mal höher als bei Männern.

Dies schlägt sich vermutlich auch in dem Befund nieder, dass 70–75% aller verschriebenen Medikamente von Frauen konsumiert werden (Stürzer und Cornelißen 2005). Missbrauch und Abhängigkeit von Medikamenten (Schmerzmittel, Tranquilizer) kommen bei Frauen in größerem Umfang vor als bei Männern, vor allem in der älteren Generation (Barmer GEK 2012).

Während Frauen bei der Anzahl der Suizidversuche überwiegen, ist bei den vollendeten Suiziden der Männeranteil höher. Geschlechterunterschiede zeigen sich zudem bei der Wahl der Suizidmittel. Frauen neigen eher zu wenig traumatischen Methoden wie Tabletten- und anderen absichtlich herbeigeführten Intoxikationen. Nicht selten handelt es sich dabei um „suizidale Gesten", also eher Hilfe-Appelle anstatt Selbsttötungsabsichten. Bei Männern dominieren hingegen gewaltnähere Arten der Selbsttötung (z. B. sich vor den Zug werfen, erschießen), die in der Konsequenz häufiger zum vollendeten Suizid führen.

Zum Teil mögen die beschriebenen Unterschiede in den Krankheitshäufigkeiten artifiziell bedingt sein, z. B. durch bessere Eigenwahrnehmung von Symptomen und/oder eine erhöhte Neigung von Frauen, Symptome zu berichten und aktiv ambulante und stationäre Hilfe zu suchen (Nolen-Hoeksema 1990; Riecher-Rössler 2001). Zum Teil scheinen hierbei aber auch Geschlechterrollenstereotypien in der Diagnosezuweisung zum Tragen zu kommen. Tatsächlich gibt es Hinweise darauf, dass zumindest ein Teil der Häufigkeitsunterschiede psychischer Erkrankungen zwischen den Geschlechtern nur auf den ersten Blick besteht. Diese Artefakte entstehen etwa durch geschlechterspezifische Verzerrungen bei der Erhebung und Interpretation von Daten und auch bei der Diagnosevergabe. So wird bei identischer Beschwerdeschilderung bei Frauen durch Ärztinnen und Ärzte schneller eine Depression diagnostiziert als bei Männern (Wilhelm und Parker 1994), näheres dazu wird auch im nachfolgenden Abschnitt „Gender in der therapeutischen Beziehung" ausgeführt (s. u.).

Nach Ausschluss dieser Faktoren bleiben die genannten Häufigkeitsunterschiede jedoch tendenziell bestehen, wie epidemiologische Studien zeigen konnten (Bijl et al. 1998; Meyer et al. 2000). Als Ursache der beobachteten Unterschiede spielen sowohl biologische Faktoren (hormonelle und genetische Einflüsse auf Gehirnentwicklung und -stoffwechsel, s. o.) als auch psychosoziale Einflussgrößen eine Rolle. Unter letzteren sind vor allem Prozesse der geschlechtlichen Sozialisation entlang von Geschlechterrollenerwartungen bedeutsam. Konzepte wie das der gelernten Hilflosigkeit von Frauen, deren verstärkte Tendenz zur Internalisierung von Konflikten, zu Rumination[1], Schuldgefühlen und depressiv-resignativem Verhalten können hier zur Erklärung herangezogen werden. Auf der anderen Seite lässt die dem männlichen Geschlecht zugeschriebene Neigung, Konflikte zu leugnen oder zu externalisieren, manche aggressive Bewältigungsstrategien wie dissoziales Verhalten oder Drogenkonsum als rollenkonforme Ausgestaltungsvariante erscheinen.

Aber nicht nur in der Häufigkeit psychischer Erkrankungen sind Unterschiede zwischen den Geschlechtern zu beobachten, sondern auch im Hinblick auf Erkrankungsalter, Symptomatik und Verlauf, wie etwa am Beispiel der Schizophrenie deutlich wird. Während Männer meist mit Anfang/Mitte zwanzig erkranken, haben

---

[1] Zwanghaftes Grübeln.

Frauen ihren ersten Erkrankungsgipfel ca. fünf Jahre später und zeigen einen zweiten Gipfel jenseits des 40./45. Lebensjahres. Als Ursache hierfür wird ein protektiver Einfluss weiblicher Geschlechtshormone diskutiert (Riecher-Rössler 2000; Riecher-Rössler und Häfner 2000). Der Verlauf der Erkrankung soll insbesondere bei jüngeren Frauen günstiger sein. Sie sind offenbar besser angepasst im Verhalten und sozial besser integriert als Männer und zeigen eine bessere Compliance bei der Medikamenteneinnahme. In der Behandlung männlicher schizophrener Patienten ergeben sich Besonderheiten durch die hohe Komorbidität mit Suchterkrankungen, die im Vergleich mit Frauen höhere Neigung zu Selbstvernachlässigung, fremdaggressivem Verhalten und Suizidalität.

Das spätere Ersterkrankungsalter bringt es mit sich, dass Frauen durch die Erkrankung aus ihren etablierten sozialen Strukturen (Familie, Beruf etc.) herausgerissen werden und hier schmerzliche Verluste erleiden können. Männliche Betroffene erkranken hingegen häufig in einem jüngeren Alter bevor sie eine Ausbildung abschließen und ein psychosoziales Netz aus eigener Familie, Arbeitskollegen etc. aufbauen konnten. Diese Unterschiede erfordern ein entsprechend differentielles Angebot an psycho- bzw. soziotherapeutischen Interventionen mit dem Fokus auf dem Aufbau tragfähiger psychosozialer Strukturen bei Männern bzw. auf der Bewältigung von Verlusten und biographischen Brüchen bei Frauen (Riecher-Rössler 2000).

4 Gender in der therapeutischen Beziehung

Nicht nur die Geschlechtercharakteristika auf Patientenseite sind von Bedeutung für die therapeutische Beziehung. Die Interaktion zwischen PatientIn und TherapeutIn wird auch vom biologischen und sozialen Geschlecht des/der Therapeuten/ in und den Wechselwirkungen zwischen beiden mitbestimmt. Abhängig davon, auf welche Weise beide Interaktionspartner ihre jeweiligen Geschlechterrollen auffassen und ausfüllen und in wie weit sie sich hierüber bewusst sind, formieren sich auch wechselseitige Erwartungen, z. B. des/der Therapeuten/in hinsichtlich verschiedener Lebensaspekte des/der Patienten/in (Partnerschaft, Sexualität, berufliche Selbstverwirklichung etc.). Umgekehrt erwarten auf der Basis ihres milieutypischen Gender-Wissens auch PatientInnen von ihren männlichen und weiblichen TherapeutInnen subtil Unterschiedliches (Schigl 2012).

Einflüsse von Geschlechterrollenstereotypien von TherapeutInnen auf den Therapieausgang wurden wissenschaftlich untersucht. Allgemein zeigt sich ein Trend zu positiveren Behandlungsergebnissen, je weniger die BehandlerInnen sehr traditionelle Geschlechterrollenvorstellungen vertreten. Die Vermittlung eher liberaler und flexibler Geschlechterkonzepte führt möglicherweise zu einer psychischen

Entlastung von dem Druck, bestimmten Rollenerwartungen gerecht werden zu müssen und in der Folge mehr Mut und Veränderungsbereitschaft auf PatientInnenseite (Belz und Riecher-Rössler 2008).

Beschwerdeäußerungen von PatientInnen werden offenbar von weiblichen bzw. männlichen TherapeutInnen gender-gefiltert teilweise sehr unterschiedlich wahrgenommen und klassifiziert. Dass (psychoanalytisch orientierte) Therapeuten abhängig vom eigenen Geschlecht die Symptomprofile ihrer PatientInnen unterschiedlich pathologisch bewerten, konnte Rudolf (2002) in einer groß angelegten Untersuchung zeigen: männliche Therapeuten schätzten ihre weiblichen Patientinnen durchgehend kränker ein als ihre männlichen Patienten. Weibliche Therapeutinnen hingegen schätzten das Befinden ihrer männlichen Patienten als positiver bzw. als gesünder ein.

4.1 Geschlechterwahl

Welches Therapeutengeschlecht von Patientinnen und Patienten für ihre eigene Therapie präferiert wird, hängt neben allen gegebenen Genderfaktoren auf PatientInnenseite auch von der Art der psychischen Störung bzw. des zu behandelnden Problembereichs ab. Üblicherweise werden bei Vorliegen sexueller Traumatisierungen, Gewalterfahrungen durch Vertreter des anderen Geschlechts und auch sexuellen Störungen gleichgeschlechtliche TherapeutInnen bevorzugt, weil sich offenbar viele PatientInnen von diesen mehr Verständnis für die eigene Situation aufgrund möglicherweise ähnlicher Erfahrungen mit der geschlechtlichen Sozialisation und eine größere Expertise in Bezug auf die jeweilige Geschlechterrolle erwarten. Außerdem wird oft die Kommunikation mit einem/r gegengeschlechtlichen Therapeuten/in durch Hemmungen (auf beiden Seiten, insbesondere aber auf der der/des Patientin/en) erschwert, bestimmte Themen, insbesondere solche, die mit Sexualität zusammenhängen, offen anzusprechen. Darüber hinaus mag auch die Angst vor einer Reaktualisierung traumatischer Erfahrungen in der therapeutischen Interaktion eine Rolle spielen.

Insgesamt tendieren störungsübergreifend allerdings Patientinnen wie Patienten zu TherapeutInnen des gleichen Geschlechts. Möglicherweise kommt hier die Erwartung zum Ausdruck, dass Vertreter desselben Geschlechts Problematiken, die sich aus der Lebenssituation in der jeweiligen Geschlechterrolle ergeben, aufgrund der eigenen Sozialisation besser nachempfinden oder auch hierzu bessere Empfehlungen und Lösungsvorschläge anbieten können. Den gängigen Geschlechterstereotypen entsprechend erwarten PatientInnen von weiblichen Therapeutinnen mehr Beziehungs- und von männlichen Therapeuten mehr Problemlösungsorientierung (Grande et al. 1992).

4.2 Erfolgsaussichten von Psychotherapie nach Geschlechterzusammensetzung

Vor dem Hintergrund, dass gesundheitliche Störungen bei Frauen häufiger als psychogen eingeschätzt werden als bei Männern, wird Frauen auch öfter die Aufnahme einer Psychotherapie empfohlen. Auch von sich aus suchen Frauen eher psychologische Beratung oder Therapie auf, da sie ihre Probleme vorwiegend intern attribuieren, sich also selbst zuschreiben, und es ihnen leichter fällt als Männern, sich als hilfsbedürftig zu definieren (Schigl 2012). Männer hingegen neigen zu externalisierenden Ursachenzuschreibungen. Bis zu 75 % der Psychotherapie-PatientInnen sind demzufolge weiblich. Frauen wurde in der Literatur vielfach eine höhere Empfänglichkeit für Psychotherapie, höhere Veränderungsbereitschaft und daher mehr Therapieerfolg zugeschrieben als Männern (Kirshner et al. 1978), ohne dass dafür jedoch hinreichende wissenschaftliche Belege existieren würden.

Während die überwiegende Mehrzahl der Studien keine Beziehungen zwischen Behandlungsergebnis und Geschlechtszugehörigkeit der Patienten finden (Jones und Zoppel 1982; Zlotnick et al. 1996; Überblick bei Ogrodniczuk und Staats 2002; Cottone et al. 2002), gibt es auch Berichte über bessere Therapieerfolge bei weiblichen Patientinnen (Kirshner et al. 1978; Ogrodniczuk et al. 2004; Kleinstäuber et al. 2011; Koelen et al. 2014). Darüber hinaus wurden geschlechterspezifische Unterschiede im Ansprechen auf verschiedene Therapieverfahren gefunden: Ogrodniczuk et al. (2001) konnten zeigen, dass Männer mehr von deutenden, Frauen hingegen eher von stützenden Psychotherapien profitierten. Frauen bleiben offenbar tendenziell auch länger in Psychotherapie als männliche Patienten, was nicht unbedingt eine stärkere Symptomverbesserung bedeutet (Korobkin et al. 1998; Zlotnick et al. 1998; Cottone et al. 2002).

Zahlreiche Untersuchungen befassen sich außerdem mit dem Einfluss des TherapeutInnengeschlechts auf den Therapieausgang. Rein quantitativ herrscht in Deutschland ähnlich wie auf PatientInnenseite ein deutliches Ungleichgewicht zugunsten weiblicher Psychotherapeutinnen: zwei Drittel sind Frauen. Mehrfach wurde eine Überlegenheit weiblicher Therapeutinnen („female therapist effect") beschrieben (Kirshner et al. 1978; Jones und Zoppel 1982; Jones et al. 1987). Eine Metaanalyse von 64 Studien kam allerdings zu dem Schluss, dass die gefundenen Geschlechterunterschiede wegen zu geringer Effektstärken klinisch nicht signifikant seien (Bowman et al. 2001).

Ältere Studien (Kirshner et al. 1978; Jones und Zoppel 1982) beschreiben bessere Behandlungserfolge für gleichgeschlechtliche Therapie-Dyaden (weibliche Patientin – weibliche Therapeutin, männlicher Patient – männlicher Therapeut) – ein Befund, der in neueren Untersuchungen so nicht generell bestätigt wird (Zlotnick et al. 1998). Auch die sexuelle Orientierung beider Therapie-Partner ist von Bedeutung. So konnte gezeigt werden, dass homo- und bisexuelle KlientInnen mit heterosexuellen weiblichen Therapeutinnen und homosexuellen TherapeutInnen beiderlei Geschlechts bessere Ergebnisse erzielen als mit heterosexuellen männlichen Therapeuten (Liddle 1996).

Negativ könnten sich bestimmte Kommunikations- und Interaktionstendenzen auswirken, die zwischen weiblichen Patientinnen und ihren TherapeutInnen beobachtet wurden: so werden Patientinnen von ihren Behandlern (beiderlei Geschlechts) dreimal häufiger unterbrochen als Männer, und es wird offensichtlicher versucht, ihnen Ratschläge zu erteilen oder sie zu beeinflussen. Der Grad der Beeinflussung ist in der Dyade männlicher Therapeut – weibliche Patientin am stärksten (Cooke und Kipnis 1986).

Letztlich sind jedoch das TherapeutInnengeschlecht und die damit verbundenen Verhaltensweisen nur einer von vielen Faktoren, die in der therapeutischen Beziehung wirksam werden. Heilsame korrigierende, dem Geschlechterklischee entgegengesetzte Erfahrungen können PatientInnen mit TherapeutInnen jeglichen Geschlechts machen. Die Übernahme eines eher androgynen Verhaltensrepertoires anstelle allzu rollenkonformer Muster wirkt sich für Patientinnen und Patienten positiv aus (s. o.) und kann von TherapeutInnen als *role model* vorgelebt werden. Die unterschiedlichen Geschlechterkonstellationen haben jeweils Vor- und Nachteile. In gelungenen therapeutischen Prozessen nivellieren sich diese Unterschiede (Schigl 2012).

4.3 Gendersensibilität und Genderkompetenz

Ausgehend von Konzepten der feministischen Therapie in den 1970er Jahren wurden in der Folgezeit neben frauen- auch männerspezifische Behandlungsangebote entwickelt. Heute impliziert der Begriff „gendersensible" Therapie das spezifische Eingehen auf die besonderen Bedürfnisse beider Geschlechter und vermeidet einseitige Betrachtungsweisen im Sinne einer Täter- bzw. Täterinnen-Opfer-Dichotomie. Geschlechtersensible Psychotherapie bedeutet, unabhängig von der Psychotherapieschule oder der jeweiligen Störung, inhaltlich und formal geschlechterspezifische Einflussfaktoren auf Kognitionen, Emotionen, Verhalten sowie Biographie und Lebensstil in der Therapie wahrzunehmen, zu bearbeiten und zu reflektieren (Wagner-Link 2009). Voraussetzung für gendersensibles Verhalten auf TherapeutInnenseite ist eine intensive Reflexion der eigenen verinnerlichten Geschlechterrollenvorstellungen. Dazu gehört auch ein Sich-Bewusst-Machen der eigenen biographischen Prägung, d. h. wie und warum sich bestimmte

Geschlechterrollenvorstellungen im Rahmen der persönlichen Lebensgeschichte und geschlechtlichen Sozialisation so und nicht anders herausgebildet haben. Wird man sich als TherapeutIn des eigenen geschlechterstereotypen Verhaltens bewusst, so kann man versuchen, gezielt männliche oder weibliche Verhaltensmuster in der Therapie einzusetzen. Beispielsweise könnte eine Therapeutin, die einen eher weiblichen Geschlechterstereotyp mit empathisch-verständnisvollem Verhalten verkörpert, punktuell eine mit gängigen Männlichkeitsvorstellungen assoziierte, eher konfrontative Intervention im therapeutischen Gespräch zum Einsatz bringen.

PsychotherapeutInnen sollten sich bereits in ihrer Ausbildung mit der Genderproblematik befassen und Kenntnisse über spezifische Konfliktbereiche im Zusammenhang mit Geschlechterrollen und -erwartungen, die typischerweise im Leben von Frauen bzw. Männern zu (gesundheitlichen) Problemen führen können, erwerben. Die Bewusstmachung der eigenen Position im Gefüge der Geschlechterrollen, der Bedeutsamkeit genderbezogener biographischer Erfahrungen verbunden mit Sachwissen über Theorien und Ergebnisse der Genderforschung und daraus abgeleitet eine ständige Vergegenwärtigung der Omipräsenz und Wichtigkeit der Geschlechterthematik („Genderbewusstheit") durch TherapeutInnen macht deren Genderkompetenz aus. In ständigem bewussten Abgleich mit den eigenen Vorstellungen von Mann- bzw. Frau-Sein, über der Geschlechterrolle angemessenem oder auch unpassendem Verhalten, eventuell vorhandenen eigenen Schwierigkeiten mit der Geschlechterrolle oder im interpersonellen Kontakt vor dem Hintergrund persönlicher Gender-(Vor-)Urteile können genderkompetente TherapeutInnen ihre PatientInnen bei der Identifikation und Analyse genderbezogener Problembereiche unterstützen und Veränderungen und Neuorientierungen fördern. Dafür ist es unerlässlich, dass die Behandelnden ihrerseits sich von einer Metaebene aus auch kritisch mit ihren eigenen Annahmen auseinandersetzen und diese ggf. auch in Frage stellen. In einer solchermaßen genderbewussten therapeutischen Beziehung sind korrigierende Erfahrungen, z. B. nach psychischen Traumatisierungen durch vermeintlich geschlechtstypisches (Fehl-)Verhalten von Elternteilen oder Beziehungspartnern, möglich. Hier wirkt es sich oft günstig aus, wenn das Therapeutengeschlecht dem der problematischen Bezugsperson entspricht, so dass in der PatientIn-TherapeutIn-Interaktion alternatives, positives Verhalten in der Geschlechterrolle direkt erfahren werden kann. Nachreifungs- und Neusozialisationsprozesse werden häufig durch modellgeleitete Erfahrungen mit einem/r Therapeuten/in des gleichen Geschlechts begünstigt. Bei der therapeutischen Bearbeitung von im Genderkontext besonders relevanten Problembereichen der PatientInnen wie Sexualität, Beziehungskrisen, beruflichen Krisen oder Konflikten im Zusammenhang mit gesellschaftlichen Geschlechterrollenerwartungen sollte die gegebene Geschlechterkonstellation in der Therapiebeziehung besprochen und problematisiert werden.

Geschlecht kann nie losgelöst von anderen sozialen Rollen betrachtet werden, die Individuen in ihrer jeweiligen Gesellschaft und ihrem familiären Umfeld ausfüllen. Gendersensibilität und -kompetenz implizieren, dass bei der Beurteilung von PatientInnen neben dem Merkmal Gender auch weitere „Diversity"-Faktoren, wie Milieu- und Schichtzugehörigkeit oder ethnische Herkunft, zu berücksichtigen sind, mit denen das biologische und das soziale Geschlecht in Wechselwirkung stehen.

5 Ziele für die Zukunft

Biologisches und soziales Geschlecht beeinflussen zahlreiche Aspekte des Therapieprozesses. Dennoch spielen sie im theoretischen Rahmen, in der Fachliteratur und in der Ausbildung der meisten Psychotherapieschulen kaum eine Rolle. Die wissenschaftliche Datenbasis zu Genderfaktoren in der medizinischen und psychologischen Psychotherapieforschung ist nach wie vor dünn gegenüber den umfangreicheren Befunden der soziologischen Genderforschung. Gerade auch in der Verhaltenstherapie wurde Gender-Gesichtspunkten bisher wenig Beachtung geschenkt.

Aus den zum Teil auch widersprüchlichen Daten können zum aktuellen Zeitpunkt keine klaren Schlussfolgerungen oder Handlungsempfehlungen abgeleitet werden.

Im Sinne einer besseren differentiellen Behandlung von Männern und Frauen wären mehr und differenziertere Studien zu Genderaspekten in der Psychotherapie dringend erforderlich. Die verschiedenen Psychotherapiemethoden müssen im Hinblick auf die ihnen zugrunde liegenden theoretischen Grundannahmen und die gesellschaftlichen Rahmenbedingungen, unter denen sie sich entwickelt haben, mit ihren jeweiligen „gender beliefs" aus der Genderperspektive kritisch überprüft und bewertet werden. Während in der neueren psychiatrischen, psychosomatischen und psychotherapeutischen Literatur das Genderthema im Hinblick auf PatientInnen durchaus intensiv beleuchtet wird (z. B. Rohde und Marneros 2007), fanden Geschlechtervariable auf Seiten der BehandlerInnen bisher kaum (wissenschaftliche) Beachtung. Dies ist ein zentrales Manko, das mit dem Ziel einer umfassenden Berücksichtigung von Genderaspekten in Krankheits- und Behandlungszusammenhängen unbedingt überwunden werden sollte, denn TherapeutInnen und BeraterInnen interagieren ebenfalls in ihrer jeweiligen Weiblichkeit und Männlichkeit mit den PatientInnen und KlientInnen und konstruieren so Gender im Prozess mit (Schigl 2012).

"Genderblindheit" verfälscht die Wahrnehmung und Bewertung von Informationen und führt zu Automatismen in der therapeutischen Beziehung und im therapeutischen Vorgehen. Psychotherapie für Frauen und Männer durch Frauen und Männer sollte versuchen, den vorhandenen Unterschieden ausreichend Rechnung zu tragen (Wagner-Link 2009). Von überragender Bedeutung erscheint es daher, angehenden PsychotherapeutInnen, PsychosomatikerInnen und PsychiaterInnen Genderkompetenz bereits während ihrer Aus- und Weiterbildung zu vermitteln. Entsprechend ausgebildete und für das Thema sensibilisierte BehandlerInnen sind in der Lage, durch die Geschlechterzusammensetzungen in Therapien bedingte Schwierigkeiten („gender troubles") zu erkennen und mit ihren PatientInnen zu reflektieren. Bisher ist das Thema noch kaum in den entsprechenden Ausbildungscurricula implementiert. Hier besteht dringender Anpassungsbedarf.

Vielfach wird in genderbezogenen Publikationen nahezu ausschließlich auf frauenspezifische Probleme und Benachteiligungen fokussiert. Eine gendergerechte Herangehensweise verlangt jedoch auch den Blick auf die speziellen Einschränkungen und Schwierigkeiten, die sich durch Männlichkeit in verschiedenen Lebensbereichen ergeben. Die Psychotherapie ist ein zunehmend von Frauen, auf TherapeutInnen- wie auf PatientInnenseite, dominiertes Gebiet. Gerade im Hinblick auf die Männer als potenzielle Patienten, die oft mehr Berührungsängste mit Psychotherapie haben als Frauen und Therapie nicht in Anspruch nehmen, obwohl Behandlungsbedarf bestehen würde, wäre ein höherer Anteil männlicher Therapeuten sehr zu begrüßen.

Literatur

Antonovsky, Aaron (1997): Salutogenese – Zur Entmystifizierung der Gesundheit. Tübingen: dgvt-Verlag
BARMER GEK (2012): Arzneimittelreport. Schriftenreihe zur Gesundheitsanalyse. Band 14. Siegburg: Asgard Verlagsservice
Barsky, Arthur J.; Peekna, Heli M. & Borus, Jonathan F. (2001): Somatic symptom reporting in women and men. In: Journal of General Internal Medicine 16(4): 266–275
Belz, Martina & Riecher-Rössler, Anita (2008): Geschlechtsspezifische Aspekte in der Psychotherapie. In: Herpertz et al. (2008): 609–625
Bijl, Rob V.; Ravelli Anneloes & van Zessen, G. (1998): Prevalence of psychiatric disorders in the general population: results of the Netherland Mental Health Survey and Incidence Study (Nemesis). In: Social Psychiatry Psychiatric Epidemiology 33(12): 587–595
Bowman, Daniel; Scogin, Forrest; Floyd, Mark & McKendree-Smith, Nancy (2001): Psychotherapy length of stay and outcome: A meta-analysis of the effect of therapist sex. In: Psychotherapy: Theory, Research, Practice, Training 38(2): 142–148
Cooke, Margaret & Kipnis, David (1986): Influence tactics in psychotherapy. In: Journal of Consulting and Clinical Psychology 54(1): 22–26

Cornelißen, Waltraud (2005): Gender-Datenreport. 1. Datenreport zur Gleichstellung von Frauen und Männern in der Bundesrepublik Deutschland. Berlin: Bundesministerium für Familie, Senioren, Frauen und Jugend

Cottone, John G.; Drucker, Philip & Javier, Rafael A. (2002): Gender differences in psychotherapy dyads: changes in psychological symptoms and responsiveness to treatment during 3 months of therapy. In: Psychotherapy Theory Research & Practice 39(4): 297–308

Creed, Francis; Henningsen, Peter & Fink, Per (Hrsg.) (2011): Medically unexplained symptoms, somatisation and bodily distress. Developing better clinical services. Cambridge: Cambridge University Press

Grande, Tilman; Wilke, Stefanie & Nübling, Rüdiger (1992): Symptomschilderungen und initiale Beziehungsangebote von weiblichen und männlichen Patienten in psychoanalytischen Erstinterviews. In: Zeitschrift für Psychosomatische Medizin und Psychoanalyse 38(1): 31–48

Güntürkün, Onur & Hausmann, Markus (2007). Funktionelle Hirnorganisation und Geschlecht. In: Lautenbacher et al. (2007): 87–104

Hausteiner-Wiehle, Constanze; Schneider, Gudrun; Lee, Sing; Sumipathala, Athula & Creed, Francis (2011): Gender, lifespan and cultural aspects. In: Creed et al. (2011): 132–157

Herpertz, Sabine; Caspar, Franz & Mundt, Christoph (Hrsg.) (2008): Störungsorientierte Psychotherapie. München/Jena: Urban & Fischer Verlag

Jacobi, Frank; Hoyer, Jürgen & Wittchen, Hans-Ulrich (2004): Seelische Gesundheit in Ost und West: Analysen auf der Grundlage des Bundesgesundheitssurveys. In: Zeitschrift für Klinische Psychologie und Psychotherapie 33 (4): 251–260

Jones, Enrico E. & Zoppel, Christina L. (1982): Impact of client and therapist gender on psychotherapy outcome. In: Journal of Consulting and Clinical Psychology 50(2): 259–272

Jones, Enrico E.; Krupnick, Janice L. & Kerig, Patricia K. (1987): Some gender effects in brief psychotherapy. In: Psychotherapy: Theory, Research, Practice, Training 24(3): 336–355

Kirshner, Lewis; Genack, Abraham & Hauser, Stuart T. (1978): Effects of gender on short-term psychotherapy. In: Psychotherapy Theory Research & Practice 15(2): 158–167

Kleinstäuber, Maria; Witthöft, Michael & Hiller, Wolfgang (2011): Efficacy of short-term psychotherapy for multiple medically unexplained physical symptoms: a meta-analysis. In: Clinical Psychology Review 31(1): 146–60

Koelen, Jurrijn A.; Houtveen, Jan H.; Abbass, Allan; Luyten, Patrick; Eurelings-Bontekoe, Elisabeth H; Van Broeckhuysen-Kloth, Saskia A.; Bühring, Martina E. & Geenen, Rinie (2014): Effectiveness of psychotherapy for severe somatoform disorder: meta-analysis. In: British Journal of Psychiatry 204(1): 12–9

Korobkin, Samuel B.; Herron, William G. & Ramirez, Sonja M. (1998): Severity of symptoms of depression and anxiety as predictors of duration of psychotherapy. In: Psychological Reports 82(2): 427–433

Lautenbacher, Stefan; Güntürkün, Onur & Hausmann, Markus (2007): Gehirn und Geschlecht: Neurowissenschaft des kleinen Unterschieds zwischen Mann und Frau, Heidelberg: Springer Verlag

Liddle, Becky J. (1996): Therapist sexual orientation, gender and counselling practises as they relate to ratings of helpfulness by gay and lesbian clients. In: Journal of Counseling Psychology 43(4): 394–401

Meyer, Christian; Rumpf Hans-Jürgen; Hapke, Ulfert; Dilling H, John U (2000): Lebenszeitprävalenz psychischer Störungen in der erwachsenen Allgemeinbevölkerung. Ergebnisse der TACOS-Studie. In: Nervenarzt 71(7): 535–542

Müller, Ursula & Schröttle, Monika (2004): Lebenssituation, Sicherheit und Gesundheit von Frauen in Deutschland. Eine repräsentative Untersuchung zu Gewalt gegen Frauen in Deutschland. Kurzzusammenfassung zentraler Studienergebnisse. Berlin: Bundesministerium für Familie, Senioren, Frauen und Jugend

Nolen-Hoeksema, Susan (1990): Sex differences in depression. Stanford, California: Stanford University Press

OECD Employment Outlook 2011 (OECD 2011): http://www.oecd.org/els/employmentoutlook-previouseditions.htm (letzter Zugriff 08.06.2015)

Ogrodniczuk, John & Staats, Hermann (2002): Psychotherapie und Geschlechtszugehörigkeit: Brauchen Männer und Frauen unterschiedliche Behandlungen? In: Zeitschrift für Psychosomatische Medizin und Psychotherapie 48(3): 270–285

Ogrodniczuk, Johns; Piper, William E.; Joyce, Anthony S. & McCallum, Mary (2001): Effect of patient gender on outcome in two forms of short-term individual therapy. In: The Journal of Psychotherapy Practice and Research 10(2): 69–78

Ogrodniczuk, Johns; Piper, William E. & Joyce, Anthony S. (2004): Differences in men's and women's responses to short term group psychotherapy. In: Psychotherapy Research 14(2): 231–243

Riecher-Rössler, Anita (2000): Psychische Erkrankungen bei Frauen – einige Argumente für eine geschlechtersensible Psychiatrie und Psychotherapie. In: Zeitschrift für Psychosomatische Medizin und Psychotherapie 46(2): 129–139

Riecher-Rössler, Anita (2001): Warum brauchen wir eine geschlechtersensible Psychiatrie und Psychotherapie? In: Rohde & Riecher-Rössler (2001): 40–54

Riecher-Rössler, Anita (2005): Epidemiologie psychischer Störungen bei Frauen. In: Riecher-Rössler & Bitzer (2005): 21–27

Riecher-Rössler, Anita & Bitzer, Johannes (2005): Frauengesundheit. Ein Leitfaden für die ärztliche und psychotherapeutische Praxis. München: Urban & Fischer Verlag

Riecher-Rössler, Anita & Häfner, Heinz (2000): Gender aspects in schizophrenia: bridging the border between social and biological psychiatry. In: Acta psychiatrica Scandinavica. Supplementum 407: 58–62

Riecher-Rössler, Anita & Rössler, Wulf (1998): The course of schizophrenic psychoses: what do we really know? A selective review from an epidemiological perspective. Eur Arch Psychiatry Clin Neurosci 248(4): 189–202

Rieder, Anita & Lohff, Brigitte (Hrsg.) (2004): Gender Medizin – Geschlechtsspezifische Aspekte für die klinische Praxis. Wien: Springer Verlag

Rohde, Anke & Marneros, Andreas (Hrsg.) (2007): Geschlechtsspezifische Psychiatrie und Psychotherapie. Ein Handbuch. Stuttgart: Kohlhammer

Rohde, Anke & Riecher-Rössler, Anita (Hrsg.) (2001): Psychische Erkrankungen bei Frauen – Psychiatrie und Psychosomatik in der Gynäkologie. Regensburg: Karger

Rudolf, Gerd (2002): Gibt es nachweisbar Einflüsse der Geschlechtszugehörigkeit in der Psychotherapie? In: Schweizer Charta für Psychotherapie (2002): 75–95

Schigl, Brigitte (2012): Psychotherapie und Gender. Konzepte. Forschung. Praxis. Welche Rolle spielt die Geschlechtszugehörigkeit im therapeutischen Prozess? Wiesbaden: Springer VS

Schulte-Herbrüggen, Olaf & Heinz, Andreas (2012): Psychische Traumatisierung bei Soldaten: Herausforderung für die Bundeswehr. Deutsches Ärzteblatt 109(35–36): 557–558

Schweizer CHARTA für Psychotherapie Fortbildungsausschuss (Hrsg.) (2002): Mann oder Frau? Wie bestimmend ist das Geschlecht in der psychothera-peutischen Interaktion? Tübingen: Edition Diskord

Stoppe, Gabriella; Bramesfeld, Anke & Schwartz, Friedrich-W. (Hrsg.) (2006): Volkskrankheit Depression? Bestandsaufnahme und Perspektiven. Berlin: Springer Verlag
Stürzer, Monika & Cornelißen, Waltraud (2005): Gesundheitsstatus und Gesundheitsrisiken von Frauen und Männern. In: Cornelißen (2005): 470–523
Wagner-Link, Angelika (2009): Frauen und Männer. Gender in der Psychotherapie. Lengerich: Pabst Science Publishers
Wilhelm Kay & Parker Gordon (1994): Sex differences in lifetime depression rates: fact or artefact? In: Psychological Medicine 24(1): 97–111
Wittchen, Hans-Ulrich & Jacobi, Frank (2006): Epidemiologie. In: Stoppe et al. (2006): 15–37
Zander, Margherita (2008): Armes Kind – starkes Kind? Die Chance der Resilienz. Wiesbaden: VS Verlag für Sozialwissenschaften
Zlotnick, Caron; Elkin, Irene & Shea, Tracie M. (1998): Does the gender of a patient or the gender of a therapist affect treatment of patients with major depression? In: Journal of Consulting and Clinical Psychology 66(4): 655–659
Zlotnick, Caron; Shea, Tracie M.; Pilkonis, P.A.; Elkin, I.; Ryan, C. (1996): Gender, type of treatment, dysfunctional attitudes, social support, life events, and depressive symptoms over naturalistic follow-up. Am J Psychiatry 153(8): 1021–1027

PD Dr. med. Susanne Bornschein Fachärztin für Psychiatrie und Psychotherapie, Zusatzbezeichnung Umweltmedizin; Habilitation und Lehrbefugnis für das Fach Psychiatrie und Psychotherapie an der TU München; Oberärztin am Fachbereich Allgemeinpsychiatrie/Psychosomatik, frauenspezifische offene Kriseninterventionsstation, kbo-Inn-Salzach-Klinikum Wasserburg
Arbeitsschwerpunkte:

- peripartale psychische Erkrankungen
- affektive, Angst- und Persönlichkeitsstörungen
- psychoreaktive Störungen
- umweltbezogene Gesundheitsstörungen.

PD Dr. med. Constanze Hausteiner-Wiehle Fachärztin für Psychosomatische Medizin, Psychiatrie, Psychotherapie Psychosomatischer Konsildienst der Berufsgenossenschaftlichen Unfallklinik Murnau Arbeitsgruppe Somatoforme Körperbeschwerden, Klinik und Poliklinik für Psychosomatische Medizin und Psychotherapie, Klinikum rechts der Isar, Technische Universität München.
Arbeitsschwerpunkt:

- Nicht-spezifische, funktionelle und somatoforme Körperbeschwerden.

Lebenslagen, Diskriminierung und Empowerment psychisch erkrankter Frauen

Sandra Glammeier und Sonja Bergenthal

Die Förderung von psychischer Gesundheit und die Unterstützung von psychisch erkrankten Menschen rücken in den letzten Jahren mehr und mehr in den Fokus von Politik, Wissenschaft und sozialer Praxis. So sind im Europäischen Pakt für psychische Gesundheit und Wohlbefinden (2008, S. 6) politische Entscheidungsträger aufgefordert, „Maßnahmen für die Bekämpfung von Stigma und sozialer Ausgrenzung zu ergreifen, wie etwa: […] Förderung der aktiven Integration von Menschen mit psychischen Problemen in die Gesellschaft einschließlich Verbesserung ihres Zugangs zu geeigneter Beschäftigung, allgemeiner und beruflicher Bildung".

Dass Maßnahmen zur Förderung von Integration und sozialer Teilhabe notwendig sind, darauf verweisen verschiedene nationale und internationale Studien (z. B. Agerbo et al. 2004; Wittchen et al. 2011; Steinmann et al. 2012; Kurth 2012), welche die Risikofaktoren, die hohe Prävalenz und die weitreichenden Folgewirkungen psychischer Erkrankungen aufzeigen, von denen Frauen in besonderem Maß betroffen sind.

Insbesondere die Bildungsbenachteiligungen, die beruflichen Dequalifizierungen sowie die gesellschaftlichen Desintegrations- und Entwertungsprozesse können durch bisherige Unterstützungs- oder Rehabilitationsmaßnahmen nicht ausgeglichen werden. Der Zusammenhang von (Weiter-)Bildung, Empowerment und

---

S. Glammeier (✉)
Fachbereich Sozialwesen, Hochschule Niederrhein,
Mönchengladbach, Deutschland
E-Mail: sandra.glammeier@hs-niederrhein.de

S. Bergenthal
Bielefeld, Deutschland
E-Mail: sonja.bergenthal@uni-bielefeld.de

sozialer Teilhabe scheint bislang noch zu wenig berücksichtigt. Zu einem ähnlichen Ergebnis kommt auch der Abschlussbericht der Enquetekommission „Zukunft einer frauengerechten Gesundheitsversorgung in NRW", welcher herausstellt, dass in der geschlechtersensiblen Versorgung von Frauen in NRW Defizite vorherrschen. Vor allem dem sozialen Geschlecht, welches in den unterschiedlichen gesellschaftlichen Rollen und Lebensumständen begründet ist, wird in Versorgung und Rehabilitation zu wenig Rechnung getragen (Landtag Nordrhein-Westfalen 2005). Den Zusammenhang zwischen der Lebenssituation von Frauen und ihrer seelischen Gesundheit betont ebenso die Publikation „Leben in Balance – seelische Gesundheit von Frauen" (Bundesministerium für Gesundheit 2010), die auch berufstätige Frauen in den Blick nimmt und auf den Bedarf an geeigneten Hilfestellungen, aber auch auf Entwicklungsmöglichkeiten verweist.

1 Vulnerabilität und Geschlecht im Kontext verweigerter Anerkennung

Gemäß der *Global Burden of Disease Study* (Mathers et al. 2001) betreffen diagnostizierte psychische Störungen 24 % der europäischen Bevölkerung. Eine methodisch entsprechende Studie liegt für Deutschland zwar nicht vor (Plass et al. 2014), jedoch scheint der Prozentsatz in Deutschland noch höher zu liegen. Im Alter von 18–65 Jahren geben 32,1 % (= 15,6 Mio.) der Bevölkerung an, unter psychischen Störungen zu leiden (Wittchen und Jacobi 2002, S. 993). Die *Mannheimer Kohortenstudie* (Schepank 1992) stuft zum ersten Befragungszeitpunkt 34 % der Frauen und 18 % der Männer als Betroffene mit psychischen Störungen ein. Insbesondere bei affektiven Störungen (z. B. uni- und bipolaren Depressionen[1]), somatoformen und Angststörungen sind Frauen doppelt so häufig betroffen, wie der Bundes-Gesundheitssurvey (Wittchen et al. 1999) aufzeigt und die aktuelle bundesdeutsche Studie „Gesundheit von Erwachsenen in Deutschland" (RKI 2012) bestätigt. Fiedler (2008) zufolge gilt dies auch für Verhaltensstörungen, wie z. B. dissoziative Störungen und posttraumatische Belastungsstörungen. Dieses Verhältnis zeigt sich auch in der Diagnoseverteilung von jeweils über 60.000 weiblichen und männlichen Versicherten der gesetzlichen Rentenversicherung mit psychischen Störungen, die 2004 eine stationäre Rehabilitationsmaßnahme durchgeführt haben: 11,1 % der Männer und 20,7 % der Frauen litten an Reaktionen auf schwere Belastungen und Anpassungsstörungen; an affektiven Störungen litten 17,4 % der Männer und 36,1 % der Frauen. Ebenso zeigte der Landesgesundheitsbericht Nordrhein-Westfalen auf, dass allein in NRW 1,5 Mio. Menschen von einer

---

[1] D. h. bei einfachen Depressionen und manisch-depressiven Störungen.

Depression betroffen sind, Frauen dabei doppelt so häufig wie Männer. Depressionen rangieren damit bei den direkten sowie indirekten Krankheitskosten auf Platz zwei (Ministerium für Arbeit, Gesundheit und Soziales 2009). Zu berücksichtigen ist bei der höheren Vulnerabilität von Frauen jedoch, dass Unterschiede auch innerhalb der Gruppe der Frauen existieren, z. B. im Hinblick auf Migrationsgeschichte, Lebensalter und Alleinerziehend (Robert Koch-Institut (RKI) 2009).

Geschlechterspezifische Differenzen in der Morbidität und Mortalität lassen sich dabei auf kulturelle und soziale Faktoren zurückführen, während biologische Faktoren wie die genetische Ausstattung und die hormonellen Bedingungen eine untergeordnete Rolle spielen (Knoch 2001; RKI 2012). So stellt beispielsweise das Erleben von Gewalt weltweit das größte Gesundheitsrisiko für Frauen dar.

1.1 Wechselseitiger Zusammenhang von Gewalt und Gesundheit

Insbesondere im Bereich der personalen Gewalt in der Kindheit und im Erwachsenenalter sind in der internationalen Forschung erhebliche Ausmaße an körperlicher, sexueller und psychischer Gewalt gegen Mädchen und Frauen aufgezeigt worden. Der Weltbericht Gewalt und Gesundheit (WHO 2002) hat diesbezüglich auf vielfältige Zusammenhänge hingewiesen, die sich komplex gestalten und sich nicht nur in körperlichen Verletzungen oder traumatischen und posttraumatischen Belastungsstörungen (PTBS) infolge von Gewalt erschöpfen.

In der Repräsentativuntersuchung zu Gewalt gegen Frauen in Deutschland (Schröttle und Müller 2004) konnte anhand einer Befragung von 10.000 Frauen ermittelt werden, dass 42 % der Frauen Formen psychischer Gewalt[2] erlebt haben, jede vierte Frau (25 %) körperliche oder sexuelle Übergriffe in früheren oder aktuellen Paarbeziehungen, 58 % sexuelle Belästigung und jede siebte Frau (13 %) strafrechtlich relevante Formen sexueller Gewalt durch Partner, Bekannte oder Fremde und 10 % sexuellen Missbrauch mit Körperkontakt durch Erwachsene.

Gewaltbetroffene Frauen leiden unter fortdauernder psychischer Anspannung, Angst und Verunsicherung, die sich als Stressfolge in psychosomatischen Beschwerdebildern und chronischen Erkrankungen niederschlagen können, wie z. B. in Schmerzsyndromen (GiG-net 2008). Als negative Folgen für die psychische Gesundheit konnten darüber hinaus z. B. Depressionen, Stresssymptome, Angststörungen, Essstörungen und Suizidalität aufgezeigt werden (Hornberg et al. 2008).

---

[2] Diese reichten von Eingeschüchtert werden, aggressivem Anschreien über Verleumdungen, Demütigungen bis hin zu Psychoterror (Schröttle und Müller 2004, S. 7).

Gewalterfahrungen dominieren die viel diskutierten soziostrukturellen Faktoren (wie z. B. soziale Lage, ethnische Herkunft, Bildung, Erwerbstätigkeit und Einkommen) in ihrer Relevanz für die Gesundheit, wie in der gesundheitsspezifischen Sonderauswertung der deutschen Prävalenzdaten (Schröttle und Khelaifat 2007) deutlich wurde.

Die aktuelle repräsentative Studie zu Lebenssituationen und Belastungen von Frauen mit Behinderungen in Deutschland (Schröttle et al. 2013), in der insgesamt 1500 Frauen befragt wurden, verweist auf erhöhte Gewaltprävalenzen bei Frauen mit Behinderungen. Dies zeigt sich insbesondere bei psychisch erkrankten Frauen, die in Einrichtungen leben. Von den 102 befragten, zumeist psychisch erkrankten Frauen[3] in Einrichtungen haben 61% psychische Übergriffe durch Eltern erlebt im Vergleich zu 36% im weiblichen Bevölkerungsdurchschnitt. 31% der Frauen haben sexuellen Missbrauch mit Körperkontakt durch Erwachsene erlebt (vs. 10% im weiblichen Bevölkerungsdurchschnitt). Aber auch psychische, körperliche und sexuelle Gewalt im Erwachsenenleben wurde von Frauen mit psychischen Erkrankungen besonders häufig angegeben. Multiple[4] Formen von Gewalt in Kindheit, Jugend und Erwachsenenleben haben 37% der zumeist psychisch erkrankten Frauen in Einrichtungen im Vergleich zu 7% im weiblichen Bevölkerungsdurchschnitt erlebt. Die Studie verweist auf einen wechselseitigen Zusammenhang von Gewalt und Behinderung: Zum einen erhöht erlebte Gewalt die Vulnerabilität und die Wahrscheinlichkeit, eine psychische Störung zu entwickeln. Zum anderen steigert die psychische Erkrankung und die diese begleitenden Lebensumstände die Vulnerabilität für das Erleben von Gewalt.

Missachtung und Gewalt gegen Mädchen und Frauen stellen einen zentralen vergeschlechtlichten und vergeschlechtlichenden Vergesellschaftungsmodus dar (Glammeier 2011). Mädchen und Frauen erleben diese Missachtung und Gewalt nicht nur, weil sie Mädchen und Frauen sind, sondern damit sie es werden (Hagemann-White 1994, S. 303), d. h. die Missachtung und Gewalt spielen in der Konstruktion von Weiblichkeit eine wichtige Rolle, die dem Leib nicht äußerlich bleibt. Sie sind auch deshalb in ihren Auswirkungen so gravierend, weil in den verleiblichten Geschlechterkonstruktionen Weiblichkeit mit Verletzungsoffenheit und Männlichkeit mit Verletzungsmächtigkeit verknüpft wird und Frauen über die „Grammatik der Gewalt" (Marcus 1992) als Objekt der Gewalt und als Subjekt der Angst konstruiert werden.

---

[3] 84 der 102 in Einrichtungen befragten Frauen lebten aufgrund einer psychischen Erkrankung in einer Einrichtung, die übrigen 18 Frauen waren körperlich oder mehrfach behindert.

[4] Hier sind Frauen einbezogen, die 2–3 verschiedene Formen in Kindheit und Jugend und Erwachsenenleben erlebt haben (5–6 Nennungen in Bezug auf die drei Formen von Gewalt jeweils in Kindheit und Jugend und Erwachsenenleben).

1.2 Sozioökonomischer Status

Für die psychische Gesundheit sind soziostrukturelle Faktoren nicht unerheblich. Betrachtet man zum Beispiel die mit einer Lebenszeitprävalenz von ca. 20 % vergleichsweise häufige psychische Erkrankung der Depression (Steinmann et al. 2012, S. 19), so zeigt sich als Risikofaktor beispielsweise neben dem Vorangehen einer anderen psychischen Erkrankung oder einer chronischen körperlichen Erkrankung (Härter 2000), weiblichem Geschlecht (Wittchen et al. 2000) auch ein niedriger sozioökonomischer Status (Lampert et al. 2005, 2013) als relevant. Die Studie „Gesundheit von Erwachsenen in Deutschland" zeigt in ihren ersten Ergebnissen deutlich, dass die Häufigkeit von Depressionen mit einem höheren sozioökonomischen Status sinkt (Kurth 2012). So beträgt die 12-Monats-Prävalenz bei niedrigen sozioökonomischen Einkommen 13,6 %, bei mittleren 7,6 % und bei hohen 4,6 %, wobei sich für ein Burnout Syndrom eine umgekehrte Verteilung zeigt (Kurth 2012). Betrachtet man die Arbeitsunfähigkeitsfälle der Berichte der Krankenkassen hinsichtlich psychischer Störungen und der Branchenzugehörigkeit, so lässt sich feststellen, dass ein überproportional hoher Anteil an Krankschreibungen auf den Dienstleistungsbereich (Lademann et al. 2006) fällt. Hier ist zu berücksichtigen, dass acht von zehn erwerbstätigen Frauen laut Mikrozensus 2004 im Dienstleistungssektor arbeiten, während es bei Männern nur jeder zweite ist (Cornelißen 2005, S. 134). Nach den Bürotätigkeiten (19 % aller erwerbstätigen Frauen) bilden Gesundheitsdienstberufe die zweitgrößte Gruppe (10 %), gefolgt von sozialen Berufe wie Altenpflegerinnen, Erzieherinnen und Sozialarbeiterinnen, dem Verkaufspersonal und den Reinigungs- und Entsorgungsberufen (Statistisches Bundesamt 2010, S. 34 f.). Traditionelle Frauenberufe sind dabei zumeist mit niedriger Bezahlung, mangelnden Aufstiegsmöglichkeiten und geringer gesellschaftlicher Anerkennung verbunden (Kurz-Scherf et al. 2006).

Das Einkommen allein spielt dabei nach Lampert (2012) nicht die Hauptrolle. Er betont vielmehr den ausgeübten Beruf und das damit verbundene gesellschaftliche Ansehen: „Ein Richter oder Professor, der durch seine Tätigkeit viel soziale Anerkennung erhält, ist allein dadurch gegen manche psychischen Probleme besser geschützt, ganz unabhängig von seinem Verdienst" (Lampert 2012, S. 24 f.). Hier ist auch Bildung relevant:

> Eine höhere Bildung ist oft mit einem größeren Wissen über die Ursachen von Gesundheit und Krankheit und einem stärkeren Beachten von Gesundheitsproblemen verknüpft. Gleichzeitig geht Bildung mit einer intensiveren Teilnahme am gesellschaftlichen und kulturellen Leben einher und eröffnet eine andere Lebensperspektive. Bekannt ist, dass sich Menschen mit guter Ausbildung den Dingen weniger schicksalhaft ausgeliefert fühlen und eher überzeugt sind, dass sie selbst etwas für ihre Gesundheit tun können (Lampert 2012, S. 24 f.).

Benachteiligungen von Frauen zeigen sich heute weniger im Bereich der Bildungsabschlüsse, sondern z. B. eher im Bereich der Erwerbsarbeit. Neben der geringeren Bezahlung und häufigen Tätigkeiten in weniger anerkannten Bereichen und Positionen spielen hier auch Erwerbsunterbrechungen und Schwierigkeiten des beruflichen Wiedereinstiegs nach Phasen der Kindererziehung eine Rolle. Von Bedeutung ist die paradoxe Situation, dass Frauen die Zuständigkeit für die – gesellschaftlich abgewertete – Reproduktionsarbeit zugeschrieben wird, während sie aktuell gleichzeitig mit der Anforderung der Erwerbsbeteiligung für alle Menschen, unabhängig vom Geschlecht, konfrontiert sind. Während die regulativen Normen des Geschlechterverhältnisses aktuell einem intensiven Wandel unterliegen, bleiben die konstitutiven Normen (z. B. Vorstellungen von Mütterlichkeit) sowie ihre strukturellen Rahmenbedingungen relativ stabil, so dass beispielsweise eine Familiengründung mit Retraditionalisierungsfallen (Rüling 2007) einhergehen kann (Glammeier 2011, S. 108).

Obwohl wir es Soiland (2013, S. 98) zufolge heute mit einer dem Spätkapitalismus dienlichen Vervielfältigung der Normen im Kontext von Geschlecht[5] und einer „staatlich verordneten Gleichstellung" der Geschlechter (Soiland 2013, S. 98) zu tun haben, verschärft sich gerade durch die aktuelle „De-Thematisierung von Geschlecht" (Soiland 2013, S. 95) die Ungleichheit und Hierarchie zwischen den Geschlechtern:

> Zwar wird im Zuge des Sozialabbaus einerseits selbstverständlich davon ausgegangen, dass Frauen es sind, die die daraus erwachsenden Mehrarbeiten für die privaten Haushalte erneut in Form von Gratisarbeit übernehmen. Doch wird diese Zuständigkeit nicht mehr normativ vermittelt, denn gleichzeitig werden auch Frauen sehr wohl als geschlechtslose ‚Marktteilnehmer' adressiert, die dem Markt unabhängig von ihren reproduktiven Aufgaben zur Verfügung stehen sollen. (Soiland 2013, S. 110)

Soiland (2013, S. 110) spricht hier von einer „Feminisierung der Lasten", da

> Frauen aus historischen Gründen mit den ökonomischen Konsequenzen der [...] (Re) Privatisierung der sozialen Reproduktion in ganz anderer Weise konfrontiert sind als Männer, da diese ihr angestammtes Tätigkeitsfeld, nicht nur in den privaten Haushalten, sondern vor allem und vorrangig im lohnförmig vermittelten Care-Sektor tangiert – während ihnen gleichzeitig im Namen ihrer Gleichstellung vermeintlich alle Möglichkeiten offen stehen. (Soiland 2013)

---

[5] Soiland (2013) bezieht sich hier auf Annuß (1996, S. 513 ff.) und Hennessy (2000, S. 105 ff.).

Auf diese Weise verhindert die De-Thematisierung von Geschlecht und die Gleichstellungsrhetorik unter der Hand, „die offenbar noch vorhandene Betroffenheitslage von Frauen als solche zu artikulieren" (Soiland 2013, S. 110).

2 Diskriminierung und Ausschluss aus sozialer Teilhabe

Mit verweigerter Anerkennung haben nicht nur psychisch erkrankte Frauen zu kämpfen: Ein „Ende der Ausgrenzung Ver-rückter" ist Kardorff (2010, S. 279) zufolge nicht in Sicht. Aber mit einer intersektionellen Perspektive werden komplexe Überschneidungen von Geschlechter- und Behinderungskonstruktionen deutlich. Die Ausgrenzungen müssen dabei in engem Zusammenhang mit gesellschaftlichen Diskriminierungsstrukturen verstanden werden.

2.1 Institutionalisierte Differenzkonstruktionen und Stigmatisierung

Diskriminierung setzt bereits an der Kategorisierung „behindert versus nicht behindert" an (Köbsell 2010) bzw. an der Unterscheidung ‚psychisch krank' versus ‚psychisch gesund'. In dem folgenden Zitat einer Betroffenen wird die Bedeutung einer entsprechenden Diagnose sehr deutlich:

> Als mir vor zwei Jahren die Diagnose Schizophrenie gestellt wurde, entwickelte ich wohl so etwas wie eine Art Selbststigmatisierung. Durch das Etikett der Schizophrenie fühlte ich mich beschmutzt. Geprägt durch meine Erziehung waren psychische Krankheiten für mich tatsächlich so etwas wie Krankheiten zweiter Klasse. Sie sind etwas, das andere betrifft, aber nicht einen selbst. Wie fehlgeleitet die Vorstellungen meiner Mutter in Bezug darauf sind, sieht man zum Beispiel daran, dass sie seit dem Klinikaufenthalt den Kontakt zu mir abgebrochen hat. Durch die Diagnose fühlte ich mich abgewertet und völlig verunsichert. Es ist fast unmöglich die Tragweite der Aussage „Sie sind schizophren" zu erfassen. Erst intensive Auseinandersetzung mit dem Thema, die Suche nach alternativen Krankheitsdefinitionen und Behandlungsmethoden und die Zeit haben mir geholfen, mich selbst neu zu sortieren. (Knuf 2006, S. 66)

Diskriminierung ist dabei nicht nur eine Frage von individuellen Vorurteilen, sondern vielmehr institutionell verankert: „Grundlage von Diskriminierung sind [...] in Diskursen und Ideologien sowie ökonomischen, politischen, rechtlichen und institutionellen Strukturen verankerte Unterscheidungen von Personenkategorien oder sozialen Gruppen, denen der Status eines gleichberechtigten Gesellschaftsmitglieds bestritten wird" (Scherr 2011, S. 36). Die größere Vulnerabilität von psychisch erkrankten Frauen in Bezug auf Ausgrenzung kann als sich überschneidende Diskriminierung in Bezug auf Behinderung und Geschlecht verstanden werden (Chenoweth 1996; Brownridge 2006; Köbsell 2010; Schröttle und Glammeier 2014). Hinzu kommt, dass die Konstruktion der psychisch kranken Frau historisch betrachtet Eigenschaften pathologisiert, die als typisch weiblich galten und vielfach heute auch noch gelten und die im Laufe der Sozialisation bei Mädchen eher gefördert werden (wie z. B. Harmoniestreben, Selbstzurücknahme, Selbstzweifel), während Vorstellungen von psychischer Gesundheit mit Männlichkeitskonstruktionen einhergehen. Inwiefern Frauen durch ihre Sozialisations- und Lebensbedingungen sowie durch die Psychiatrie selbst ‚verrückt gemacht werden' wurde in der Literatur häufig beschrieben (z. B. Chesler 1974; Burgard 2002; Riecher-Rössler und Rohde 2001; Oppenheimer und Krause-Girth 2004; Bauer et al. 2013).

Die Institutionalisierung der Differenzkonstruktionen bzw. die institutionelle Verankerung der Stigmatisierung, der sozialen Ungleichheit und der damit einhergehenden Machtstrukturen spielen dabei eine entscheidende Rolle. Sie materialisieren sich nach Kardorff (2010, S. 284) „in der Definitionsmacht der Professionellen und in organisationellen Arrangements und Abläufen". Die Zuschreibung von negativen Eigenschaften (Stigmata) wird genutzt, um diskriminierendes Verhalten zu legitimieren:

> Die als psychisch Kranke klassifizierten Menschen sind aufgrund eines ihnen selbst und ihren Mitmenschen oft fremd gewordenen, ängstigenden, lähmenden oder irritierenden Erlebens, Denkens und Handelns aus ihrer eigenen Mitte und der ihres Umfeldes ver-rückt; aber sie sind dies nie mit ihrer ganzen Person, ihrem gesamten Verhalten und ohne Unterbrechung. (Kardorff 2010, S. 281)

Bei dem krankheitsbedingten Verhalten handelt es sich darüber hinaus nicht um einen prinzipiellen, sondern nur um einen graduellen Unterschied zum Verhalten der ‚normalen', also der als nicht psychisch krank klassifizierten Menschen, d. h. um „starke Ausprägungen auf einem Kontinuum" (Kardorff 2010, S. 288). Die Stigmatisierung führt aber dazu, dass zumeist jedes Handeln der stigmatisierten Person über das Stigma wahrgenommen und als Bestandteil der Erkrankung betrachtet wird, wie beispielsweise Rohrmann (2007) anhand der Lebensgeschichte von Vera Stein (1993, 2000) bzw. ihres Weges durch die Psychiatrie aufzeigt. Betroffene müssen dadurch beständig Stigmamanagement betreiben. Finzen (2001, S. 178, zit. nach Kardorff 2010, S. 286) schlussfolgert sogar: „Die sozialen Folgen der Stigmatisierung müssen als zweite Krankheit verstanden werden".

2.2 Berufliche Dequalifizierung und soziale Desintegration

Mit einer psychischen Störung gehen häufig negative Entwicklungen in verschiedenen Lebensbereichen einher. So ist insbesondere die Arbeits- und Beschäftigungssituation alarmierend: 42,3 % der Menschen mit psychischen Erkrankungen sind aus dem Erwerbsleben ausgeschieden, weitere 16,5 % sind langzeitarbeitslos, 12 % SozialhilfeempfängerInnen und 13,9 % FrührentnerInnen (Müller und Worms 1987). Auch in dem Bericht *Mental Health and Social Exclusion* aus Großbritannien (Office of the Deputy Prime Minister 2004) zeigte sich, dass Erwachsene mit psychischen Störungen nur zu 24 % erwerbstätig sind und sie ein doppelt so hohes Risiko haben, ihre Arbeit zu verlieren. In einem durch Leistungsdruck und Beschleunigung gekennzeichneten Erwerbssystem, das hohe Anforderungen an die Verfügbarkeit der ArbeitnehmerInnen stellt, ist es psychisch Erkrankten aufgrund ihrer Leistungsschwankungen oft nicht möglich, einen qualifizierten Beruf weiterhin auszuüben. Der „Ausschluss leistungsgeminderter Personen von dauerhafter Beschäftigung" betrifft Kardorff (2010, S. 290) zufolge „überproportional häufig Frauen". Wenn ein beruflicher Wiedereinstieg erfolgt, handelt es sich eher um geringer qualifizierte und gering bezahlte Teilzeittätigkeiten. Eine Rückkehr in den erlernten Beruf scheint aufgrund der Schnelligkeit der Veränderungen beruflicher Anforderungen selbst nach der Genesung schwierig, so dass Menschen mit psychischen Erkrankungen zumeist – wenn sie überhaupt berufstätig sind – in Erwerbsbereichen arbeiten, die weit unter ihrem Potenzial liegen. Mit der psychischen Erkrankung wird insofern ein Proletarisierungsprozess eingeleitet, der nur schwer umzukehren ist (Greifenhagen und Fichter 1996; Enders-Dragässer et al. 2004; Lampert et al. 2008).

Die allgemeinen negativen Auswirkungen von Arbeitslosigkeit, wie der Verlust der Alltagsstruktur und des Selbstwertgefühls und die damit einhergehenden gesundheitlichen Beeinträchtigungen, sind seit langem bekannt. Sie treffen Menschen mit psychischen Erkrankungen aber in besonderer Weise:

Psychisches Wohlbefinden ist stark mit der sozialen Existenz in engeren Beziehungen und in einem gesellschaftlich-kulturell geprägten Kontext verknüpft (Zemp Stutz et al. 2001). Menschen mit einer psychischen Erkrankung nehmen jedoch langfristig, infolge von gesellschaftlichen Ausgrenzungsprozessen, aber auch unbewussten eigenen Handlungsbegrenzungen, einen Randplatz in der Gesellschaft ein (Bourdieu 1987). Hier scheint der Ausschluss aus sozialen Beziehungen und Erwerbsarbeitsbezügen (Agerbo et al. 2004) aufgrund gestiegener sozialer Risiken in den letzten Jahrzehnten sogar zuzunehmen:

Die Exklusion psychisch Kranker ist trotz vieler sozialpolitischer Bemühungen und einer Verbesserung der gemeindepsychiatrischen Praxis fortgeschritten. Der Ausschluss dieser Menschen aus wesentlichen sozialen Teilsystemen, wie zum Beispiel dem Arbeits- und Wohnungsmarkt, oder aus der familiären Einbindung ist im Spiegel der hierzu erhobenen Daten völlig ernüchternd. (Eikelmann et al. 2005)

Menschen mit einer psychischen Erkrankung entwickeln das Bild, welches sie selber von sich haben, aus den Reaktionen ihrer Umwelt. Sie erfahren ihre persönliche soziale Lage, Lebensform und Kompetenz oft als minderwertig im Gegensatz zur geltenden Norm. Dieses wird verstärkt durch den ihnen gesellschaftlich zugeschriebenen entmächtigenden Opferstatus. Indem sie sich gleichzeitig wenige Fähigkeiten und Tätigkeiten selbst zutrauen, nehmen sie die ihnen von außen gesetzten Grenzen praktisch vorweg und weisen sich selbst zu, was die Gesellschaft ihnen zuweist und verinnerlichen, was verwehrt bleibt (Bourdieu 1987, S. 734 f.). Verschiedene Studien verweisen auf die große Bedeutung der antizipierten Stigmatisierung, insbesondere im Arbeitsleben (Angermeyer und Schulze 2003; Stengler-Wenzke et al. 2004; Thornicroft et al. 2009). Scham, ein Mangel an Selbstbewusstsein und die Erfahrung einer Wertminderung stellen die gewohnte und erwartete Teilhabe am Leben in Frage (Neckel 1991).

Gleichzeitig sind Beziehungen von gegenseitiger Akzeptanz und Loyalität, die sich auf Gemeinsamkeiten stützen, als ein Aspekt von sozialer Integration ein menschliches Grundbedürfnis (Weiss 1974) und eine notwendige Voraussetzung für seelische Gesundheit (Manz 1994). Buchmann et al. (1985) betonen ihren präventiven, gesundheitserhaltenden oder krisenvermeidenden Effekt: Sozial integrierte Menschen mit hohen Unterstützungsressourcen weisen ein geringeres Erkrankungsrisiko auf, sei es im somatischen Bereich (Blazer 1983), in psychischer Hinsicht (Cohen und Wills 1985) oder im psychosomatischen Bereich (House et al. 1982). Schwarzer und Leppin (1989) weisen beispielsweise auf einen kausalen Zusammenhang zwischen fehlender sozialer Unterstützung und dem Auftreten von Depressionen hin.

Soziale Unterstützung wird nun aber erheblich häufiger von Frauen geleistet als von Männern. Dies gilt insbesondere für emotionale Unterstützung in der Familie. Dabei sind sie insbesondere für das Doing Family zuständig, d. h. für das Aufrechterhalten von Struktur und Ritual, um den anderen einen familiären Rahmen zu schaffen (Gröning und Kunstmann 2008) Diese Zuweisung der (bezahlten und unbezahlten) Care-Tätigkeiten (Reproduktions- und Beziehungsarbeit, Erziehung von Kindern und Pflege von Angehörigen, emotionale und lebenspraktische Unterstützung) an die Frauen hat sich auch mit der zunehmenden Berufstätigkeit von Frauen kaum verändert, während sie gleichzeitig mit wenig Anerkennung honoriert wird (Madörin 2006). Frauen mit psychischen Erkrankungen sind nun doppelt von fehlender sozialer Unterstützung betroffen, einmal aufgrund der geschlechterspezifischen Arbeitsteilung und einmal aufgrund der Desintegration im Zusammenhang mit ihrer Erkrankung. Gleichzeitig können sie die hohen Erwartungen an sie als Sorgetätige oft nicht in dem Maße erfüllen, wie es im Sinne der Geschlechterkonstruktion gefordert wird, was sich wiederum negativ auf das Selbstwertgefühl auswirkt. Zwar wirkt sich eine Erwerbstätigkeit gesundheitsförderlich aus (Möller-Leimkühler 2007), aber gerade in diesem Bereich erleben Frauen Ausgrenzungen aufgrund der beschriebenen beruflichen Dequalifizierungsprozesse und den Schwierigkeiten eines beruflichen Wiedereinstiegs auch nach Abklingen der Erkrankung.

Auf dem Gebiet der Hilfe zur Arbeit sind psychisch Erkrankte allgemein gegenüber der Gruppe der Menschen mit anderen Behinderungen benachteiligt. Das Prinzip „Rehabilitation vor Rente" wird nur selten umgesetzt. Es kommt eher „zu einer Verschiebung des ‚Problemklientels' in WfBMs[6] oder in die Erwerbsunfähigkeitsrente" (Kardorff 2010, S. 295). Viele Menschen mit psychischen Erkrankungen finden zu keinem Zeitpunkt in ihrem Leben eine Erwerbsarbeit. Damit werden ihnen auch die damit verknüpfen Ressourcen wie Anerkennung, soziale Kontakte, Tagesstruktur, Möglichkeiten zur Fort- und Weiterbildung und ein eigenes Einkommen verwehrt.

Ein zentrales Element der Teilhabe, nämlich die Teilhabe an Weiterbildung und Arbeit wurde bis dato nicht zur Genüge realisiert (Pörksen 2002). Die klassischen Rehabilitationseinrichtungen sind eher an den Bedarfen von Menschen mit geistigen und/oder körperlichen Behinderungen ausgerichtet und werden von psychisch Erkrankten als stigmatisierend empfunden. Weiterbildungs- und Qualifizierungsmaßnahmen, die die Betroffenen nicht unterfordern, gleichzeitig aber von Flexibilität, Teilzeitangeboten und Rücksichtnahme auf Leistungsschwankungen gekennzeichnet sind, existieren kaum (Gredig 2002; Laupichler 2002). Obwohl Hochschulen seit einiger Zeit als Setting der Gesundheitsförderung diskutiert werden (Knoch 2001), sind sie bislang als Ort der Weiterbildung für Menschen mit psychischen Erkrankungen kaum in den Blick genommen worden. Zwar wird das Thema *Psychische Erkrankungen von Studierenden* im Zuge der zunehmenden psychosozialen Belastungen in den Bachelor- und Master-Studiengängen an den Hochschulen, beispielsweise im Bereich der Zentralen Studienberatungen, bereits teilweise diskutiert und an einzelnen Universitäten werden Beratungsangebote ausgebaut, diese richten sich jedoch nur an bereits Studierende und sind nicht geschlechtersensibel ausgerichtet. Notwendig wäre es aber, Menschen mit psychischen Erkrankungen bereits vor der Aufnahme eines Studiums so zu beraten und zu unterstützen, dass dieser Weg als eine der Ausbildungsmöglichkeiten in den Blick rückt und der Übergang in die Hochschule leichter bewältigt werden kann.

---

[6] Werkstätten für Menschen mit Behinderungen.

Aus intersektionaler Perspektive sollten in einer geschlechtersensiblen Beratung[7] die sich überschneidenden Ungleichheiten Berücksichtigung finden, z. B. in Bezug auf die Kategorien Behinderung und Geschlecht oder auch Migrationshintergrund.

2.3 Belastungen von Frauen, die in Einrichtungen leben

Mit der „Verheimung" gehen Kardorff (2010, S. 297) zufolge eine stärkere Diskriminierung und Phänomene wie „erlernte Hilflosigkeit, Entwicklung von Passivität [...], ein Verlust erzählbarer und gestalteter Lebensgeschichte und eine Entfernung aus der Alltagswelt der ‚Normalen'" einher. In einer Einrichtung zu leben, bringt zahlreiche Belastungen mit sich und bedeutet zumeist, in der Selbstbestimmung eingeschränkt zu sein. „Dazu trägt vor allem das Leben in größeren und nicht selbst gewählten Gruppenzusammenhängen bei", wie in der bereits erwähnten repräsentativen Untersuchung zu Lebenssituationen und Belastungen von Frauen mit Behinderungen in Deutschland (Schröttle et al. 2013, S. 240) sehr deutlich wurde:

> Grundsätzliche kulturelle Standards des Wohnens und der Lebensgestaltung, z. B. die Wahrung der Privatsphäre, sind in einer Einrichtung kaum zu verwirklichen. Von einer Benachteiligung der Frauen mit Behinderung oder Beeinträchtigung in einer Wohneinrichtung für Menschen mit Behinderungen kann bereits dann ausgegangen werden, wenn keine Möglichkeiten und Alternativen für die Wahl und Gestaltung der Wohnform, in der sie leben, bestehen. Trotz der Schwere ihrer Behinderung haben sie ein grundsätzliches Recht darauf – bei Bedarf mit Unterstützung und Pflege oder persönlicher Assistenz – selbstständig leben zu können und das Zusammenleben mit anderen nach eigenen Vorstellungen zu gestalten. (Schröttle et al. 2013, S. 241)

Knapp die Hälfte der befragten Frauen (43 %) zeigte sich eher unzufrieden mit ihrer Wohnsituation in der Einrichtung. Auch das hohe Ausmaß der Angst vor finanzieller Not und Existenzverlust, die jede vierte zumeist psychisch erkrankte Frau in Einrichtungen angegeben hat, verweist auf eine Form von struktureller Diskriminierung (Schröttle et al. 2013, S. 250).

Es zeigte sich auch ein erhöhtes Maß an sozialer Isolation. Für Frauen in Einrichtungen ist es schwieriger, soziale Beziehungen auch im eigenen Wohnbereich zu pflegen. Auch die Qualität der Beziehungen scheint problematisch: Etwa die Hälfte der befragten, zumeist psychisch erkrankten Frauen stimmte Aussagen zu wie „ich vermisse Leute, bei denen ich mich wohl fühle", „mir fehlt ein/e richtig gute/r Freund/in", „ich vermisse Geborgenheit und Wärme" oder „ich fühle mich häufig im Stich gelassen" (Schröttle et al. 2013, S. 78).

---

[7] Siehe die aktuelle Publikation „Geschlechtersensible Beratung. Traditionslinien und praktische Ansätze" (Gröning et al. 2015).

Neben der strukturellen Gewalt haben die in Einrichtungen lebenden, zumeist psychisch erkrankten Frauen der Studie aber auch fast durchgängig (89 %) mindestens eine Form der erfragten personalen Diskriminierungshandlungen im Zusammenhang mit ihrer Erkrankung erlebt. Sie fühlten sich beispielsweise durch Bedingungen oder Regeln in ihrer Freiheit oder ihren Entscheidungen eingeschränkt (42 %) oder erlebten Benachteiligungen oder Diskriminierungen durch andere Menschen oder in Institutionen (48 %). Sie wurden im Zusammenhang mit ihrer Erkrankung angestarrt (52 %), ungefragt geduzt (44 %), nicht ernst genommen (62 %), ignoriert (46 %), ungefragt (41 %) oder unangenehm (31 %) angefasst oder beschimpft (46 %) (Schröttle et al. 2013, S. 231).

Darüber hinaus zeigte sich, dass die befragten Frauen, die bereits im Lebensverlauf hohe Ausmaße an Gewalt erleben, auch in den Einrichtungen in unzureichendem Maße vor Gewalt geschützt sind. 12 % der zumeist psychisch erkrankten Frauen in Einrichtungen berichteten über körperliche Übergriffe durch Personen in Einrichtungen, Diensten und Unterstützungsangeboten für Menschen mit Behinderungen und Beeinträchtigungen, wobei hier überwiegend Mitbewohner/innen in stationären Einrichtungen (und sehr selten Personal) als Täter/innen angegeben wurden (Schröttle et al. 2013, S. 190). 31 % der Frauen hatten hier psychische Gewalt erlebt (Schröttle et al. 2013, S. 177). Da sich Wohneinrichtungen zumeist als geschlossene Systeme darstellen, ist es hier besonders schwierig, Hilfe und Unterstützung zu erhalten und sich zu beschweren. Dies wurde auch in der qualitativen Zusatzuntersuchung zum Unterstützungsbedarf gewaltbetroffener Frauen mit Behinderungen deutlich. Folgendes Zitat einer Befragten bringt die Normalisierung von Gewalt in Einrichtungen auf den Punkt: „Die sagen, das wär 'ne psychiatrische Einrichtung, da müsste man mit klarkommen" (Kavemann und Helfferich 2013, S. 50).[8]

3 Empowerment, Anerkennung, Bildung

Angesichts der vielfältigen Missachtungserfahrungen, die insbesondere Frauen mit psychischen Erkrankungen sowohl vor als auch nach Eintritt der Erkrankung machen, stellt sich die Frage, wie eine Selbstermächtigung gefördert werden kann, die Widerstand gegen Diskriminierung und Gewalt im Kontext von Geschlechterkonstruktionen und Behinderungsstigmatisierungen ermöglicht.

Anerkennung, die sich auf verschiedenen Ebenen als ein menschliches Grundbedürfnis darstellt (Honneth 1994), spielt hier eine besondere Rolle. Als leib-

---

[8] Diese Belastungen beziehen sich auf Frauen, die in Einrichtungen leben. Es ist aber zu berücksichtigen, dass bereits der erste Kontakt mit der Psychiatrie für viele Menschen mit psychischen Erkrankungen traumatisch wirkt (Kardorff 2010, S. 295).

lich-emotionale Anerkennung der Bedürftigkeit einer Person bei gleichzeitiger Anerkennung der Person als gleichberechtigte Interaktionspartnerin mit Definitionsmacht und der Anerkennung in Form sozialer Wertschätzung ist sie die Basis für Selbstvertrauen, Selbstachtung und Selbstschätzung. Anerkennung von allen Handelnden, auch im Sinne einer institutionalisierten Anerkennung, führt dabei zu einer Anerkennung des Selbst und zu einem höheren Maß an Selbstwertgefühl (Schwarzer und Leppin 1991; Röhrle 1994, S. 88 f.). Machen Menschen aber Missachtungserfahrungen, indem ihre körperliche oder soziale Integrität infrage gestellt wird oder ihr Beitrag zum Leben in der Gesellschaft abgewertet wird, hat dies erhebliche negative Auswirkungen auf ihre Selbstbeziehungen. Gerade im Bereich der psychosozialen Unterstützung spielen Anerkennungsprozesse eine besondere Rolle (Glammeier 2011). Wenn nach Missachtungserfahrungen (Wieder-)Anerkennung erlebt wird, in der die Spannung gehalten wird zwischen der Anerkennung der Bedürftigkeit und der Autonomie der Person, ohne dies zu der einen oder anderen Seite aufzulösen, kann dies die Grundlage für Widerstandsprozesse bieten.

Ermächtigung und die Förderung von Widerstand sind angesichts der Missachtung einer Gruppe der Gesellschaft nicht nur moralisch und gesellschaftspolitisch notwendig, sondern stellen auch zentrale Aspekte von Gesundheitsförderung dar. Die Frage, was die Gesundheit von Menschen erhält ist die zentrale Frage der Salutogenese nach Antonovsky (1997). Auch die WHO (1986) hat mit der „Ottawa-Charta zur Gesundheitsförderung" die Frage nach den Bedingungen, die ein gesundes Leben fördern, in den Vordergrund gestellt. Gesundheitsförderung wird demzufolge definiert als ein Prozess der Befähigung zur größtmöglichen Entfaltung von Gesundheitspotential (Stark 1991, S. 218)[9]. Wie bei der Gesundheitsförderung stehen auch bei Empowermentansätzen[10] nicht Defizite, sondern Fähigkeiten und Ressourcen im Mittelpunkt (Morbach 1997, S. 165). Trojan (1993, S. 58 f., zit. nach Morbach 1997, S. 166) setzt sogar Empowerment und Gesundheitsförderung gleich, während Morbach (1997, S. 155) „Empowerment als professionelle Grundhaltung und Methode in Sozialarbeit und Gesundheitsförderung" bezeichnet. Diese Grundhaltung zeichnet sich durch eine „Philosophie der Menschenstärken" (Herriger 2002, S. 2) und durch ein Menschenbild vom mündigen, aufgeklärten Menschen aus.

---

[9] Dazu dienen die drei grundlegenden Handlungsstrategien: die Interessen von Menschen zu vertreten, um die „sozialen, kulturellen, ökonomischen und politischen Umweltstrukturen positiv zu beeinflussen und der Gesundheit zuträglich zu machen", soziale Gerechtigkeit herzustellen, damit „alle Menschen befähigt werden, ihr größtmögliches Gesundheitspotential zu verwirklichen", sowie Vermittlungsstrategien und Vernetzungsstrategien „von Menschen mit gleichen Anliegen, Interessen und Betroffenheiten" zu fördern (Herriger 2002, S. 7 f.).

[10] Empowerment wird hier verstanden als „Anstiften zur (Wieder-)Aneignung von Selbstbestimmung über die Umstände des eigenen Lebens" (Herriger 2002, S. 1).

Herriger (2002, S. 8) zeigt zwei Zielrichtungen einer vom Konzept des Empowerments angeleiteten Gesundheitsförderung auf: Zum einen geht es darum, „[...] Menschen Hilfestellungen zu vermitteln derart, dass sie sich mit den biopsycho-sozialen Belastungen ihrer Umwelt in konstruktiver Weise auseinandersetzen können und in dieser Auseinandersetzung ihre Anliegen und Wünsche auf Selbstbestimmung, Autonomie und Lebensgelingen verwirklichen. Gesundheitsförderung – so verstanden – ist *das Zuliefern von Ressourcen für individuelle Prozesse der Salutogenese*" (Herriger 2002, Hrvh. i. O.). Zum anderen impliziert eine vom Empowerment-Konzept angeleitete Gesundheitsförderung nach Herriger die Vernetzung von Menschen und die Förderung von Selbstorganisation und Solidarität (Herriger 2002). In Empowerment-Prozessen für Erwachsene kommen strukturellen Veränderungen (social empowerment) einerseits und sozialer Unterstützung durch Personen oder Gruppen im Sinne eines „mentorship" (Morbach 1997, S. 162) andererseits eine besondere Bedeutung zu.

„Für Antonovsky (vgl. 1997) hängt Gesundheit entscheidend von der Stärke des Kohärenzsinns ab. [...] Selbstbewusstsein, Vertrauen in die eigenen Fähigkeiten sowie Ressourcen und das Gefühl, Kontrolle über das eigene Leben zu haben, sind gesundheitsförderlich. An dieser Stelle zeigen sich die Verbindungen von Kohärenzsinn und Empowerment. Ziele des Empowerment-Konzepts sind die Stärkung des Kohärenzsinns und die Erschließung vorhandener Widerstandsressourcen im Sinne des Konzepts der Salutogenese" (Morbach 1997, S. 162)[11]. Die Möglichkeit intentionaler Modifikation des Kohärenzgefühls (Sense of Coherence: ‚SOC') im Sinne einer einschneidenden Veränderung ist nach Antonovsky dann gegeben, wenn Menschen das „Rüstzeug" gegeben wird, SOC-verbessernde Erfahrungen zu machen. Dies trifft auf Vorgehen zu, die „eine langanhaltende, konsistente Veränderung in den realen Lebenserfahrungen, die Menschen machen", erleichtern (Antonovsky 1997, S. 119 f.).

Neben Anerkennung und sozialer Unterstützung ist Bildung von großer Bedeutung für die soziale Integration, die Teilhabe am kulturellen und politischen Leben und für die Möglichkeit von Widerstand gegen Missachtung. Sie ermöglicht und erleichtert vor allem die Reflexion der eigenen Lebensbedingungen, aber auch den Umgang und die Bewältigung der komplexen gesellschaftlichen Anforderungen, die Orientierung und Positionierung in den sozialen Beziehungsgefügen sowie die Problemlösung in schwierigen Lebenssituationen. Lebenslange Bildungsprozesse stehen dabei in engem Zusammenhang mit der Persönlichkeitsentwicklung, dem

---

[11] Während das Resilienzkonzept eher von Persönlichkeitsmerkmalen ausgeht, die als Schutzfaktoren dienen, bezieht sich das Kohärenzkonzept auf eine globale Orientierung (Antonovsky 1997, S. 36) oder Grundeinstellung im Sinne kognitiver Bewertungen.

Erlernen sozialer Kompetenzen und der Ausprägung und Stärkung personaler Ressourcen. Bildung hat außerdem einen Einfluss auf die eigene Einschätzung der Gesundheit[12], die tatsächliche Krankheitslast sowie auf die individuelle Lebensqualität und Lebenszufriedenheit (Lampert et al. 2005). Sie ist nicht nur von Relevanz für die Stellung im Arbeitsmarkt und die damit einhergehenden arbeitsbezogenen physischen und psychischen Belastungen, sondern korreliert auch mit dem Erwerbseinkommen, der Aussicht auf Beförderung und der sonstigen beruflichen Gratifikation. Aber auch außerhalb der Arbeitswelt stellt Bildung einen gesundheitsfördernden Aspekt dar, da sie sinnstiftend wirkt, soziale Beziehungen begünstigt und mit einer gesundheitsförderlichen Lebensweise einhergehen kann (Lampert et al. 2005).

Der Aspekt der Ermächtigung durch Bildung spielt aber in den Unterstützungsmaßnahmen für Frauen mit psychischen Erkrankungen zumeist keine zentrale Rolle. Hier sind nicht nur der Gesundheitssektor, die Behindertenhilfe und die soziale Arbeit gefragt, sondern auch die Kindertagesstätten, Schulen, Fachhochschulen und Universitäten.

An der Universität Bielefeld wird beispielsweise ein *Weiterbildendes Studium FrauenStudien* für Frauen mit und ohne Abitur angeboten, das mit einem Zertifikat abgeschlossen werden kann. Es richtet sich bisher nicht an Frauen mit psychischen Erkrankungen, sondern an Frauen, die ihre Bildungsinteressen aus unterschiedlichen Gründen bisher nicht realisieren konnten, häufig, weil sie zugunsten von Kindererziehung und Familie eigene berufliche Interessen zurückgestellt haben. Die *FrauenStudien* haben das Ziel, die Situation von Frauen in verschiedenen gesellschaftlichen Bereichen zu analysieren, ihre Erfahrungen auf der Grundlage wissenschaftlicher Erklärungsansätze zu reflektieren und Möglichkeiten der Veränderung aufzuzeigen. Die wissenschaftliche Weiterbildung soll dazu beitragen, das Selbstbewusstsein, Selbstwertgefühl und Selbstvertrauen der Teilnehmerinnen zu stärken.

Um auch gezielt Frauen mit psychischen Erkrankungen einzubeziehen, wurde im Rahmen der FrauenStudien das Konzept „BeST: Bestärkung – Selbstbestimmung – Teilhabe. Bildungsprojekt für Frauen mit psychischen Erkrankungen" entwickelt. Mit einer flexiblen Begleitung, Gruppenmentoring, Einzelberatung und beruflichen Orientierungshilfen werden hier die besonderen Lebenslagen von psychisch erkrankten Frauen berücksichtigt. Die Finanzierung und damit die Umsetzung des Projekts stehen bisher noch in Frage. Da Ansätze wie diese aber in besonderer Weise geeignet sind, Reflexions-, Ermächtigungs- und Widerstandsprozesse anzuregen, wird es in den nächsten Jahren eine zentrale Aufgabe sein, verstärkt in diese Richtung zu denken sowie Weiterentwicklungen und Vernetzungen anzustoßen.

---

[12] So wird beispielsweise über alle Altersgruppen hinweg die eigene Gesundheit doppelt so häufig als sehr gut eingeschätzt, wenn die Person hochqualifiziert ist (Lampert et al. 2005, S. 52).

Literatur

Abele, Andrea & Becker, Peter (Hrsg.) (1991): Wohlbefinden. Theorie – Empirie – Diagnostik. Weinheim, München: Juventa-Verlag
Agerbo, Esben; Byrne, Majella; William, Eaton & Mortensen, Preben (2004): Marital and Labor Market Status in the Long Run in Schizophrenia. In: Arch Gen Psychiatry 61(1): 28–33
Angermeyer Matthias Claus & Schulze, Beate (2003): Subjective experiences of stigma. A focus group study of schizophrenic patients, their relatives and mental health professionals. Social Science and Medicine 56(2): 299–312
Annuß, Evelyn (1996): Umbruch und Krise der Geschlechterforschung: Judith Butler als Symptom. In: Das Argument 38(4): 505–524
Antonovsky, Aaron (1997): Salutogenese. Zur Entmystifizierung der Gesundheit. Erweiterte deutsche Ausgabe von A. Franke. Tübingen: dgvt-Verlag
Bauer, Annemarie & Gröning, Katharina (Hrsg.) (2008): Gerechtigkeit, Geschlecht und demografischer Wandel. Frankfurt a. M.: Mabuse
Bauer, Annemarie; Friesel-Wark, Heike & Bergenthal, Sonja (2013): Studienbrief. Familie und psychiatrische Erkrankungen. Modellprojekt der Universität Bielefeld gefördert von der AOK Rheinland/Hamburg & der AOK NORDWEST. Universität Bielefeld
Blazer, Dan G. (1983): Impact of Late-Life-Depression on the Social Network. In: American Journal of Psychiatry 140(2): 686–691
Bourdieu, Pierre (1982): Die feinen Unterschiede. Kritik der gesellschaftlichen Urteilskraft. Frankfurt a. M.: Suhrkamp
Bourdieu, Pierre (1987): Sozialer Sinn. Kritik der theoretischen Vernunft. Frankfurt a. M.: Suhrkamp
Brähler, Elmar & Feld, Hildegard (Hrsg.) (1992): Weiblichkeit, Männlichkeit und Gesundheit. Medizinpsychologische und psychosomatische Untersuchungen. Opladen: Westdeutscher Verlag
Brownridge, Douglas A. (2006): Partner Violence Against Women with Disabilities: Prevalence, Risk, and Explanations. In: Violence Against Women 12(9): 805–822
Buchmann, Marlies; Karrer, Dieter & Meier, Rosemarie (1985): Der Umgang mit Gesundheit und Krankheit im Alltag. Zürich: Haupt-Verlag
Bundesministerium für Gesundheit (2010): Leben in Balance – Seelische Gesundheit von Frauen. http://www.bundesgesundheitsministerium.de/uploads/publications/Leben-in-Balance.pdf (letzter Zugriff 27.05.2013)
Burgard, Roswitha (2002): Frauenfalle Psychiatrie. Wie Frauen verrückt gemacht werden. Berlin: Orlanda Frauenverlag
Butler, Judith & Scott, Joan W. (Hrsg.) (1992): Feminists Theorize the Political. New York/ London: Routledge
Chenoweth, Leslie (1996): Violence and Women with Disabilities: Silence and Paradox. Violence against Women 2(4): 391–411
Chesler, Phyllis (1974): Frauen, das verrückte Geschlecht? Leipzig: Rowohlt Verlag
Cohen, Sheldon & Wills, Thomas A. (1985): Stress, Social support, and the buffering hypothesis. In: Psychological Bulletin 98(2): 310–357
Cornelißen, Waltraud (2005): Gender-Datenreport 2005. 1. Datenreport zur Gleichstellung von Frauen und Männern in der Bundesrepublik Deutschland. http://www.bmfsfj.de/doku/Publikationen/genderreport/01-Redaktion/PDF-Anlagen/gesamtdokument, property%3Dpdf,bereich%3Dgenderreport, sprache%3Dde, rwb%3Dtrue.pdf (letzter Zugriff 14.03.2015)

Diezinger, Angelika (Hrsg.) (1994): Erfahrung mit Methode. Wege sozialwissenschaftlicher Frauenforschung. Freiburg i.Br.: Kore-Verlag

Eikelmann, Bernd; Zacharias-Eikelmann, Barbara; Richter, Dirk & Reker, Thomas (2005): Integration psychisch Kranker: Ziel ist Teilnahme am „wirklichen" Leben. In: Deutsches Ärzteblatt 2005; 102(16): 104–110

Enders-Dragässer, Uta; Huber, Helga & Sellach, Brigitte (2004): Frauen in Wohnungsnot. Hilfen, Bedarfslagen und neue Wege in NRW. Untersuchungsbericht. Ministerium für Gesundheit, Soziales, Frauen und Familie NRW (Hrsg.). http://www.gsfev.de/pdf/frauen-in-wohnungsnot_NRW.pdf (letzter Zugriff 14.03.2015)

Europäischer Pakt für psychisches Wohlbefinden (2008): Hochrangige EU Konferenz. Gemeinsam für psychische Gesundheit und Wohlbefinden. http://ec.europa.eu/health/ph_determinants/life_style/mental/docs/pact_de.pdf (letzter Zugriff 06.03.2015)

Fichter, Manfred; Koniarczyk, Manfred; Greifenhagen, Annette; Koegel, Peter; Quadflieg, Norbert; Wittchen, Hans-Ulrich & Wölz, J. (1996): Mental illness in a representative sample of homeless men in Munich, Germany. In: Eur Arch Psychiatry Clin Neurosci 246(4): 185–196

Fiedler, Peter (2008): Dissoziative Störungen und Konversion. Trauma und Traumabehandlung. Weinheim: Beltz PVU

Finzen, Asmus (2001): Psychose und Stigma. Bonn: Psychiatrie-Verlag

GiG-net (Forschungsnetz Gewalt im Geschlechterverhältnis) (2008): Gewalt im Geschlechterverhältnis. Erkenntnisse und Konsequenzen für Politik, Wissenschaft und soziale Praxis. Opladen: Verlag Barbara Budrich

Glammeier, Sandra (2011): Zwischen verleiblichter Herrschaft und Widerstand. Realitätskonstruktionen und Subjektpositionen gewaltbetroffener Frauen im Kampf um Anerkennung. Wiesbaden: VS Verlag

Graf, Julia; Ideler, Kristin & Klinger, Sabine (Hrsg.) (2013): Geschlecht zwischen Struktur und Subjekt. Theorie, Praxis, Perspektiven. Opladen: Verlag Barbara Budrich

Gredig, Christian (2002): Handlungsbedarf zur Weiterentwicklung des Rehabilitationssystems. In: Schmidt-Zabel & Pörksen (2002): 57–74

Greifenhagen, Annette & Fichter, Manfred (1996): Psychiatrische Obdachlosenforschung. Von der „Psychopathologie des Landstreichers" zu den „Homeless Mentally Ill". In: Nervenarzt 67(11): 905–910

Gröning, Katharina & Kunstmann, Anne-Christin (2008): Generationenbeziehungen und Generationsfürsorge in modernen Zeiten. In: Bauer & Gröning (2008): 17–44

Gröning, Katharina; Kunstmann, Anne-Christin & Neumann, Cornelia (2015): Geschlechtersensible Beratung. Traditionslinien und praktische Ansätze. Gießen: Psychosozial-Verlag

Hagemann-White, Carol (1994): Der Umgang mit der Zweigeschlechtlichkeit als Forschungsaufgabe. In: Diezinger (1994): 301–318

Härter, Martin (2000): Psychische Störungen bei körperlichen Erkrankungen. Psychotherapie, Psychosomatik. In: Medizinische Psychologie 50: 274–286

Hennessy, Rosemary (2000): Profit and Pleasure. Sexual Identities in Late Capitalism. New York/London: Routledge

Herriger, Norbert (2002): Empowerment – Brückenschläge zur Gesundheitsförderung. http://www.empowerment.de/empowerment.de/files/Materialie-2-Empowerment-Brueckenschlaege-zur-Gesundheitsfoerderung.pdf (letzter Zugriff 09.03.2015)

Hörmann, Georg & Körner, Wilhelm (Hrsg.) (1991): Klinische Psychologie. Ein kritisches Handbuch. Reinbek bei Hamburg: Rowohlt

Homfeldt, Hans Günther & Hünersdorf, Bettina (Hrsg.) (1997): Soziale Arbeit und Gesundheit. Neuwied u. a.: Luchterhand

Honneth, Axel (1994): Kampf um Anerkennung. Zur moralischen Grammatik sozialer Konflikte. 2. Auflage. Frankfurt a. M.: Suhrkamp
Hormel, Ulrike & Scherr, Albert (Hrsg.) (2010): Diskriminierung. Grundlagen und Forschungsergebnisse. Wiesbaden: VS Verlag
Hornberg, Claudia; Schröttle, Monika; Bohne, Sabine; Khelaifat, Nadia & Pauli, Andrea (2008): Gesundheitliche Folgen von Gewalt. Themenheft der Gesundheitsberichterstattung des Bundes, Heft 42
House, James S.; Robbins, Cynthia & Metzner, Helen L. (1982): The association of social relationships and activities with mortality: Prospective evidence from the Tecumseh Community Health Study. In: American Journal of Epidemiology 116(1): 123–140
Jacob, Jutta; Köbsell, Swantje & Wollrad, Eske (Hrsg.) (2010): Intersektionale Aspekte von Bindung und Geschlecht. Bielefeld: transcript Verlag
Kavemann, Barbara & Helfferich, Cornelia (2013): Untersuchung bei Frauen mit Behinderungen und Beeinträchtigungen zu ihren Erfahrungen mit Gewalt, Diskriminierung und Unterstützung (Qualitative Teilstudie des Forschungsprojekts „Lebenssituation und Belastungen von Frauen mit Behinderungen und Beeinträchtigungen in Deutschland") http://www.bmfsfj.de/RedaktionBMFSFJ/Broschuerenstelle/Pdf-Anlagen/Lebenssituation-und-Belastungen-von-Frauen-mit-Behinderungen-Langfassung-Qualitative-Studie,property=pdf,bereich=bmfsfj,sprache=de,rwb=true.pdf (letzter Zugriff 08.05.2015)
Kardorff, Ernst von (2010): Zur Diskriminierung psychisch kranker Menschen. In: Hormel & Scherr (2010): 279–305
Knoch, Daria (2001): Gesundheit in der Studieneingangsphase. Eine geschlechtsspezifische Betrachtung. Zürich: Universität Zürich
Knuf, Andreas (2006): Empowerment in der psychiatrischen Arbeit. Bonn: Psychiatrie Verlag
Köbsell, Swantje (2010): Gendering Disability: Behinderung, Geschlecht und Körper. In: Jacob et al. (2010): 17–34
Kommission der Europäischen Gemeinschaften (2005): Grünbuch. Die psychische Gesundheit der Bevölkerung verbessern. Entwicklung einer Strategie für die Förderung der psychischen Gesundheit in der Europäischen Union. http://ec.europa.eu/health/ph_determinants/life_style/mental/green_paper/mental_gp_de.pdf (letzter Zugriff 15.03.2015)
Krug, Etienne G.; Dahlberg, Linda L.; Mercy, James A./Zwi, Anthony B. & Lozano, Rafael (Eds.) (2002): World report on violence and health. World Health Organisation. http://ec.europa.eu/health/archive/ph_determinants/life_style/mental/green_paper/mental_gp_de.pdf (letzter Zugriff 14.03.2015)
Kurth, Bärbel-Maria (2012): Das RKI-Gesundheitsmonitoring – was es enthält und wie es genutzt werden kann. In: PublicHealth Forum 20(76): 4.e1–4.e3
Kurz-Scherf, Ingrid (2005): „Arbeit neu denken, erforschen, gestalten" – ein feministisches Projekt. In: Kurz-Scherf et al. (2005): 15–37
Kurz-Scherf, Ingrid; Correll, Lena & Janczyk, Stefanie (Hrsg.) (2005): In Arbeit: Zukunft. – Die Zukunft der Arbeit und der Arbeitsforschung liegt in ihrem Wandel. Münster: Verlag Westfälisches Dampfboot
Kurz-Scherf, Ingrid; Dzewas, Imke; Lieb, Anja & Reusch, Marie (2006): Reader Feministische Politik & Wissenschaft: Positionen, Perspektiven, Anregungen aus der Geschichte und Gegenwart. [Geschlecht zwischen Vergangenheit und Zukunft, Band 1]. Königstein/Taunus: Helmer
Lademann, Julia; Mertesacker, Heike & Gebhardt, Birke (2006): Psychische Erkrankungen im Fokus der Gesundheitsreporte der Krankenkassen. In: Psychotherapeutenjournal 2/2006: 123–139

Lampert, Thomas (2012): Die sozialen Lebensbedingungen sind entscheidend für Gesundheit und Krankheit. In: RKI (2012a): 24–25
Lampert, Thomas; Saß, Anke-Christine; Häfelinger, Michael & Ziese, Thomas (2005): Armut, soziale Ungleichheit und Gesundheit. Expertise des Robert Koch-Instituts zum 2. Armuts- und Reichtumsbericht der Bundesregierung. Beiträge zur Gesundheitsberichterstattung des Bundes. http://www.rki.de/DE/Content/Gesundheitsmonitoring/Gesundheitsberichterstattung/GBEDownloadsB/Armut.pdf?__blob=publicationFile (letzter Zugriff 14.03.2015)
Lampert, Thomas; Lange, Cornelia & Ziese, Thomas (2008): Entwicklung und Einflussgrößen der gesunden Lebenserwartung. Veröffentlichungsreihe der Forschungsgruppe Public Health. Schwerpunkt Bildung, Arbeit und Lebenschancen. Wissenschaftszentrum Berlin für Sozialforschung WZB. http://bibliothek.wzb.eu/pdf/2008/i08-306.pdf (letzter Zugriff 14.03.2015)
Lampert, Thomas; Kroll, Lars E.; Müters, S. & Stolzenberg, H. (2013): Messung des sozioökonomischen Status in der Studie zur Gesundheit Erwachsener in Deutschland (DEGS1). In: Bundesgesundheitsblatt 56: 631–636
Landtag Nordrhein Westfalen (2005): Enquetebericht. Zukunft einer frauengerechten Gesundheitsversorgung in NRW. http://www.landtag.nrw.de/portal/WWW/GB_I/I.1/EK/EKALT/13_EK2/VorblattGutachten.jsp (letzter Zugriff 14.03.2015)
Laupichler, Klaus (2002): Erwartungen an Hilfen zur Teilhabe am Arbeitsleben. In: Schmidt-Zabel & Pörksen (2002): 48–57
Manz, Rolf (1994): Zur Bedeutung sozialer Unterstützung und sozialer Integration für psychische Erkrankungen. Regensburg: Roderer
Marcus, Sharon (1992): Fighting Bodies, Fighting Words. A Theory and Politics of Rape Prevention. In: Butler & Scott (1992): 385–403
Mathers, Colin D.; Vos, Theo; Lopez, Alan D.; Salomon, Joshua & Ezzati, Majid (2001): National Burden of Disease Studies: A Practical Guide. World Health Organization (WHO). www.who.int/healthinfo/nationalburdenofdiseasemanual.pdf (letzter Zugriff 15.03.2015)
Madörin, Mascha (2006): Plädoyer für eine eigenständige Theorie der Care-Ökonomie. In: Niechoj & Tullney (2006): 277–297
Ministerium für Arbeit, Gesundheit und Soziales (2009): Landesgesundheitsbericht 2009. Informationen zur Entwicklung von Gesundheit und Krankheit in Nordrhein-Westfalen. http://www.lzg.gc.nrw.de/_media/pdf/gesundheitberichtedaten/landesgesundheitsberichte/LGB_2009_gesamt.pdf (letzter Zugriff 15.03.2015)
Möller-Leimkühler, Anne Maria (2007): Geschlechtsrolle und psychische Erkrankung. In: Rohde & Marneros (2007): 470–480
Morbach, Jürgen (1997): Empowerment als professionelle Grundhaltung und Methode in Sozialer Arbeit und Gesundheitsförderung. In: Homfeldt & Hünersdorf (1997): 155–174
Müller, P. & Worm, Matthias (1987): Arbeitslosigkeit bei psychisch Kranken. Psychiatrische Praxis 14(1): 18–21
Neckel, Sighard (1991): Status und Scham: zur symbolischen Reproduktion sozialer Ungleichheit. Frankfurt a. M.: Campus-Verlag
Niechoj Torsten, Tullney, Marco (2006): Geschlechterverhältnisse in der Ökonomie. Marburg: Metropolis Verlag
Office of the Deputy Prime Minister (2004): Mental Health and Social Exclusion, London
Oppenheimer, Christa & Krause-Girth, Cornelia (2004): Lebensqualität und Beziehungen. Geschlechtersensible Beratung psychisch Kranker. Bonn: Psychiatrie Verlag
Plass, Dietrich; Vos, Theo; Hornberg, Claudia; Scheidt-Nave, Christa; Zeeb, Hajo & Krämer, Alexander (2014): Trends in disease burden in Germany – results, implications

and limitations of the Global Burden of Disease Study. Deutsches Ärzteblatt Int. 2014. 111(38): 629–38. http://www.aerzteblatt.de/int/archive/article?id=161722 (letzter Zugriff 15.03.2015)
Pörksen, Niels (2002): Anforderungen und Hilfen zur Teilhabe am Arbeitsleben. In: Schmidt-Zabel & Pörksen (2001): 35–48
RKI (Robert-Koch-Institut) (2009): DEGS – Studie zur Gesundheit Erwachsener in Deutschland. Projektbeschreibung. Beiträge zur Gesundheitsberichterstattung des Bundes. http://www.rki.de/DE/Content/Gesundheitsmonitoring/Gesundheitsberichterstattung/GBEDownloadsB/degs_projektbeschr.pdf?__blob=publicationFile (letzter Zugriff 27.05.2013)
RKI (Robert Koch-Institut) (2012): Daten und Fakten: Ergebnisse der Studie „Gesundheit in Deutschland aktuell 2010". Beiträge zur Gesundheitsberichterstattung des Bundes. http://www.rki.de/DE/Content/Gesundheitsmonitoring/Gesundheitsberichterstattung/GBEDownloadsB/GEDA2010.pdf;jsessionid=ED1AA5C41B6BD2F020883A3CFA2A1000.2_cid372?__blob=publicationFile (letzter Zugriff 27.05.2013)
RKI (Robert Koch Institut) (Hrsg.) (2012a): Die Gesundheit von Erwachsenen in Deutschland. Berlin: Ruksaldruck
Rohde, Anke & Marneros, Andreas (Hrsg.) (2007): Geschlechtsspezifische Psychiatrie und Psychotherapie. Ein Handbuch. Stuttgart: Kohlhammer
Rohde, Anke & Riecher-Rössler, Anita (2001): Psychische Erkrankungen bei Frauen: Für eine geschlechtersensible Psychiatrie und Psychotherapie. Freiburg: Karger
Röhrle, Bernd (1994): Soziale Netzwerke und soziale Unterstützung. Psychologische Bedeutungsvarianten und Perspektiven. Weinheim: Psychologie-Verlags-Union
Rohrmann, Eckhard (2007): Schizophrenie: Konstruktion und Dekonstruktion einer Krankheit. In: Schnoor (2007): 79–84
Rubin, Zick (Hrsg.) (1974): Doing unto others. Joining, molding, conforming, helping, loving. Englewood Cliffs, NJ: Prentice Hall
Rüling, Anneli (2007): Jenseits der Traditionalisierungsfallen. Wie Eltern sich Familien- und Erwerbsarbeit teilen. Frankfurt a. M. u. a.: Campus Verlag
Schepank, Heinz (1992): Geschlechtsunterschiede in Manifestation und Verlauf psychogener Erkrankungen. In: Brähler & Feld (1992): 159–171
Scherr, Albert (2011): Was meint Diskriminierung? Warum es nicht genügt, sich mit Vorurteilen auseinander zu setzen. In: Sozial Extra. 35. 11/12: 34–38. http://www.springerlink.com/content/ek61582j20kt3rlh/fulltext.pdf (letzter Zugriff 15.03.2015)
Schmidt-Zabel, Regina & Pörksen, Niels (Hrsg.) (2002): Teilhabe am Arbeitsleben: Arbeit und Beschäftigung für Menschen mit psychischen Beeinträchtigungen. Bonn: Psychiatrie-Verlag
Schnoor, Heike (Hrsg.) (2007): Leben mit Behinderungen. Eine Einführung in die Rehabilitationspädagogik anhand von Fallbeispielen. Stuttgart: Kohlhammer
Schröttle, Monika & Glammeier, Sandra (2014): Gewalt gegen Mädchen und Frauen im Kontext von Geschlecht, Behinderung und Migration. In: Wansing & Westphal (2014): 285–308
Schröttle, Monika & Khelaifat, Nadine (2007): Gesundheit – Gewalt – Migration: Eine vergleichende Sekundäranalyse zur gesundheitlichen Gewaltsituation von Frauen mit und ohne Migrationshintergrund in Deutschland. http://www.bmfsfj.de/RedaktionBMFSFJ/Broschuerenstelle/Pdf-Anlagen/gesundheit-gewalt-migration-kurzfassung-studie,property=pdf,bereich=bmfsfj,rwb=true.pdf (letzter Zugriff 15.03.2015)
Schröttle, Monika & Müller, Ursula (2004): Lebenssituation, Sicherheit und Gesundheit von Frauen in Deutschland. Eine repräsentative Untersuchung zu Gewalt gegen Frau-

en in Deutschland. http://www.bmfsfj.de/RedaktionBMFSFJ/Abteilung4/Pdf-Anlagen/ langfassung-studie-frauen-teileins,property=pdf,bereich=bmfsfj,sprache=de,rwb=true. pdf (letzter Zugriff 15.03.2015)

Schröttle, Monika; Hornberg, Claudia et al. (2013): Lebenssituation und Belastungen von Frauen mit Behinderungen und Beeinträchtigungen in Deutschland. http://www.bmfsfj. de/BMFSFJ/Service/publikationen,did=199822.html (letzter Zugriff 20.07.2015)

Schwarzer, Ralf & Leppin, Anja (1989). Sozialer Rückhalt und Gesundheit: Eine Meta-Analyse. Göttingen: Hogrefe

Schwarzer, Ralf & Leppin, Anja (1991): Soziale Unterstützung und Wohlbefinden. In: Abele & Becker (1991): 175–190

Sieverding, Monika (1992): Weiblichkeit- Männlichkeit und psychische Gesundheit. In: Brähler & Feld (1992): 33–44

Social Exclusion Unit (2004): Mental Health and social exclusion. London: Office of the Deputy Prime Minister. http://www.psychiatrieweb.mywebhome.nl/pw.oggz/files/ docs/0406_social_exclusion_and_mental_health.pdf (letzter Zugriff 15.03.2015)

Soiland, Tove (2013): Subversion, wo steckst du? Eine Spurensuche an den Universitäten. In: Graf et al. (2013): 93–114

Statistisches Bundesamt (2010): Frauen und Männer in verschiedenen Lebensphasen. https://www.destatis.de/DE/Publikationen/Thematisch/Bevoelkerung/HaushalteMikrozensus/BroschuereFrauenMaenner0010013109001.pdf?__blob=publicationFile (letzter Zugriff 15.03.2015)

Stark, Wolfgang (1991): Prävention und Empowerment. In: Hörmann & Körner (1991): 213–232

Stein, Vera (1993): Abwesenheitswelten. Meine Wege durch die Psychiatrie. Tübingen: Attempto

Stein, Vera (2000): Menschenfalle Psychiatrie. Mit 14 weggesperrt. Der Neustart einer von Ärzten als „irrsinnig" abgestempelten Frau. Heidelberg: Karl F. Haug Verlag

Steinmann, Maya; Barghaan, Dina; Volke, Eva; Dirmaier, Jörg; Watzke, Birgit; Koch, Uwe & Schulz, Holger (2012): Reha-Therapiestandards für die Rehabilitation von Patienten mit depressiven Störungen: Akzeptanz und Praktikabilität der Pilotversion aus Sicht der anwendenden Einrichtungen. In: Physikalische Medizin, Rehabilitationsmedizin, Kurortmedizin. 22(6): 336–343

Stengler-Wenzke Katarina; Trosbach, Johanna; Dietrich, Sandra & Angermeyer, Matthias Claus (2004): Experience of stigmatization by relatives of patients with obsessive compulsive disorder. Archives of Psychiatric Nursing 18(3): 88–96

Thornicroft, Graham; Brohan, E.; Rose, Diana; Sartorius, Norman & Leese, Morven (2009): Global pattern of experienced and anticipated discrimination against people with schizophrenia: a cross-sectional survey. In: Lancet 373(9661): 408–415

Trojan, Alf (1993): Ohnmacht kränkt – Empowerment wirkt gesundheitsfördernd. Blätter der Wohlfahrtspflege – Deutsche Zeitschrift für Soziale Arbeit 2/1993: 58–61

Wansing, Gudrun & Westphal, Manuela (Hrsg.): Behinderung und Migration. Intersektionale Perspektiven. Wiesbaden: VS Verlag

Weiss, Robert S. (1974): The provisions of social relationships. In: Rubin (1974): 17–26

WHO (World Health Organization) (1986) (Hrsg.): Ottawa-Charta zur Gesundheitsförderung. http://www.euro.who.int/__data/assets/pdf_file/0006/129534/Ottawa_Charter_G. pdf (letzter Zugriff 15.03.2015)

WHO (World Health Organization) (2002) (Hrsg.): Weltbericht Gewalt und Gesundheit. http://www.who.int/violence_injury_prevention/violence/world_report/en/summary_ ge.pdf (letzter Zugriff 15.03.2015)

Wittchen, Hans-Ulrich & Jacobi, Frank (2002): Die Versorgungssituation psychischer Störungen in Deutschland. Eine klinisch-epidemiologische Abschätzung anhand des Bundesgesundheits-Surveys 1998. In: Bundesgesundheitsblatt 2001(44): 993–1000s

Wittchen, Hans-Ulrich; Müller, Nina; Pfister, Hildegard; Winter, S. & Schmidtkunz, B. (1999): Affektive, somatoforme und Angststörungen in Deutschland- Erste Ergebnisse des bundesweiten Zusatzsurveys „Psychische Störungen". In: Gesundheitswesen 61. Sonderheft 2: 216–222

Wittchen, Hans-Ulrich; Pfister, Hildegard; Schmidtkunz, B.; Winter, S. & Müller, Nina (2000): German National Health Interview and Examination Survey – Mental Health Supplement (GHS-MHS), Part 2: Tables and instructions for public use file (supplement to final report BMBFBW 01 EH 9701/8). Munich: Max-Planck-Institute for Psychiatry, Clinical Psychology and Epidemiology

Wittchen, Hans-Ulrich; Jakobi, Frank; Rehm, Jürgen; Gustavsson; Anders; Svensson, Mikael; Jönsson, Bengt; Olesen, Jes; Allgulander, Christer; Alonso, Jord; Faravelli, Carlo; Fratiglioni, Laura; Jennum, Poul; Lieb, Roselind; Maercker, Andreas; van Os, Jim; Preisig, Martin; Salvador-Carulla, Luis; Simon, Roland; Steinhausen, Hans-Christoph (2011): The size and burden of mental disorders and other disorders of the brain in Europe 2010. In: European Neuropsycho-pharmacology 21(9): 655–679

Zemp Stutz, Elisabeth; Coda, Paola; Kessler, Patricia; Ackermann-Liebrich, Ursula (2001): Soziale Faktoren und psychisches Wohlbefinden. In: Riecher-Rössler & Rohde (2001): 103–114

Dr. phil. Sandra Glammeier Erziehungs- und Sozialwissenschaftlerin; Professor für Heil- und Inklusionspädagogik in der Sozialen Arbeit, Hochschule Niederrhein, Mönchengladbach; Mitglied im Netzwerk Frauen- und Geschlechterforschung NRW.
Arbeitsschwerpunkte:

- Behinderung und Intersektionale Ungleichheiten
- Geschlechter- und Gewaltforschung
- Sozialpädagogische AdressatInnenforschung
- Professionalisierung von pädagogischen Fachkräften.

Sonja Bergenthal MA Gender Studies, Wissenschaftliche Mitarbeiterin an der Fakultät für Erziehungswissenschaft der Universität Bielefeld.
Arbeitsschwerpunkte:

- Familiale Pflege
- Übergang vom Krankenhaus in die familiale Pflege
- Unterstützung und Kompetenzförderung von pflegenden Familien im Übergang vom Krankenhaus in die familiale Versorgung.

Genderkompetenzen in der Medizin: Brustkrebsfrüherkennung als neues Tätigkeitsfeld für blinde Frauen

Jana Lindner und Frank Hoffmann

Zunehmend setzt sich die Erkenntnis durch, dass bei Entstehung und Verlauf von Krankheiten geschlechterspezifische Unterschiede festzustellen sind. Dass folglich die Kategorie Geschlecht in die Produktion des medizinischen Wissensbestandes einbezogen werden muss, ist offensichtlich. Der Einsatz einer gendermedizinischen Sichtweise als längst überfällige Maßnahme zur Qualitätssteigerung der Gesundheitsversorgung bedingt daher eine Ausbildung von Genderkompetenzen und eine entsprechende Professionalisierung der Untersuchungs- und Behandlungsabläufe.

Im Bereich der Frauenheilkunde soll die weibliche Gesundheit über den gesamten Lebenszyklus erhalten und geschützt werden. Brustkrebs ist die häufigste und bedeutendste bösartige Erkrankung bei Frauen. Die Vision, hier mit einer innovativen und ungewöhnlichen Idee eine Verbesserung der gegebenen Situation zu ermöglichen, war die Geburtsstunde des Projekts *discovering hands*®. Die Idee dahinter soll im Folgenden vorgestellt und die Organisation und Realisierung des Projekts beschrieben werden.

F. Hoffmann (✉)
discovering hands®, Mülheim an der Ruhr, Deutschland
E-Mail: frank.hoffmann@discovering-hands.de

J. Lindner
Universität Basel, Weil am Rhein, Deutschland
E-Mail: jana.lindner@unibas.ch

© Springer Fachmedien Wiesbaden 2016
C. Hornberg et al. (Hrsg.), *Medizin - Gesundheit - Geschlecht*,
Geschlecht und Gesellschaft, DOI 10.1007/978-3-531-19013-6_11

1 Das Projekt discovering hands®

Das Projekt *discovering hands*® bildet blinde und sehbehinderte Frauen zu spezialisierten Tastdiagnostikerinnen aus, die ihren überlegenen Tastsinn zur Brustkrebsfrüherkennung nutzen. Damit ist die Entwicklung einer einzigartigen Dienstleistung im Gesundheitssystem gelungen, die zu einer Bereicherung der medizinischen Diagnostik für Frauen führt. Das Modell bezieht erstmals sehbehinderte und blinde Frauen in den Bereich der Frauenheilkunde ein. Der Einsatz ihres nachweislich stark ausgeprägten Tastsinns folgt dem Leitgedanken, aus einer Behinderung eine Begabung zu machen. Somit kann nicht nur eine Optimierung der Brustkrebsfrüherkennung, sondern auch eine Implementierung der Medizinischen Tastuntersuchung (MTU) in den Gesundheitsmarkt erreicht werden; ihre Tätigkeit eröffnet gleichzeitig neue Arbeits- und Lebensperspektiven für blinde und sehbehinderte Frauen. Wenn mit Hilfe der von *discovering hands*® entwickelten Tastdiagnostik Brustkrebs frühzeitiger entdeckt werden kann, verbessert dies nachweislich die Heilungschancen der Patientinnen.

discovering hands® nimmt seinen Ausgangspunkt im Jahr 2004 mit der gedanklichen Formulierung einer neuartigen Diagnostikmethode. Zwei Jahre später folgt der Start als Konsortialprojekt mittels Förderung durch den Landschaftsverband Rheinland. Unter anderem nehmen das Berufsförderungswerk Düren gGmbH und die Frauenklinik am Universitätsklinikum Essen am Projekt teil, begleitet von der Ärztekammer Nordrhein, die die Prüfungsordnung für die MTU erlässt (zur Organisationsstruktur siehe Abb. 2). Ab Mai 2009 erhält *discovering hands*® eine Förderung durch das Bundesministerium für Arbeit und Soziales (BMAS) im Rahmen von „Jobs ohne Barrieren", später Gelder aus dem Lifelong-Learning-Programm der EU-Kommission. Im Dezember 2011 wird die *discovering hands*® gemeinnützige Unternehmergesellschaft (haftungsbeschränkt) gegründet, die die spezifischen Inhalte des Systems weiterträgt.

Das Aufgabenfeld ist breit: Die blindenspezifische MTU-Qualifizierung ist mit den Berufsförderwerken abzustimmen und ein bundesweit einheitliches Curriculum inklusive Prüfungsordnung sind zu pflegen und weiterzuentwickeln. Außerdem benötigt es blindengerechte Lehr- und Lernmittel, die zur Verfügung gestellt werden. Ärztinnen und Ärzte müssen gefunden werden, die ein Interesse daran haben, eine medizinische Tastuntersucherin in ihren Praxen einzustellen. Auf der anderen Seite sind geeignete Frauen zu qualifizieren, die sich zutrauen, im medizinischen Dienstleistungssektor als medizinische Tastuntersucherin tätig zu werden. Nicht zuletzt sind Verhandlungen mit Rehabilitationsträgern und Krankenkassen über die Finanzierung der Ausbildung sowie der Untersuchungskosten zu führen. Unterstützt wird der Gründer von *discovering hands*® durch *Ashoka*, einer interna-

Abb. 1 Tastuntersuchung durch eine MTU (Quelle: Hoffmann 2010)

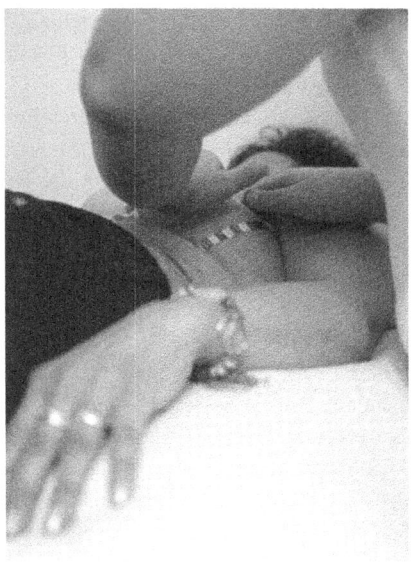

tionalen Organisation zur Förderung des Sozialunternehmertums, die zur Lösung sozialer Probleme der Gesellschaft durch den Einsatz unternehmerischer Mittel beitragen will. Weil die Geschäftsmodelle von Sozialunternehmen oft ungewöhnlich und häufig ohne Vorbild sind, sind sie für private Investorinnen und Investoren schwierig einzuordnen; eine Unterstützerszene entwickelt sich zwar erst langsam, aber kontinuierlich.

discovering hands® plant, sich ab 2017 selbst finanzieren zu können. Dies wird in erster Linie durch den Verkauf der patentierten Orientierungsstreifen erfolgen, die die medizinische Tastuntersucherin bei jeder Untersuchung verbraucht. Auch wenn die Realisierung dieser aus der täglichen Praxis geborenen Idee mit komplexen und arbeitsaufwändigen Schritten verbunden ist, befindet sich *discovering hands*® auf einem vielversprechenden Weg.

2 Brustkrebs und das Problem der Früherkennung

In Deutschland ist bei Frauen im Alter von 40 bis 44 Jahren Brustkrebs die häufigste Todesursache (vgl. Hoffmann 2010, S. 8). Insgesamt ist Brustkrebs bei Frauen zwischen 25 und 74 Jahren die tödlichste Krebsart (Hoffmann 2010). Diese Bilanz – auf ein Jahr verteilt – bedeutet jährlich 58.000 neu erkrankte Frauen sowie 18.000 Todesfälle (Hoffmann 2010). Wichtig für den Verlauf der Krankheit ist

u. a. der Zeitpunkt der Diagnosestellung. Damit Heilungs- und Überlebenschancen einer erkrankten Frau steigen, ist es notwendig, dass der Krebs im frühestmöglichen Stadium entdeckt wird.

Frauen zwischen 50 und 69 Jahren steht alle zwei Jahre die Teilnahme am Mammographie Screening zu, für das die Krankenkassen die Kosten übernehmen. Von dieser Zielgruppe wird nur etwa die Hälfte der Teilnahmeberechtigten erreicht. Frauen unter 50 und über 70 Jahre sind von diesem Programm ausgeschlossen. Allen Altersgruppen steht einmal jährlich die ärztliche Tastuntersuchung der Brust als die einzige durch die Krankenkassen getragene Basisvorsorgemaßnahme zu. Hier stellt die von *discovering hands*® entwickelte Tastuntersuchung eine sinnvolle Ergänzung dar. Auch für Teilnehmerinnen am Mammographie Screening dürfte sich die MTU als vorteilhaft erweisen, weil die alleinige Röntgenuntersuchung nicht alle Brustveränderungen aufdecken kann und einige Unregelmäßigkeiten im Gewebe nur durch das Abtasten, das nicht Teil des Screening Programms ist, zu erschließen sind. Auch wenn die MTU sich als eine bedeutsame Optimierung der Brustpalpationsdiagnostik erweisen wird, sind Ultraschallbilder und Mammografien unverzichtbar. Dichtes Drüsengewebe lässt sich nicht ausschließlich durch die MTU kontrollieren. Zudem gibt es Geschwulst-Arten, die nur in einer bildgebenden Untersuchung zu entdecken sind. Daher ist immer eine Kombination aus MTU und bildgebenden Verfahren sinnvoll und ratsam.

Die blinde Tastdiagnostikerin kann zwar Hautstrukturveränderungen wie beispielsweise Rötungen nicht wahrnehmen – nach jeder MTU erfolgt jedoch standardisiert die Übergabe des Untersuchungsergebnisses an die Ärztin bzw. den Arzt, die/der dann die abschließende visuelle Kontrolle des Befundes vornimmt und die Verantwortung für das Untersuchungsergebnis trägt.

3 Der Untersuchungsablauf

Die durch die medizinische Tastuntersucherin durchgeführte MTU dauert – im Gegensatz zu der nur wenige Minuten langen regulären Untersuchung – etwa 30 bis 60 min. Es besteht also ein deutlich intensiverer Zeiteinsatz als bei einer normalen Tastuntersuchung. Zudem beruht die Untersuchung auf einem speziell entwickelten, standardisierten und qualitätsgesicherten Konzept, das aufgrund des eingeübten Abtastvorgangs und des sensiblen Tastsinns der medizinischen Tastuntersucherin deutlich zuverlässiger ist. Im Sitzen und Liegen wird die Patientin auf Auffälligkeiten in der Brust abgetastet. Als Orientierungshilfe für die medizinische Tastuntersucherin werden patentierte Spezialklebestreifen auf die Brust der Patientin geklebt. Diese abwechselnd in rot, weiß und schwarz gefärbten Orientie-

Brustkrebsfrüherkennung als neues Tätigkeitsfeld für blinde Frauen

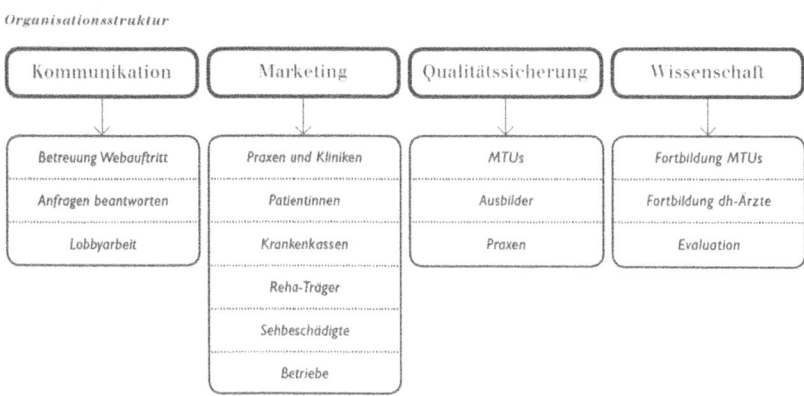

Abb. 2 Organisationsstruktur von *discovering hands*® (Quelle: Hoffmann 2010)

rungsstreifen von einem Zentimeter Breite sind mit haptischen Orientierungspunkten versehen und lassen in einem Abstand von einem Zentimeter glatte und raue Flächen fühlbar werden (Abb. 2). Fünf Klebestreifen dieser Art werden parallel auf den Brustkorb der Patientin, und zwar auf Höhe des Brustbeins, der Brustwarzen und der vorderen Achsellinien, geklebt. Damit wird der abzutastende Bereich in Zonen eingeteilt. Die Streifen liefern vertikale Koordinaten anhand derer die Bewegung der Finger die horizontalen Koordinaten ertasten.

Dies geschieht im sogenannten „MTU-Walzer": Der Zeigefinger der Führungshand tastet sich Zentimeter für Zentimeter entlang der Orientierungsstreifen vor, rückt nach jedem Schritt mit dem Mittelfinger nach und platziert in einem dritten Schritt die andere Hand, mit der in drei kreisenden Bewegungen das Brustdrüsengewebe gründlich und vollständig in die Tiefe ertastet wird (Abb. 3). Mit jeder kreisenden Bewegung wird der Druck leicht erhöht, um alle drei Ebenen des Gewebes nach Unregelmäßigkeiten abzusuchen.

Mit Hilfe eines Computersystems mit Braille-Zeile und Sprachausgabe erstellt die medizinische Tastuntersucherin eine eigenständige Dokumentation zur Anamneseerhebung und zum Befund. Nach der Untersuchung wird der Ärztin bzw. dem Arzt Bericht über gefundene Auffälligkeiten erstattet, die bzw. der eine abschließende Kontrolle der Brust durchführt. Gefundene Strukturauffälligkeiten entsprechen häufiger gutartigen als bösartigen Neubildungen, wie z. B. Zysten oder Bindegewebstumore. Die abschließende Einordnung der Auffälligkeit ist jedoch nicht Aufgabe der medizinische Tastuntersucherin. Je nach Befundlage erfolgt die weitere Abklärung leitliniengerecht, z. B. durch Brustultraschall, eine Mammographie und/oder eine Gewebestanze. Die medizinische Tastuntersucherin ist zwar gleich-

Abb. 3 Einsatz der Orientierungsstreifen. (Quelle: Hoffmann 2010)

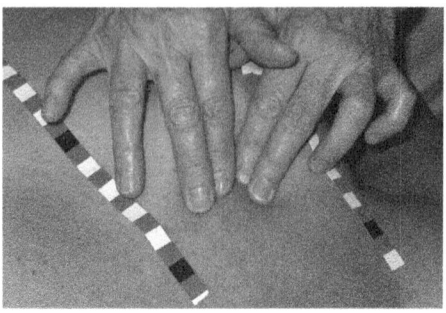

gestellt in das Team integriert, die endgültige Diagnose darf jedoch ausschließlich durch die Ärztin bzw. den Arzt erfolgen, die bzw. der die Untersuchung auch rechtlich zu verantworten hat.

4 Stand der „Weiterbildung zur blinden Tastuntersucherin"

Das Projekt *discovering hands*® eröffnet ein einzigartiges neues Tätigkeitsfeld, das auf den Fähigkeiten blinder und sehbehinderter Frauen aufbaut. Dies ist eine – in Anbetracht der Tatsache, dass in Deutschland 1.2 Mio. Menschen im arbeitsfähigen Alter mit einer Sehkraft unter 30 % erwerbslos sind (Hoffmann 2010, S. 8) – positive Entwicklung für betroffene Menschen. Denn neben der Einkommenssicherung und der Integration in den Arbeitsmarkt und in soziale Netzwerke, eröffnet das neue Tätigkeitsfeld zugleich die Chance einer individuellen Interessenförderung und Weiterbildung. Dies wiederum führt zu einer Bereicherung der Lebensqualität (Bach 2010). Die Arbeitslosigkeit von sehbehinderten und blinden Menschen wird auf zehn Prozent geschätzt. Zudem geht man davon aus, dass blinde Frauen einer zusätzlichen Benachteiligung bei der Arbeitssuche ausgesetzt sind (Hoffmann 2010, S. 8). Hinzukommend erschwert die fehlende blindengerechte Ausstattung des Arbeitsumfelds die Einstellung von sehbehinderten und blinden Menschen. Ein erfreulicher Trend in der beruflichen Integration macht jedoch Hoffnung: So werden inzwischen 63 Berufe in Berufsbildungs- und Berufsförderungswerken für sehbehinderte und blinde Menschen ausgeschrieben (Netzwerk berufliche Teilhabe blinder und sehbehinderter Menschen 2011), darunter nun auch die Tätigkeit der medizinischen Tastuntersucherin, die entgegen der gesellschaftlich vielfach verbreiteten Auffassung, dass Behinderung nur eine Einschränkung sei, nun der Sehbehinderung eine positive Konnotation geben kann. Die Behinderung wird eine Begabung. Menschen mit Behinderung wird eine verantwortungsvolle Tätigkeit übertragen, die anhand des sinnvollen und wichtigen Beitrags im Gesundheitssystem die Selbst- und Fremdwahrnehmung aufwertet (Hoffmann 2010, S. 9). Nicht zuletzt bereichern sehbehinderte und blinde Frauen den Praxisalltag. Neben ihrem ausgeprägten Tastsinn und der zuwendungsorientierten Versorgungsqualität, bringen medizinische Tastuntersucherinnen auch eine Grundausbildung für die Übernahme von Bürotätigkeiten ein. Somit können sie in Leerlaufzeiten das Praxisteam entlasten und die ökonomische Rentabilität der Praxis steigern.

Das von *discovering hands*® geschaffene Tätigkeitsfeld MTU findet momentan bundesweit bei 23 Ärztinnen bzw. Ärzten in Niederlassung und Klinik Anwendung. Allein im Jahr 2010 konnten so rund 8000 Patientinnen von der verbesserten Brustkrebsprävention profitieren. Jährlich rechnet *discovering hands*® pro Vollzeitkraft mit 800 bis 1000 Vorsorgeuntersuchungen. Patientinnen nehmen zum Teil weite Anreisen, auch aus dem Ausland, in Kauf, um eine Tastuntersuchung durch eine medizinische Tastuntersucherin zu erhalten.

Da es sich bei der Untersuchung um eine individuelle Gesundheitsleistung (IGeL) handelt, müssen Kassenpatientinnen die Kosten selbst tragen. Private Versicherungen hingegen übernehmen die Kosten der MTU. Es ist *discovering hands*® gelungen, bereits 10 gesetzliche Krankenkassen zur Übernahme der Behandlungskosten zu gewinnen. Weitere Krankenkassen sollen für die Kostenerstattung gewonnen werden, denn je mehr Patientinnen ein Anrecht auf eine Kostenübernahme haben, desto leichter ist es, zunehmend mehr Arztpraxen für das innovative und sozialunternehmerische Modell zu begeistern.

5 Der Ausbildungsverlauf

Die Ausbildung zur medizinischen Tastuntersucherin tragen derzeit Berufsförderungswerke in Düren, Mainz, Halle und Nürnberg. Die Kosten der Ausbildung betragen ca. 35.000 €, die zumeist von den Trägern der Blindenrehabilitation finanziert werden. Bei Einstellung einer medizinischen Tastuntersucherin kann eine staatliche Förderung in den ersten drei Jahren beantragt werden: Ein solcher Wiedereingliederungszuschuss kann im ersten Jahr bis zu 70 % der Lohnkosten abdecken. Die Prüfung zur medizinischen Tastuntersucherin wird von einer ärztlich geleiteten Kommission nach der von der Ärztekammer Nordrhein formulierten Prüfungsordnung vorgenommen.

Neben der Übernahme von Marketingaufgaben überwacht *discovering hands*® die Ausbildung anhand ständiger Qualitätskontrollen der Leistungsstandards der medizinische Tastuntersucherin. Ziel ist es, sehbehinderte und blinde Frauen dauerhaft in den Arbeitsmarkt zu integrieren und dort als unabkömmliche Bereicherung im Gesundheitswesen zu implementieren. Nicht zuletzt hat *discovering hands*® eine beratende Funktion inne: Neben einer individuellen Integrationshilfe für den betrieblichen Einsatz der medizinischen Tastuntersucherin bietet *discovering hands*® Unterstützung in Fragen nach einer behindertengerechten Arbeitsplatzgestaltung, um Unsicherheiten im Umgang mit sehbehinderten und blinden Frauen entgegenzuwirken.

Da Blindheit nicht uneingeschränkt zu einer Verbesserung des Tastsinns führt, beispielsweise wenn das Tastvermögen in den Fingerspitzen aufgrund von *Diabetes mellitus* eingeschränkt ist, muss eine Ausbildungskandidatin obligatorisch eine dreitägige Eignungsprüfung absolvieren. Hier müssen die Bewerberinnen nicht nur ihre Tastfähigkeiten, sondern auch ihre Merkfähigkeit unter Beweis stellen. Weitere wichtige Voraussetzungen sind soziale Kompetenzen, ein offenes Wesen und ein zuwendungsorientierter Umgang mit Patientinnen. Nach bestandenem Aufnahmetest beginnt eine neunmonatige Ausbildung zur medizinischen Tastuntersucherin als ärztliche Hilfskraft. Dabei wird den Frauen in einer sechsmonatigen Phase im Berufsförderungswerk das nötige Wissen für die Tätigkeit als medizinische Tastuntersucherin vermittelt. Darunter fallen allgemeine medizinische Grundlagen, Kenntnisse in diagnostischen und therapeutischen Methoden, das Erlernen medizinischen Schreibens und die Anwendung der richtigen Fachterminologie. Ebenfalls von Bedeutung ist der korrekte Umgang mit Patientinnen. Um die von *discovering hands*® entwickelte Methode der medizinischen Tastuntersuchung richtig anwenden zu können, wird die Tastmethode an zwei- und dreidimensionalen Übungsmatten und Silikonmodellen der Brust, in die Befunde eingelegt werden, trainiert. Nach einem halben Jahr haben die Auszubildenden die nötigen Kompetenzen erworben, um diese während einer dreimonatigen Praktikumsphase in einer gynäkologischen Praxis und in einer Klinik zu vertiefen. Die Ergebnisse der Ausbildung werden nach den jeweiligen Qualifizierungsabschnitten unter ärztlicher Aufsicht geprüft. Eine fertig ausgebildete medizinische Tastuntersucherin kann künftig mit einem Gehalt von 1500 € netto rechnen.

Der Tatsache, dass die Gesprächsführung von großer Bedeutung für das produktive Ausüben der Tätigkeit der medizinischen Tastuntersucherin ist, wird Rechnung getragen durch ein Kommunikationstraining mit einem Umfang von 200 h. Die medizinische Tastuntersucherin *Jeanette Bittner* fasste diesbezüglich prägnant zusammen: „Wir haben gelernt, eine Sprache zu sprechen, die keine Angst macht" (Das aktuelle Gesundheitsjournal 2009, S. 24). Genau hier liegt ein weiterer Kernpunkt des Modells: Neben dem ausgeprägten Tastsinn von sehbehinderten und blinden Frauen stellt die geschlechtsspezifische Kommunikation eine für diese Tätigkeit spezialisierte Genderkompetenz dar, die der medizinischen Tastuntersucherin vermittelt bzw. bewusst gemacht wird.

6 Gendersensibilität: Geschlechterspezifische Kommunikation zwischen medizinischer Tastuntersucherin und Patientin als Gewinn bei der Brustkrebsfrüherkennung

Die in allen Bereichen der Gesellschaft stattfindende Ökonomisierung hat auch in die ärztliche Praxis Einzug genommen. Kostenreduktion und strenges Zeitmanagement führen zu einem verbürokratisierten medizinischen System, welches selten genügend Zeit für Gespräche oder das Eingehen auf Ängste und Sorgen zulässt. Im Umkehrschluss muss dies nicht zwangsläufig bedeuten, dass lediglich eine längere Dauer eines Gesprächs zwischen Ärztin bzw. Arzt und Patientin effektiver wäre. Für *discovering hands*® steht die Qualität des Gespräches an oberster Stelle: Der Einbezug von geschlechterspezifischer Kommunikation kann gerade im Bereich der Frauenheilkunde und Gynäkologie einen wichtigen Ansatzpunkt zur Optimierung der Behandlungsabläufe liefern. Daher baut *discovering hands*® auf wissenschaftlichen Erkenntnissen der Sprachforschung im ärztlichen Setting auf. Denn die Begabungen der medizinischen Tastuntersucherinnen erstrecken sich nicht nur auf ihren überdurchschnittlich ausgeprägten Tastsinn, sondern auch auf die Fähigkeit, gute Zuhörerinnen für die Sorgen der Patientinnen zu sein. Der Aspekt, dass Sprache geschlechterspezifische Differenzen aufweist, findet auch in der Medizin zunehmend Beachtung. Geschlechterspezifische Sprachstile sind dabei auf unterschiedliche soziale Intentionen gerichtet. Anders als Männer verfolgen Frauen eher eine Beziehungssprache: Ihre Kommunikation ist zurückhaltender, auf eine angenehme Gesprächsatmosphäre ausgerichtet sowie aneinander und an Gemeinschaft orientiert. Zudem wird die Aufmerksamkeit durch Lächeln und Nicken bestätigt (Tannen 1999, S. 112, 1991, S. 79). Die Sprache von Männern ist demgegenüber zumeist durch weniger Emotionen, auch durch geringere Anzeichen von Aufmerksamkeit gekennzeichnet. Als Berichtsprache klassifiziert, neigen Männer dazu, ihre Unabhängigkeit in der Kommunikation, wie auch ihr Wissen faktisch und nüchtern darzustellen. Dies äußert sich auch in der Körpersprache, die anders als bei Frauen, vielfach raumergreifend und dominant, nicht so stark auf das Gegenüber gerichtet ist (Tannen 1999, S. 112, 1991, S. 79). Dennoch sollte nicht verallgemeinernd angenommen werden, dass bei Frauen kein Bedürfnis nach Unabhängigkeit oder bei Männern kein Wunsch nach Intimität im Kommunikations- und Sprachstil bestünde (Tannen 1999, S. 151).

Weil folglich auch im beruflichen Alltag Genderkommunikation eine bedeutende Rolle spielt, setzen sich medizinische Studien und Fachliteratur mit der Interaktion in der Behandlungssituation auseinander. Geschlecht und berufliche Tätigkeit implizieren zugleich eine Assoziation von Geschlechterrollen und damit von Erwartungen an die Kommunikation und an die Behandlung. Diese verdeckt ablaufenden Prozesse verlangen eine hohe Gendersensibilität (Zemp-Stutz 2007, S. 7). Auch bei der Ausbildung im Bereich der Brustkrebsprävention muss entsprechend ein Bewusstsein für Gender sowie für Genderkommunikation geschaffen werden. Hierfür erhalten medizinische Tastuntersucherinnen Kommunikationstrainings und erlernen den optimalen Umgang mit Patientinnen.

Zwischen Ärztinnen und Patientinnen ist die Kommunikation kooperativer und wird von den Patientinnen oftmals als angenehmer wahrgenommen. Beide Gesprächsteilnehmerinnen interagieren auf einer Ebene, anders als bei der Kommunikation zwischen Arzt und Patientin, bei der der Arzt eine überlegene Position einnimmt. Ärztinnen kommunizieren positiver, ermutigen ihre Patientinnen und zeigen mehr Interesse an deren Beschwerden und Sorgen (Schmid Mast und Dietz 2005). Die Berücksichtigung von Emotionen im ärztlichen Gespräch vermittelt Patientinnen ein Gefühl von Sicherheit, Anteilnahme und Mitgefühl. Auch wenn noch nicht ganz klar ist, welche spezifischen Erwartungen in Gesprächen an ÄrztInnen gestellt werden (beispielsweise, ob Patienten von Ärztinnen eine rollenkonforme Kommunikation erwarten), ist die Wichtigkeit der Variablen *Kommunikation* und *Geschlecht* erwiesen. Daran knüpft sich die Zufriedenheit der PatientInnen an, damit verbunden sind auch ihre Heilungs- und Genesungschancen (Schmid Mast und Dietz 2005, S. 22 f.).

Diese Erkenntnisse zu Gesprächsführung und Kommunikationsstilen zwischen Ärztinnen bzw. Ärzten und Patientinnen nimmt das Programm *discovering hands*® auf. Das Aufeinandertreffen von medizinischen Tastuntersucherinnen und weiblichen Patientinnen ist gerade im Bereich der Brustkrebsprävention abhängig von der einerseits zuwendungsorientierten Behandlung und andererseits von der geschlechterangemessenen Kommunikation, die eine Vertrauensbasis zwischen medizinischer Tastuntersucherin und Patientin herstellt. Letztere entwickelt das Gefühl, Sorgen und Beschwerden ansprechen und Ängste verbalisieren zu können. Zugleich gewinnt sie an Sicherheit, was das Schamgefühl bei der Untersuchung herabsetzt. Der Zugang zur präventiven Diagnostik wird erleichtert und so die Früherkennungschancen bei einer Erkrankung an Brustkrebs und damit die Überlebenswahrscheinlichkeit erhöht. Nicht zuletzt die erwiesene Sorgfalt und Zuverlässigkeit der Untersuchung durch die medizinischen Tastuntersucherinnen fördert die aktive Bereitschaft von Frauen, die Krebsvorsorgeuntersuchung regelmäßig und gewissenhaft wahrzunehmen.

7 Ergebnisse wissenschaftlicher Begleitforschung

Eine Pilotstudie unter Begleitung der Universitätsfrauenklinik Essen bestätigt den Erfolg von *discovering hands*®. 451 Patientinnen wurden in dieser Studie von Gynäkologinnen und Gynäkologen sowie von medizinischen Tastuntersucherinnen auf Strukturveränderungen der Brust kontrolliert. Die medizinischen Tastuntersucherinnen schnitten hier mit einer um 28 % besseren Erkennungsquote ab (Abb. 4). In 18 Fällen wurden auffällige Tastbefunde entdeckt, die bei einer normalen ärztlichen Untersuchung nicht gefunden worden wären. Die medizinischen Tastuntersucherinnen waren in der Lage, bis zu 50 % kleinere Veränderungen im Gewebe der Patientinnen aufzuspüren: Sie konnten Knoten mit Durchmessern von 5 bis 8 mm auffinden, wohingegen die Gynäkologinnen bzw. Gynäkologen Veränderungen erst ab einer Größe von 10 bis 15 mm ertasteten.

Eine weitergehende Evaluierung der MTU als Screening Methode kann aufgrund der zurzeit noch geringen Anzahl von medizinischen Tastuntersucherinnen und Untersuchungsfallzahlen nicht stattfinden, sie lassen keine Validierung der Erhebungsergebnisse zur Brustkrebsvorsorge zu. Dieser Mangel wird kurzfristig auch nicht behebbar sein, da es momentan nicht genügend potentielle Ausbildungskandidatinnen gibt, um in absehbarer Zeit flächendeckend eine große Menge von Patientinnen untersuchen zu können.

In Anbetracht der Dringlichkeit bösartige Tumore frühestmöglich zu finden, deuten die vorliegenden Ergebnisse bereits heute einen Fortschritt in der Krebsfrüherkennung an, da eine Halbierung der Auffindungsgröße bei bösartigen Tumoren der Brust eine Halbierung der Sterberate bedeuten kann. Damit verbunden

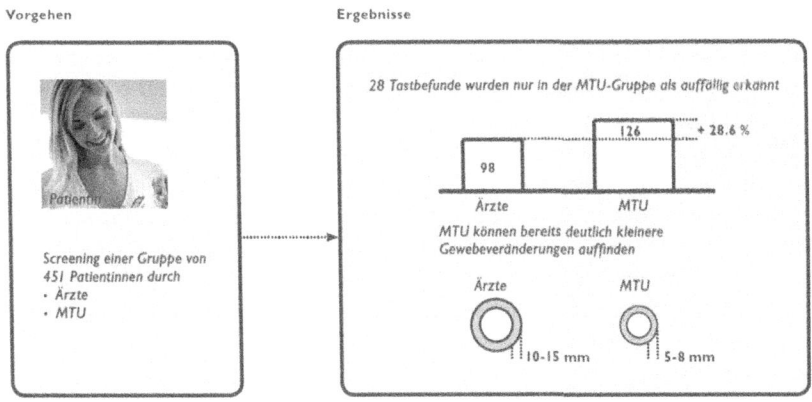

Abb. 4 Vergleich der Ergebnisse. (Quelle: Hoffmann 2010)

könnten Behandlungsfolgekosten gesenkt und die Behandlungsbelastung der Patientinnen reduziert werden.

Unterstützt durch die *Reinhard-Frank-Stiftung* wurde 2013 am Brustzentrum der Universitätsfrauenklinik Erlangen eine zweite prospektive wissenschaftliche Studie aufgelegt. *discovering hands*® plant zudem die Erstellung einer data base zur anonymisierten Erfassung aller Untersuchungsergebnisse der medizinischen Tastuntersucherinnen, um damit bessere Voraussetzungen für die Beantwortung evaluierender und qualitätssichernder Fragestellungen zu ermöglichen.

8 Zukunftsperspektiven in Richtung einer europäischen Erweiterung

In naher Zukunft plant *discovering hands*® die Verbreitung und Vermarktung des Modells auf nationaler wie auch internationaler Ebene. Bis 2017 sollen in Deutschland 60 medizinische Tastuntersucherinnen ausgebildet werden und in der Krebsvorsorge tätig sein. Bei Realisierung würde die Untersuchung von ca. 70.000 Patientinnen im Jahr möglich werden.

Um eine Internationalisierung zu ermöglichen, wurden die Inhalte und Erkenntnisse der bisherigen Arbeit von discovering hands® in einem social franchise Handbuch zusammengefasst, da die Umsetzung des Modells in anderen Ländern stets einen nationalen Kooperationspatner erfordert. Ab 2016 werden die ersten österreichischen MTUs auf dieser Basis ihre Tätigkeit aufnehmen. Eine Internationalisierung über den deutschsprachigen Raum hinaus bedeutet allerdings auch, dass Unterrichtsmaterialien übersetzt und den jeweiligen Ländern angepasst werden müssen. Erste Erfahrungen machte discovering hands® mit der Umsetzung eines Pilotprojektes in Kolumbien: In Zusammenarbeit mit der südamerikanischen Länderentwicklungsbank CAF konnte mit lokalen Projektpartnern in Cali 2015 ein erster Erprobungskurs begonnen werden. Bei erfolgreichem Verlauf ist eine weitere Verbreitung in andere südamerikanische Länder vorgesehen. Ebenfalls vorstellbar wären neue Diagnostikbereiche für MTU (beispielsweise bei der Palpation der Prostata). Gerade auch in Schwellen- und Entwicklungsländern, in denen es an medizinischer Ausrüstung mangelt, könnte die unkomplizierte MTU von *discovering hands*® Leben retten. Ein weiterer Diagnostikbereich wäre ein Screening auf Augeninnendruckerhöhung.

Unabhängig von diesen potentiellen Entwicklungsmöglichkeiten bedarf es einer ständigen Überwachung und Weiterentwicklung des Curriculums, der Leistungsbewertung der Ausbildungszentren sowie der zyklischen Leistungsüberprüfung der medizinischen Tastuntersucherinnen – hier werden hohe Qualitätsstandards zugrunde gelegt.

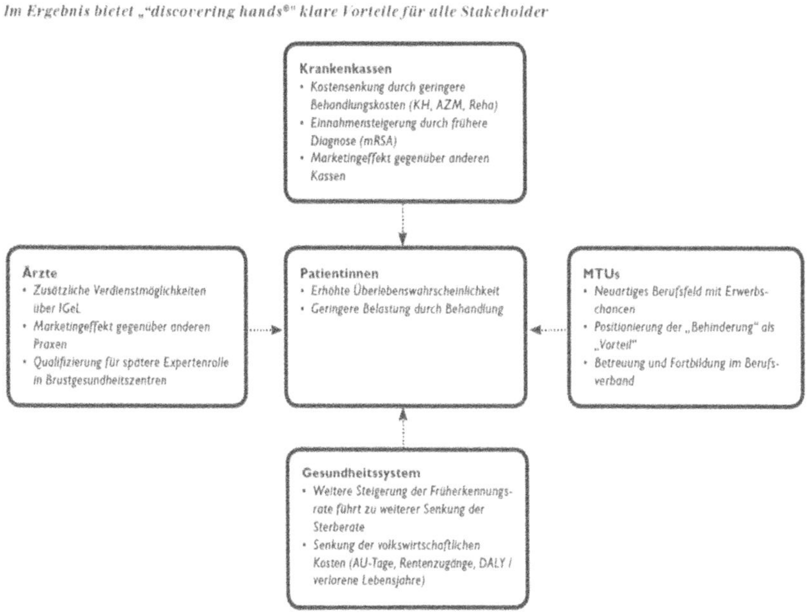

Brustkrebsfrüherkennung als neues Tätigkeitsfeld für blinde Frauen

Im Ergebnis bietet „*discovering hands*®" klare Vorteile für alle Stakeholder

Krankenkassen
- Kostensenkung durch geringere Behandlungskosten (KH, AZM, Reha)
- Einnahmensteigerung durch frühere Diagnose (mRSA)
- Marketingeffekt gegenüber anderen Kassen

Ärzte
- Zusätzliche Verdienstmöglichkeiten über IGeL
- Marketingeffekt gegenüber anderen Praxen
- Qualifizierung für spätere Expertenrolle in Brustgesundheitszentren

Patientinnen
- Erhöhte Überlebenswahrscheinlichkeit
- Geringere Belastung durch Behandlung

MTUs
- Neuartiges Berufsfeld mit Erwerbschancen
- Positionierung der „Behinderung" als „Vorteil"
- Betreuung und Fortbildung im Berufsverband

Gesundheitssystem
- Weitere Steigerung der Früherkennungsrate führt zu weiterer Senkung der Sterberate
- Senkung der volkswirtschaftlichen Kosten (AU-Tage, Rentenzugänge, DALY / verlorene Lebensjahre)

Abb. 5 Die Vorteile von *discovering hands*® für alle Beteiligten. (Quelle: Hoffmann 2010)

Um die Möglichkeiten von *discovering hands*® auszuschöpfen, könnten deutlich mehr Frauen ausgebildet werden. Die fehlende Datenlage über sehbehinderte und blinde Frauen als potentielle Kandidatinnen erschwert es, diese zu finden. Ebenso fehlt es an Ausbilderinnen für das Tätigkeitsfeld MTU. Um weitere Krankenkassen sowie Ärztinnen und Ärzte von der Bereicherung der Brustkrebsprävention durch MTU zu überzeugen, bedarf es einer zusätzlichen Validierung der Ergebnisse der Pilotstudie sowie neuer Studien, die die bereits dokumentierten Erfolge wissenschaftlich bestätigen. Wie bereits 2004, beim Start von *discovering hands*®, ist dabei eine zukunftsgerichtete, innovative und sozialunternehmerische Idee zentral: Mit *discovering hands*® werden Frauen bei einer Brustkrebserkrankung bessere Heilungschancen durch eine optimierte Früherkennung haben. Gleichzeitig wird sehbehinderten und blinden Frauen ein Arbeitsbereich gerade aufgrund ihrer besonderen Fähigkeiten beim Tasten eröffnet. Die Abb. 5 veranschaulicht die Vorteile von *discovering hands*® für alle Beteiligten.

Literatur

Ayaß, Ruth (2008): Kommunikation und Geschlecht. Eine Einführung. Stuttgart: Kohlhammer Verlag
Bach, Heinz Willi (2010): Lebenslagen blinder und sehbehinderter Menschen: Große Defizite in der empirischen Datenlage – Handlungsbedarf ist unabdingbar. In: horus. Marburger Beiträge zur Integration Blinder und Sehbehinderter 2/2010. http://www.dvbs-online.de/horus/2010-2-4662.htm (letzter Zugriff 14.10.2014)
Das aktuelle Gesundheitsjournal (2009): Blinde Frauen helfen bei Brustkrebs-Vorsorge. Testen durch Tasten. In: Wie geht's heute? 1. Amtzell: MTD-Verlag GmbH
Hoffmann, Frank (2010): Discovering Hands® Jahres- und Wirkungsbericht 2010. http://www.social-reporting-standard.de/wp-content/uploads/2012/02/WB_Discovering_Hands_web.pdf (letzter Zugriff 16.07.2015)
Netzwerk berufliche Teilhabe blinder und sehbehinderter Menschen (2011): Blinde oder sehbehinderte Mitarbeiter – geht das? http://www.ihre-einstellung.de/berufe.htm (letzter Zugriff 14.10.2014)
Schmid Mast, Marianne & Dietz, Claudia (2005): Kommunikation in der Sprechstunde. In: Managed Care – Schweizer Zeitschrift für Managed Care, Public Health, Gesundheits- und Sozialökonomie 7/8: 22–24. http://fmc.ch/uploads/tx_news/CM_07_08_2005.pdf (letzter Zugriff 16.07.2015)
Tannen, Deborah (1991): Du kannst mich einfach nicht verstehen. Warum Männer und Frauen aneinander vorbeireden. München: Wilhelm Goldmann Verlag
Tannen, Deborah (1999): Andere Worte, andere Welten. Kommunikation zwischen Frauen und Männern. München: Wilhelm Goldmann Verlag
Zemp Stutz, Elisabeth (2007): Kommunikation und Geschlechterkonstellation im ärztlichen Setting. In: Impulse 56: 6–7

Jana Lindner M.A. Studium der Gender Studies & Pädagogik an der Universität Basel; wissenschaftliche Praktikantin bei Gleichstellung für Frauen und Männer Basel-Landschaft; Mitglied der Schweizer Gesellschaft für Geschlechterforschung (SGGF).
Arbeitsschwerpunkte:

- Geschlechtersensible Pädagogik
- Geschlechtertheorie und Feministische Theorie
- Wandel und Persistenz von Geschlechter- und Familienverhältnissen.

Dr. med. Frank Hoffmann Facharzt für Geburtshilfe und Gynäkologie Geschäftsführer der „discovering hands®", Mülheim an der Ruhr.
Arbeitsschwerpunkte:

- Etablierung diagnostischer Verfahren zur Brustkrebs-Früherkennung durch Medizinische Tastuntersucherinnen (MTU)
- Identifizierung weiterer Diagnostikfelder zum Einsatz von MTU
- Transfer des Programms „discovering hands®".

Arbeitslosigkeit und Gesundheit in der Gender-Perspektive

Alfons Hollederer und Gisela Mohr

1 Frauen und Männer am Arbeitsmarkt

Die Erwerbstätigkeit in Deutschland hat mit rund 42 Mio. Erwerbstätigen ihren höchsten Stand seit der Wiedervereinigung bei zunehmender Erwerbsbeteiligung von Frauen und Älteren erreicht (Bundesagentur für Arbeit 2014a). Insgesamt liegen die Erwerbsquoten sowohl bei den Männern als auch bei den Frauen weit über den EU-Durchschnittswerten (Bundesagentur für Arbeit 2012a). Hingegen ist die Arbeitslosenquote unter dem Durchschnitt in der Europäischen Union, wo die Arbeitslosigkeit mittlerweile ein Rekordhoch erreicht hat. Rund 24 Mio. Menschen waren in der Europäischen Union im Dezember 2014 arbeitslos, was einer Arbeitslosenquote von 9,9 % entspricht (Eurostat 2015). Mit einer Arbeitslosenquote von 4,8 % ist Deutschland das EU-Land mit der geringsten Arbeitslosigkeit. Die Bundesagentur für Arbeit (2015a) erfasste im Januar 2015 in Deutschland 1.351.745 arbeitslos gemeldete Frauen und 1.679.859 arbeitslos gemeldete Männer. Der Kreis der registrierten „Arbeitsuchenden" ist aus verschiedenen statistikkonzeptionellen Gründen jedoch wesentlich umfangreicher als nur die Zahl der gemeldeten „Arbeitslosen". Die Lebenswirklichkeiten von Frauen und Männern unterscheiden sich häufig, z. B. durch die Notwendigkeit oder den Wunsch nach

---

A. Hollederer (✉)
Bayerisches Landesamt für Gesundheit und Lebensmittelsicherheit (LGL),
Nürnberg, Deutschland
E-Mail: Alfons.Hollederer@lgl.bayern.de

G. Mohr
Arbeits- und Organisationspsychologie, Universität Leipzig,
Leipzig, Deutschland
E-Mail: mohr@uni-leipzig.de

© Springer Fachmedien Wiesbaden 2016
C. Hornberg et al. (Hrsg.), *Medizin - Gesundheit - Geschlecht,*
Geschlecht und Gesellschaft, DOI 10.1007/978-3-531-19013-6_12

einer Vereinbarkeit von Familie und Beruf, und spiegeln sich auch in geschlechterspezifischen Strukturen der Arbeitslosigkeit bei verschiedenen Merkmalen wider. Frauen stellen in der amtlichen Arbeitslosenstatistik (Bundesagentur für Arbeit 2012b) im September 2012

1. 97,3 % der 55.771 arbeitslosen Berufsrückkehrer,
2. 92,3 % der 265.162 arbeitslosen Alleinerziehenden und
3. 86,5 % der 360.646 Arbeitslosen mit Teilzeitwunsch.

In den Arbeitslosenstatistiken der Bundesagentur für Arbeit fehlt darüber hinaus die so genannte „Stille Reserve", die sich nicht offiziell arbeitsuchend oder arbeitslos gemeldet hat. Zu ihr gehören z. B. durch den Verlust ihres Arbeitsplatzes entmutigte Arbeitskräfte und vor allem Frauen, die nach Ablauf der gesetzlichen Elternzeit oder der Pflege von Angehörigen ihre Familienphase wegen geringer Arbeitsmarktchancen verlängern (Böhm et al. 2011).

Deutschland war nach dem 2. Weltkrieg in mehreren Phasen mit sehr hoher Arbeitslosigkeit aus verschiedenen Gründen konfrontiert. Die Abb. 1 zeigt die unterschiedlichen Arbeitslosenquoten zwischen Männern und Frauen, die sich zwischen den Geschlechtern im Zeitverlauf in Westdeutschland leicht und in Ostdeutschland stark veränderten. Die Arbeitslosenquoten differieren stark zwischen

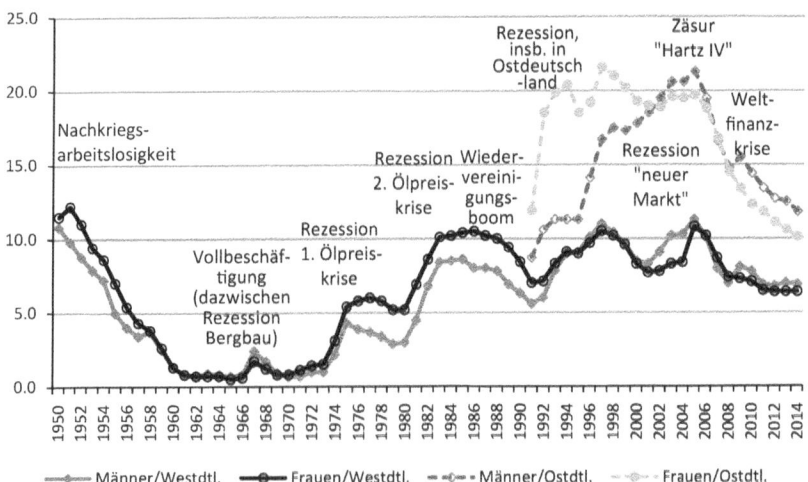

Abb. 1 Arbeitslosenquoten von 1950 bis 2014 nach Männern und Frauen in West- und Ostdeutschland bezogen auf abhängige zivile Erwerbspersonen (Jahresdurchschnitte). (Datenquelle: Bundesagentur für Arbeit 2015c (eigene Darstellung))

West- und Ostdeutschland seit der Wiedervereinigung und es besteht zusätzlich ein Nord-Süd-Gefälle. Ganz besonders hoch ist derzeit die Arbeitslosenquote der ostdeutschen Männer.

Sowohl Frauen als auch Männer profitierten von den Beschäftigungszuwächsen in den letzten Jahren, wobei der Anstieg bei den Frauen wesentlich kräftiger als bei den Männern ausfiel (Bundesagentur für Arbeit 2014a, b). Frauen konnten in den letzten Jahren überproportional stark die sozialversicherungspflichtigen Beschäftigungsverhältnisse steigern (Bundesagentur für Arbeit 2014a). In der Langzeitperspektive von 2001 bis 2013 sind es sogar ausschließlich die Frauen, die die Zahl der sozialversicherungspflichtig Beschäftigten vermehrten, während sie bei den Männern rückläufig war (Bundesagentur für Arbeit 2014a, b). Aktuell übertrifft die Arbeitslosigkeit der Männer die der Frauen. Das Beschäftigungsplus bei den Frauen geht aber mit der Zunahme von Teilzeitbeschäftigten, höheren Anteilen an Midi-Jobs und mehr geringfügig entlohnten Beschäftigungsverhältnissen einher. Im Durchschnitt verdienen Frauen deutlich weniger als Männer („gender wage gap") (Bundesagentur für Arbeit 2012a). Männer hingegen sind im Bereich der Arbeitnehmerüberlassung stärker vertreten. Sie stellen einen Anteil von 70 % am Bestand der Leiharbeitnehmer im Dezember 2013 (Bundesagentur für Arbeit 2014c).

Bei der Vermittlung in Arbeit sind die Aus- und Herkunftsberufe von Arbeitslosen relevant. Während Männer stärker in industriell geprägten Branchen tätig sind, arbeiten Frauen bevorzugt in Dienstleistungsberufen, insbesondere in den Wirtschaftsbranchen Gesundheits- und Sozialwesen, Erziehung und Unterricht, öffentliche Verwaltung und Gastgewerbe.

Die Risiken für den Eintritt der Arbeitslosigkeit bzw. die Chancen auf Wiedereingliederung in den Arbeitsmarkt sind aber nicht nur regional, sondern auch sozial ungleich verteilt. Der aktuelle Rückgang der Arbeitslosigkeit vollzieht sich in Deutschland je nach Personengruppe in unterschiedlicher Geschwindigkeit. Geringere Wiedereingliederungschancen haben vor allem ältere Arbeitslose, Langzeitarbeitslose, gering Qualifizierte und Ausländer. Der Anteil der schwerbehinderten Menschen an allen Arbeitslosen lag im Jahr 2013 bei 6,1 % mit 178.632 arbeitslosen schwerbehinderten Menschen (Bundesagentur für Arbeit 2014d).

Die hier aufgeführte quantitative Betrachtung der Arbeitslosigkeit von Männern und Frauen erbrachte insgesamt wenig strukturelle Unterschiede zwischen arbeitslosen Männern und Frauen (Bundesagentur für Arbeit 2014d). Bei den Männern ist der größere Anteil an Personen mit Behinderungen als Vermittlungshemmnis am Arbeitsmarkt zu beachten (Hollederer 2011a). Bei den Frauen ist der hohe Anteil mit Teilzeitwunsch bzw. an Alleinerziehenden und Berufsrückkehrerinnen eine erschwerende Bedingung für den Wiedereinstieg. Frauen sind im Durchschnitt länger arbeitslos als Männer.

Mit der nachfolgenden qualitativen Betrachtung wird der Frage nachgegangen, ob Frauen respektive Männer von den vielfach nachgewiesenen negativen Folgen der Erwerbslosigkeit in anderer Art oder in anderem Ausmaß betroffen sind. Zuvor soll zunächst verdeutlicht werden, welche Tradition und gesellschaftliche Brisanz diese Fragestellung hatte und noch immer hat, da sich mit dem Verweis auf Unterschiede im Erleben und der Bewältigung der Erwerbslosigkeit auch Unterschiede im Hinblick auf Maßnahmen für Frauen und Männer begründen lassen.

2 Traditionelle Sichtweise und Gesundheitsunterschiede

Seit Wiederbeginn der sozialwissenschaftlichen Erwerbslosigkeitsforschung in den letzten vier Jahrzehnten ist die Diskussion über die Folgen der Erwerbslosigkeit von der Grundannahme bestimmt, dass Frauen durch die Erwerbslosigkeit weniger beeinträchtigt seien, wenngleich bei ihnen phasenweise die Erwerbslosenquote höher war als die der Männer (Abb. 1). Die Annahme, dass sie weniger beeinträchtigt seien, war den theoretischen Überlegungen der allerersten sozialwissenschaftlichen Untersuchung in den 1930er Jahren des vorigen Jahrhunderts, der Marienthal-Studie (Jahoda et al. 1975) geschuldet. Von den Autoren jener Studie wurde das Deprivationsmodell formuliert, das beinhaltet, dass der Verlust der Erwerbsarbeit als Verlust von latenten und manifesten (existenzsichernden) Funktionen der Arbeit betrachtet wird. Der Verlust der manifesten Funktion wurde für die Frauen als weniger bedeutsam betrachtet, da zu jener Zeit das traditionelle Bild des Mannes als Hauptemährer und der erwerbstätigen Frau als Zuverdienerin vorherrschte. Hinsichtlich des Verlustes von latenten Funktionen, wie z. B. Mangel an Zeitstruktur oder der Verlust von Anerkennung in der Erwerbsarbeit, wurde auf die gesellschaftliche Alternativrolle als Hausfrau und Mutter verwiesen, d. h. die Strukturierung des Tages durch die Haus- und Familienarbeit und die Anerkennung als Mutter und Hausfrau. Für Männer wurde diese Rolle, gemessen am Sozialprestige, als keine akzeptable Option betrachtet.

Diese Sichtweise war keineswegs nur für das Denkmodell der sozialwissenschaftlichen Forschung über Jahrzehnte relevant, sondern hatte und hat unmittelbare praktische Folgen in der Arbeitswelt. Das Kündigungsschutzgesetz verlangt, eine Auswahl nach sozialen Kriterien zu treffen. Die den Frauen zugeschriebene Rolle als „Zuverdienerin" bzw. die geringeren Unterhaltspflichten (§ 17 KSchG), nicht zuletzt bedingt durch die geringeren Verdienste der Frauen, begünstigte ihre bevorzugte Entlassung ebenso wie der Verweis auf die Alternativrolle und die damit verbundene Annahme, dass Erwerbslosigkeit für Frauen weniger negative Folgen für die Gesundheit hätte. Dabei blieb undiskutiert und unerforscht, inwieweit gerade die Hausfrauenrolle langfristig ein Hindernis beim Wiedereinstieg in den Arbeitsmarkt darstellt (Mohr 1997). Etwaige kurzfristige „Erleichterungseffekte" wurden nicht in Beziehung gesetzt zu langfristigen Belastungen, obwohl für Berufsrückkehrerinnen häufiger Wiedereingliederungsschwierigkeiten am Arbeitsmarkt bestehen. Der direkte Vergleich von erwerbslosen Frauen und Männern sowie die Betrachtung des Alternativstatus Hausfrau hat(te) also durchaus gesellschaftliche Brisanz.

Für die Annahme, dass Männer stärker von den Folgen der Erwerbslosigkeit betroffen seien als Frauen, gab es damals keine eindeutigen Belege. Die Auswertung von fünf (zu jener Zeit noch seltenen) Längsschnittstudien zwischen den Jahren 1984 bis 1990 ergab, dass in der Tat in zwei Studien die erwerbslosen Frauen eine bessere Befindlichkeit aufwiesen als die erwerbslosen Männer: In einer Studie hatten Frauen den schlechteren Gesundheitszustand und in einer Studie lag kein Unterschied vor. In der fünften Längsschnittstudie fehlte die Vergleichsgruppe der Männer (Mohr 1993). Winefield (1995) bewertete in einer Übersichtsarbeit ebenfalls den damaligen Forschungsstand über die Geschlechterunterschiede bei den psychischen Reaktionen auf Arbeitslosigkeit als insgesamt widersprüchlich und schlussfolgerte, dass die Variable Geschlecht mit anderen Moderatoren zu interagieren scheint. Warr et al. (1988) warnten generell vor einfachen Vergleichen zwischen arbeitslosen Männern und Frauen. Sie gingen davon aus, dass der Einfluss der Arbeitslosigkeit auf Disstress, Selbstwertgefühl und Lebenszufriedenheit bei beiden Geschlechtern ähnlich ist, sich aber die Rollen durch den beruflichen Hintergrund oder den familiären Status unterscheiden könnten. Es sollten daher nur Subgruppen verglichen werden. Erschwerend kommt hinzu, dass die Moderatoreneffekte in vergleichenden Untersuchungen sehr unterschiedlich konzeptualisiert werden, indem entweder die Gesundheit von zwei Arbeitslosengruppen, wie arbeitslose Männer versus arbeitslose Frauen, oder die Gesundheitsunterschiede zwischen zwei Personengruppen, wie die Differenz zwischen arbeitslosen Männern und erwerbstätigen Männern versus Differenz zwischen arbeitslosen Frauen und erwerbstätigen Frauen, verglichen werden.

Die einfachen Vergleiche zwischen arbeitslosen Männern und Frauen sind bei der Beantwortung der Frage nach Unterschieden in den gesundheitlichen Folgen der Arbeitslosigkeit für Frauen und Männer demzufolge nicht zielführend. Mehr Aufschluss können seit kurzem Metaanalysen geben, die die zahlreichen empirischen Untersuchungen zu Arbeitslosigkeit und Gesundheit zusammenführen und mit quantitativen Methoden vergleichend auswerten.

3 Gesundheitsunterschiede zwischen arbeitslosen Frauen und Männern in Metaanalysen

Im Wesentlichen können drei internationale Metaanalysen mit ihren Moderationsanalysen zu Rate gezogen werden, von denen aber zwei ausschließlich die psychische Gesundheit fokussieren und nur eine auch die physische Gesundheit behandelt.

Murphy und Athanasou (1999) werteten 16 Längsschnittstudien aus dem Zeitabschnitt von 1986 bis 1995 aus und stellten zunächst fest, dass im Gegensatz zu früheren Jahrzehnten mehr Studien vorliegen, in denen auch Frauen überhaupt Teil der Untersuchungsstichprobe sind. Mit der Metaanalyse wollten sie klären, wie die Effektgrößen für die Zusammenhänge zwischen Arbeitsplatzverlust und psychischer Gesundheit und für den Wiedereintritt in die Erwerbstätigkeit und Gesundheit sind. Die Analyse ergab, dass das Geschlecht der untersuchten Gruppe keine Bedeutung für die berechneten Effektgrößen hat.

Die Ergebnisse der Metaanalyse von Paul und Moser (2009a) über 237 Querschnittsstudien und 87 Längsschnittstudien scheinen dazu im Widerspruch zu stehen. Die Autoren stellen fest, dass der Unterschied in der Gesundheit zwischen erwerbstätigen und erwerbslosen Männern größer ist als der Unterschied zwischen den erwerbstätigen und erwerbslosen Frauen. Zu berücksichtigen ist dabei allerdings, dass der Gesundheitszustand der erwerbslosen Männer nicht direkt mit denen der erwerbslosen Frauen verglichen wird. Vielmehr resultiert das Ergebnis aus dem Vergleich von Studien, die nur mit Männern (oder mit einer gemischten Stichprobe mit nur wenigen Frauen) durchgeführt wurden, mit solchen Studien, an denen nur Frauen teilgenommen haben. Die Autoren weisen die naheliegende Interpretation, dass es den Männern in der Erwerbslosigkeit schlechter gehen würde als den Frauen, zurück (Paul und Moser 2009b). Vielmehr kann nicht ausgeschlossen werden, dass die größeren Unterschiede zwischen den Erwerbstätigen und den Erwerbslosen bei den Männern dadurch entstanden sein können, dass Männer als Erwerbstätige einen besseren Status und damit einhergehend eine bessere Gesundheit als Frauen haben. Dies kann zwar eine größere Verschlechterung des Gesundheitszustandes bei Erwerbslosigkeit bedingen, bedeutet jedoch nicht automatisch, dass erwerbslose Männer eine schlechtere Gesundheit aufweisen als erwerbslose Frauen.

McKee-Ryan et al. (2005) analysierten 104 empirische Studien und kamen zu dem Ergebnis, dass erwerbslose Männer eine leicht bessere psychische Gesundheit und höhere Lebenszufriedenheit aufweisen als erwerbslose Frauen. Allerdings führten sie zum Geschlecht keinen Moderatortest, sondern nur eine Zusammenhangsanalyse durch. Die Zahl der einbezogenen Studien war außerdem deutlich kleiner als bei Paul und Moser (2009a). In Bezug auf die subjektive physische

Gesundheit und Arbeitslosigkeit wurde kein statistisch bedeutsamer Unterschied zwischen Männern und Frauen festgestellt.

Diese Ergebnisse der drei relevanten Metaanalysen erscheinen zunächst widersprüchlich. Paul und Moser (2009b) erklären die uneinheitlichen Ergebnisse damit, dass zum einen die Teststärke bei Murphy und Athanasou (1999) zu gering sei, um hier Aussagen treffen zu können. Falls sich aber zum anderen das Ergebnis bei McKee-Ryan et al. (2005), d. h. die bessere Gesundheit der erwerbslosen Männer im Vergleich zu den erwerbslosen Frauen bei einer größeren Zahl von Studien als Moderationseffekt erhärten sollte, wäre es ihres Erachtens mit einem „deutlichen Befindensvorteil" von Männern in Erwerbstätigkeit zu erklären. Nach dieser Interpretation wäre bei Männern, die erwerbslos geworden sind, die Verschlechterung gegenüber dem Gesundheitszustand während der Erwerbstätigkeit größer als bei Frauen, die erwerbslos geworden sind. Dies fällt aber im direkten Vergleich von arbeitslosen Männern mit arbeitslosen Frauen statistisch nicht auf, weil die Männer im Sinne der psychischen Gesundheit viel mehr als Frauen von Erwerbstätigkeit profitieren würden und damit selbst in der Arbeitslosigkeit noch eine bessere psychische Gesundheit aufweisen, obwohl sie den stärkeren Abfall hatten.

Aus einem aktuellen Überblicksbeitrag über 41 Studien, die in der Zeit von 2003 bis 2014 in internationalen Zeitschriften veröffentlicht wurden, ergibt sich, dass der selbstberichtete Gesundheitszustand in der Erwerbslosigkeit für Männer negativer ist als für Frauen (Norström et al. 2014). Ihre nicht auf den quantitativen Methoden einer Metaanalyse beruhende Vorgehensweise macht jedoch deutlich, dass die Geschlechterunterschiede offenbar länderspezifisch unterschiedlich sind. In osteuropäischen Ländern und Spanien ist der subjektive Gesundheitszustand für die Männer ungünstiger, in Schweden hingegen für die Frauen. Außerdem stellen die Autoren fest, dass die Risikoeinschätzung für Frauen stärker variiert als für Männer. Die Autoren halten es nicht für angebracht, aus den Daten ihres Überblicks eine stärkere Betroffenheit der Männer abzuleiten. Vielmehr gilt es, die unterschiedlichen vermittelnden Prozesse bei Frauen und Männern in unterschiedlichen Kontextbedingungen zu untersuchen.

4 Gesundheit von arbeitslosen Männern und Frauen in Deutschland

Die vorgestellten Metaanalysen stellen einen wichtigen qualitativen Fortschritt in der Arbeitslosenforschung dar. Parallel entwickelte sich in Deutschland ein System der Gesundheitsberichterstattung, das zunehmend wichtige empirische Erkenntnisse über die Gesundheit von Arbeitslosen aus Repräsentativerhebungen beisteuert, von denen ausgewählte Befunde nachfolgend vorgestellt werden.

Im Jahr 2012 bestätigte eine repräsentative Erhebung bei 22.000 Befragten, dass Arbeitslose erheblich mehr gesundheitliche Beschwerden als Beschäftigte haben (Kroll und Lampert 2012). In Relation zu Erwerbstätigen hatten aber arbeitslose Frauen eine höhere Wahrscheinlichkeit für einen schlechteren Gesundheitszustand als die arbeitslosen Männer. 19% der befragten Frauen und 15% der befragten Männer mit Arbeitslosigkeitserfahrungen sagten aus, dass sich ihr Gesundheitszustand in Folge ihrer Arbeitslosigkeit verschlechtert hätte.

Auswertungen des Mikrozensus 2005 (Hollederer 2011a, b) ist ebenfalls zu entnehmen, dass arbeitsuchende Frauen im Vergleich zu erwerbstätigen Frauen eine altersadjustierte odd-ratio von 1,8 für eine selbstberichtete Krankheit/Unfallverletzung zum Befragungszeitpunkt unter Kontrolle verschiedener Einflussfaktoren aufweisen. Bei Männern beträgt sie analog 1,6. Der Mikrozensus bestätigt damit eine deutlich erhöhte Gesamtmorbidität von Arbeitsuchenden im Vergleich zu den Erwerbstätigen, das Krankheitsrisiko der arbeitslosen Frauen übersteigt dabei leicht das der arbeitslosen Männer.

Im Vergleich zu den Surveys erlauben Panelanalysen methodisch mehr Aufschluss über Ursache-Wirkungszusammenhänge. Anhand von SOEP-Paneldaten von 1984 bis 2001 zeigt Romeu Gordo (2006), dass Kurzzeitarbeitslosigkeit nur für Männer einen statistisch bemerkenswerten negativen Einfluss ausübte und Langzeitarbeitslosigkeit sich sowohl für Männer als auch Frauen nachweislich ungünstig auswirkte.

Die Gesundheitsunterschiede zwischen Arbeitslosen und Beschäftigten schlagen sich auch in den Routinedaten aus der stationären Gesundheitsversorgung nieder und decken eine besonders hohe Krankheitslast bei arbeitslosen Männern auf. Gemäß dem Gesundheitsreport 2010 für Versicherte der Betriebskrankenkassen (BKK) wurden fast zwei Mal so viele Krankenhausfälle von arbeitslosen Männern in Relation zu pflichtversicherten Männern im Alter von 15 bis unter 65 Jahren dokumentiert (235 vs. 123 Krankenhausfälle je 1000 Versicherte). Die Krankenhausaufenthalte von arbeitslosen Männern werden am häufigsten mit psychischen Erkrankungen begründet. Arbeitslose Männer wurden wegen psychischer Erkrankungen sechs Mal häufiger als pflichtversicherte Männer stationär behandelt (67 vs. 11 Krankenhausfälle je 1000 Versicherte). Ihre Behandlungsrate übertrifft auch mit weitem Abstand die der arbeitslosen Frauen (mit 48 vs. 10 Krankenhausfällen je 1000 Versicherte; BKK 2010).

Ein höheres Risiko für vorzeitige Sterblichkeit von Arbeitslosen wird sowohl international als auch national bereits länger beobachtet. Grobe (2006) ermittelte mit Krankenkassendaten der Gmünder Ersatzkasse (GEK) unter Kontrolle der Alters- und Geschlechtseffekte sowie der Vorerkrankungen erhebliche Unterschiede beim Sterblichkeitsrisiko zuungunsten von Arbeitslosen und eine starke Zunahme der Sterblichkeit mit der Dauer der Arbeitslosigkeit. Diese negativen Effekte der

Arbeitslosigkeit betreffen Männer deutlich stärker als Frauen. Roelfs et al. (2011) untersuchten die Assoziation von Arbeitslosigkeit und Mortalität in einer internationalen Metaanalyse, die 42 Studien einschloss. Sie bestätigte zum einen das auffällig erhöhte Sterblichkeitsrisiko von Personen mit Arbeitslosigkeitserfahrungen in Relation zur Vergleichsgruppe. Das Sterblichkeitsrisiko von Männern, denen Arbeitslosigkeit widerfuhr, war dabei um 37 % größer als von Frauen mit Arbeitslosigkeitserfahrungen (unter Adjustierung des Alters und verschiedener Kontrollvariablen). Orientiert man sich an den ärztlichen Diagnosen als weiteres Kriterium außerhalb der Selbsteinschätzung der Person, so sind es wiederum die arbeitslosen Männer, die deutlichere Krankheitssymptome aufweisen. Rose und Jacobi (2006) werteten vom Bundesgesundheitssurvey 1998 vor allem den Zusatzsurvey zu psychischen Störungen sowie ärztliche Interviews von 3437 Befragten unter Kontrolle der sozialen Schichtzugehörigkeit aus. Im Verhältnis zu erwerbstätigen Männern ließ sich besonders für arbeitslose Männer eine höhere Quote an Gesundheitsstörungen in einigen Krankheitsgruppen nachweisen. Das Risiko war für sie signifikant erhöht für die Diagnosen *Asthma bronchiale*, *Diabetes mellitus*, *arterielle Hypertonie* und selbst berichtete psychische Erkrankungen. Bei Frauen waren diese Zusammenhänge nicht signifikant. Die ärztlich diagnostizierten psychischen Erkrankungen beinhalteten ein breites Spektrum: bei Männern korrelierten mit der Arbeitslosigkeit signifikant Dysthymie, depressive Störungen, Panik, Phobien und somatoforme Störungen/Syndrome. Bei den Frauen war nur Dysthymie mit Arbeitslosigkeit assoziiert.

Zwischen Arbeitslosen und Erwerbstätigen sind jedoch nicht nur Unterschiede beim Gesundheitszustand, sondern auch beim Gesundheitsverhalten festzustellen. Bei Arbeitslosen wurde vor allem in Bezug auf Tabakkonsum, körperliche Aktivitäten und Ernährung ein wesentlich ungünstigeres Gesundheitsverhalten beobachtet (Hollederer 2011a, b; Kroll und Lampert 2012). Bei vielen vergleichenden Studien in Deutschland wird das Gesundheits-, Vorsorge- und Suchtverhalten von arbeitslosen Männern häufig wesentlich negativer als das von arbeitslosen Frauen angegeben.

Als Resümee zu diesem Überblick kann formuliert werden, dass Unterschiede im Sinne eines Mehr oder Weniger an Gesundheitsbelastungen in Arbeitslosigkeit zwischen den Geschlechtern nicht konsistent nachgewiesen werden können. Wenn Unterschiede belegt wurden, waren diese häufig eher gering und zudem je nach Methodik verschieden. Je nach Auswahl des Indikators (z. B. Sterblichkeitsrisiko, Verlust an sozialem Status, Befindlichkeit vs. Krankheit, etc.) ergeben sich unterschiedliche Ergebnisse. Die gefundenen Unterschiede bei Krankheitsindikatoren sind zudem multideterminiert, d. h. das Gesundheitsverhalten, das Gesundheitssystem mit unterschiedlichen Angeboten an Frauen und Männer und nicht zuletzt auch die gesundheitlichen Wirkungen der früheren Arbeitssituation sind Einflussfaktoren und werden selten berücksichtigt. Möglicherweise sind Männer in ihrer Selbstwahrnehmung (vermeintlich) weniger durch Arbeitslosigkeit gesundheitlich betroffen und äußern weniger Befindlichkeits- und Gesundheitsstörungen. Außerhalb der oben zitierten Sekundäranalysen von Routinedaten in der Gesundheitsversorgung fehlen bei den meisten Datenquellen über den Gesundheitszustand von Arbeitslosen ärztlich attestierte Krankheitsdiagnosen. Wenn arbeitslose Männer dann aber eine Krankheit angeben, scheint es sich um vergleichsweise schwerwiegendere Krankheiten mit mehr Funktionseinschränkungen und einer höheren Vermittlungsrelevanz als bei Frauen zu handeln. Das trifft insbesondere auf Suchterkrankungen zu. Arbeitslose Männer nehmen intensiver Leistungen der ambulanten und stationären Versorgung in Anspruch und weisen prozentual einen höheren Anteil an Behinderungen und Unfällen auf. Sie haben ein höheres Risiko vorzeitiger Sterblichkeit. Das Gesundheitsverhalten der arbeitslosen Männer ist im Durchschnitt signifikant ungünstiger als das der arbeitslosen Frauen in Relation zu Erwerbstätigen.

Zudem werden in beiden Gruppen vielfältige und jeweils unterschiedliche Selektionsprozesse wirksam, die einen einfachen Gesundheitsvergleich zwischen Frauen und Männern in Arbeitslosigkeit stark limitieren. Beispielsweise zeigt eine aktuelle Kohortenstudie von Jefferis et al. (2011) in sechs europäischen Ländern und Chile, dass für Männer eine Depression ein höheres Erwerbslosigkeitsrisiko als für Frauen darstellt. Die Studie enthält keine Daten, die erklären könnten, warum dies so ist. Erwerblose Frauen sind in den meisten Studien eine bereits selektierte Gruppe, da jene arbeitslos gewordenen Frauen meist unterrepräsentiert sind, die sich nicht arbeitslos gemeldet haben und keine Bezüge erhalten. Dieser Anteil ist bei den Frauen größer als bei den Männern. Starke gesundheitsbezogene Selektionseffekte entstehen außerdem durch die Erhebungskonzepte von Arbeitslosigkeit, wenn beispielsweise in der Arbeitslosenstatistik Personen wegen Teilnahme an Rehabilitationsmaßnahmen, längeren Krankenhausaufenthalten, Langzeitarbeitsunfähigkeit oder vorzeitiger Verrentung nicht mehr als Arbeitslose gezählt werden (Hollederer 2011b).

Schließlich ist darauf hinzuweisen, dass Unterschiede innerhalb einer Geschlechtergruppe häufig wesentlich größer sind als die zwischen Frauen und Männern.

Sinnvoll erscheint es aus Gender-Perspektive, sich von der Frage des direkten Vergleichs, wer nun mehr oder weniger psychische Beeinträchtigungen infolge der Arbeitslosigkeit erfährt, zu lösen und sich danach die Besonderheiten einer jeden Gruppe zu verdeutlichen – in dem Wissen, dass Frauen und Männer Gemeinsamkeiten in bestimmten Lebenssituationen aufweisen (können), aber zugleich Besonderheiten für Beide gelten (können).

Da aber offenbar die Frage nach dem direkten Vergleich noch immer die Forschung bestimmt und weiterhin zu widersprüchlichen Ergebnissen führt (Meer 2014; Hammarstrom et al. 2011), erscheint es sinnvoll, stereotype Erklärungsmuster aufzugreifen, zu hinterfragen und die daraus ableitbaren offenen Forschungsfragen zu identifizieren.

5 Kritik an klassischen geschlechterstereotypen Erklärungsmustern

Die Liste der geschlechterstereotypen Erklärungsmuster ist lang. In Studien, in denen erwerbslose Frauen die geringeren Beeinträchtigungen im Vergleich zu den erwerbslosen Männern aufweisen (Mohr 1993), werden immer wieder folgende Erklärungsmuster in der Ergebnisdiskussion aufgeführt: Frauen werden entlastet von Mehrfachbelastung, Frauen sind nur Zuverdiener, der finanzielle Verlust ist damit geringer, sie wären eher familienorientiert als (erwerbs-)arbeitsorientiert, sie würden keinen Verlust der Tagesstruktur erleiden, die Alternativrolle Hausfrau würde vor Statusverlust und Diskriminierung schützen.

In der Regel handelt es sich um *ex-post facto* Erklärungen, d. h. Untersuchungsvariablen wie z. B. die Erwerbs- oder Familienorientierung (von Frauen und Männern!), das Ausmaß an finanziellen Verlusten, Entlastungserleben, subjektiver Statusverlust haben keinen Eingang in die Konzeption der Studie gefunden. Die Folge davon ist, dass es nahezu keine empirischen Überprüfungen gibt. Nachfolgend werden einige Überlegungen zum Gehalt dieser geschlechterstereotypen Erklärungsmuster formuliert.

Dass Erwerbslose eine Entlastung von der Mehrfachbelastung erfahren, gilt zunächst für Frauen und Männer, wenngleich für Frauen in stärkerem Ausmaß als für Männer, da sie einen größeren Teil der Hausarbeit tragen. Zu berücksichtigen ist jedoch, dass Arbeit und Tätigkeit im Privatleben kompensatorische Wirkungen haben können, d. h. dass z. B. die Erwerbsarbeit die Auseinandersetzung mit lernförderlichen Aufgaben in einem Ausmaß ermöglicht, wie dies die Hausarbeit nicht bieten kann. Lernförderlichkeit, soziale Unterstützung am Arbeitsplatz, aber auch Erfolgserlebnisse können Grundlagen dafür sein, dass in Studien, in denen ein Vergleich zwischen erwerbstätigen Frauen und nicht erwerbstätigen (aber nicht arbeitslosen) Frauen durchgeführt wurde, die Erwerbstätigen trotz Mehrfachbelastungen die gesünderen sind (Finlay-Jones und Burvill 1979; Moen et al. 1995). Der Verlust der Mehrfachbelastungen könnte sich für erwerbslose Frauen statt als Entlastung als besonderes Risiko darstellen.

Die These, dass Frauen aufgrund des geringeren finanziellen Verlustes auch weniger psychomentale Beeinträchtigung erleben, lässt unberücksichtigt, dass dem Verfügen über finanzielle Mittel wesentlich mehr Bedeutung zukommt als nur die materielle Existenzabsicherung. Finanzielle (eigene!) Mittel sind verbunden mit Fragen von Macht, Abhängigkeit und Entscheidungsbefugnis. Auch bzw. gerade weil Männer in der Regel den größeren Beitrag zum Haushaltseinkommen leisten, bedeutet der Verlust des eigenen Einkommens bei Erwerbslosigkeit für die in einer Paarbeziehung lebende Frau mit größerer Wahrscheinlichkeit eine finanzielle Abhängigkeit vom Mann. Für alleinstehende oder alleinerziehende Frauen bedeuten die im Durchschnitt geringeren staatlichen Transferleistungen besonders hohe finanzielle Belastungen bei geringen Finanzressourcen. Beides ist signifikant mit schlechterer psychischer Gesundheit in Arbeitslosigkeit assoziiert (McKee-Ryan et al. 2005).

Die These, dass bei Frauen Erwerbsarbeit nicht ihr zentrales Lebensinteresse sei, was eine Entlastungsfunktion habe, muss ebenfalls kritisch hinterfragt werden. Sie wird damit begründet, dass sich Frauen häufiger Kinder wünschen und eine Vereinbarkeit von Beruf und Familie anstreben, vermehrt in Teilzeit arbeiten, und diejenigen sind, die vorwiegend die Elternzeit in Anspruch nehmen oder ihre Erwerbsarbeit für eine Familienphase unterbrechen. Kinderwunsch, Vereinbarkeitsinteressen, Verhalten auf dem Arbeitsmarkt (Teilzeit, Elternzeit, Familienpause) werden also gleichgesetzt mit einer geringeren Arbeitsorientierung. Methodisch ist ein solches Vorgehen mehr als fragwürdig, denn die geringere Arbeitsorientierung der Frauen wird aus anderen Verhaltensweisen abgeleitet, nicht aber selbst gemessen. Man könnte aus diesem Verhalten genauso beliebig ableiten, dass Frauen Möglichkeiten der Vermeidung der Erwerbsarbeit nutzen, weil ihnen gemeinhin wenig attraktive und schlecht bezahlte Arbeiten verbleiben. Dies ist aber nicht identisch mit einer geringen Erwerbsorientierung.

Paul und Moser (2006) haben den direkten Vergleich solcher Arbeitsorientierungen von erwerblosen Männern und Frauen durchgeführt. Unter dem Ausschluss von Studien, in denen explizit Hausfrauen zur Gruppe der Erwerbslosen gezählt wurden, ergaben sich keine bedeutsamen Unterschiede zwischen erwerbslosen Männern und Frauen, weder hinsichtlich des Ausmaßes dieser Arbeitseinstellungen, noch in Bezug auf ihre Wirkung für die psychische Gesundheit.

Ungeklärt ist bis heute die Annahme, ob Haus- und Familienarbeit eine Kompensation bietet für den Verlust der Tagesstruktur, die mit der Erwerbsarbeit verbunden ist oder auch einen Schutz vor Diskriminierung durch die Anerkennung als Mutter und Hausfrau. Wie eine Struktur des Tages durch Hausarbeit aussehen kann, macht die qualitative Studie von Becker-Schmidt et al. (1984) deutlich:

Bei mir geht ja praktisch alles nach der Uhr ... weil, ... das kommt schon ganz allein durch die Schicht ‚nich'. Da arbeit' ich immer gegen die Uhr oder mit der Uhr oder wie Sie's wollen. Nich', ich hab ja immer meine feste Zeiten eben durch die Schicht oder durch die Schule nich' (...). Wenn mein Mann Frühschicht hat (...), dann steh' ich morgens um vier mit auf, mache meinem Mann das Frühstück und den Kaffee und gehe dann um halb fünf, zehn nach halb fünf wieder ins Bett. Und dann steh' ich um dreiviertel sieben ... wieder auf, na sieben. Und dann weck' ich den Großen, der muß ja dann zur Schule, dann mach' ich dem sein Frühstück fertig und sein' Kakao, und dann frühstücke ich mit ihm zusammen (...) und dann seh' ich zu, dass der fertig wird, in seine Klamotten kommt, dann geht der so um halb acht geht er aus'm Haus ... Und dann (...) kommt (...) der Kleine (...), dann frühstückt er hinterher allein und ich sitze aber dann dabei, damit er nicht alleine am Tisch sitzen muß. Und ja, dann zieh' ich den Kleinen an, wasch' ich den, zieh' den an und dann leg' ich die Betten aus'm Fenster (...) und dann fang' ich hier im Wohnzimmer meistens an und mache hier alles fertig, und dann geh' ich ins Badezimmer (...), dann geh' ich ins Schlafzimmer, entweder ins Kinderzimmer oder ins Schlafzimmer, je nachdem, nehm' die Betten wieder raus, mach' die Betten, putz' Staub, räume auf und sauge und dann das nächste Zimmer. (...). Ja und dann ist es ja meistens auch schon so weit (nämlich elf Uhr, d.V.), daß Mittagessen gemacht werden muß (...). Vielleicht ist der Große schon aus der Schule gekommen inzwischen, (...) mal kommt er um halb zwölf, dann kommt er um halb eins, dann kommt er um halb zwei, das is' ganz verschieden. Und dann essen wir um zwölf, oder wenn der Große jetzt um halb eins kommt, dann warten wir bis zehn nach halb ein, viertel vor eins kommt er denn, dann essen wir eben dann erst oder aber, wenn der Kleine Hunger hat, dann essen wir beide zusammen schon, und ich halte das Essen für die beiden Männer warm. Dann, für meinen Mann koch' ich meistens nachher noch mal Kartoffeln, weil der um halb drei von der Arbeit kommt. (Becker-Schmidt et. al 1984, S. 81)

Hier wird deutlich, dass der Tag hoch strukturiert ist und gefüllt mit Hausarbeit. Ob jedoch diese Art der Arbeit und Tagesstrukturierung positiv wirkt, ist eine offene Frage. In der arbeitspsychologischen Forschung geht man davon aus, dass Arbeit bestimmten Kriterien gerecht werden muss, um psychisch stabilisierend zu wirken. Unseres Wissens gibt es bisher nur eine Forschungsarbeit, die die verschiedenen Formen der Arbeitstätigkeit von Erwerbslosen diesbezüglich vergleichend untersucht hat. Gottling et al. (2011) haben für eine Gruppe von langzeitarbeitslosen Frauen und Männern deren verschiedene Formen der Arbeit (öffentlich geförderte Arbeit – sogenannte Ein-Euro-Jobs, Tauscharbeit, Hausarbeit, Gemeinsinnarbeit, Bildungsarbeit) analysiert und festgestellt, dass Hausarbeit im Vergleich zu anderen Tätigkeitsbereichen zwar viel Handlungsspielraum eröffnet, aber vergleichsweise wenig Kommunikationsmöglichkeiten enthält und wenig Anerkennung erfährt. In dieser kleinen nicht-repräsentativen Studie konnte bei Langzeiterwerbslosen kein Unterschied im Selbstwertgefühl, im Ausmaß der Depressivität und der erlebten Wertschätzung durch andere festgestellt werden, die in den o.g. unterschiedlichen

Arten von Arbeitstätigkeiten oder in einer Kombination der verschieden Formen der Arbeit aktiv waren. Lediglich die Hausfrauen unterschieden sich von den anderen Gruppen: Sie gaben ein geringeres Sinnerleben an. Selenko et al. (2011) haben im Rahmen einer Längsschnittstudie festgestellt, dass neben der finanziellen Lage die beiden latenten Funktionen Zeitstruktur und soziale Kontakte zur Erklärung der schlechteren Gesundheit der Erwerbslosen im Vergleich zu den Erwerbstätigen beitragen. Hausfrauen (zusammen mit Rentnern und Studierenden) geben eine bessere Zeitstruktur und mehr soziale Aktivitäten an, ebenso ein besseres Sinnerleben (collective purpose). Leider wird in der Analyse nicht getrennt zwischen den Gruppen, so dass offen bleibt, ob die positiven latenten Funktionen auch gleichermaßen für die Hausfrauen gelten wie für Rentner und Studierende. Man kann also konstatieren, dass Hausarbeit das Potential zum Schutz vor den negativen Auswirkungen haben kann. Als nachgewiesen kann dies allerdings nicht gelten. Nur eine Studie ist bekannt, in der die Funktion der Hausarbeit speziell bei erwerbslosen älteren Männern untersucht wird. Feather und Barber (1983) konnten bei einer kleinen Stichprobe von 44 älteren erwerblosen Männern feststellen, dass diejenigen eine bessere psychische Gesundheit aufwiesen, die sich nach Verlust des Arbeitsplatzes vermehrt mit Haus- und Gartenarbeit befassten. Nicht auszuschließen ist, dass Frauen und Männer in der Arbeitslosigkeit unterschiedliche Aufgabenbereiche der Hausarbeit übernehmen und damit auch unterschiedliche Wirkungen einhergehen. Eine Studie über die Neuverteilung der häuslichen Aufgaben bei Arbeitslosigkeit eines Partners steht noch aus. Nur in Bezug auf die elterliche Fürsorge für die Kinder liegt eine Studie von Pailhe und Solaz (2008) vor. Sie konnten feststellen, dass arbeitslose Männer nicht gleichermaßen wie arbeitslos gewordene Frauen ihre Beteiligung an der Fürsorge für die Kinder ausweiten.

Darüber hinaus stellt sich die Frage, wie der Hausfrauenstatus bewertet wird. Paul und Batinic (2010) kommen auf der Grundlage einer repräsentativen Stichprobe zu dem Ergebnis, dass die Erwerbslosigkeit negativer bewertet wird als die Erwerbstätigkeit. Jedoch wurde der Status der Hausfrau wie der von Rentnern und Studierenden nicht negativer bewertet als der von Erwerbstätigen. Dies steht im Widerspruch zu dem eher abwertenden Begriff der „Nur-Hausfrau" sowie zu den Ergebnissen der Studie von Eckert-Jaffe und Solaz (2001). Diese untersuchte die Chancen von Frauen, einen statushöheren Mann zu heiraten. Demnach heiraten Hausfrauen eher Partner mit geringerem Status als erwerbslose Frauen. Zu beachten ist, dass für die Wiedervermittlung in den Arbeitsmarkt die Selbstdefinition als Hausfrau eher hinderlich ist. Die Mehrzahl der Vermittlungen geschieht noch immer über das soziale Netz (Brenke und Zimmermann 2007). Im sozialen Netz muss man sich jedoch als erwerbslos und arbeitsuchend zu erkennen geben. Für die Wiedervermittlung wäre die Beschränkung auf die Hausfrauenrolle demzufolge

Arbeitslosigkeit und Gesundheit in der Gender-Perspektive 249

kontraproduktiv. Die Selbstzuschreibung des Status der Hausfrau mag so zunächst für Frauen einen subjektiven Schutz vor Statusverlust bieten, aber langfristig und lebensbiografisch zu Nachteilen führen.

Auch wenn wir aus den Forschungsdaten kein konsistentes Ergebnis im Hinblick auf Geschlechterunterschiede bezüglich der Auswirkungen der Erwerbslosigkeit ableiten können, ist es dennoch sinnvoll, sich mit geschlechterspezifischen Aspekten auseinanderzusetzen, um Interventionen ableiten zu können, die die Besonderheiten von Frauen und Männern vor, in und nach der Erwerbslosigkeit berücksichtigen. In den nachfolgenden Abschnitten soll dies in Bezug auf die vorgenannten Fragestellungen durchgeführt werden: Welche spezifischen Zugangsvoraussetzungen in die Erwerbslosigkeit liegen für Frauen und Männer vor? Welche Merkmale der Situation und der Person während der Arbeitslosigkeit sind geschlechterspezifisch? Wie sind die Chancen für den Wiedereinstieg in die Erwerbsarbeit?

6 Eintritt und Bewältigung der Erwerbslosigkeit

Das Arbeitslosigkeitsrisiko korreliert sowohl bei Frauen als auch bei Männern mit einer schlechteren psychischen Gesundheit und einer höheren Arbeitsplatzunsicherheit. Bei Frauen tritt ein weiteres Merkmal hinzu: geringe Entwicklungsmöglichkeiten in der bisherigen Tätigkeit (Bildt und Michélsen 2003). Hinsichtlich der Bewältigung des Arbeitsplatzverlustes ist zunächst zu verdeutlichen, dass Erwerbslosigkeit als ein bedrohliches Lebensereignis betrachtet werden kann, das Prozesscharakter hat, d. h. mit einer Unsicherheitsphase beginnt, schon bevor die Kündigung ausgesprochen wird und dann nach einer Neuausrichtung des Lebens verlangt: Im einfachsten Fall muss „nur" eine neue Tätigkeit bewältigt werden, mit neuen Aufgaben, neuem sozialen Umfeld, in einem anderen Betrieb. Im weniger einfachen Fall muss mit einer Behörde intensiv kooperiert werden, eine grundsätzlich andere finanzielle Lage bewältigt werden mit womöglich existenzbedrohlichen Finanzierungslücken, Verschuldungen, Veränderung der Wohnsituation, Veränderung der Rollenaufteilung in der Familie usw. Neben besonderen Situationen, die Ereignischarakter haben (z. B. Wohnungskündigungen), sind alltägliche Stressoren zu bewältigen (z. B. Mobilität trotz geringer Mittel). Erwerbslosigkeit fordert demnach erhebliche Bewältigungskompetenz und Resilienz beim Umgang in teils schwer einschätzbaren und komplexen Situationen. Der Umgang mit komplexen Situationen stellt eine geistige Anforderung dar und erfordert soziale Intelligenz, z. B. im Umgang mit dem Fallberater, bei Vorstellungsgesprächen oder bei der Eingliederung in einen neuen Arbeitskontext.

Die eingangs vorgestellte Analyse des Arbeitsmarktes für Frauen und Männer verdeutlicht, dass erwerbslose Frauen sich in vielen demografischen Merkmalen, von denen man vermuten kann, dass sie für den Verlauf und die Bewältigung der Arbeitslosigkeit bedeutsam sind, nicht grundsätzlich von den Männern unterscheiden. Eine Ausnahme stellen die geringen Entwicklungsmöglichkeiten in der bisherigen Tätigkeit dar. Ob ein bedrohliches Lebensereignis dazu führt, dass es zu einer gesundheitlichen Beeinträchtigung kommt, hängt u. a. davon ab, ob die betroffene Person ausreichend Fähigkeiten hat, mit der Situation umzugehen (Lazarus 1981). Die entsprechenden Fähigkeiten werden in der vorberuflichen und in der beruflichen Sozialisation erworben. Hier kann man einerseits vermuten, dass Männer die Chance haben, mehr Kompetenzen zur Lösung komplexer Probleme zu erwerben, da sie in der Regel anforderungsreichere Tätigkeiten mit mehr Lerngehalt ausführen. Andererseits sind Frauen häufiger in Branchen tätig, die mehr kommunikative Fähigkeiten und die Kontrolle bzw. bewusste Steuerung der eigenen Emotionen verlangen, z. B. im Dienstleistungsbereich beim Umgang mit aggressiven Kunden oder im Pflege- und Erziehungsbereich bei der Beeinflussung der emotionalen Verfassung von Patienten oder Kindern, was auch für die Bewältigung der alltäglichen Stressoren in der Arbeitslosigkeit hilfreich sein kann. Es bleibt eine offene Frage, wer demzufolge besser gerüstet ist für die Bewältigung der Arbeitslosigkeit.

Aus der Coping-(Bewältigungs-)Forschung ist bekannt, dass es geschlechterspezifische Unterschiede gibt. Frauen nutzen eine größere Vielfalt von Bewältigungsstrategien als Männer und nutzen diese häufiger (Tamres et al. 2002). Die oft geäußerte These, dass Männer mehr problemorientiertes Coping und Vermeidungsverhalten zeigen als Frauen, ließ sich auf der Grundlage der Metaanalyse von Tamres et al. (2002) nur bestätigen im Hinblick auf das Vermeidungsverhalten, und zwar in Bezug auf eigene Gesundheitsprobleme und die von anderen. Die naheliegende Schlussfolgerung, dass den Frauen die Bewältigung der Erwerbslosigkeit besser gelingt, da sie offenbar über eine größere Aktivität und Vielfalt von Bewältigungsstrategien verfügen, ist jedoch nicht zwingend. Die Autoren der Metaanalyse (Tamres et al. 2002) zeigen auf, dass die häufigeren und vielfältigeren Bewältigungsstrategien der Frauen einhergehen mit einer größeren Bedrohungseinschätzung.

Aus der Forschung zur sozialen Unterstützung – eine vielfach bestätigte Ressource bei der Bewältigung von Stressoren – ist bekannt, dass Männer eher von instrumenteller Unterstützung profitieren. Emotionale Unterstützung kann hingegen für Männer nachteilige Folgen haben. Frauen hingegen profitieren auch von emotionaler Unterstützung (Beehr et al. 2003) und fordern sie eher ein (s. o.). Ihnen steht damit auch hier ein breiteres Spektrum der Ressourcennutzung zur Verfügung.

Eine zentrale Rolle bei der Bewältigung der Erwerbslosigkeit stellen die finanziellen Ressourcen dar. Erwerbslose Frauen sind zu beinahe gleichen Anteilen wie Männer Bezieherinnen von Arbeitslosengeld I (nach SGB III) oder von Arbeitslosengeld II (nach SGB II, auch Hartz IV, früher Sozialhilfe) (Bundesagentur für Arbeit 2015b). Im Bereich des SGB III sind ihre Bezüge aufgrund des vorher geringeren Verdienstes niedriger als die der Männer. Das eigenständige Einkommen ist demzufolge für arbeitslose Frauen geringer, das Haushaltseinkommen wird jedoch zumindest für die nicht alleinstehenden Frauen weniger gravierend reduziert wie dies für die erwerbslosen Männer der Fall ist, die in einer Haushaltsgemeinschaft leben.

Die Elternschaft scheint für erwerbslose Männer und Frauen unterschiedliche Wirkungen zu haben. Forret et al. (2010) kommen zu dem Ergebnis, dass Männer mit Kindern die Arbeitslosigkeit eher als eine Niederlage wahrnehmen, wohingegen die Frauen mit Kindern die Arbeitslosigkeit eher als eine Chance wahrnehmen können. Underlid (1996) konnte zeigen, dass erwerbslose Frauen aktiver waren als Männer. Dabei waren diejenigen mit kleinen Kindern aktiver als die mit großen oder gar keinen Kindern. Verschiedentlich wird darauf hingewiesen, dass nicht Aktivität *per se* positiv korreliert ist mit besserer psychischer Gesundheit, sondern insbesondere vermehrte Aktivitäten, die als sinnvoll bewertet werden („purposeful activities", Feather und Barber 1983; Winefield et al. 1992). Dies ist bei der Sorge um Kinder *per se* gegeben. Damit stellt sich die Frage, unter welchen Bedingungen erwerbslosen Vätern der Rollenwechsel gelingt und sie ebenfalls vom positiven Effekt dieser sinnhaften Tätigkeit profitieren können.

Wenn es zum Übergang von der Erwerbslosigkeit in die Mutterschaft kommt, dann verbessert sich die Gesundheit, so zumindest gemäß einer schwedischen Studie von Strandh (2000). Inwieweit dies auch unter den gesellschaftlichen Rahmenbedingungen in Deutschland gilt, bleibt zu prüfen. Eckert-Jaffe und Solaz (2001) haben in einer Studie mit einer für die Bevölkerung Frankreichs repräsentativen Stichprobe festgestellt, dass der Beginn einer festen Partnerschaft bei Erwerbslosen verzögert wird. Eine Studie, die in Deutschland durchgeführt wurde, kommt zu dem Ergebnis, dass die Entscheidung für das erste Kind durch Erwerbslosigkeit begünstigt wird, allerdings nur bei Frauen und nur bei jenen aus Ostdeutschland (Özcan et al. 2010).

Für die Wiedervermittlung sind die anfangs genannten drei Unterschiede in den situativen Merkmalen bedeutsam: Frauen sind häufiger Berufsrückkehrerinnen (s. o.), eine Kategorie, die es bei Männern praktisch nicht gibt (0,1 % im Jahresdurchschnitt 2013) (Bundesagentur für Arbeit 2014b). Frauen wechselten im Jahr 2014 häufiger als Männer aus der Nichterwerbstätigkeit (38 vs. 31 %) und seltener aus der Erwerbstätigkeit (35 vs. 43 %) in die Arbeitslosigkeit (Bundesagentur für Arbeit 2015b). Diese beiden Merkmale werden vermutlich mit sich bringen, dass

Frauen größere Schwierigkeiten haben werden, ihre berufliche Qualifikation für eine Wiedervermittlung zu verdeutlichen. Das dritte Merkmal ist der höhere Anteil der Alleinerziehenden: 18,8 % der erwerbslosen Frauen sind Alleinerziehende, bei den erwerbslosen Männern sind es 1,5 % (Bundesagentur für Arbeit 2014b). Damit haben Frauen in höherem Ausmaß ein „Vermittlungshindernis", insbesondere wenn die Kinderbetreuung nicht gesichert ist, weil z. B. Betreuungsplätze vorrangig an Berufstätige vergeben werden. Die Betreuung von Kleinkindern geht insbesondere bei Alleinerziehenden häufig mit einer eingeschränkten Arbeitsuche nach wenig vorhandenen Teilzeitstellen in Ortsnähe einher.

Betrachtet man die hier dargestellten Ausführungen über Eintritt, Bewältigung und Beendigung der Erwerbslosigkeit unter einer geschlechtervergleichenden Perspektive, so kann daraus abgeleitet werden, dass Frauen und Männer während der Erwerbslosigkeit unterschiedliche Bedingungen vorfinden und in unterschiedlicher Weise damit umgehen werden. Eine Bewertung in ein „mehr" oder „weniger", in ein „besser" oder „schlechter" sollte daraus nicht abgeleitet werden, sehr wohl jedoch Hinweise auf die gendersensible Gestaltung von Kontextbedingungen für den Prozess der Wiedervermittlung (zeitliche Flexibilität von Alleinerziehenden, unterschiedliche Bewältigungspräferenzen und -kompetenzen, Hilfen beim Rollenwechsel und damit verbunden die Einbeziehung des sozialen Umfeldes).

7 Resümee

Zusammenfassend sind Frauen, gemessen an den Arbeitslosenquoten, nicht wesentlich weniger von Erwerbslosigkeit betroffen als Männer. Wie oben beschrieben, ist die Struktur der Arbeitslosigkeit bei arbeitslosen Männern und Frauen in vielen Bereichen ähnlich. Die Befundlage zu Gesundheitsunterschieden zwischen Männern und Frauen in Arbeitslosigkeit ist nicht eindeutig. Wenn geschlechterspezifische Unterschiede bei den Krankheitsrisiken statistisch bemerkenswert sind, sind die Zusammenhangsstärken oft eher klein. Das zeigen auch die Moderationsanalysen der oben vorgestellten Metaanalysen auf. Wesentlich höhere Effektgrößen erzielen in den Moderationsanalysen eine Reihe von weiteren Einflussfaktoren auf die psychische Gesundheit von Arbeitslosen, wie z. B. die Dauer der Arbeitslosigkeit oder das soziale Sicherungssystem. Sowohl Männer als auch Frauen stellen keine homogene Gruppe dar und ihre Lebensvielfalt lässt sich – auch in der Erwerbslosigkeit – nicht auf Stereotypen reduzieren.

Die Interaktionen zwischen Geschlecht und den Moderationseffekten, die die negative Wirkung der Arbeitslosigkeit auf die Gesundheit beeinflussen, sind im Sinne des Gender Mainstreaming in der Arbeitslosenforschung in vielen Bereichen noch nicht vollständig, oftmals nur ansatzweise geklärt. Für eine gendersensible Forschung sind die Beachtung der gewählten Gesundheits- bzw. Krankheitsindikatoren und vor allem die Berücksichtigung einer lebensbiografischen Perspektive bedeutsam. Was sich kurzfristig als entlastend darstellt, kann langfristig zum Hemmnis werden (z. B. Mutterschaft). In der Interventionsforschung sind geschlechterspezifische Ansätze und Erkenntnisse über differenzielle Wirkungszusammenhänge ebenfalls unterentwickelt. Mittlerweile liegen aus empirischen Studien – wie oben dargestellt – viele Ergebnisse zu Gesundheitsunterschieden zwischen arbeitslosen Männern und arbeitslosen Frauen im Vergleich zu Erwerbstätigen sowie über die Wechselbeziehungen zwischen Gesundheit und Arbeitslosigkeit vor. Die Erkenntnisse aus der empirischen Wissenschaft entwickeln sich derzeit schneller als neue theoretische Erklärungsansätze entstehen. Die Befunde werden kaum in Theorien eingebunden.

Offen bleibt, wie arbeitslose Frauen und Männer am besten und möglichst gesund die kritische Phase der Arbeitslosigkeit unter den jeweiligen Rahmenbedingungen und Lebenslagen bewältigen können. Wie kann darüber hinaus bei arbeitslosen Männern und Frauen, bei denen bereits gesundheitliche Einschränkungen eingetreten sind, die Gesundheit besser gefördert und die Reintegration in den Arbeitsmarkt forciert werden? Geschlechterspezifische Ansatzpunkte bestehen ganz offensichtlich beim Gesundheitsverhalten von Arbeitslosen – insbesondere aufgrund der viel riskanteren Verhaltensweisen von arbeitslosen Männern, die aber bislang in der unterfinanzierten arbeitsmarktintegrativen Gesundheitsförderung kaum entwickelt werden konnten. Das relativ hohe Risiko für vorzeitige Sterblichkeit von Arbeitslosen und hier insbesondere bei den Männern (Grobe 2006), zeigt ein großes Präventionspotenzial auf.

Die Gesundheitsforschung identifiziert in den Metaanalysen aber auch Einfluss nehmende makroökonomische und systemische Kontextfaktoren (Paul und Moser 2009a, b). Die Konzentration auf individuelle Bewältigungsmuster von Arbeitslosigkeit hat hohe Bedeutsamkeit, reicht aber vor diesem Hintergrund alleine nicht mehr aus. In der Gesundheitsperspektive sind sowohl Verhältnis- als auch Verhaltensprävention notwendig, die auch die Arbeitsmarktperspektiven von Männern und Frauen insgesamt sowie die Arbeitsmarktübergänge in den Blick nimmt. Die erhöhten Morbiditäts- und Mortalitätsrisiken sowohl von arbeitslosen Männern als auch von arbeitslosen Frauen gegenüber Erwerbstätigen sind eklatant. Die obigen Ausführungen zu gesellschaftlichen Alternativrollen weisen zudem auf Prozesse der „Retraditionalisierung" (Kieselbach und Beelmann 2006) von Geschlechterrollen durch unfreiwillige Arbeitslosigkeit hin. Die Erwerbslosigkeitsforschung hat den Zusammenhang zwischen Gesundheit und Dauer der Arbeitslosigkeit sehr gut nachgewiesen (Paul und Moser 2009a, b). Die Ausweitung einer Jobperspektive sowohl für arbeitslose Männer als auch arbeitslose Frauen spätestens nach vier Monaten ist gesellschaftlich indiziert, wenn nicht nur Symptome kuriert werden sollen. Das erfordert große gesellschaftliche Kraftanstrengungen, aber lohnt sich, denn weniger Arbeitslosigkeit bedeutet auch mehr Gesundheit!

Literatur

Becker-Schmidt, Regina; Brandes-Erlhoff, Uta; Rumpf, Mechthild & Schmidt, Beate (1983): Arbeitsleben – Lebensarbeit. Konflikte und Erfahrungen von Fabrikarbeiterinnen. Bonn: Verlag Neue Gesellschaft

Becker-Schmidt, Regina; Knapp, Gudrun-Axeli & Schmidt, Beate (1984): Eins ist zu wenig, beides ist zuviel: Erfahrungen von Arbeiterfrauen zwischen Familien und Fabrik. Bonn: Verlag Neue Gesellschaft

Beehr, Terry A.; Farmer, Suzanne J.; Glazer, Sharon; Gudanowski, David M. & Nair, Vandana N. (2003): The enigma of social support and occupational stress: Source congruence and gender role effects. In: Journal of Occupational Health Psychology 8(3): 220–231

Bildt, Carina & Michélsen, Hans (2003): Occupational conditions exceed the importance of non-occupational conditions and ill health in explaining future unemployment among women and men. In: Archives of Women's Mental Health 6(2): 115–126

BKK (Betriebskassen Bundesverband) (Hrsg.) (2010): BKK Gesundheitsreport 2010. Essen

Böhm, Kathrin; Drasch, Katrin; Götz, Susanne & Pausch, Stephanie (2011): Frauen zwischen Beruf und Familie. Nürnberg: IAB-Kurzbericht 23/2011

Brenke, Karl & Zimmermann, Klaus F. (2007): Erfolgreiche Arbeitssuche weiterhin meist über informelle Kontakte und Anzeigen. In: Wochenbericht des Deutschen Instituts für Wirtschaft 20: 325–331

Bundesagentur für Arbeit (2012a): Der Arbeitsmarkt in Deutschland, Frauen und Männer am Arbeitsmarkt im Jahr 2011. Nürnberg

Bundesagentur für Arbeit (2012b): Arbeitsmarkt in Zahlen, Frauen und Männer. Nürnberg

Bundesagentur für Arbeit (2014a): Arbeitsmarkt in Deutschland – Zeitreihen bis 2013. Nürnberg

Bundesagentur für Arbeit (2014b): Der Arbeitsmarkt in Deutschland, Frauen und Männer am Arbeitsmarkt im Jahr 2013. Nürnberg

Bundesagentur für Arbeit (2014c): Arbeitnehmerüberlassung, Leiharbeitnehmer und Verleihbetriebe. Nürnberg

Bundesagentur für Arbeit (2014d): Arbeitsmarkt 2013 – Arbeitsmarktanalyse für Deutschland, West- und Ostdeutschland. Nürnberg

Bundesagentur für Arbeit (2015a): Der Arbeits- und Ausbildungsmarkt in Deutschland – Monatsbericht, Januar 2015. Nürnberg

Bundesagentur für Arbeit (2015b): Analytikreport der Statistik, Analyse des Arbeitsmarktes für Frauen und Männer. Nürnberg

Bundesagentur für Arbeit (2015c): Arbeitslosigkeit im Zeitverlauf. Februar 2015. Nürnberg

Deci, Edward L. & Ryan, Richard M. (1985): Intrinsic motivation and self-determination in human behavior. New York: Plenum Press

Eckert-Jaffe, Olivia & Solaz, Anne (2001): Unemployment, marriage, and cohabitation in France. In: The Journal of Socio-Economics 30(1): 75–98

Eurostat Pressestelle (Hrsg.) (2015): Eurostat-Pressemitteilungen: Bevölkerung, Soziales. Arbeitslosenquote des Euroraums bei 11,4 %. 20/2015
Feather, N. T. & Barber, James G. (1983): Depressive reactions and unemployment. In: Journal of Abnormal Psychology 92(2): 185–195
Filipp, Sigrun-Heide (Hrsg.) (1981): Kritische Lebensereignisse. München: Urban & Schwarzenberg
Finlay-Jones, Robert A. & Burvill, Peter W. (1979): Women, work and minor psychiatric morbidity. In: Social Psychiatry 14(2): 53–57
Forret, Monica L.; Sullivan, Sherry E. & Mainiero, Lisa A. (2010): Gender role differences in reactions to unemployment: Exploring psychological mobility and boundaryless careers. In: Journal of Organizational Behaviour 31(5): 647–666
Göttling, Sascha; Merkel, Doreen & Mohr, Gisela (2011): Die Arbeit der Erwerbslosen: Eine arbeitspsychologische Analyse. In: Mühlpfordt et al. (2011): 118–132
Grobe, Thomas (2006): Sterben Arbeitslose früher? In: Hollederer & Brand (2006): 75–83
Hammarstrom, Anne; Gustafsson, Per E.; Strandh, Mattias; Virtanen, Pekka & Janlert, Urban (2011): It's no surprise! Men are not hit more than women by the health consequences of unemployment in the Northern Swedish Cohort. In: Scandinavian Journal of Public Health 39(2): 187–193
Hollederer, Alfons (Hrsg.) (2009): Gesundheit von Arbeitslosen fördern! Ein Handbuch für Wissenschaft und Praxis. Frankfurt a. M.: Fachhochschulverlag
Hollederer, Alfons (2011a): Unemployment and health in population of Germany: results from 2005 Microcensus. In: Journal of Public Health 19(3): 257–268
Hollederer, Alfons (2011b): Erwerbslosigkeit, Gesundheit und Präventionspotenziale: Ergebnisse des Mikrozensus 2005. Wiesbaden: VS-Verlag für Sozialwissenschaften
Hollederer, Alfons & Brand, Helmut (Hrsg.) (2006): Arbeitslosigkeit, Gesundheit und Krankheit. Bern: Huber Verlag
Jahoda, Marie; Lazarsfeld, Paul F. & Zeisel, Hans (1975): Die Arbeitslosen von Marienthal. Frankfurt a. M.: Suhrkamp
Jefferis, Barbara J.; Nazareth, Irwin; Marston, Louise et al. (2011): Associations between unemployment and major depressive disorder: Evidence from an international, prospective study (the predict cohort). In: Social Science & Medicine 73(11): 1627–1634
Kieselbach, Thomas & Beelmann Gert (2006): Psychosoziale Risiken von Arbeitsplatzverlust und Arbeitslosigkeit. In: Psychotherapeut 51(6): 452–458
Kroll, Lars E. & Lampert, Thomas (2012): Arbeitslosigkeit, prekäre Beschäftigung und Gesundheit. Robert Koch-Institut. GBE kompakt 1(3). Berlin
Lazarus, Richard S. (1981): Streß und Streßbewältigung – Ein Paradigma. In: Filipp (1981): 198–232
McKee-Ryan, Frances M.; Song, Zhaoli; Wanberg, Connie R. & Kinicki, Angelo J. (2005): Psychological and physical well-being during unemployment: A meta-analytic study. In: Journal of Applied Psychology 90(1): 53–76
Meer, Peter H. van der (2014): Gender, unemployment and subjective well-being: Why being unemployed is worse for men than for women. In: Social Indicators Reseach 115(1): 23–44
Moen, Phyllis; Robison, Julie & Dempster-McClain, Donna (1995): Caregiving and women's well-being: A life course approach. In: Journal of health and social behavior 36(3): 259–273
Mohr, Gisela (1993): Frauenerwerbslosigkeit: Spekulation und Befunde. In: Mohr & Backes (1993): 17–48

Mohr, Gisela (1997): Erwerbslosigkeit, Arbeitsplatzunsicherheit und psychische Befindlichkeit. Wirtschaftspsychologie Band 5. Frankfurt a. M.: Peter Lang
Mohr, Gisela & Backes, Gertrud (1993): Ausgezählt. Theoretische und empirische Beiträge zur Psychologie der Frauenerwerbslosigkeit. Weinheim: Deutscher Studien Verlag
Mühlpfordt, Susann; Mohr, Gisela & Richter, Peter (Hrsg.) (2011): Erwerbslosigkeit: Handlungsansätze zur Gesundheitsförderung. Lengerich: Pabst
Murphy, Gregory C. & Athanasou, James A. (1999): The effect of unemployment on mental health. In: Journal of Occupational and Organizational Psychology 72(1): 83–99
Norström, Fredrik; Virtanen, Pekka; Hammarström, Anne; Gustafsson Per E. & Janlert, Urban (2014): How does unemployment affect self-assessed health? A systematic review focusing on subgroup effects. In: BMC Public Health 14: 1310
Özcan, Berkay; Mayer, Karl U. & Luedicke, Jeorg (2010): The impact of unemployment on the transition to parenthood. In: Demographic Research 23(29): 807–846
Pailhe, Ariane & Solaz, Anne (2008): Time with children: Do fathers and mothers replace each other when one parent is unemployed? In: European Journal of Population – Revue Europeenne de Demographie 24(2): 211–236
Paul, Karsten I. & Batinic, Bernard (2010): The need for work: Jahoda's latent functions of employment in a representative sample of the German population. In: Journal of Organizational Behaviour 31(1): 45–64
Paul, Karsten I. & Moser, Klaus (2006): Incongruence as an explanation for the negative mental health effects of unemployment: Meta-analytic evidence. In: Journal of Occupational and Organizational Psychology 79(4): 595–621
Paul, Karsten I. & Moser, Klaus (2009a): Unemployment impairs mental health: Meta-analyses. In: Journal of Vocational Behavior 74(3): 264–282
Paul, Karsten I. & Moser, Klaus (2009b): Metaanalytische Moderatorenanalysen zu den psychischen Auswertungen der Arbeitslosigkeit – Ein Überblick. In: Hollederer (2009): 39–61
Roelfs, David J.; Shor, Eran; Davidson, Karina W. & Schwartz, Joseph E. (2011): Losing life and livelihood: A systematic review and meta-analysis of unemployment and all-cause mortality. In: Social Science & Medicine 72(6): 840–854
Romeu Gordo, Laura (2006): Beeinflusst die Dauer der Arbeitslosigkeit die Gesundheitszufriedenheit? Auswertungen des Sozioökonomischen Panels (SOEP) von 1984 bis 2001. In: Hollederer & Brand (2006): 53–73
Rose, Uwe & Jacobi, Frank (2006): Gesundheitsstörungen bei Arbeitslosen. Ein Vergleich mit Erwerbstätigen im Bundesgesundheitssurvey 98. In: Arbeitsmed.Sozialmed.Umweltmed. 41(12): 556–564
Selenko, Eva; Batinic, Bernard & Paul, Karsten I. (2011): Does latent deprivation lead to psychological distress? Investigating Jahoda's model in a four-wave study. In: Journal of Occupational and Organizational Psychology 84(4): 723–740
Strandh, Mattias (2000): Different exit routes from unemployment and their impact on mental well-being: The role of the exononmic situation and the predictability of life course. In: Work, employment and Society 14(3): 459–479
Tamres, Lisa K.; Janicki, Denise & Helgeson, Vicki S. (2002): Sex differences in coping behavior: A meta-analytic review and an examination of relative coping. In: Personality and Social Psychology Review 6(1): 2–30
Underlid, Kjell (1996): Activity during unemployment and mental health. In: Scandinavian Journal of Psychology 37(3): 269–281

Warr, Peter; Jackson, Paul & Banks, Michael (1988): Unemployment and Mental Health: Some British Studies. In: Journal of Social Issues 44(4): 47–68
Winefield, Anthony. H. (1995): Unemployment: Its psychological costs. In: International Review of Industrial and Organizational Psychology 10: 169–212
Winefield, Anthony H.; Tiggemann, Marika & Winefield, Helen R. (1992): Spare time use and psychological well-being in employed and unemployed young people. In: Journal of Occupational and Organizational Psychology 65(4): 307–313

PD Dr. Alfons Hollederer MPH Leiter des Sachgebiets „Versorgungsqualität, Gesundheitsökonomie, Gesundheitssystemanalyse" am Bayerischen Landesamt für Gesundheit und Lebensmittelsicherheit (LGL), Nürnberg
Arbeitsschwerpunkte:

- Gesundheitswissenschaften
- Gesundheitssystemanalyse
- Gesundheitsmanagement.

Dr. rer. nat. Gisela Mohr Professorin an der Universität Leipzig, Fachbereich Arbeits- und Organisationspsychologie em.; fachliche (parteiunabhängige) Politikberatung
Arbeitsschwerpunkte:

- Arbeit und Gesundheit
- Frauenerwerbstätigkeit, Frauen in Führung
- Psychisches Befinden beim Handeln unter Unsicherheit
- Stress am Arbeitsplatz; Betriebliche Gesundheitsförderung
- Gesund führen.

Auf dem Weg zu einem gendersensiblen Betrieblichen Gesundheitsmanagement

Uta Walter

In einer wachsenden Dienstleistungswirtschaft bedeutet Arbeit in erster Linie „Kopfarbeit" und die Fähigkeit zu einer gelingenden Kooperation. Die psychische Gesundheit gilt heute als zentrale Zielgröße betrieblicher Gesundheitspolitik: aufgrund ihrer Bedeutung für das Arbeits-, Sozial- und Gesundheitsverhalten sowie biologische Prozesse (Badura und Walter 2014).

Aktuelle Daten (z. B. Abholz und Schmacke 2014; Knieps und Pfaff 2014; Prütz et al. 2014) weisen darauf hin, dass das psychische Befinden der Beschäftigten in den letzten Jahren deutlich gelitten hat – nicht zuletzt als Folge hoher Arbeitsanforderungen und einer flexiblen Arbeitswelt (Badura et al. 2012). Arbeitsbedingte psychische Belastungen liegen hierzulande auf einem hohen Niveau (Lohmann-Haislah 2012). Die Auseinandersetzung mit der Thematik ist dabei keineswegs neu: Schon der erste Fehlzeitenreport aus dem Jahr 1999, herausgegeben vom wissenschaftlichen Institut der AOK und der Universität Bielefeld, beschäftigte sich im Schwerpunkt mit psychischen Belastungen am Arbeitsplatz (Badura et al. 2000). Zehn Jahre später, im Fehlzeitenreport 2009, wurde das Thema aufgrund steigender Relevanz erneut aufgegriffen (Badura et al. 2010a).

Psychische Beeinträchtigungen und Erkrankungen sind maßgeblich verantwortlich für lange Fehlzeiten und vorzeitige Berentung sowie für Produktivitätseinbußen aufgrund verminderter Leistungsfähigkeit am Arbeitsplatz (Baase 2007; Hemp 2004; Iverson et al. 2010). Laut einer im Jahr 2012 europaweit durchgeführten Studie der European Depression Association (EDA) mit 7000 Beschäftigten ist jeder zehnte Arbeitnehmer in Europa bereits einmal seiner Arbeit aufgrund einer

---

U. Walter (✉)
Zentrum für wissenschaftliche Weiterbildung (ZWW), Universität Bielefeld,
Bielefeld, Deutschland
E-Mail: uta.walter@uni-bielefeld.de

diagnostizierten Depression fern geblieben. Durch eine depressive Episode gehen dabei durchschnittlich 36 Arbeitstage verloren, was in der befragten Personengruppe zu insgesamt 21.000 verlorenen Arbeitstagen führt (EDA 2012).

In der deutschen Wirtschaft verursachen psychische Störungen heute rund 10 % aller Krankheitstage und sind bereits seit dem Jahr 2000 die häufigste Ursache für Frühberentungen (GKV-Spitzenverband 2012; Klauber et al. 2014). Die dadurch entstehenden Kosten sind enorm: Die Bundesanstalt für Arbeitsschutz und Arbeitsmedizin hat bereits im Jahr 2007 den Verlust an Arbeitsproduktivität aufgrund psychischer und Verhaltensstörungen auf acht Mrd. Euro pro Jahr geschätzt, unter Zugrundelegung der im Berichtszeitraum angefallenen 47,9 Mio. Arbeitsunfähigkeitstage (Heyde und Macco 2010).

Heute liegen gesicherte Erkenntnisse dazu vor, dass Produktivitätsverluste, die durch Präsentismus entstehen, die Produktivitätsverluste durch Absentismus um ein Vielfaches übersteigen (Steinke und Badura 2011). Erst die Kosten für Absentismus und Präsentismus zusammen geben Aufschluss über die Gesamtkostenlast eines unterlassenen Gesundheitsmanagements.

Aufgrund der hohen wirtschaftlichen Bedeutung investiert eine wachsende Anzahl von Unternehmen mittlerweile in das Thema Gesundheit. Die Befunde einer Studie der Boston Consulting Group zeigen, dass Gesundheit nicht nur als wichtiges Thema erkannt, sondern zunehmend als strategischer Unternehmensfaktor eingestuft wird. Im Vordergrund stehen dabei vor allem ökonomische Motive, wie die Senkung von Kosten aufgrund von Krankheitsausfällen (Boston Consulting Group 2012).

Trotz eines zunehmenden Interesses der Unternehmen lassen die gesundheitsbezogenen Aktivitäten in vielen Fällen noch deutliche Defizite erkennen. Das Vorgehen ist vielfach geprägt von einer unzureichenden Datenbasis mit Blick auf das gesundheitliche Befinden der Beschäftigten und die darauf Einfluss nehmenden Arbeits- und Organisationsbedingungen sowie von einer mangelnden Bedarfsgerechtigkeit durchgeführter Projekte und Maßnahmen (Walter 2007). Das Thema „Psychische Gesundheit" ist in den Unternehmen trotz erkennbar steigender Relevanz weitgehend ein Tabu-Thema. Vorstände und Geschäftsführungen wissen zumeist wenig darüber, wie es um das Wohlbefinden ihrer Belegschaften steht. Zudem ist der Umgang mit psychischen Problemen häufig von großen Unsicherheiten geprägt – bei den Betroffenen, bei Führungskräften und Experten, bei den Kolleginnen und Kollegen.

Der vorliegende Beitrag befasst sich mit dem Thema psychische Gesundheit in der Arbeitswelt aus der Genderperspektive: Männer und Frauen weisen mit Blick auf psychische Beeinträchtigungen und Erkrankungen deutliche Unterschiede auf – zumindest legen die dazu vorliegenden Befunde (Beermann et al. 2007, 2008; Zok 2010, 2011; Meyer et al. 2012; Rixgens und Badura 2012; Knieps und Pfaff

2014) diesen Schluss nahe. Vor diesem Hintergrund stellt sich die Frage, ob die dokumentierten Unterschiede einen geschlechterspezifischen Handlungsbedarf indizieren, der im Betrieblichen Gesundheitsmanagement Berücksichtigung finden sollte.

Die erste hier vertretene These lautet: Das Thema psychische Gesundheit erfordert insgesamt eine deutliche höhere Aufmerksamkeit in Unternehmen, insbesondere in Hochrisikobereichen wie dem Dienstleistungssektor.

Die zweite These lautet: Investitionen in das betriebliche Sozialkapital im Rahmen eines Betrieblichen Gesundheitsmanagements sind der zentrale Stellhebel, um die Gesundheit von Frauen und von Männern zu fördern und gleichzeitig die Betriebsergebnisse zu verbessern.

Die dritte These lautet: Ein leistungsfähiges Betriebliches Gesundheitsmanagement erfordert gleichwohl ein stärker gendersensibles Vorgehen, als Voraussetzung für ein bedarfsgerechtes und zielgruppenspezifisches Handeln.

Im Folgenden wird zunächst der Forschungsstand zum Thema psychisches Befinden in der Arbeitswelt aus der Genderperspektive zusammengefasst, unter Rückgriff auf relevante Daten. Im Anschluss werden offene Fragen, die sich aus der bisherigen Datenlage erkennen lassen, aufgeworfen. Schließlich werden Handlungsbedarfe und Empfehlungen für das Betriebliche Gesundheitsmanagement formuliert.

1 Psychisches Befinden in der Arbeitswelt: Wie unterscheiden sich die Geschlechter?

Aussagen zum psychischen Befinden in der Arbeitswelt erfordern zunächst eine Abgrenzung zwischen drei zentralen Begrifflichkeiten: psychische Belastungen, psychische Beeinträchtigungen und psychische Störungen.

Psychische Belastungen haben ihre Ursache entweder in äußeren Lebensumständen oder resultieren aus eigenen, selbstgesteckten Anforderungen und Zielen. *Psychische Beeinträchtigungen* werden verursacht durch Belastungen, die zu negativen Emotionen und Energieverlusten führen. *Psychische Störungen* schließlich sind klinisch diagnostizierbare Erkrankungen der Psyche, wie z. B. Depressionen, Angststörungen oder Schizophrenien (Badura und Steinke 2011).

Psychische Belastungen können zu psychischen Beeinträchtigungen und diese wiederum zu ernsthaften Erkrankungen führen (Abb. 1). Umso wichtiger erscheint es, im Betrieblichen Gesundheitsmanagement frühzeitig anzusetzen, d. h. psychische Belastungen zu vermeiden bzw. zu reduzieren und eine erhöhte Aufmerksamkeit für psychische Beeinträchtigungen zu entwickeln.

Psychische Belastungen (Stressursachen)	Psychische Beeinträchtigungen (Stresserleben)	Krankheiten (Stressfolgen)
zu viel oder zu komplexe Arbeit, Termindruck Mangelhafte Sinnhaftigkeit der Arbeit zu wenig Handlungsspielraum Konflikte mit Vorgesetzten Konflikte mit Kollegen Bedrohung des eigenen „standing" drohender Arbeitsplatzverlust etc.	Schlafstörungen Konzentrationsprobleme abnehmende Gedächtnisleistung Kränkungen, Enttäuschungen Ängste, Sorgen, Hilflosigkeitsgefühle Erschöpfung (Burnout), Depressivität etc.	Depression Rückenbeschwerden Koronare Herzerkrankung Bandscheibenvorfall Schwächung des Immunsystems etc.

Abb. 1 Psychische Belastungen, Beeinträchtigungen und Erkrankungen. (Quelle: Badura et al. 2012)

Aufschluss über das psychische Befinden in der Erwerbsbevölkerung und Unterschiede zwischen den Geschlechtern liefern zum einen die Routinedaten der Sozialversicherungsträger, d. h. Daten zum Fehlzeitengeschehen und zur Frühberentung, und zum zweiten Daten aus standardisierten Befragungen, d. h. Daten aus ausgewählten Bevölkerungsstichproben, Daten aus MitarbeiterInnenbefragungen sowie Daten, die im Rahmen der klinischen Forschung und Praxis gewonnen werden.

1.1 Routinedaten der Sozialversicherungsträger

Das Fehlzeitengeschehen in der deutschen Wirtschaft wird im Wesentlichen von sechs Krankheitsarten dominiert: Muskel-Skelett-Erkrankungen, Atemwegserkrankungen, Verletzungen, Herz-Kreislauferkrankungen, Erkrankungen des Verdauungssystems und psychische Störungen. Wie die Daten der Gesetzlichen Krankenkassen übereinstimmend zeigen, sind die Fehlzeiten bei den meisten körperlichen Erkrankungen seit Jahren rückläufig bzw. stagnierend, während die Arbeitsunfähigkeiten aufgrund von psychischen Erkrankungen zunehmend an Bedeutung gewinnen (z. B. Meyer et al. 2012; Knieps und Pfaff 2014).

So sind z. B. bei den Versicherten der Allgemeinen Ortskrankenkasse (AOK) die Arbeitsunfähigkeitstage aufgrund psychischer Störungen im Zeitraum von 2000 bis 2011 um ca. 60 % angestiegen. Die Ausfallzeit bei einer psychischen Erkrankung beträgt dabei im Schnitt 22,5 Tage. Gegenüber den seit Jahren prozentual rückläufigen Herz-Kreislauf-Erkrankungen (2011: 6,2%) liegt der Anteil der Fehlzeiten aufgrund psychischer Störungen bereits seit 2008 deutlich darüber (2011: 9,6%), wobei sich der Abstand von Jahr zu Jahr vergrößert (Meyer et al. 2012).

Auch bei den Versicherten der Betriebskrankenkassen (BKK) ist der Anteil psychischer Störungen in den letzten Jahrzehnten kontinuierlich angestiegen. Psychische Störungen verursachen hier derzeit knapp 15% der Fehlzeiten und stehen damit an dritter Stelle des Fehlzeitengeschehens (Knieps und Pfaff 2014). Auf diesen Zusammenhang deutet auch eine deutliche Zunahme bei der Verordnung von Psychopharmaka hin: Auf das Nervensystem wirkende Medikamente stehen inzwischen an dritter Stelle innerhalb der Verordnungen. Antidepressiva machen dabei zwei Drittel der Psychopharmaka aus (BKK-Bundesverband 2011).

In der Gruppe der psychischen Gesundheitsprobleme kommt der Symptomatik *Burnout* seit einigen Jahren eine wachsende Bedeutung zu, die sich auch in den Fehlzeitenstatistiken der Krankenkassen widerspiegelt. So wurden beispielsweise bei den AOK-Versicherten im Jahr 2011 ca. 130.000 Erwerbstätige mit insgesamt 2,6 Mio. Fehltagen aufgrund einer Burnout-Diagnose arbeitsunfähig geschrieben. Damit haben sich die Arbeitsunfähigkeitstage aufgrund von Burnout in der Diagnosegruppe Z73[1] innerhalb von acht Jahren (2004–2011) um das 11-fache erhöht (Meyer et al. 2012).

Das krankheitsbedingte Fehlzeitengeschehen ist multifaktoriell bedingt und wird beeinflusst von den Variablen Alter, Qualifikation, Branche und Art der Tätigkeit sowie dem biologischen Geschlecht. Mit Blick auf das Alter dokumentieren die Statistiken ab dem 40. Lebensjahr eine Zunahme von Arbeitsunfähigkeit aufgrund von psychischen Störungen (Robert Koch-Institut 2010; Zok 2010, 2011). Bezogen auf die Branchen ist besonders der Dienstleistungssektor (Erziehungsbereich, öffentliche Verwaltung) betroffen (s. Abb. 2).

Was die Unterschiede zwischen Männern und Frauen betrifft, zeigt das Arbeitsunfähigkeitsgeschehen insgesamt kaum Abweichungen zwischen Frauen und Männern. So lag z. B. bei den AOK-Versicherten im Berichtsjahr 2011 der Krankenstand der Männer bei 4,8% und damit nur 0,1% über dem Krankenstand der Frauen. Frauen sind den AOK-Daten zufolge tendenziell etwas häufiger krank als Männer (AU-Quote 55,2% gegenüber 52,7%), dafür aber kürzer (10,7 Tage je Fall gegenüber 11,2 Tagen je Fall) (Meyer et al. 2012).

---

[1] Eine Burnout-Symptomatik kann bislang innerhalb der ICD 10-Klassifikation nicht als eigenständige Erkrankung diagnostiziert werden. Ärzte können jedoch innerhalb der Diagnosegruppe Z73 („Probleme mit Bezug auf Schwierigkeiten bei der Lebensbewältigung") Burnout als eine Zusatzinformation angeben.

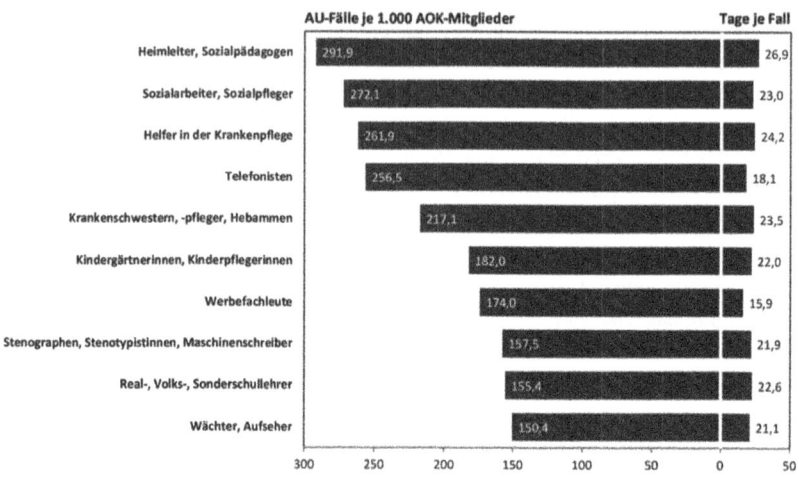

Abb. 2 Arbeitsunfähigkeitstage und -fälle der Diagnosegruppe Z73 je 1000 Versicherte nach Berufen im Jahr 2011. (Quelle: Meyer et al. 2012, S. 338)

Bei den Krankheitsdiagnosen werden jedoch Unterschiede zwischen den Geschlechtern sichtbar, insbesondere auch bei den psychischen Störungen: Während psychische Störungen bei den Männern an fünfter Stelle im Fehlzeitengeschehen stehen, sind sie bei den Frauen bereits an dritter Stelle platziert. Bei den Frauen führen vor allem affektive Störungen (wie z. B. Depressionen) zu Fehltagen (42,3 % der Fehltage aufgrund psychischer Störungen entfallen bei Frauen auf Depressionen, bei Männern ist dies lediglich etwas mehr als ein Drittel). Bei den Männern stehen hingegen psychische Verhaltensstörungen, bedingt durch Alkohol oder Tabak, im Vordergrund (Männer: 15,6 % der Fehltage, Frauen: 4,4 %) (Meyer et al. 2012).

Auch bezogen auf die Burnout-Problematik lässt das Arbeitsunfähigkeitsgeschehen deutliche Unterschiede zwischen den Geschlechtern erkennen (s. Abb. 3): So wurden bei den AOK-Versicherten im Berichtsjahr 2011 Frauen im Vergleich zu Männern doppelt so häufig aufgrund eines Burnout krankgeschrieben (Frauen: 132,8 Ausfalltage pro 1000 Versicherte; Männer: 65 Tage pro 1000 Versicherte). Insgesamt nimmt die Burnout-Problematik mit steigendem Alter bei beiden Geschlechtern zu. Frauen sind am häufigsten zwischen dem 40. und 60. Lebensjahr betroffen. Bei Männern liegt der Peak in der Altersgruppe der 40- bis 44-Jährigen.

Die Frühberentungsdaten der deutschen Wirtschaft zeigen eine mit den Fehlzeitenstatistiken der Krankenkassen vergleichbare Entwicklung: Rentenzugänge

Gendersensibles Betriebliches Gesundheitsmanagement

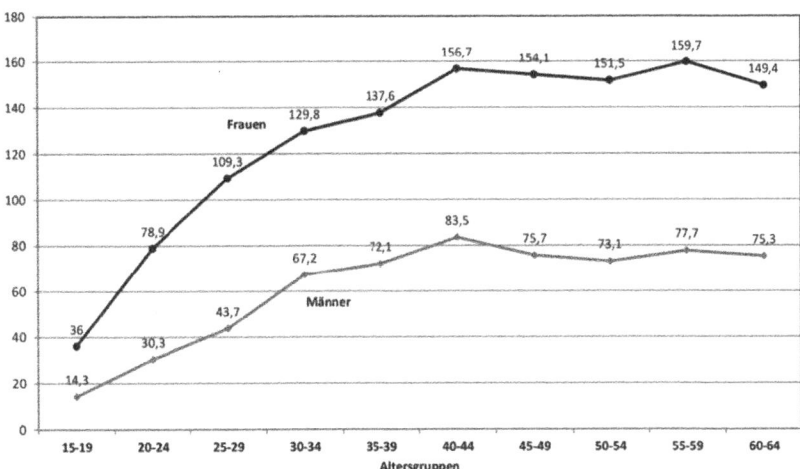

Abb. 3 Arbeitsunfähigkeitstage der Diagnosegruppe Z73 je 1000 Versicherte nach Alter und Geschlecht im Jahr 2011. (Quelle: Meyer et al. 2012, S. 338)

aufgrund von psychischen und Verhaltensstörungen nehmen kontinuierlich zu und führen seit Jahren die Frühberentungsstatistik an. Frühberentungen aufgrund körperlicher Erkrankungen, wie z. B. Herz-Kreislauferkrankungen, sind hingegen rückläufig bzw. stagnieren (Deutsche Rentenversicherung 2011; Abholz und Schmacke 2014) (s. Abb. 4).

Die geschlechterspezifische Betrachtung zeigt, dass Frauen deutlich häufiger aufgrund psychischer Störungen frühberentet werden als Männer: So betrug der Anteil der Neuzugänge bei den Frühberentungen im Jahr 2013 bei den Frauen 49,0 % und bei den Männern 36,5 % (Bundesministerium für Arbeit und Soziales 2014). Das Risiko aufgrund einer psychischen Erkrankung bereits vor dem 50. Lebensjahr erwerbsunfähig zu werden, ist bei beiden Geschlechtern höher als bei einer körperlichen Erkrankung (Rohm und Richter 2006).

1.2 Daten aus standardisierten Befragungen

Korrespondierend mit den Daten zur Arbeitsunfähigkeit und zur Frühberentung weisen auch die Befunde aus nationalen und internationalen Bevölkerungsstudien auf eine Zunahme psychischer Erkrankungen hin. So werden Depressionen, die zu den häufigsten Formen psychischer Erkrankungen zählen, seit Anfang der 1990er Jahre als die gesellschaftlich am stärksten belastende Krankheitsgruppe be-

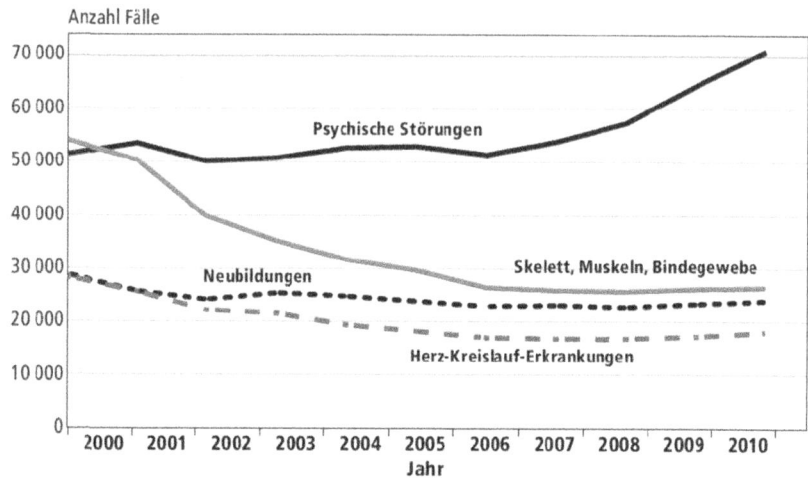

Abb. 4 Renten wegen verminderter Erwerbsfähigkeit. (Quelle: Abholz und Schmacke 2014, S. 11)

trachtet (Wittchen et al. 2010). Aussagen zur Verbreitung psychischer Störungen in Deutschland hat dabei bereits der Bundes-Gesundheitssurvey (Zusatzmodul „Psychische Störungen") aus dem Jahr 1998 ermöglicht (Wittchen et al. 1999).[2] Repräsentative Untersuchungen, wie die Studie „Gesundheit in Deutschland aktuell 2012" (GEDA) sowie die „Studie zur Gesundheit Erwachsener in Deutschland" (DEGS), geben über die aktuelle Situation hierzulande Auskunft (Robert Koch-Institut 2014; Wittchen und Jacobi 2012).

Bezogen auf die Unterschiede zwischen den Geschlechtern wird deutlich, dass Frauen im internationalen Vergleich bei allen psychischen Störungsgruppen, abgesehen von psychotischen Erkrankungen sowie Erkrankungen, die durch Substanzmissbrauch verursacht werden, mindestens doppelt so häufig betroffen sind wie Männer (Wittchen und Jacobi 2005). Für die deutschen Erwerbstätigen liegen vergleichbare Befunde vor (Roesler et al. 2006).

Besonders gut dokumentiert sind die höheren Erkrankungsraten von Frauen bei Depressionen, wobei das Geschlechterverhältnis in den dazu vorliegenden Studien variiert (Kühner 2007). Die Befunde des ersten Bundesgesundheitssurveys (s. o.)

---

[2] Im Zusatzmodul „Psychische Störungen" des Bundesgesundheitssurveys wurden 4181 Personen im Alter von 18 bis 65 Jahren mit Hilfe standardisierter klinischer Diagnoseinstrumente befragt.

haben gezeigt, dass Frauen in Deutschland offenbar nicht nur häufiger in ihrem gesamten Lebensverlauf an einer Depression erkranken, sondern auch häufiger von einer rezidivierenden Depression sowie einem chronischen Depressionsverlauf betroffen sind (Wittchen et al. 1999). In der GEDA-Studie (s. o.) berichten 10 % der Frauen und 6 % der Männer über eine in den letzten 12 Monaten diagnostizierte Depression oder depressive Verstimmung. Der Geschlechterunterschied ist insbesondere in den höheren Altersgruppen (ab 45 Jahre) zu beobachten (Robert Koch-Institut 2014). Laut DEGS-Studie (s. o.) weisen 33,3 % der Bevölkerung im 12-Monatszeitraum eine oder mehrere psychische Störungen auf. Von den Betroffenen sind 30,7 % Männer und 35,9 % Frauen mit jeweils unterschiedlichen Diagnosespektren: Häufigste Störungen bei den Männer sind Substanzstörungen, Angststörungen und Depressionen; bei den Frauen sind es Angststörungen, Depressionen und somatoforme Störungen (Wittchen und Jacobi 2012).

Im Unterschied zu epidemiologischen Bevölkerungsstudien, die den Fokus ausschließlich auf Erkrankungen richten, setzen standardisierte MitarbeiterInnenbefragungen in der Diagnostik früher an, indem psychische Belastungen und Beeinträchtigungen mittels validierter Skalen identifiziert werden. Die hierzu vorliegende Befundlage lässt ebenfalls die zunehmende Relevanz psychischer Gesundheitsprobleme erkennen und auch hier weist die Datenlage auf deutliche Unterschiede zwischen den Geschlechtern hin (z. B. Beermann et al. 2007, 2008; Zok 2010, 2011; Rixgens und Badura 2012).

In einer repräsentativen Erwerbstätigenbefragung des Bundesinstituts für Berufsbildung (BiBB) und der Bundesanstalt für Arbeitsschutz und Arbeitsmedizin (BAuA) aus dem Jahr 2005/2006[3] gehören vor allem „Termin- und Leistungsdruck", „Multitasking" sowie „Störungen und Unterbrechungen der Arbeit" zu den vorrangigen psychischen Belastungen: Zwischen 46,1 und 58,7 % der befragten Personen sind hiervon häufig betroffen (Beermann et al. 2007). Frauen berichten tendenziell häufiger über psychische Belastungen; Männer sind eher von körperlichen Belastungen und belastenden Arbeitsumgebungsfaktoren betroffen. Beide Geschlechter geben jedoch gleichermaßen oft an, an der Belastungsgrenze arbeiten zu müssen (Beermann et al. 2008).

Psychische Beeinträchtigungen spielen ebenfalls eine große Rolle: So berichten mehr als 40 % der Befragten über allgemeine Müdigkeit, Mattigkeit und Erschöpfung. Knapp 15 % befinden sich deshalb in ärztlich/therapeutischer Behandlung (Beermann et al. 2007). Frauen sind den eigenen Angaben zufolge hiervon, ebenso wie von weiteren psychischen Beeinträchtigungen (z. B. Niedergeschlagenheit, Burnout), durchgängig häufiger betroffen.

---

[3] Befragt wurden insgesamt 20.000 Erwerbstägige ab einem Alter von 15 Jahren.

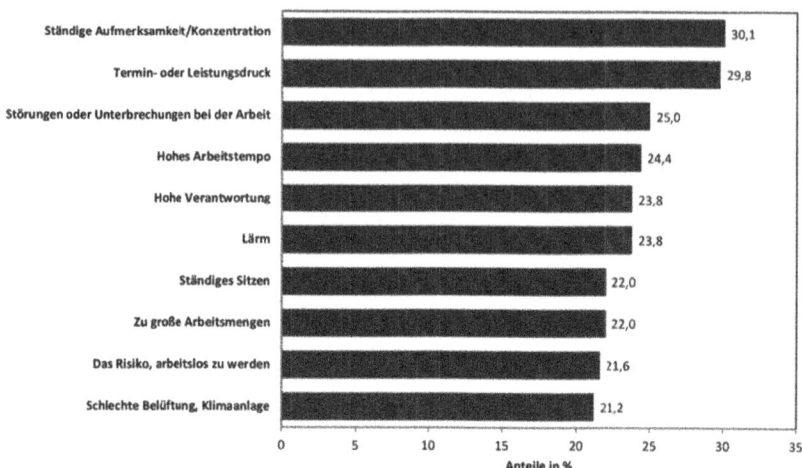

Abb. 5 Die „Top-Ten" psychischer Belastungen. (Quelle: Zok 2011, S. 29)

Vergleichbare Ergebnisse zeigen umfangreiche Beschäftigtenbefragungen des wissenschaftlichen Instituts der AOK (WIdO) aus den Jahren 2004 bis 2009 (Zok 2010, 2011)[4]. Unter den „Top Ten" der abgefragten Belastungsfaktoren befinden sich allein sieben psychische Faktoren. An oberster Stelle stehen „ständige Aufmerksamkeit und Konzentration" sowie „Termin und Leistungsdruck": Jeweils knapp ein Drittel der Befragten fühlt sich hierdurch belastet. Es folgen „Störungen und Unterbrechungen bei der Arbeit" und ein „hohes Arbeitstempo", wovon ca. ein Viertel der Befragten betroffen ist (Abb. 5). Der Anteil berichteter psychischer Gesundheitsbelastungen steigt dabei mit dem Alter an.

Bei den gesundheitlichen Beeinträchtigungen überwiegen ebenfalls insgesamt psychische Problematiken: Müdigkeit und Erschöpfung, Kopfschmerzen und Schlafstörungen, Nervosität, Unruhe, Lustlosigkeit und das Gefühl, ausgebrannt zu sein. Mehr als jeder zehnte Befragte (13,8 %) gibt an, häufig bzw. immer unter depressiven Verstimmungen zu leiden. Die zehn häufigsten gesundheitlichen Beschwerden werden dabei von mindestens jedem zweiten Befragten in Verbindung mit Organisationsfaktoren gebracht und hier insbesondere das Verhalten der Vorgesetzten und das Betriebsklima angeführt. Was die Branchenverteilung betrifft, sind insbesondere der Gesundheits- und Sozialbereich von psychischen Belastungen und Beeinträchtigungen betroffen. Frauen berichten in dieser Studie (Zok 2011)

---

[4] Befragt wurden rund 28.000 Beschäftigte (28.223) in 147 Betrieben unterschiedlicher Größe und Branche.

über alle Altersklassen hinweg häufiger über psychische und physische Gesundheitsbeeinträchtigungen und sind von allen Beschwerdearten häufiger betroffen. Eine neuere Studie mit mehr als 3000 Beschäftigten in zehn Unternehmen zeigt schließlich, dass etwa 20 % der Befragten über ein relativ schlechtes psychisches Befinden verfügen und zumindest zeitweilig unter erheblichen depressiven Verstimmungen leiden (Rixgens und Badura 2012). Auch in dieser Studie geben Frauen insgesamt deutlich häufiger an, von depressiven Verstimmungen betroffen zu sein, als die befragten Männer. Diese verfügen ihren eigenen Angaben zufolge über ein besseres psychisches Befinden als ihre Kolleginnen. Die Ergebnisse zeigen allerdings auch, dass es bei den höheren Altersgruppen bezogen auf das psychische Befinden zu einer Annäherung der Geschlechter kommt: Während die befragten Männer mit zunehmendem Alter häufiger von depressiven Verstimmungen berichten, nehmen bei den Frauen die psychischen Befindungsstörungen mit zunehmendem Alter ab. Weitere signifikante Unterschiede wurden in der Studie bezogen auf den Sektor und die berufliche Position festgestellt: Beschäftigte aus Dienstleistungsbetrieben sind häufiger von psychischen Beeinträchtigungen betroffen als MitarbeiterInnen aus dem produzierenden Gewerbe; Führungskräfte verfügen über ein deutlich besseres psychisches Befinden als Beschäftigte ohne Führungsverantwortung (Rixgens und Badura 2012).

2 Erklärungsansätze

Bei der Entstehung psychischer Beeinträchtigungen und klinisch manifester Erkrankungen wird von einem multifaktoriellen Geschehen ausgegangen, bei dem biologische, psychische sowie soziale Faktoren zusammenwirken und sich wechselseitig beeinflussen. Eine einheitliche, empirisch abgesicherte Theorie beispielsweise für die Entstehung von Depressionen existiert bislang nicht (Wittchen et al. 2010).

Bezogen auf die dokumentierten Unterschiede zwischen den Geschlechtern werden ebenfalls biologische Faktoren (genetische Disposition, hormonelle Regulationsmechanismen), psychische Faktoren (z. B. Persönlichkeitsfaktoren) und soziale Faktoren (soziale Lage, Arbeits- und Organisationsbedingungen) als Erklärungsansätze diskutiert (Merbach et al. 2002; Kühner 2007; Wittchen et al. 2010). Auf die jeweiligen Forschungslinien und ihre Hypothesen wird an dieser Stelle nicht näher eingegangen, sondern dazu auf vorangegangene Beiträge in diesem Buch verwiesen.

Zu den hier fokussierten Zusammenhängen zwischen Arbeit, Organisation und Gesundheit haben insbesondere Stressforschung und Sozialepidemiologie in den vergangenen Jahren auf Basis unterschiedlicher theoretischer Konzepte und Kau-

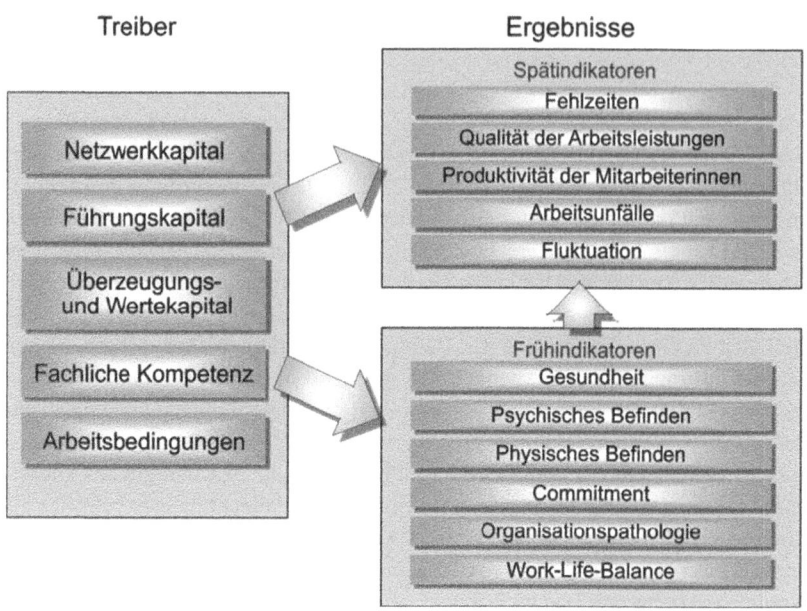

Abb. 6 Das Bielefelder Unternehmensmodell: Treiber und Ergebnisse. (Quelle: Badura et al. 2010b, S. 72)

salmodelle wichtige Beiträge geliefert. Zu nennen sind hier vor allem das *Anforderungs-Kontroll-Modell* (Karasek 1979; Karasek und Theorell 1990), das *Modell beruflicher Gratifikationskrisen* (Siegrist 1996) sowie das auf dem Sozialkapitalansatz basierende *Bielefelder Unternehmensmodell* (Badura et al. 2008a, Abb. 6). Alle Modelle haben jeweils in mehreren empirischen Studien ihre Aussagekraft unter Beweis gestellt; ihre Aussagen lassen sich gut miteinander vereinbaren.

Die Arbeiten von Karasek (1979), Karasek und Theorell (1990), Siegrist (1996) und andere vergleichbare Ansätze beziehen sich im Wesentlichen auf die unmittelbare Arbeitssituation und betriebliche Rahmenbedingungen (z. B. Handlungsspielraum, Arbeitsanforderungen, Anerkennung, Arbeitsplatzsicherheit). Einflüsse aus der gesamten Organisation, wie z. B. die Qualität der Führung und vor allem die Unternehmenskultur, bleiben hier weitgehend unberücksichtigt.

Besondere Aufmerksamkeit verdienen in diesem Zusammenhang neuere Befunde aus der Sozialkapitalforschung, die wichtige Erkenntnisse zu den kausalen Zusammenhängen zwischen Organisationsfaktoren einerseits, sowie der physischen und psychischen Gesundheit und ihren Auswirkungen auf den Unternehmenserfolg andererseits geliefert haben (Pfaff et al. 2005; Badura et al. 2008a; Rixgens 2009; Rixgens und Badura 2012).

Die Arbeiten zeigen, dass das betriebliche Sozialkapital, bestehend aus dem Netzwerkkapital, dem Führungskapital und dem Überzeugungs- und Wertekapital, in einem nachweisbar engen Zusammenhang mit der psychischen und physischen Gesundheit der MitarbeiterInnen steht (Badura et al. 2008a, 2013; Rixgens 2009; Rixgens und Badura 2012). Die Befunde aus Korrelationsanalysen machen deutlich: je höher das Sozialkapital, umso besser die seelische und körperliche Gesundheit der Beschäftigten und umso besser auch die Qualität der geleisteten Arbeit und die Produktivität (Badura et al. 2008a, 2013). Besonders starken Einfluss nimmt dabei offenbar das Überzeugungs- und Wertekapital, mit anderen Worten die Kultur (Badura et al. 2008a, 2013; Rixgens 2009; Rixgens und Badura 2012).

Dass Investitionen in das betriebliche Sozialkapital im Unternehmen nachweislich zu mehr Gesundheit und besseren Betriebsergebnissen führen, wird inzwischen durch vorliegende Interventionsstudien eindrucksvoll belegt (Baumanns 2009; Steinke et al. 2012). Weitere Unternehmensstudien zeigen, dass der Sozialkapitalansatz im Vergleich zu anderen Ansätzen die größte Erklärungskraft mit Blick auf Fehlzeitenunterschiede und gesundheitsbezogene Variablen besitzt (Krüger 2012).

Während zahlreiche Studien den Einfluss von Arbeits- und Organisationsbedingungen auf die Gesundheit der Beschäftigten nachweislich belegen, ist die Datenlage zur Erklärung von Geschlechterunterschieden bislang eher dürftig. Dazu vorliegende Befunde lassen nur geringe Unterschiede zwischen Männern und Frauen erkennen (z. B. Roesler et al. 2006; Siegrist et al. 2006; Vagg et al. 2002).

Auch mit Blick auf den Einfluss des Sozialkapitals auf die Gesundheit werden nur graduelle Unterschiede zwischen den Geschlechtern erkennbar, die sich lediglich auf die Stärke der gemessenen Zusammenhänge beziehen. Männer und Frauen profitieren offenbar mit Blick auf ihre Gesundheit und ihre Arbeitsleistung vom Grundsatz her in gleicher Weise von einem hohen Sozialkapital im Unternehmen (Rixgens 2009). Vertiefende Kovarianz-Strukturanalysen in dieser Studie haben allerdings gezeigt, dass die immateriellen Arbeitsbedingungen (z. B. Sinnhaftigkeit der Arbeit, Handlungsspielräume) einen etwas stärkeren Einfluss auf die Gesundheit der Frauen und die Qualität der von ihnen geleisteten Arbeit haben. Bei Männern hingegen sind die immateriellen Arbeitsbedingungen vor allem für die Qualität der geleisteten Arbeit wichtig. Diese wiederum steht bei den Männern in einem etwas stärkeren Zusammenhang mit dem gesundheitlichen Befinden.

3 Offene Fragen

Wie in Kapitel „Frauen- und Geschlechterforschung in Public Health ist nicht Gendermedizin. Ein historischer Rückblick und eine disziplinäre Standortbestimmung" dargelegt, ist die bisherige Befundlage eindeutig: Vorliegende Statistiken und Studien dokumentieren eine hohe Prävalenz psychischer Beeinträchtigungen und eine erhöhte Vulnerabilität von Frauen (z. B. Meyer et al. 2012; Rixgens und Badura 2012; Wittchen und Jacobi 2012; Knieps und Pfaff 2014; Robert Koch-Institut 2014). Trotz unterschiedlicher Aussagekraft der verschiedenen Daten ist vor diesem Hintergrund eine stärkere Aufmerksamkeit für die psychische Gesundheit aus der Genderperspektive auch im Betrieblichen Gesundheitsmanagement geboten. Ob und wie stark psychische Beeinträchtigungen in den vergangenen Jahren tatsächlich zugenommen haben, oder die steigende Prävalenz z. B. auch auf ein verändertes ärztliches Diagnoseverhalten zurückgeführt werden muss, ist bislang nicht geklärt und auf der Basis der vorhandenen Daten (meist Querschnittsdaten) abschließend kaum zu beantworten. Auch ist an dieser Stelle zu konstatieren, dass trotz offenkundiger Datenlage (s. o.) die bislang vorliegenden Erklärungsansätze für die Geschlechterunterschiede noch unzureichend sind und offene Fragen aufwerfen:

Wenn beispielsweise alle Daten und Statistiken darauf hindeuten, dass Frauen von psychischen Beeinträchtigungen und Erkrankungen deutlich häufiger betroffen sind als Männer, Männer aber gleichzeitig eine höhere Sterblichkeit aufweisen, und zu den Diagnosegruppen mit überhoher Sterblichkeit insbesondere auch psychische Störungen gehören (Robert Koch-Institut 2006), ist dies zunächst ein Paradoxon, das durch vorliegende epidemiologische Studien bislang nicht hinlänglich erklärt werden kann.

Darüber hinaus darf an dieser Stelle problematisiert werden, ob die hohe Prävalenz psychischer Beeinträchtigungen und Erkrankungen einem realen Anstieg entspricht und Männer und Frauen sich in ihrer Vulnerabilität tatsächlich unterscheiden. Routinedaten wie die Fehlzeitenstatistiken der Krankenkassen sind zur Beantwortung dieser Fragen nur wenig geeignet, weil es sich hier nicht um epidemiologisch abgesicherte Daten handelt, sondern um zwischen Arzt und Patient „ausgehandelte" Diagnosen, die zutreffen können, aber nicht müssen (Badura et al. 2012).

Aber auch mit Blick auf die Befunde epidemiologischer Studien wird in der Literatur kritisch hinterfragt, ob es sich bei den Geschlechterunterschieden in der Prävalenz psychischer Störungen um ein Abbild der Realität oder aber um Artefakte handelt, die den Diagnoseinstrumenten geschuldet sind (Hünefeld 2012). So wird beispielsweise mit Blick auf Depressionen angenommen, dass sich gesellschaftlich konstruierte Geschlechterstereotype in den Befragungsinstrumenten widerspiegeln und sogenannt „weibliche" Symptombilder (wie Traurigkeit) stärker abgefragt werden als „männliche" Symptome (wie Aggressivität). Die Instrumente könnten somit zu einem Geschlechterbias in der Statistik, d. h. zu einer Über- bzw. Unterschätzung der Erkrankung bei Frauen und Männern führen (Hünefeld 2012). In diesem Kontext wird auch diskutiert, dass Männer aufgrund ihrer Sozialisation bei einer Depression offenbar andere Symptome zeigen und mit diesen anders umgehen als Frauen, und diese unterschiedlichen Symptomatiken in der Diagnostik stärkere Berücksichtigung finden sollten (Hünefeld 2012).

Und schließlich ist an dieser Stelle zu hinterfragen, ob erwerbstätige Frauen und Männer tatsächlich ein geschlechterspezifisch unterschiedliches Risiko für psychische Beeinträchtigungen tragen, oder aber die Segregation des Arbeitsmarktes sowie unterschiedliche Arbeitsbedingungen und Risiken zu den dokumentierten Unterschieden führen. Festzuhalten ist in diesem Zusammenhang, dass bestimmte Branchen/Berufsgruppen (insbesondere der Bereich personenbezogener Dienstleistungen) Hochrisikobereiche für psychische Gesundheitsprobleme darstellen und Frauen in eben diesen Bereichen besonders häufig tätig sind.

Um Antworten auf diese Fragen zu finden, braucht es in Zukunft deutlich mehr Investitionen in eine geschlechtersensible Forschung, die vor allem die Wechselwirkungen zwischen biologischen, psychischen und sozialen Faktoren stärker in den Blick nimmt. Die Neurobiologie hat in den letzten Jahren beeindruckende Belege für die enge Kopplung biologischer, psychischer und sozialer Systeme geliefert (Walter 2010a; Badura und Walter 2014). Diese Erkenntnisse sollten auch in der Geschlechterforschung stärkere Berücksichtigung finden. Erforderlich sind zudem stärker belastbare Daten, vor allem in Form epidemiologischer Längsschnittstudien. Schließlich sind einheitliche Standards mit besonderem Blick auf die Methodik notwendig, als Voraussetzung für eine bessere Vergleichbarkeit der Daten.

4 Handlungsbedarf und Empfehlungen für das Betriebliche Gesundheitsmanagement

Psychische Beeinträchtigungen und Erkrankungen führen bei den Betroffenen – bei Frauen ebenso wie bei Männern – zu einer eingeschränkten Lebensqualität, reduzierter Leistungsfähigkeit, erhöhten Fehlzeiten und gegebenenfalls zu einem vorzeitigem Ausscheiden aus dem Erwerbsleben mit entsprechenden Folgekosten für die Unternehmen. Vor diesem Hintergrund werden der Erhalt und die Förderung der psychischen Gesundheit zum obersten Ziel des Betrieblichen Gesundheitsmanagements. Ungeachtet der aus Genderperspektive derzeit noch offenen Fragen und dem formulierten Forschungsbedarf lässt sich der Handlungsbedarf wie folgt formulieren:

Ein erster notwendiger Schritt zur Verbesserung des psychischen Befindens von Frauen und von Männern ist die Entwicklung einer größeren *Achtsamkeit für das Thema psychische Gesundheit* in Unternehmen und Dienstleistungsorganisationen. Damit dies gelingt, muss das Management zukünftig deutlich mehr Informationen über die Gesundheit der Belegschaften, ihre Bedingungen und die möglichen Folgen für das Unternehmen erhalten. Darüber hinaus sind ExpertInnen, Führungskräfte und MitarbeiterInnen in diesem Themenfeld stärker zu sensibilisieren und zu qualifizieren. Ziel ist die Entwicklung von kollektivem Wissen – bezogen auf psychische Beeinträchtigungen, ihre Ursachen und Auswirkungen sowie den Umgang mit der eigenen Gesundheit und der Gesundheit von MitarbeiterInnen und KollegInnen.

Ein zweiter Schritt zur Förderung der psychischen Gesundheit sind *Investitionen in das betriebliche Sozialkapital*. Betriebliche Maßnahmen, die dazu beitragen, die sozialen Beziehungen in den Teams zu stärken, die Beziehungen zwischen Vorgesetzten und MitarbeiterInnen zu verbessern und ein stärkeres „Wir-Gefühl" zu erzeugen, führen nachweislich zu mehr Gesundheit – bei Frauen und bei Männern – und zu verbesserten Betriebsergebnissen (Badura et al 2013).

Ein dritter Schritt ist schließlich die Etablierung eines leistungsfähigen *Betrieblichen Gesundheitsmanagements* – als „Motor" bzw. Treiber dieser Entwicklungen. Die dazu vorliegenden wissenschaftlich fundierten und in der Praxis inzwischen vielfach erprobten Standards tragen dazu bei, die betriebliche Gesundheitsarbeit zu systematisieren und ihren nachhaltigen Erfolg sicherzustellen (Walter 2007, 2010b).

Ein gendersensibles Vorgehen im Betrieblichen Gesundheitsmanagement setzt darüber hinaus zweierlei voraus: erstens die genaue Lokalisierung und Identifizierung unterschiedlicher Gesundheitsrisiken und -potenziale von Frauen und Männern und zweitens die Durchführung zielgruppenspezifischer Interventionen überall dort, wo ein entsprechender Bedarf besteht.

Vor diesem Hintergrund ist folgendes zu empfehlen:

1. Organisationsdiagnostik und Berichtswesen verbessern

Ein gendersensibles Vorgehen in der Unternehmensdiagnostik erfordert, die Variable Geschlecht bei der Analyse und der Interpretation aller gesundheitsbezogenen Daten zukünftig deutlich stärker zu berücksichtigen und Befunde, die unterschiedliche Risiken und Gesundheitsprobleme bei Frauen und Männern erkennen lassen, in das Berichtswesen einfließen zu lassen als Voraussetzung für nachfolgende bedarfsgerechte Interventionen.

In der Mehrzahl der Unternehmen erfolgt die Beobachtung und Bewertung des Gesundheitszustandes der Beschäftigten bislang im Wesentlichen über die Kennzahl Fehlzeiten. Herangezogen werden hierzu Routinedaten: interne Fehlzeitenstatistiken und, soweit verfügbar, die Fehlzeitenstatistiken der Krankenkassen. Fehlzeiten sind für die Unternehmensdiagnostik unverzichtbar, um Problembereiche im Unternehmen oder in verschiedenen Unternehmensbereichen, Abteilungen oder Teams zu identifizieren. Darüber hinaus ist ihre Aussagekraft aber begrenzt: Eigene Untersuchungen haben gezeigt, dass Fehlzeiten in erster Linie Aufschluss über den Gesundheitszustand einer Organisation geben, nicht aber über das gesundheitliche Befinden ihrer Mitglieder (Walter und Münch 2009).

Um verlässlichere Informationen über das gesundheitliche Befinden der Beschäftigten und die hierfür relevanten Einflussfaktoren zu erhalten, sind standardisierte MitarbeiterInnenbefragungen im Rahmen der Unternehmensdiagnostik ein unverzichtbares Instrumentarium. MitarbeiterInnenbefragungen ermöglichen einen tiefen Einblick in die Organisation und helfen zu erkennen, wo genau im Unternehmen der „Schuh drückt", d. h. in welchen Unternehmensbereichen und bei welchen Beschäftigtengruppen konkreter Handlungsbedarf besteht – bei Vorgesetzten oder MitarbeiterInnen, bei älteren oder jüngeren KollegInnen, bei Frauen oder Männern.

2. Bedarfsgerechte Interventionen durchführen

Bedarfsgerechte Interventionen im Betrieblichen Gesundheitsmanagement müssen a) problemadäquat sein, d. h. auf Basis der vorangegangenen Diagnostik erfolgen, b) auf ausreichende Akzeptanz bei den Betroffenen stoßen und c) die gewünschte Wirksamkeit entfalten.

Ein *gendersensibles Betriebliches Gesundheitsmanagement* hat zunächst dafür Sorge zu tragen, dass Arbeits- und Organisationsbedingungen in Unternehmen geschlechtergerecht gestaltet werden; z. B. mit Blick auf Arbeitszeitregelungen, Handlungs- und Entscheidungsspielräume, Bezahlung sowie Aufstiegs- und Entwicklungsmöglichkeiten. Ein gendersensibles Betriebliches Gesundheitsmanagement hat auch darauf zu achten, dass Frauen und Männer die gleichen Möglichkeiten erhalten, um an gesundheitsförderlichen Projekten und Maßnahmen, die vom Unternehmen angeboten werden, teilzunehmen. Aufgrund der hier nach wie vor bestehenden deutlichen Ungleichheiten zwischen Frauen und Männern weisen Experten aus Politik und Wissenschaft zunehmend auf die Notwendigkeit hin, die Geschlechterperspektive in der betrieblichen Gesundheitspolitik stärker zu berücksichtigen und Aspekte von Gender Mainstreaming in das Betriebliche Gesundheitsmanagement einfließen zu lassen (z. B. Brandenburg et al. 2009; Lademann und Kolip 2008).

Geschlechtersensible Aspekte bei Interventionen im Betrieblichen Gesundheitsmanagement zu berücksichtigen, bedeutet nicht in jedem Fall, geschlechterhomogene Gruppen anzusprechen (Faltermaier 2008). Männer und Frauen stellen im Unternehmen keine einheitliche Gruppe dar, sondern vereinen jeweils unterschiedliche Zielgruppen (z. B. bezogen auf Alter, Familienstatus, Migrationshintergrund) mit entsprechend unterschiedlichen Bedarfen. Zudem berühren im Themenfeld Gesundheit zahlreiche Aspekte beide Geschlechter gemeinsam und sind daher auch nur in der geschlechterübergreifenden Kommunikation zu bearbeiten.

Darüber hinaus ist jedoch überall dort, wo die Befunde der Organisationsdiagnostik unterschiedliche Belastungen und gesundheitliche Beeinträchtigungen von Frauen und Männern erkennen lassen, zu prüfen, ob zur Problembearbeitung geschlechterübergreifende Interventionen ausreichend sind oder zusätzlich geschlechterspezifische Interventionen angeboten werden sollten. Die voran skizzierte Datenlage zur psychischen Gesundheit und den Unterschieden zwischen den Geschlechtern legt nahe, im Rahmen des Betrieblichen Gesundheitsmanagements unterschiedliche Angebote für Frauen und Männer anzubieten, um auf ihre jeweils spezifischen Risiken und Potenziale einzugehen und unterschiedliche Bewältigungsstrategien im Umgang mit gesundheitlichen Beeinträchtigungen besser berücksichtigen zu können.

An dieser Stelle soll beispielhaft auf das Pilotprojekt „Spagat" hingewiesen werden – ein Kooperationsprojekt von „ppm forschung und beratung" und dem ÖGB Oberösterreich, bei dem geschlechterspezifische Gesundheitsförderungsprojekte in fünf oberösterreichischen Betrieben unterschiedlicher Branchen durchgeführt wurden (Pirolt und Schauer 2002). Übergeordnetes Ziel des Projektes war es, die psychischen und physischen Belastungen von berufstätigen Frauen im Rahmen von Gesundheitszirkeln zu erheben und gemeinsam praxisnahe Lösungsvorschläge zur Reduzierung der Belastungen zu erarbeiten. Zu den zentralen Erkenntnissen des Projektes gehörte es, dass der gewählte geschlechterspezifische Ansatz als sehr sinnvoll erachtet wurde, um Belastungen, die insbesondere Frauen betreffen (wie z. B. der alltägliche Spagat zwischen Beruf und Familie) offen zu thematisieren und dabei zugleich das weit gefasste Gesundheitsverständnis der Frauen angemessen zu berücksichtigen. Die Erfahrungen und Ergebnisse des Projekts wurden in einem Praxishandbuch zusammengefasst (Pirolt und Schauer 2002). Das Projekt „Spagat" wurde im Jahr 2003 von der Bundesanstalt für Arbeitsschutz und Arbeitsmedizin als „Best Practice Model" im Bereich „Mental Health Promotion and Prevention Strategies for Coping with Anxiety, Depression and Stress Related Disorders in Europe" ausgewählt.

5 Fazit

Arbeit ist heute in zunehmendem Maße ein psychisches Geschehen. Mit dem Wissen über die enge Kopplung zwischen biologischen, psychischen und sozialen Systemen sowie die Rückwirkung der psychischen Gesundheit auf die Biologie und das Gesundheits- und Arbeitsverhalten erhält das psychische Befinden eine wachsende Bedeutung in der betrieblichen Gesundheitspolitik.

Investitionen in das betriebliche Sozialkapital müssen als ein zentraler Stellhebel zur Förderung der psychischen und physischen Gesundheit betrachtet werden – dies gilt im Grundsatz gleichermaßen für Frauen und für Männer. Die Erkenntnisse über einen darüber hinaus gehenden geschlechterspezifischen Handlungsbedarf sind derzeit noch begrenzt. Bisher vorliegende Daten legen jedoch nahe, der Variable Geschlecht zukünftig in der betrieblichen Personal- und Gesundheitspolitik eine deutlich größere Aufmerksamkeit zu schenken.

Wenn Frauen und Männer sich in ihrem Denken, Fühlen und Handeln unterscheiden, anders mit ihrem Körper und mit ihren Emotionen umgehen und ein unterschiedliches Problemlösungsverhalten zeigen (Kolip 2008; Lademann und Kolip 2008; Faltermaier 2008), und wenn es darüber hinaus zutrifft, dass Männer im Job gesundheitlich stärker von höheren Kontroll- und Einflussmöglichkeiten sowie Achtung und Wertschätzung durch den Vorgesetzten profitieren, für Frauen hingegen die soziale Unterstützung in ihrem beruflichen Umfeld einen stärkeren Schutzfaktor darstellt (Fischer und Hüther 2008), dann hat dies weitreichende Konsequenzen für Unternehmen. Vorstände, GeschäftsführerInnen und Personalverantwortliche sollten zum Wohle der Beschäftigten und der Unternehmen um die unterschiedlichen Schwächen und Potenziale beider Geschlechter Bescheid wissen, diese mit Hilfe geeigneter Maßnahmen abbauen bzw. fördern und in ihre unternehmerischen Entscheidungen einfließen lassen: Dies gilt für die Auswahl und Entwicklung von Führungskräften, bei der Zusammensetzung von Teams und bei der Lösung innerbetrieblicher Konflikte. Dazu abschließend ein Zitat des langjährigen Personalchefs der Deutschen Telekom Thomas Sattelberger: „Mir ist [...] bewusst geworden, dass Inspirieren und Motivieren bei vielen männlichen Kollegen eher rational abläuft und vielen Frauen das Talent gegeben ist, schwierige Führungsaufgaben auch anders, sehr viel individueller und persönlicher zu lösen" (Süddeutsche Zeitung 29.10.2012).

Literatur

Abholz, Heinz-Harald; Schmacke, Norbert (2014): Patienten mit Traurigkeit und Depression – Prävalenz, Therapie und Versorgung in der Hausarztpraxis. In: Klauber et al. (2014): 7–19

Baase, Catherine M. (2007): Auswirkungen chronischer Krankheiten auf Arbeitsproduktivität und Absentismus und daraus resultierende Kosten für die Betriebe. In: Badura et al. (2007): 45–63

Badura, Bernhard & Steinke, Mika (2011): Die erschöpfte Arbeitswelt. Durch eine Kultur der Achtsamkeit zu mehr Energie, Kreativität, Wohlbefinden und Erfolg! Bertelsmann Stiftung (Hrsg.). Gütersloh: Eigenverlag

Badura, Bernhard & Walter, Uta (2014): Führungskultur auf dem Prüfstand. In: Badura et al. (2014): 159–162

Badura, Bernhard; Litsch, Martin & Vetter, Christian (Hrsg.) (2000): Fehlzeiten-Report 1999. Psychische Belastung am Arbeitsplatz. Berlin/Heidelberg/New York: Springer

Badura, Bernhard; Schellschmidt, Henner & Vetter, Christian (Hrsg.) (2005): Fehlzeiten-Report 2004: Gesundheitsmanagement in Krankenhäusern und Pflegeeinrichtungen. Berlin/Heidelberg: Springer

Badura, Bernhard; Schellschmidt, Henner & Vetter, Christian (2007) (Hrsg.): Fehlzeiten-Report 2006. Chronische Krankheiten – Betriebliche Strategien zur Gesundheitsförderung, Prävention und Wiedereingliederung. Berlin/Heidelberg: Springer

Badura, Bernhard; Greiner, Wolfgang; Rixgens, Petra; Ueberle, Max & Behr, Martina (2008a): Sozialkapital. Grundlagen von Gesundheit und Unternehmenserfolg. Berlin/Heidelberg: Springer

Badura, Bernhard; Schröder, Helmut & Vetter, Christian (Hrsg.) (2008b): Fehlzeiten-Report 2007. Arbeit, Geschlecht und Gesundheit. Geschlechteraspekte im betrieblichen Gesundheitsmanagement. Heidelberg: Springer

Badura, Bernhard; Schröder, Helmut & Vetter, Christian (Hrsg.) (2009): Fehlzeiten-Report 2008. Betriebliches Gesundheitsmanagement: Kosten und Nutzen. Heidelberg: Springer

Badura, Bernhard; Schröder, Helmut; Klose, Joachim & Macco, Katrin (Hrsg.) (2010a): Fehlzeiten-Report 2009. Arbeit und Psyche: Belastungen reduzieren – Wohlbefinden fördern. Berlin/Heidelberg: Springer

Badura, Bernhard; Walter, Uta & Hehlmann, Thomas (Hrsg.) (2010b): Betriebliche Gesundheitspolitik. Der Weg zur gesunden Organisation. 2. Auflage. Berlin/Heidelberg: Springer

Badura, Bernhard; Ducki, Antje; Schröder, Helmut; Klose, Joachim & Macco, Katrin (Hrsg.) (2011): Fehlzeiten-Report 2011. Führung und Gesundheit. Berlin/Heidelberg: Springer

Badura, Bernhard; Ducki, Antje; Schröder, Helmut; Klose, Joachim & Meyer, Markus (Hrsg.) (2012): Fehlzeiten-Report 2012. Gesundheit in der flexiblen Arbeitswelt: Chancen nutzen – Risiken minimieren. Berlin/Heidelberg: Springer

Badura, Bernhard; Greiner, Wolfgang; Rixgens, Petra et al. (2013): Sozialkapital. Grundlagen von Gesundheit und Unternehmenserfolg. 2. erweiterte Auflage. Heidelberg: Springer Gabler

Badura, Bernhard; Ducki, Antje; Schröder, Helmut; Klose, Joachim & Meyer, Markus (Hrsg.) (2014): Fehlzeiten-Report 2014. Erfolgreiche Unternehmen von morgen – gesunde Zukunft heute gestalten. Berlin/Heidelberg: Springer

Baumanns, Rolf (2009): Unternehmenserfolg durch Betriebliches Gesundheitsmanagement. Nutzen für Unternehmen und Mitarbeiter. Eine Evaluation. Stuttgart: Ibidem

Beermann, Beate; Brenscheidt, Frank & Siefer, Anke (2007): Arbeitsbedingungen in Deutschland – Belastungen, Anforderungen und Gesundheit. http://www.baua.de/de/Informationen-fuer-die-Praxis/Statistiken/Arbeitsbedingungen/pdf/GIZ2005-Arbeitsbedingungen.pdf (letzter Zugriff 25.01.2013)

Beermann, Beate; Brenscheidt, Frank & Siefer, Anke (2008): Unterschiede in den Arbeitsbedingungen und -belastungen von Frauen und Männern. In: Badura et al. (2008b): 69–82

BKK Bundesverband (Hrsg.) (2011): BKK Gesundheitsreport 2011. Zukunft der Arbeit. Essen: Eigenverlag

Boston Consulting Group (2012): Corporate Health Management im Umbruch. Herausforderungen und neue Strategien. Ein Arbeitspapier der Boston Consulting Group GmbH. München: Eigenverlag
Brandenburg, Stephan; Endel, Hans-L.; Glänzer, Edeltraud; Meyer, Petra & Mönig-Raane, Margret (Hrsg.) (2009): Arbeit und Gesundheit: geschlechtergerecht?! Präventive Gesundheitspolitik aus der Perspektive von Männern und Frauen. Hamburg: VSA-Verlag-Bundesministerium für Arbeit und Soziales (Hrsg.) (2014): Sicherheit und Gesundheit bei der Arbeit Unfallverhütungsbericht Arbeit. Dortmund/Berlin/Dresden: Eigenverlag
Deutsche Rentenversicherung Bund (Hrsg.) (2011): Rentenversicherung in Zahlen 2011. Berlin: Eigenverlag European Depression Association (EDA) (2012): Pressemitteilung
Faltermaier, Toni (2008): Geschlechtsspezifische Dimensionen im Gesundheitsverständnis und Gesundheitsverhalten. In: Badura et al. (2008b): 35–45
Fischer, Joachim E. & Hüther, Gerald (2008): Biologische Grundlagen der Genderdifferenz. In: Badura et al. (2008b): 21–33
GKV-Spitzenverband, Medizinischer Dienst des Spitzenverbandes Bund der Krankenkassen (Hrsg.) (2012): Leistungen der gesetzlichen Krankenversicherung: Primärprävention und betriebliche Gesundheitsförderung. Korschenbroich: print & neue medien
Hemp, Paul (2004): Presenteeism: At work – but out of it. In: Harvard Business Review 82(10): 49–58
Heyde, Kerstin & Macco, Kathrin (2010): Krankheitsbedingte Fehlzeiten aufgrund psychischer Erkrankungen. Eine Analyse der AOK-Arbeitsunfähigkeitsdaten des Jahres 2008. In: Badura et al. (Hrsg.) (2010): 31–40
Hurrelmann, Klaus & Kolip, Petra (Hrsg.) (2002): Geschlecht, Gesundheit und Krankheit. Männer und Frauen im Vergleich. Bern/Göttingen/Toronto/Seattle: Hans Huber
Hurrelmann, Klaus & Razum, Oliver (Hrsg.) (2012): Handbuch Gesundheitswissenschaften. 5. vollständig überarbeitete Auflage. Weinheim/Basel: Beltz Juventa
Hünefeld, Lena (2012): Männer und Depression. Die männliche Geschlechtsidentität und die damit verknüpften gesellschaftlichen Erwartungen als Verzerrungsfaktor in Depressionsprävalenzraten. Psychotherapeuten berichten über Depressionspatienten aus der Praxis. Masterarbeit an der TH Aachen. Unveröffentlichtes Manuskript
Iverson, Donald C.; Lewis, Kate L.; Caputi, Peter & Knospe, Sascha (2010): The cumulative impact and associated costs of multiple health conditions on employee productivity. In: Journal of Occupational and Environmental Medicine 52(12): 1206–1211
Karasek, Robert A. (1979). Job demands, job decision latitude, and mental strain: Implications for job redesign. Administrative Science Quarterly 24(2): 285–308
Karasek, Robert A. & Theorell, Töres (1990): Healthy work, stress, productivity, and the reconstruction of working life. New York: Basic Books
Lademann, Julia & Kolip, Petra (2008): Geschlechtergerechte Gesundheitsförderung und Prävention. In: Badura et al 2008b: 5–19
Klauber, Jürgen; Günster Christian; Gerste Bettina, Robra Bernt-Peter & Schmacke, Norbert (Hrsg.) (2014) Versorgungs-Report 2013/2014. Stuttgart: Schattauer Verlag
Kolip, Petra (2008): Geschlechtergerechte Gesundheitsförderung und Prävention. In: Bundesgesundheitsblatt 51(1): 28–35
Knieps, Franz & Pfaff, Holger (Hrsg.) (2014): BKK Gesundheitsreport 2014. Gesundheit in Regionen. Berlin: MWV Medizinisch Wissenschaftliche Verlagsgesellschaft
Kühner, Christine (2007): Warum leiden mehr Frauen unter Depressionen? In: Lautenbacher et al. (2007): 331–350

Krüger, Achim (2012): Ursachen von Fehlzeitenunterschieden – Indikatoren für Handlungsbedarf im sozialen System Industriebetrieb. Eine empirische Untersuchung in zwei Stahlwerken. Masterarbeit im weiterbildenden Studiengang Workplace Health Management der Fakultät für Gesundheitswissenschaften an der Universität Bielefeld
Lautenbacher, Stefan; Güntürkün, Onur & Hausmann, Markus (Hrsg.) (2007): Gehirn und Geschlecht. Neurowissenschaft des kleinen Unterschieds zwischen Frau und Mann. Heidelberg: Springer
Lohmann-Haislah, Andrea (2012): Stressreport Deutschland 2012. Psychische Anforderungen, Ressourcen und Befinden. Dortmund/Berlin/Dresden: Bundesanstalt für Arbeitsschutz und Arbeitsmedizin
Merbach, Martin; Singer, Susanne & Brähler, Elmar (2002): Psychische Störungen bei Männern und Frauen. In: Hurrelmann et al. (2002): 258–272
Meyer, Markus; Weirauch, Henriette & Weber, Fabian (2012): Krankheitsbedingte Fehlzeiten in der deutschen Wirtschaft im Jahr 2011. In: Badura et al. (2012): 291–467
Pfaff, Holger; Badura, Bernhard; Pühlhofer, Frank & Siewerts, Dagmar (2005): Das Sozialkapital der Krankenhäuser – Wie es gemessen und gestärkt werden kann. In: Badura et al. (2005): 81–109
Pirolt, Elfriede & Schauer, Gabriele (2002): Handbuch „Gesundheitszirkelarbeit mit Frauen". http://www.ppm.at/layout/frame.htm (letzter Zugriff 03.02.2013)
Prütz, Franziska; Ryl, Livia; Scheidt-Nave, Christa & Lampert, Thomas (2014): Welche Krankheiten bestimmen die Zukunft? In: Badura et al. (2014): 113–126
Rehfeld, Uwe-G. (2006): Gesundheitsbedingte Frühberentung. In: Robert-Koch-Institut (2006): Gesundheitsberichterstattung des Bundes. Heft 30. Berlin: Eigenverlag
Rixgens, Petra (2009): Betriebliches Sozialkapital, Arbeitsqualität und Gesundheit der Beschäftigten – Variiert das Bielefelder Sozialkapital-Modell nach beruflicher Position, Alter und Geschlecht. In: Badura et al. (2009): 33–42
Rixgens, Petra & Badura, Bernhard (2012): Zur Organisationsdiagnose psychischen Befindens in der Arbeitswelt. In: Bundesgesundheitsblatt 55(2): 197–204
Robert Koch-Institut (Hrsg.) (2006): Beiträge zur Gesundheitsberichterstattung des Bundes. Gesundheit in Deutschland. http://www.gbe-bund.de/gbe10/owards.prc_show_pdf?p_id=9965&p_sprache=d (letzter Zugriff 03.02.2013)
Robert Koch-Institut (Hrsg.) (2010): Gesundheitsberichterstattung des Bundes. Heft 51. Berlin: Eigenverlag
Robert Koch-Institut (Hrsg.) (2014): Beiträge zur Gesundheitsberichterstattung des Bundes. Daten und Fakten: Ergebnisse der Studie „Gesundheit in Deutschland aktuell 2012". Berlin: Eigenverlag
Roesler, Ulrike; Jacobi, Frank & Rau, Renate (2006): Work and mental disorders in a German national representative sample. In: Work & Stress 20(3): 234–244
Rohm, Stefanie & Richter, Dirk (2006): Erwerbsminderungsrente aufgrund einer psychischen Störung: Welche Rolle spielt das Geschlecht der Versicherten? In: DRV-Schriften 55: 257–269
Siegrist, Johannes (1996) Soziale Krisen und Gesundheit: eine Theorie der Gesundheitsförderung am Beispiel von Herz-Kreislauf-Risiken im Erwerbsleben. Göttingen: Hogrefe
Siegrist, Johannes; Siegrist, Karin; Rödel, Andreas; Hessel, Aike & Brähler, Elmar (2006): Psychosoziale Arbeitsbelastungen, Arbeitsunfähigkeit und gesundheitliches Wohlbefinden: Eine empirische Studie aus der Perspektive der Geschlechterforschung. In: Das Gesundheitswesen 68: 526–534

Steinke, Mika & Badura, Bernhard (2011): Präsentismus: Ein Review zum Stand der Forschung. Bundesanstalt für Arbeitsschutz und Arbeitsmedizin (Hrsg.). www.baua.de/de/ Publikationen/Fachbeiträge/Gd60.html (letzter Zugriff 21.09.2012)

Steinke, Mika; Münch, Eckhard; Baumanns, Rolf & Lükermann, Sven (2012): Die gesundheitsförderliche Gestaltung flexibler Arbeit durch Investitionen in das Sozialvermögen – Das Beispiel der MEYRA PRODUKTION GmbH. In: Badura et al. (2012): 211–219

Süddeutsche Zeitung vom 29.10.2012, „Geschlossene Gesellschaft", Montagsinterview mit Thomas Sattelberger

Vagg, Peter R.; Spielberger, Charels D. & Wasala, Carol F. (2002): Effects of Organizational Level and Gender on Stress in the Workplace. In: International Journal of Stress Management 9(4): 243–261

Walter, Uta (2007): Qualitätsentwicklung durch Standardisierung am Beispiel des Betrieblichen Gesundheitsmanagements. Dissertation an der Fakultät für Gesundheitswissenschaften der Universität Bielefeld

Walter, Uta (2010a): Neurobiologische Grundlagen. In: Badura et al. (2010b): 77–90

Walter, Uta (2010b): Standards des Betrieblichen Gesundheitsmanagements. In: Badura et al. (2010b): 147–161

Walter, Uta & Münch, Eckhard (2009): Die Bedeutung von Fehlzeitenstatistiken für die Unternehmensdiagnostik. In: Badura et al. (2009): 139–153

Wittchen, Hans-Ulrich & Jacobi, Frank (2005): Size and burden of mental disorders in Europe – a critical review and appraisal of 27 studies. European Neuropsychopharmacology 15: 357–376

Wittchen, Hans-Ulrich; Müller, Nina & Pfister, Hildegard et al. (1999): Affektive, somatoforme und Angststörungen in Deutschland – Erste Ergebnisse des bundesweiten Zusatzsurveys „Psychische Störungen". In: Gesundheitswesen 61: 216–222

Wittchen, Hans-Ulrich; Jacobi, Frank; Klose, Michael & Ryl, Livia (2010): Depressive Erkrankungen. In: Robert-Koch-Institut (2010): Gesundheitsberichterstattung des Bundes. Heft 51. Berlin: Eigenverlag

Wittchen Hans-Ulrich & Jacobi Frank (2012) Was sind die häufigsten psychischen Störungen in Deutschland? Robert Koch-Institut. DEGS Symposium. https://www.rki.de/DE/ Content/Gesundheitsmonitoring/Studien/Degs/degs_w1/Symposium/degs_psychische_ stoerungen.pdf?__blob=publicationFile (letzter Zugriff 09.01.2015)

Zok, Klaus (2010): Gesundheitliche Beschwerden und Belastungen am Arbeitsplatz. Ergebnisse aus Beschäftigtenbefragungen. Berlin: KomPart

Zok, Klaus (2011). Führungsverhalten und Auswirkungen auf die Gesundheit der Mitarbeiter – Analyse von WIdO-Mitarbeiterbefragungen. In: Badura et al. (2011): 27–36

Dr. PH . Dipl.-Biol. Uta Walter Geschäftsführerin der Weiterbildungsangebote „Betriebliches Gesundheitsmanagement" im Zentrum für wissenschaftliche Weiterbildung (ZWW), Universität Bielefeld.

Arbeitsschwerpunkte:

- Qualifizierung von Führungskräften und Gesundheitsexperten auf dem Gebiet des Betrieblichen Gesundheitsmanagements
- Beratung und Prozessbegleitung von Unternehmen bei der Implementierung eines systematischen Gesundheitsmanagements.

Versorgung pflegebedürftiger alter Menschen im Spiegel von Migration und Geschlecht

Katharina Gröning

Die Anzahl der pflegebedürftigen Menschen beträgt derzeit ca. 2,8 Mio., davon ist eine knappe Mehrheit, an Demenz erkrankt. Von diesen Pflegebedürftigen werden 70 % in privaten Haushalten versorgt, ca. 48 % ganz ohne professionelle Hilfe (Statistisches Bundesamt 2011). Die Pflege alter Menschen in der Familie war traditionell immer eine Frauensache, zunächst im Kontext einer Erblogik (wer erbt, muss pflegen), dann im Kontext einer ausgeprägten familialen Loyalität, deren ethische Begründung von der heiligen Schuld und der filialen Pflicht bis hin zur modernen Anerkennungsethik reichen (Kunstmann 2010; Geister 2004). Die Pflegeforscherin Christina Geister sieht diese Loyalität als Ausdruck einer hohen Interdependenz von Müttern und Töchtern bedingt u. a. durch die Kriegsfolgen, Flucht und Vertreibung. Anders als prognostiziert ist statistisch interessanterweise in der Familie kein Zusammenbruch der häuslichen Pflege in Sicht. Sie scheint als Institution zu bestehen, wandelt sich jedoch und ändert quasi unterschwellig und verdeckt ihr Gesicht, so dass die Frage „Wer sorgt für wen?" die Transformation der Sorgekulturen in den modernen westeuropäischen Staaten als zentrale Frage der Zukunft der häuslichen Pflege aufscheint (Brückner 2008). Es sind immer noch 70 % aller Pflegebedürftigen, die zu Hause versorgt werden, jedoch ist eine klare Zunahme und Verschiebung hin zur Ehepartnerpflege zu verzeichnen (Franke 2006); ihr Anteil hat in den letzten Jahren kontinuierlich zugenommen und beträgt heute mehr als 30 %. Gleichzeitig zeigt sich mit dieser strukturellen Verschiebung ein deutlicher Anstieg der hochaltrigen Pflegepersonen: Waren noch in 1997 nur 2,7 % aller Pflegenden über 80 Jahre, so sind dies in 2009 bereits 7,3 % (Runde et al. 2009a, S. 14). Innerhalb der Ehepartnerpflege sind 14,4 % der Pflegepersonen 80 Jahre

---

K. Gröning (✉)
Fakultät für Erziehungswissenschaft, Universität Bielefeld, Bielefeld, Deutschland
E-Mail: katharina.groening@uni-bielefeld.de

© Springer Fachmedien Wiesbaden 2016
C. Hornberg et al. (Hrsg.), *Medizin - Gesundheit - Geschlecht,*
Geschlecht und Gesellschaft, DOI 10.1007/978-3-531-19013-6_14

und älter (Runde et al. 2009a, S. 15). Auch Schneekloth und Wahl (2005) weisen darauf hin, dass die gestiegene Anzahl hochbetagter pflegebedürftiger Menschen in privaten Haushalten in der Regel von näheren Angehörigen betreut wird, die selber bereits als Menschen in der sog. dritten Lebensphase im Alter zwischen Anfang/Mitte 50 bis Mitte/Ende 70 seien (Schneekloth und Wahl 2005, S. 230). Dieses Ergebnis wird vom AOK-Trendbericht (Runde et al. 2009a, S. 48) und vom Barmer GEK Pflegereport (Rothgang et al. 2010) bestätigt. Vor allem die pflegenden Männer seien öfter hochaltrig, wenn sie ihre erkrankten Ehefrauen bzw. Partnerinnen pflegen.

Abgenommen hat sowohl signifikant die Pflege der Schwiegertöchter als auch die Pflege der Töchter, obwohl gerade diese Pflegekonstellation – Tochter pflegt Mutter – heute immer noch das häufigste Pflegeverhältnis darstellt, gefolgt vom Pflegeverhältnis Ehefrau pflegt Ehemann. Als Grund dafür werden in der Literatur und den wissenschaftlichen Diskussionen veränderte normative Einstellungen zur Pflege der Eltern oder Schwiegereltern (Runde et al. 2009a, b) verantwortlich gemacht. Richtig ist, dass die sogenannten sozialnormativen Einstellungen in Bezug auf eine Pflicht zur Pflege, das was die Pflegeforschung als Konflikt zwischen „Pflicht oder Neigung" bezeichnet deutlich abgenommen haben und weiter sinken. Pflege und Sorge für die alten Eltern wird zudem gesellschaftlich als Wahlfreiheit angesehen und auch als solche propagiert (z. B. Nauck 2006). Aber werden mit dieser Interpretation der Pflege „sozialnormative Einstellungen", filiale Pflicht etc. nicht wichtige Dimensionen der Pflege wie innerfamiliale Gerechtigkeit, familiale Fairness, gesellschaftliche Wertschätzung der Pflege und Sorge (Gröning 2002; Kunstmann 2010) ausgeklammert, wenn die soziale Wirklichkeit so interpretiert wird, als hätten lediglich die Töchter und Schwiegertöchter auf Grund von „Modernisierungsanforderungen" kein Interesse mehr an der Sorge für alte Eltern. Diese Interpretation ist eine Interpretation „zu Lasten der Frauen" (Seubert 1993) und klammert ethische, bindungstheoretische, familiendynamische und geschlechterdemokratische Dimensionen des demografischen Wandels einfach aus. Empirisch bewerten 74 % der Gesamtbevölkerung im „Monitor Familienleben 2010" (Institut für Demoskopie 2010) die potenzielle Vereinbarkeit von Beruf und Familie als schlecht und sogar 86 % der pflegenden Angehörigen kritisieren fehlende bzw. mangelnde Möglichkeiten Pflege und Sorge und Erwerbsarbeit zu vereinbaren. Zweitens: schon in den 1990er Jahren haben Autoren wie Yvonne Schütze und Frieder Lang (1992) oder auch Hans Bertram (2000) darauf hingewiesen (Gröning 2004), dass die dominierende wissenschaftliche Problematisierung des demografischen Wandels, in Spannung zu wesentlichen liberalen gesellschaftlichen Werten stehend, an vielen Stellen den Alltag der Familien, die täglichen Reproduktionsbedingungen und die Geschlechterperspektive ausblendet und deshalb ein Theorie-Empirie-Problem produziert.

Ohne eine Theorie der lebensweltlichen Sinnstrukturen wird das Phänomen der häuslichen Pflege nicht wissenschaftlich zu verstehen sein. Auch repräsentative Beschreibungen von außen sind häufig einseitig, weil sie nicht an diese lebensweltlichen Sinnstrukturen anknüpfen und die Lebenswelten eher „kolonialisieren", als dass sie verstehen. Eine Familie ist eben mehr und etwas anderes als die Summe von Dienstleistungen und Reproduktionsfunktionen. Zu sehr ist auch das wissenschaftliche Denken von einer vom Strukturfunktionalismus geprägten Theorie der Familie beeinflusst. Die Familie wird erstens als Zweigenerationenfamilie, zweitens funktional aus der Perspektive der Erwerbsarbeit und den Modernisierungsanforderungen und drittens als Ort funktionaler Reproduktion gedacht. Erst 2007 publizierten Geschlechterforscherinnen wie Karin Jurczyk und Michaela Schier (DJI 2009) ihren Ansatz von Familie als Herstellungsleistung und lieferten auf diese Weise auch für die Theorie der „späten Familie" (Bauer und Gröning 2007) einen Rahmen. Denn obwohl die Gerontologie seit den 1990er Jahren auf die Produktivität des Alters hinweist und die Geschlechterforschung (z. B. Brückner 2008) nicht müde wird, die Familie nicht nur als Empfänger von Wohlfahrtsleistungen, sondern als Produzent von diesen zu diskutieren, so scheinen die empirischen Untersuchungen und Analysen zur Pflege in der Familie von der Ideengeschichte des Oikos deutlich beeinflusst. Dieses Denken vom Oikos her, wo die nützliche Arbeit ist und der Ort in dem Sklaven, Frauen und Nutztiere leben (Gröning 2014), vermag in jedweder Sorge und Pflege eben nur diese billige, nützliche, einfache und bescheidene Arbeit zu erkennen und ihre Krise zu bedauern, die faktisch als Begleiterscheinung der Geschlechterdemokratie verstanden wird. Dieses Denken vom Oikos her führt dann zu einem Ruf nach Nachschub der Oikos-Arbeiterinnen, nach Migration.

Das Verhältnis von Sorge und Modernisierung zeigt sich an vielen Stellen jedoch widersprüchlicher und wird vor allem stark von Problemen der Gerechtigkeit in Familien und hier wiederum von der Gerechtigkeit zwischen den Geschlechtern in Familien mitgeprägt, so dass eine gute Pflegepolitik eigentlich auch aktive Geschlechterpolitik sein müsste. Die Vereinbarkeit von Beruf und Pflege/Familie ist hier nur ein Aspekt, viel wichtiger wäre die Entwicklung einer Sorgeethik der Generationen, die die Gerechtigkeit zwischen den Geschlechtern zu einem wichtigen Bestandteil macht und die pflegenden Familien zum Beispiel auch grundgesetzlich schützt. Jedoch scheint die Politik aus ihrer Falle der Buchstabierung von generativer Sorge – nicht nur bei den Alten – als Wahlfreiheit, Privatsache und freie biografische Lebensentscheidung nicht herauszukommen. Sie leistet damit der Retraditionalisierung, vor allem aber einer starken Polarisierung in Familien Vorschub, die eigentlich nicht im gesellschaftlichen Interesse ist. Wenn Pflege und Sorge sich als Wahlfreiheit und Privatsache darstellen, dann werden die Familien zwangsweise Lösungen suchen, in denen jemand sich für die Pflege opfert (Gröning 2002). Eine schlechte Entwicklung mit innerfamilialer Isolation, verweigerter Anerkennung und schweren Konflikten beginnt. Auch beginnen Familien nun wieder verstärkt auf Modelle bei der Bewältigung der generativen und reproduktiven Arbeit zurückzugreifen, die lange Zeit in Nord- und Westeuropa marginal waren. So nehmen Pflegeverhältnisse zu, in denen eine meist aus Osteuropa stammende Hausangestellte (Lutz 2009) den Hauptanteil der Pflege übernimmt. Doch auch diese Entwicklung ist kein Zufall. So gehört die Zunahme der Pflegeverhältnisse mit osteuropäischen Hausangestellten zu politischen Programmen aus den 1990er Jahren, in denen ein Niedriglohnsektor vor allem für die sogenannten haushaltsnahen Dienstleistungen in Deutschland aufgebaut werden sollte (Berliner Senat 1997). Der gezielte Aufbau eines Niedriglohnsektors, zum Beispiel von der bayerisch-sächsischen Zukunftskommission empfohlen, ging einher mit der Liberalisierung der Arbeitsmärkte und der Feminisierung der Migration. Dieses politische Programm aus dem Anfang der 1990er Jahre kann sowohl als Antwort auf den demografischen Wandel als auch auf die Krise der Arbeitsgesellschaft verstanden werden. Erst viel später – und zwar nach dem PISA-Schock – wurde politisch auf den gesellschaftlichen Strukturwandel eine neue Antwort – mehr Bildung, mehr Teilhabe – gegeben. Da war die Entwicklung zur Prekarisierung der bescheidenen Volksmilieus mit Niedriglöhnen, Ausweitung der Teilzeitbeschäftigung und Phänomenen wie Aufstockung jedoch schon institutionalisiert. Vor allem die Altenpflege steht für diese Entwicklung zu einem bescheidenen prekarisierten Beruf an einer herausragenden Stelle. Sie wurde von einer Semiprofession zu einem bescheidenen Beruf und die informelle Pflege, zum Beispiel durch osteuropäische Haushaltshilfen, nahm zu und wurde zu einer Form neuer weiblicher Schattenarbeit.

1 Geschlecht, Migration und die Sorge für die Pflegebedürftigen zu Hause

Die amtliche Pflegestatistik gibt über den Anteil an sogenannten Hausangestellten und -hilfen mit Migrationshintergrund in der privaten Pflege wenig Auskunft. Sie ist darauf angewiesen, von der Hauptpflegeperson ausgehend auf die Geschlechtszugehörigkeit der Pflegeperson bei der Pflegeleistung zu schließen. In Zukunft ist indes davon auszugehen, dass diejenigen, die die Pflege tatsächlich leisten und diejenigen, die als Hauptpflegepersonen eingetragen sind, nicht unbedingt identisch sind. Die Gelder der Pflegeversicherung werden zur Finanzierung der osteuropäischen Haushaltshilfen genutzt. „Über den Umfang an Outsourcing von Fürsorgearbeiten gibt es bisher keine gesicherten Zahlen – sagt Helma Lutz (2009,

S. 61) und verweist auf den siebten Familienbericht, in welchem davon ausgegangen wird, dass die privaten Haushalte die höchsten Anteile an ungeschützten Arbeitsverhältnissen hätten, wobei sie von ca. 10 % ausgeht. Das wären nominal bei 1,2 Mio. Pflegebedürftigen, die zu Hause versorgt werden 120.000 Frauen, die als Hausangestellte in Deutschland vorwiegend illegal arbeiten. Im Rahmen von verschiedenen Studien, die Lutz zitiert, nennt sie die Merkmale dieser outgesourcten Fürsorgearbeit wie folgt: ungeschütztes Beschäftigungsverhältnis, sowohl im urbanen als auch um ländliche Raum, ausgeübt von Frauen mit Migrationshintergrund in den Bereichen Haushalt, Kinderbetreuung und zunehmend auch in der Pflege alter Menschen (Lutz 2009, S. 62).

Vergeschlechtlichung und Ethnizität in den familialen Pflegekulturen sind bisher vorwiegend im Rahmen der Geschlechterforschung untersucht worden. Die großen Studien blenden diese Forschung weitgehend aus. Insgesamt handelt es sich deshalb um einen Verdeckungszusammenhang, da genauere Untersuchungen fehlen. Von den Wohlfahrtsverbänden ist es besonders der Caritas-Verband, der sich im Bereich der Vermittlung von osteuropäischen Haushaltshilfen und für ihre Legalisierung einsetzt (Caritas 2011). Auch 2014 wird ihre Zahl vage mit mehr als 100.000 angegeben. Indessen gilt, dass zwar schon vor 2011 durch Freundschaftsverträge (zum Beispiel mit Polen im Jahr 1992) eine Beschäftigung für polnische Arbeitskräfte in Deutschland möglich war. Jedoch erst seit Inkrafttreten des Arbeitnehmerfreizügigkeitsgesetzes im Jahr 2011 und die Ausdehnung auf Tschechien, die Slowakei, Estland, Lettland, Litauen, Moldawien die Ukraine etc. ist die Einstellung einer osteuropäischen Haushaltshilfe für deutsche Familien recht einfach geworden. Sie kostet heute im Rahmen von legalen Beschäftigungen ca. 2500 €.

Auch die professionelle und stationäre Altenpflege ist seit über 50 Jahren kein monokultureller Raum (Sander 2005). Ohne die Arbeit und den Einsatz von Migrantinnen und Migranten wäre die Pflege alter Menschen schon heute kollabiert. In Ballungszentren brächten bis zu 50 % der MitarbeiterInnen einen Migrationshintergrund mit. Im Hauswirtschaftsbereich der Pflegeheime läge ihr Anteil noch höher: Migrantinnen in der Altenpflege hätten unterschiedliche – z. T. hoch qualifizierte – Erstberufe. Sie zeichneten sich durch eine bemerkenswerte Vielfalt an Herkunft, Prägungen, Qualifikationen und Pflegeverständnissen aus (Sander 2005, S. 19 ff.). Brunhild Sander (2005), die für ein Projekt zur interkulturellen Teamentwicklung in der Altenpflege den Forschungsstand zum Verhältnis von Geschlecht, Migration und Teamentwicklung in diesem Feld untersucht hat, fasst ihr Ergebnisse wie folgt zusammen (ebd., S. 20 ff.): Seit den 1960er Jahren würden zugewanderte und im Ausland angeworbene Pflegefachkräfte und Hilfskräfte in der Kranken- und Altenpflege eingesetzt, um den quasi periodisch auftretenden Personalmangel zu mindern. In den 1960er Jahren wurden vor allem Hilfskräfte für Küchen- und

Reinigungsarbeiten unter den Arbeitsmigrantinnen aus den Hauptanwerbeländern im Mittelmeerraum rekrutiert, insbesondere aus der Türkei und aus dem ehemaligen Jugoslawien. Pflegefachpersonal – zunächst vor allem für die stationäre Krankenpflege – sei auch nach dem Anwerbestopp für ausländische Arbeitnehmer und Arbeitnehmerinnen nach 1973 noch angeworben worden. So seien in den 1970er Jahren auf der Basis bilateraler Verträge vor allem Krankenschwestern aus Korea, den Philippinen und Indien nach Deutschland gekommen. Seit den 1990er Jahren ermögliche die Anwerbestoppausnahme-Verordnung die Anwerbung von Pflegefachkräften. Allerdings bräche die Forschung zur Anwerbung von Krankenschwestern seit den 1990er Jahren ab (Sander 2005).

Sander (2005) verweist auf die unklare Studienlage insbesondere zur Beschäftigung von Migrantinnen in der Altenpflege: Es lassen sich, so ihre Argumentation, aber vorsichtige Rückschlüsse auf die Situation in der Altenpflege angeben Die stationären Einrichtungen beschäftigten ca. 51 % einheimische Deutsche, 11 % Deutsche mit Migrationshintergrund und 38 % MitarbeiterInnen ohne deutschen Pass. In den ambulanten Pflegediensten waren 75 % der Beschäftigen einheimische Deutsche, 10 % Deutsche mit Migrationshintergrund und 15 % der MitarbeiterInnen hätten keinen deutschen Pass. In der stationären Altenpflege brächten 26 % der mit Leitungsaufgaben betrauten MitarbeiterInnen einen Migrationshintergrund mit. Zusammenfassend sagt Sander, dass – obwohl genauere Daten fehlten – von einer hohen kulturellen Heterogenität und Vergeschlechtlichung der in der Altenpflege Tätigen ausgegangen werden könne. Die Heterogenität erstreckt sich auf differierende Qualifikationen, auf Unterschiede im ausländerrechtlichen Status, in der bisherigen Aufenthaltsdauer und in den Zukunftsperspektiven im Hinblick auf Bleibe- und Rückkehroptionen. Indessen wird die kulturelle Vielfalt in der Altenpflege nicht als Gewinn, sondern umgekehrt als Bedrohung der Professionalität und Qualität der Pflege wahrgenommen, was im Kontext der Arbeitspolitik in den 1990er Jahren nicht verwundert. In einem Projekt, welches im Auftrag der Stiftung Wohlfahrtspflege in NRW (2004–2005) durchgeführt wurde, überwogen die negativen Stereotypisierungen gegenüber den zugewanderten Pflegekräften und zwar sowohl von Seiten der Angehörigen, als auch von Seiten der Institution (Gröning und Bauer 2005). Vorgesetzte kritisierten mangelnde Deutschkenntnisse und problematisierten vor allem die mangelnden Fähigkeiten zur Dokumentation und zur Pflegeplanung (Spahn 2005). Diese Kritik war im Rahmen des Projektes so massiv, dass ein Kollege aus der Fakultät für Literatur und Linguistik an der Universität Bielefeld beauftragt wurde, Pflegedokumentationen und -planungen in Bezug auf die Sprachprobleme auszuwerten, um Hinweise für gezielte sprachliche Förderung von Migranten und Migrantinnen in der Altenpflege zu erhalten. Das Ergebnis war irritierend, denn der Kollege fand zwar bei den Pflegenden mit Migrationshintergrund deutliche Defizite vor allem in Bezug auf Plausibilität bei der

Pflegeplanung und Pflegedokumentation. Er fand diese jedoch in gleichem Ausmaß auch bei den autochthonen AltenpflegerInnen (Switalla 2005). Von großer Bedeutung waren ebenfalls Erfahrungsberichte zum Rassismus in der Altenpflege als Thema der Personalführung (Guibert 2005) und das Ausblenden der psychischen und sozialen Bedingungen des Spracherwerbs (Gröning 2005). In dem Projekt zum „multikulturellen Zusammenhang Altenpflege" spiegelte sich die gesellschaftliche Entwicklung, die der Pflegeforscher Michael Isfort 2013 im „Pflegethermometer" zu den Arbeitsbedingungen in der Pflege beschrieben hat: Pflege, vor allem Altenpflege ist umfassend deprofessionalisiert worden.

2 Wanderungsbewegungen und ihre Bedeutung für die private und professionelle Altenpflege unter Berücksichtigung des Geschlechts

Die Migrations- und Geschlechterforscherin Elisabeth Rohr (2005) beschreibt, dass sich seit den 1990er Jahren die weltweite Migration verändert habe. In der Migrationsforschung habe sich die Erkenntnis durchgesetzt, dass rund die Hälfte aller Migranten Frauen seien. Die „Feminisierung der Migration" zeige sich dadurch, dass mittlerweile zu gleichen Teilen Frauen und Männern migrierten, wobei auffällig sei, dass Frauen heute zunehmend als eigenständige und erwerbstätige bzw. erwerbssuchende Familienernährerinnen auswanderten (Rohr 2005, S. 54).

Die von Rohr und anderen beschriebene Feminisierung der Migration – vor allem für die Altenpflege und die Pflegeleistungen in den privaten Haushalten – wurzelt in den Ausreisebewegungen nach 1989, nach dem politischen Zusammenbruch der Sowjetunion und den ethnischen Kriegen in Jugoslawien (Rohr 2005, S. 56). Aus den ehemaligen Ostblockstaaten, der Sowjetunion und Ex-Jugoslawien kamen vermehrt MigrantInnen und politische Flüchtlinge. Auf diesen Tatbestand weist auch Helma Lutz hin (2009, S. 63). In der ersten Hälfte der 1990er Jahre wanderten 2,5 Mio. Menschen aus den GUS-Staaten Richtung Westen aus. „Die Zahl der deutschstämmigen Aussiedler aus Osteuropa, die nach Art. 116 GG als Deutsche gelten und als solche ein Zuwanderungsprivileg besitzen, erreichte 1989/1990 mit fast 400.000 den Höhepunkt" (Nuscheler 1995, S. 122). Zwischen 1980 und 1993 kamen, so Rohr (2005, S. 58) weiter insgesamt 1.817.508 Aussiedler aus Polen, aus der Sowjetunion und aus Rumänien, die weitaus meisten dabei aus Polen (Nuscheler 1995, S. 123).

Elisabeth Rohr (2005) macht in diesem Zusammenhang auf die politischen Umwälzungen in den postsozialistischen Ländern, die Prekarisierung, die Armut und das Elend aufmerksam, dass vor allem die Lebenslage von Frauen mit Kindern betrifft und einen großen Anreiz für Frauen darstellt, nun in der Rolle der Familienernährerinnen sich in Deutschland Arbeit zu suchen. Neben dieser Armutswanderung ist es immer wieder die Flucht vor patriarchalischer Gewalt, die für Frauen eine Motivation zur Wanderung und Stellensuche in Deutschland darstellt.

3 Vergeschlechtlichungsprozesse und Forschungsbedarf

Dass in den Einrichtungen der Altenpflege das alltägliche Pflegesetting zwischen zugewanderter Pflegekraft und autochthonen Bewohnerinnen besteht, wird in der Forschung meist ausgeblendet. Der Diskurs um die kultursensible Pflege fokussierte vor allem die älter werdende Population von „GastarbeiterInnen", die nicht in ihre Heimatländer zurückgekehrt waren und nun in Deutschland alt würden. Dieses Pflegesetting – Bewohner oder Bewohnerin mit Migrationshintergrund in der stationären Altenpflege, der auf autochthone Strukturen und Pflegekräfte trifft, hat die Pflegeforschung deutlich mehr beschäftigt. Der Geschlechter- und Migrationskontext immerhin der Hälfte der Beschäftigten in der Pflege, ihre Erwerbsbiografien sowie die deutliche Veränderung in den Teams, die interkulturelle Teams wurden, spielte ebenso wenig eine Rolle wie Fragen der Mitarbeiterfortbildung und Qualifizierung, obwohl Pflegeheime heute vor allem Schwerstpflegebedürftige und Personen mit Demenz versorgen. Im Unterschied zu den Anwerbungen aus den 1960er und 1970er Jahren strömten mit den Auswanderungswellen aus Osteuropa Frauen in die Pflegeberufe, die nach der Einwanderung nach Deutschland in ihren oft hoch qualifizierten Ausbildungs- und Berufsbereichen keine Arbeit fanden. Sie wurden in Umschulungen vermittelt und mussten häufig eine beachtliche berufliche Dequalifizierung hinnehmen (Potts 2001; Rommelspacher 2001, S. 35). Rohr (2005) bemerkt, dass diese Frauen sehr häufig in bei uns typischen Männerberufen ausgebildet worden waren und zum Teil über erhebliche Berufserfahrung verfügten. Nun mussten sie – entsprechend umgeschult – mit den typischen und schlecht bezahlten Frauenberufen zu Recht kommen. Zusätzlich wurden sie in Teilzeit- und Minijobs unterhalb der Versicherungspflicht abgedrängt oder auf den sogenannten grauen Markt in privaten Haushalten (Potts 2001; Lutz 2009, S. 63)

Migrierende Frauen sind vor allem als Reproduktionsarbeitskräfte gefragt. So verbleibt die Reproduktionsarbeit zwar unter der Verantwortung der Frauen, wird jedoch ethnisiert und vor allem prekarisiert. Rohr (2005) fasst diese Merkmale der Vergeschlechtlichung, die „Globalisierung der care-chain" wie folgt zusammen: „Migrantinnen arbeiten als Servier-, Aufräum- und Abwaschpersonal, als Haushaltshilfe, als Kinderbetreuung, in der Kranken- und Altenpflege sowie als Animations-, Wellness- und Sexarbeiterinnen" (Aufhauser 2000, S. 115 zit. n. Rohr 2005, S. 60). Es handele sich bei diesen Arbeiten ausschließlich um statusmäßig niedrig angesiedelte, körpernahe, bescheidene Tätigkeiten (Le Breton 2000, S. 116, zit. n. Rohr 2005, S. 60). Insgesamt gilt im Verhältnis von Geschlecht, Arbeit und Migration, dass die für Migrationsprozesse typische Proletarisierung, die von Erdheim (1988) als entscheidendes Merkmal des „Ethnischen in der modernen Klassengesellschaft" beschrieben wurde, für Frauen deutlicher zutrifft, als für Männer.

4 Der geschlechtliche Habitus

Die meisten Einwanderinnen, insbesondere die Frauen aus Asien, gelten als „fügsam, exotisch und genügsam" (Aufhauser 2000, S. 111) und scheinen die neuen Anforderungen an Billigkeit und Flexibilität der Arbeitskraft am besten zu erfüllen. Sind sie in einen Haushalt eingebettet, so können sie mit noch weniger Lohn auskommen. Ideal scheint zudem die kinderlose oder alleinstehende Frau zu sein. Jedoch wird vermutet, dass die Hälfte der Frauen, die in informellen privaten Pflegeverhältnissen arbeiteten, Kinder hätten (Lutz 2009, S. 64). Diese Frauen stellen bevorzugt das neue und ideale Proletariat in den privaten Pflegeverhältnissen und im informellen Arbeitsmarkt dar. Dieser als für die Anforderungen in den bescheidenen Berufen als ideal geltende Habitus der zugewanderten Frauen stellt jedoch umgekehrt eine beachtliche Barriere gegen Integrationsprozesse dar, denn dass das neue weibliche Pflegeproletariat einfach wieder in die teils politisch instabilen und wirtschaftlichen desorganisieren Heimatländer zurückreist, ist genauso wenig wahrscheinlich wie dies für die Generation der „Gastarbeiter" gilt. Hinzu tritt, dass neben den ökonomischen Notwendigkeiten, sich hier auch mit schlechten Arbeitsmarktbedingungen abzufinden, durchaus frauenspezifische Migrationsmotive gelten:

- die Befreiung aus der sozialen Kontrolle der Familie und der Gemeinschaft,
- einer unerwünschten Heirat zu entkommen,
- die Durchsetzung einer Trennung oder Scheidung,
- die Beendigung von physischer und/oder psychischer Gewalt in der Ehe oder in der Familie (Aufhauser 2000, S. 110 ff.).

Auf Seiten der Herkunftsfamilien ist es häufig eine größere erwartete Loyalität in persönlicher und wirtschaftlicher Hinsicht. Aus der Perspektive der Eltern und der zurückgelassenen Kinder sind die Töchter die besseren Migrantinnen. Es ruhen also große Hoffnungen auf den migrierenden Frauen. Rohr fasst ihre habituellen Merkmale wie folgt zusammen (Rohr 2005, S. 59): Die Frauen sind gut ausgebildet und berufserfahren, hoch motiviert, eng an ihre Familie gebunden, belastbar, mutig und zuverlässig, Sie verfügen über Durchsetzungskraft, vorausschauendes

Denken, Managementfähigkeiten, Risikobereitschaft, ein hohes Maß an Autonomie und Modernisierungsbereitschaft, ebenso wie über ein erhebliches Individualisierungspotenzial und Ich-Stärke.

5 „Beschleunigte" Altenpflege und ethnischer Habitus – zu den widersprüchlichen Anforderungen an das Arbeitsvermögen

Mit dem Pflegeverständnis und der Pflegekompetenz sowie der Praxis zugewanderter Pflegekräfte beschäftigen sich kaum Studien. Die Rationalisierung und soziale Beschleunigung, die ein wichtiges Merkmal der stationären Pflege alter Menschen darstellt, dürfte jedoch vor allem für Pflegekräfte mit Migrationshintergrund eine beachtliche Spannung bedeuten. Die formalen Anforderungen in der Altenpflege werden heute vom System, das heißt den zumeist in den pflegerischen Standards, Prozessleitlinien und Funktionsbeschreibungen niedergelegten abrechenbaren Abläufen und Leistungen, bestimmt. Hier kommt es bekanntermaßen durch die hohe Zweckrationalität in der Pflege zu einem „lebensweltlichen Notstand", da die zweckrationale Minutenpflege als „seelenblind" wahrgenommen wird. In der Pflegeethik werden deshalb neue Konzepte gefordert wie personale Anerkennung, Interaktion und Sorge und Achtsamkeit. Der beschriebene bescheidene und freundliche Habitus der zugewanderten Pflegekräfte, ihre Bereitschaft, sich um die ihnen anvertrauten alten Menschen zu kümmern, macht sie zu wichtigen Bezugspersonen. Rohr (2005) geht sogar so weit zu schließen, dass die kränkenden Erfahrungen der Migration den kränkenden Erfahrungen des hohen Alters entsprechen, weshalb es zwischen Bewohnern und Pflegekräften mit Migrationshintergrund häufig zu Identifizierungen käme. Diese Nähe zur Lebenswelt der Bewohner trifft nun auf Distanz zur Organisation und ihren Vertretern, vor der sich die zugewanderten Pflegekräfte fürchteten. Hier werden beschleunigte, zweckrationale, professionelle Tugenden und Fähigkeiten erwartet. Der hohe bürokratische Aufwand, die Formalisierung, aber auch die große Bedeutung der deutschen Hochsprache lassen die Pflegekräfte mit Migrationshintergrund aus der Perspektive der Organisation als Pflegekräfte zweiter Klasse erscheinen. Obwohl zugewanderte Pflegekräfte durch ihr expressives Pflegeverständnis zur Beruhigung und zur Stabilisierung der Bewohner, vor allem der Bewohner mit Demenz, dringend auch aus bindungstheoretischer Sicht benötigt werden, sorgen die Leistungen und die Rationalität des Pflegeversicherungsgesetzes dafür, dass diese Pflege nur als Kann-Erwartung Bedeutung hat. Wenn man genug Zeit hat und alle KollegInnen da sind, kann man sich die freundliche und feinfühlige Sorge leisten, ansonsten gilt das Prinzip der beschleunigten und verrichtungsorientierten Pflege. Die beschriebenen habituellen

Eigenschaften der Migrantinnen wie Fleiß, Bescheidenheit, Freundlichkeit, Anpassungsfähigkeit, Fügsamkeit, Genügsamkeit etc. begründen deshalb sowohl eine berufliche Marginalisierung als auch eine direkte Diskriminierung. Der berufliche Alltag in der Altenpflege ist deshalb für die Migrantinnen mit enormen Kränkungen verbunden.

6 Sprache, Dekulturation und das Problem des Berufs

In einem Aufsatz zur Problematik kultureller Identität formuliert der Ethnopsychoanalytiker Mario Erdheim (1988) den Begriff der Proletarisierung zur Beschreibung jenes Prozesses, den Migranten und Migrantinnen in den aufnehmenden Ländern durchmachen. Erdheim (1988) begreift diesen Prozess der Proletarisierung als spezifischen Umgang der modernen Industriestaaten, die er als Klassengesellschaften bezeichnet, mit dem Ethnischen. Alles, was als Merkmal einer Ethnie oder des Ethnischen verstanden wird, wird neu codiert und zwar als „proletarisch". Aus „Familiensinn" wird „zusammen Hocken", aus Aufmerksamkeit Langsamkeit, aus sich sorgen und kümmern ein Helfersyndrom. Herrschaft, so Erdheim, entfalte sich immer auch über den Prozess der Dekulturation der sozial Unterlegenen. Im Kontext der Arbeitsmigration in die Altenhilfe oder die pflegerischen Hilfen in den privaten Haushalten lassen sich deutliche Prozesse der Proletarisierung der Migrantinnen und der Umcodierung ihres Habitus ausmachen. Bestandteile des Prozesses der Proletarisierung sind zuerst Prozesse der Homogenisierung. Das heißt, allen Migrantinnen wird ein gleicher oder ähnlicher Status im aufnehmenden Land zugewiesen, in dem Zeichen ihrer ethnischen Zugehörigkeit und Kultur allgemein als rückständig und antimodern, also minderwertig codiert werden, während die Kultur des aufnehmenden Landes als Hochkultur definiert wird. Sie gilt als modern und stilvoll. Im Kontext des aufnehmenden Landes und seiner Kultur wird, insbesondere im Zusammenhang mit der Forderung nach Integration, der Anspruch erhoben, die Kultur des Heimatlandes aufzugeben. Der soziale Aufstieg scheint nur erreichbar über den Weg der Aufgabe der Herkunft und entsprechend aller sozialen Bindungen. Dieses ist erreichbar für ein männliches Migrationsmodell, nach dem jugendliche Männer ihr Land verlassen, um woanders ihr Glück zu suchen. Es ist aber nicht übertragbar auf die Familienernährerinnensituation der beschriebenen Frauen, die in Deutschland in der Versorgung alter Menschen arbeiten.

Bekanntermaßen vollziehen sich Migrationsprozesse über Jahre hinweg prozesshaft, wobei das Typische die Stellung zwischen zwei Kulturen über einen langen Zeitraum ist. Bindungen und Beziehungen zum Heimatland sowie zu den Zurückgelassenen sind vorhanden. Dies gilt auch für die Sprache.

Was ist jedoch Sprache und wie lernt man sie? Für Pierre Bourdieu ist Sprache kulturelles Kapitel und das Ergebnis eines Kampfes. Im Rahmen seiner Arbeiten zur symbolischen Gewalt hat er immer wieder betont, wie sehr Kommunikation und Sprache „unter die Haut" gehen. Da Kultur und Sprachkompetenz als Merkmal von Personen erscheinen und als Stil auftreten, gehen bei den Migranten Sprachprobleme mit sozialen Unterlegenheitsgefühle einher, die wiederum das Sprechen hemmen. Bourdieu (1997) kritisiert, dass der Eindruck erweckt wird, Kultur und Sprachfähigkeit seien eine persönliche Form des Eigentums, ein Ergebnis von persönlicher Mühe, Anstrengung und Begabung. Sprache ist für ihn kulturelles Kapital, welches verinnerlicht, institutionalisiert und zertifiziert ist. Mit der Zertifizierung hat jemand das Recht, seine Sicht der Dinge zu erläutern. Wer examiniert ist, darf reden. Die feministische Sprachforschung hat in diesem Zusammenhang die Herstellung sprachlicher Hierarchien in den 1990er Jahren beforscht. Sie hat schon in dieser Forschung festgestellt, dass Frauen sich zumeist nicht im Besitz der offiziellen Sprache fühlen und nicht mit der Autorität ihrer Rede rechnen können. Sprache am Arbeitsplatz ist bei ihm symbolischer Kampf darum, ob die Angehörigen einer Gruppe die Wirklichkeit definieren können, oder ob andere definieren, was Wirklichkeit ist.

Insgesamt lassen sich verschiedene Forschungsprobleme benennen, die eine positive Entwicklung der Situation von Migrantinnen in der Pflege behindern. Zu beklagen ist eine starke Isolation der Geschlechterforschung in der Pflege- und Gesundheitsforschung sowie eine Fokussierung der Pflegeforschung auf PatientInnen mit Migrationshintergrund und seine/ihre Bedürfnisse, obwohl diese Figur statistisch kaum vergleichbar ist mit der Feminisierung und Ethnisierung der Pflege. Die interkulturelle Teamentwicklung, die Mitarbeiterinnenförderung und die Vereinbarkeit von Familie und Beruf in diesem Kontext sind kaum untersucht. Die Entwertung der häuslichen Pflege in vielen öffentlichen Diskursen verstärkt eine Tendenz zu informellen, feminisierten Lösungen, die dann gleichzeitig wieder einer Entwertung und – aus der Perspektive der Migrantinnen – in den Familien der Dekulturation und Rechtlosigkeit unterliegen. Umgekehrt befördert das aktuelle Pflegeneuausrichtungsgesetz (PNG) mit seinen neuen Betreuungsleistungen für Demenzkranke gerade informelle Pflegeformen, ohne sich um Mindeststandards zu kümmern, die auch den Schutz derjenigen, die pflegen, im Blick haben. Diese Kreisläufe mit all ihren Machtmechanismen sind kaum untersucht. Schließlich fehlen Untersuchungen zur tatsächlichen Produktivität und Bedeutung des traditionellen feminisierten Habitus in der Pflege hochaltriger, besonders demenzerkrankter, Menschen. Vor allem die kommunikativen- und Bindungskompetenzen der Pflegenden mit Migrationshintergrund sollten mehr Wertschätzung erfahren, anstatt sie ausschließlich vor dem Hintergrund einer beschleunigten und rationalisierten Organisation als problematische Kräfte wahrzunehmen.

Literatur

Aufhauser, Elisabeth. (2000). Migration und Geschlecht: zur Konstruktion und Rekonstruktion von Weiblichkeit und Männlichkeit in der internationalen Migration. In Husa; Parnreiter & Stacher (2000): 97–122
Bauer, Annemarie & Gröning, Katharina (Hrsg.) (2007): Die späte Familie. Intergenerationenbeziehungen im hohen Lebensalter. Gießen: Psychosozial-Verlag
Bauer, Annemarie & Gröning, Katharina (Hrsg.) (2008): Gerechtigkeit, Geschlecht und demografischer Wandel. Frankfurt a.M.: Mabuse-Verlag
Berliner Senat (Hrsg.) (1997): Senatsverwaltung für Arbeit, berufliche Bildung und Frauen. Die Sackgassen der Zukunftskommission. Berlin: Eigenverlag
Bertram, Hans (2000): Die verborgenen familiären Beziehungen in Deutschland. Die multilokale Mehrgenerationenfamilie. In: Kohli & Szydlik (2000): 97–121
Bourdieu, Pierre (Hrsg.) (1997): Die verborgenen Mechanismen der Macht. Hamburg: VSA-Verlag
Brückner, Margit (2008): Wer sorgt für wen? Auswirkungen sich wandelnder Geschlechter- und Generationsverhältnisse auf die gesellschaftliche Organisation des Sorgens (Care). In: Bauer & Gröning (2008): 45–61
Caritas (2011): http://www.caritas.de/hilfeundberatung/ratgeber/alter//haushaltshilfen-legalbeschaeftigen (letzter Zugriff 20.05.2015)
DJI (Deutsches Jugendinstitut) (2009): http://www.dji.de/index.php?id=42144 (letzter Zugriff 20.05.2015)
Erdheim, Mario (Hrsg.) (1988): Psychoanalyse und Unbewusstheit in der Kultur. Aufsätze 1980 – 1987. Frankfurt a.M.: Suhrkamp
Erdheim, Mario & Nadig, Maya (1979): Größenphantasien und sozialer Tod. In: Kursbuch 58: 115–126
Franke, Luitgard (Hrsg.) (2006): Demenz in der Ehe. Über die verwirrende Gleichzeitigkeit von Ehe- und Pflegebeziehung. Eine Studie zur psychosozialen Beratung für Ehepartner von Menschen mit Demenz. Frankfurt a.M.: Mabuse-Verlag
Geister, Christina (Hrsg.) (2004): „Weil ich für meine Mutter verantwortlich bin". Der Übergang von der Tochter zur pflegenden Tochter. Bern: Huber
Grinberg, León & Grinberg, Rebeca (Hrsg.) (1990): Psychoanalyse der Migration und des Exils. München: Verlag Internationale Psychoanalyse
Gröning, Katharina (2002). Häusliche Pflege und familiale Entwicklung. In: Neue Praxis: Zeitschrift für Sozialarbeit, Sozialpädagogik und Sozialpolitik 32(6): 595–601
Gröning, Katharina (2004): Häusliche Pflege und therapeutischer Blick. In: Neue Praxis: Zeitschrift für Sozialarbeit, Sozialpädagogik und Sozialpolitik 34(3): 292–302
Gröning, Katharina (2005): Spracherwerb und Migration. Bindungs- und migrationstheoretische Einsichten. In: Gröning & Bauer (2005): 66–74
Gröning, Katharina (Hrsg.) (2014): Entweihung und Scham. Grenzsituationen in der Pflege alter Menschen. Frankfurt a.M.: Mabuse-Verlag
Gröning, Katharina & Bauer, Annemarie (Hrsg.) (2005): Impulse für eine interkulturelle Teamentwicklung in der Altenhilfe – Handreichungen für die Praxis. Werkstattbericht 22. Bielefeld: Heimvolkshochschule Haus Neuland e. V.
Guibert, Kea (2005): Das verschwiegene Problem – Diskriminierung zugewanderter Mitarbeiter/innen in der ambulanten Pflege. In: Gröning & Bauer (2005): 124–133

Husa, Karl; Parnreiter, Christof & Stacher, Irene (Hrsg.) (2000): Internationale Migration. Frankfurt a.m.: Brandes & Apsel

Howe, Christiane (Hrsg.) (2001): Migration von Frauen. Ausbeutung, Illegalisierung und Frauenhandel; die Dokumentation der Agisra-Vernetzungstreffen von 1996 bis 2000. Arbeitsgemeinschaft gegen Internationale Sexuelle und Rassistische Ausbeutung. Frankfurt a.m.: Agisra

Institut für Demoskopie, Deutschland (Hrsg.) (2010): Monitor Familienleben 2010. Einstellungen und Lebensverhältnisse von Familien. Ergebnisse einer Repräsentativbefragung. Berichtsband. Allensbach: Institut für Demoskopie Allensbach

International Labor Office (ILO) (1996): International Labor Migration of Asian Women: Distinctive Characteristics and Policy Concerns. Genf: ILO-Report

Isfort, Michael (2013): Der Pflegeberuf im Spiegel der Öffentlichkeit. In: Bundesgesundheitsblatt 2013 (56): 1081–1087

Jansen, Mechtild M. (Hrsg.) (2009): Pflegende und sorgende Frauen und Männer. Aspekte einer künftigen Pflege im Spannungsfeld von Privatheit und Professionalität. Polis 49. Wiesbaden: HLZ

Klingebiel, Ruth & Shalini, Randeria (Hrsg.) (2000): Globalisierung aus Frauensicht: Bilanzen und Visionen. Bonn: Dietz

Kohli, Martin & Szydlik, Marc (Hrsg.) (2000): Generationen in Familie und Gesellschaft. Wiesbaden: VS Verlag für Sozialwissenschaften

Kunstmann, Anne-Christin (Hrsg.) (2010): Familiale Verbundenheit und Gerechtigkeit. Fehlende Perspektiven auf die Pflege von Angehörigen. Eine Diskursanalyse. Innerfamiliale Verbundenheit und Gerechtigkeit als fehlende Perspektiven auf die familiale Altenfürsorge und Pflege Eine Analyse des Diskurses. Wiesbaden: VS Verlag

Le Breton Baumgartner, Maritza (2000): Die Feminisierung der Migration. Eine Analyse im Kontext neoliberaler Arbeits- und Aufenthaltsverhältnisse. In: Klingebiel & Shalini (2000): 112–134

Lutz, Helma (2009): Sprich (nicht) darüber – Fürsorgearbeit von Migrantinnen in deutschen Privathaushalten. In: Jansen (2009): 59–74

MGFFI (Ministerium für Generationen, Familie, Frauen und Integration des Landes Nordrhein-Westfalen) (Hrsg.) (2006): Demografischer Wandel. Die Stadt, die Frauen und die Zukunft. Düsseldorf

Nauck, Bernhard (2006): Der individuelle und kollektive Nutzen von Kindern. In: MGFFI (2006): 103–116

Nuscheler, Franz (1995): Internationale Migration. Flucht und Asyl. Opladen: Leske und Budrich

Potts, Lydia (2001): Migrantinnen im Weltmarkt für Arbeitskraft. In: Howe (2001): 5–7

Reichert, Monika (2003): Vereinbarkeit von Erwerbstätigkeit und Pflege. Ein Überblick zum neuesten Forschungsstand. In: Reichert et al. (2003): 123–148

Rohr, Elisabeth (2005): Migrantinnen im Beruf – Paradoxien einer monokulturell ausgerichteten Arbeitswelt in sozialen Institutionen. In Gröning & Bauer (2005): 53–65

Rommelspacher, Birgit (2001): Migration und deutsche Frauenbewegung. In: Howe (2001): 32–44

Rothgang, Heinz; Iwansky, Stephanie; Müller, Rolf; Sauer, Sebastian & Unger, Rainer (Hrsg.) (2010): Barmer GEK-Pflegereport. St. Augustin: Asgard-Verlag

Runde, Peter; Giese, Reinhard; Kaphengst, Claudia & Hess, Jürgen (2009a): AOK-Trendbericht Pflege II. Entwicklungen in der häuslichen Pflege seit Einführung der Pflegeversicherung. Universität Hamburg: Arbeitsstelle Rehabilitations- und Präventionsforschung

Runde, Peter; Giese, Reinhard; Kaphengst, Claudia & Hess, Jürgen (2009b): Pflegeaufwand und Mitteleinsatz. Zwischenbericht zu Ergebnissen der schriftlichen Befragung von AOK-Leistungsempfängern. Hamburg
Sander, Brunhild (2005): Bestandsaufnahme der Praxis multikultureller Zusammenarbeit in der (Alten)Pflege. In: Gröning & Bauer (2005): 19–30
Schier, Michaela & Jurczyk, Karin (2007): „Familie als Herstellungsleistung" in Zeiten der Entgrenzung. http://www.bpb.de/apuz/30290/familie-als-herstellungsleistung-in-zeiten-der-entgrenzung?p=all (letzter Zugriff 20.05.2015)
Schneekloth, Ulrich & Wahl, Hans W. (Hrsg.) (2005): Möglichkeiten und Grenzen selbständiger Lebensführung in privaten Haushalten (MuG III). Repräsentativbefunde und Vertiefungsstudien zu häuslichen Pflegearrangements, Demenz und professionellen Versorgungsangeboten; integrierter Abschlussbericht. Berlin: Bundesministerium für Familie Senioren Frauen und Jugend
Schütze, Yvonne & Lang, Frieder (1992): Verantwortung für alte Eltern – eine neue Phase im Lebenslauf. In: Familie und Recht 3(6): 336–341
Seubert, Heike (Hrsg.) (1993): Zu Lasten der Frauen. Benachteiligung von Frauen durch die Pflege alter Eltern. Pfaffenweiler: Centaurus
Spahn, Claudia (2005): Schriftliche Kommunikation im multikulturellen Pflegeteam – Pflegeberichte als integraler Bestandteil von (fachlicher) Verständigung. In: Gröning & Bauer (2005): 111–123
Statistisches Bundesamt (2008a): Pflegestatistik 2007. Pflege im Rahmen der Pflegeversicherung. Deutschlandergebnisse. Wiesbaden
Statistisches Bundesamt (2008b): Pflegestatistik 2007. Pflege im Rahmen der Pflegeversicherung. Ländervergleich – Pflegebedürftige. Wiesbaden
Statistisches Bundesamt (2011): Pflegestatistik 2011. Pflege im Rahmen der Pflegeversicherung; Deutschlandergebnisse: https://www.destatis.de/DE/ZahlenFakten/GesellschaftStaat/Gesundheit/Pflege/Pflege.html (letzter Zugriff 20.05.2015)
Switalla, Bernd (2005): Sprachliche Anforderungen in der Altenhilfe: Eine linguistische Perspektive. In: Gröning & Bauer (2005): 74–111
United Nations (UN) (Hrsg.) (2000): Zur Lage der Flüchtlinge in der Welt. UNHCR-Report. Bonn: Dietz

Dr. phil. Katharina Gröning Netzwerkprofessur „Pädagogische Beratung und Diagnose unter besonderer Berücksichtigung der gesellschaftlichen Geschlechterverhältnisse", Fakultät für Erziehungswissenschaft der Universität Bielefeld.
Arbeitsschwerpunkte:

- Beratungswissenschaft
- Supervisionsforschung
- Späte Familie im Kontext gesellschaftlicher Geschlechterverhältnisse
- Emotionssoziologie der Pflege.

Alters- und geschlechtersensible Nutzerorientierung zur Förderung der Akzeptanz telemedizinischer Verfahren bei Patientinnen und Patienten

Christoph Dockweiler, Anne Wewer und Rainer Beckers

Die aktuellen und künftigen Herausforderungen, denen das deutsche Gesundheitswesen gegenübersteht, sind hinlänglich bekannt: der demografische Wandel, die damit einhergehende Alterung der Gesellschaft sowie der Anstieg chronischer Erkrankungen führen zu einem erhöhten Bedarf an gesundheitlicher und pflegerischer Versorgung. Gleichzeitig sinkt der Anteil der erwerbstätigen Personen. Dies führt wiederum zu sinkenden Einnahmen in den Sozialversicherungskassen. Zudem kann ein Mangel an (Fach-)Ärztinnen und Ärzten, insbesondere auf dem Land, beobachtet werden. Das Qualitätsbewusstsein und der Wunsch der Patientinnen und Patienten, eine nach den neuesten medizinisch-technischen Kenntnissen ausgerichtete Versorgung und Pflege zu erhalten, bleiben dagegen unverändert bestehen (Kroll und Lampert 2012; Götze und Ollnow 2011; Kopetsch 2010; Blankart et al. 2009; Biermann 2008).

Neben den bestehenden Versorgungsformen sehen Expertinnen und Experten eine große Chance für moderne Informations- und Kommunikationstechnologien, zu denen auch die Telemedizin zählt, sich im Zuge dieser Entwicklungen im Gesundheitsmarkt etablieren zu können (Haas 2005; Schmidt und Koch 2005;

C. Dockweiler (✉)
Fakultät für Gesundheitswissenschaften, Universität Bielefeld, Bielefeld, Deutschland
E-Mail: christoph.dockweiler@uni-bielefeld.de

A. Wewer · R. Beckers
ZTG Zentrum für Telematik und Telemedizin GmbH, Bochum, Deutschland
E-Mail: a.wewer@ztg-nrw.de

R. Beckers
E-Mail: r.beckers@ztg-nrw.de

Schultz et al. 2005a). Entscheidende Voraussetzungen für die Etablierung telemedizinischer Verfahren im Versorgungsprozess sind gute Kenntnisse über die Palette telemedizinischer Unterstützungsmöglichkeiten bei allen beteiligten Akteuren, die Identifikation des Nutzens bzw. des Bedarfs und die damit verbundene Nachfrage der Patientinnen und Patienten. Die notwendige generelle Akzeptanz für telemedizinische Anwendungen wird durch diese Kenntnisse zwar maßgeblich gefördert, sie ist jedoch darüber hinaus von zahlreichen Rahmenbedingungen abhängig. Akzeptanz zu schaffen und das dafür erforderliche Wissen über die Einordnung der Telemedizin in die gegebenen Rahmenbedingungen zu vermitteln, sind deshalb wichtige Herausforderungen für die Zukunft.

1 Telemedizinische Anwendungen zur Unterstützung der gesundheitlichen Versorgung von Patientinnen und Patienten

1.1 Der Begriff der Telemedizin

Unter dem Begriff *Telemedizin* werden im engeren Sinne alle diagnostischen Verfahren und Therapien subsummiert, bei denen die Akteurinnen und Akteure durch Telekommunikation zeitliche und/oder räumliche Distanzen überbrücken. Dabei kann eine Einteilung in verschiedene Anwendungsbereiche erfolgen: Telekooperation, Telemonitoring und Teletherapie (Beckers 2013).

Unter *Telekooperation* wird die kooperative Durchführung von Diagnostik und Therapie unter elektronischem Befunddatentransfer verstanden. Beispielhaft ist hier das onkologische Telekonsil zu nennen. Da Patientinnen und Patienten hier in aller Regel nicht direkt involviert sind, ist dieser Anwendungsbereich der Telemedizin für diese Ausarbeitung nicht weiter relevant.

Beim *Telemonitoring* handelt es sich um behandlungsunterstützende Verfahren zur Überwachung bestimmter Vitalparameter, z. B. im häuslichen Umfeld der Betroffenen. Im Rahmen dieser „Fernbetreuung" messen die Patientinnen und Patienten regelmäßig relevante Parameter, wie z. B. Blutdruck, Blutzucker oder Gewicht, mit zu diesem Zweck zur Verfügung gestellten Geräten (Beckers und Sembritzki 2006).

Als *Teletherapie* wird die Durchführung von Therapien unter räumlicher Trennung bezeichnet, z. B. mittels Videokonsultation von Betroffenen und Behandelnden (Beckers 2013). Diese Form der Telemedizin findet z. B. zunehmend auch im Bereich der Psychotherapie Anwendung (Gärtner 2006; Schönenberger et al. 2002).

1.2 Anwendungsszenarien für telemedizinische Anwendungen

Die meisten der derzeitigen telemedizinischen Projekte und Angebote sind im Bereich der Herz-Kreislauferkrankungen, wie z. B. Herzinsuffizienz, sowie bei diabetischen und gerontologischen Indikationen zu finden. Letztere werden insbesondere durch den Bereich des Ambient Assisted Living (AAL) abgebildet, der sich mit dem Einsatz von Informations- und Kommunikationstechnik in den Gegenständen des täglichen Lebens in der unmittelbaren Wohnumwelt beschäftigt (Becher et al. 2012). Jedoch bietet AAL lediglich ein „begünstigendes" Umfeld für telemedizinische Zwecke, fokussiert im Kern aber keine medizinischen Zwecke.

Zu den Vital- und Gesundheitsparametern, die durch telemedizinische Anwendungen technisch erfasst werden können, zählen u. a. Körperfett- und Körperwasseranteil, Muskel- und Knochenmasse, Körpertemperatur, Gewicht, Kalorienverbrauch, Puls und Herzfrequenz, Elektrokardiogramm (EKG), Blutdruck, Atemfrequenz, Lungenvolumen, Sauerstoffsättigung, Blutzucker, HDL- und LDL-Cholesterin[1] sowie Blutgerinnung (INR-Wert)[2]. Im Bereich der Gerontologie finden häusliche Anwendungen, wie beispielsweise Sturzsensoren, Verwendung (Becher et al. 2012). Die Aufzählung macht deutlich, dass die technischen Voraussetzungen für die reine Datenerfassung bereits vorhanden sind. Wird der gesamte Versorgungsprozess von der Datenerfassung, über die Datenübernahme und -speicherung bis hin zu Betreuungsdienstleistungen wie Support, Datenmanagement und Auswertung betrachtet, so wird ersichtlich, dass Telemedizin ein kooperatives Vorgehen stimuliert und benötigt. Denkbar ist hierbei der Austausch von Ärztinnen und Ärzten untereinander, aber auch mit weiteren Gesundheitseinrichtungen wie Apotheken sowie weiteren Gesundheitsprofessionen, z. B. aus der Pflege. Hinzu kommen die direkte Kommunikation mit den Patientinnen und Patienten oder die Dienstleistungen eines Telemedizinzentrums.

Die Patientinnen und Patienten selbst sind in vielen derzeit gängigen Anwendungsszenarien Hauptanwender und -anwenderinnen der Geräte und somit wichtige Akteurinnen und Akteure im gesamten Prozess. Ihre Compliance und damit verbunden ihre Akzeptanz für den Einsatz moderner Technologien spielen eine entscheidende Rolle bei der Etablierung telemedizinischer Verfahren in der gesundheitlichen Versorgung. Die nutzer- und nutzerinnenorientierte Gestaltung der Geräte und der Versorgungsprozesse ist daher essentiell.

---

[1] High Density Lipoprotein (HDL) und Low Density Lipoprotein (LDL) sind Transportvehikel für Cholesterin. Sie werden über das Blutserum bestimmt.

[2] Der International Normalized Ratio (INR) ist eine Kennzahl dafür, wie schnell das Blut eines Menschen gerinnt.

1.3 Entwicklungen zur Etablierung telemedizinischer Verfahren in der gesundheitlichen Versorgung

Aktuell erreicht die telemedizinisch unterstützte Versorgung nur wenige Patientinnen und Patienten. Der Versorgungsgrad für chronisch Kranke ist gering. Als Grund für das fehlende flächendeckende Angebot ist – neben den spezifischen Selbstverwaltungsstrukturen – vor allem die fehlende Akzeptanz auf Seiten der niedergelassenen Ärzteschaft anzuführen (MGEPA 2011a). Für die hemmende Wirkung dieser Konstellationen spielt auch eine wichtige Rolle, dass die Patientinnen und Patienten selbst – u. a. aufgrund fehlender Informationen – ihr Bedürfnis nach telemedizinischer Unterstützung nicht ausreichend einbringen und verdeutlichen können.

Die aktuell vorherrschenden Konzepte zur Etablierung telemedizinischer Maßnahmen berücksichtigen dies nicht ausreichend und können dadurch die Entstehung unterschiedlicher Gefälle im Sinne eines ungleichen Zugangs begünstigen. Ein Gefälle kann entstehen, wenn Patientinnen und Patienten ihre Ärztinnen und Ärzte aktiv auf die Möglichkeit einer telemedizinischen Betreuung ansprechen müssen. Hierfür ist eine bestimmte Vorinformiertheit notwendig, die aufgrund von Faktoren, wie z. B. dem Geschlecht oder dem Alter, variieren kann. So sind telemedizinische Geräte den Befragten in einer Analyse von Terschüren (2011) mehrheitlich unbekannt. Nur ca. 37% der Befragten gaben an, telemedizinische Geräte zu kennen, wobei der Anteil bei den Männern mit 42% höher liegt als bei den Frauen (32%). Auch die Variable Alter spielt eine Rolle: So ist die Bekanntheit telemedizinischer Geräte in der Altersgruppe der 55- bis 74-Jährigen am höchsten. Die Frage nach einer tatsächlichen Nutzung telemedizinischer Geräte bejahten lediglich 2% aller Befragten. Dennoch konnten sich 75% der befragten Männer und 71% der befragten Frauen, die bisher noch keine technische Unterstützung genutzt haben, vorstellen, telemedizinische Geräte im Krankheitsfall anzuwenden. Diese Bereitschaft zur Nutzung sinkt graduell in den höheren Altersgruppen (ca. 60% bei den 70- bis 74-Jährigen und knapp 45% bei den über 75-Jährigen) (Terschüren 2011).

Auch Ärztinnen und Ärzte sehen in der Telemedizin eine Anwendung von zunehmender Bedeutung. So ist die Mehrheit der Ärzteschaft laut eHealth-Report davon überzeugt, dass die elektronische Vernetzung aller an der Gesundheitsversorgung Beteiligten – und damit der Einsatz telematischer und telemedizinscher Anwendungen – in den nächsten Jahren an Bedeutung gewinnen wird. Von einer stark wachsenden Relevanz gehen sogar 76% der Niedergelassenen und 96% der Krankenhausärztinnen und -ärzte aus (Institut für Demoskopie Allensbach 2010).

Derzeit existieren zwar zahlreiche telemedizinische Lösungen auf dem Markt (siehe 1.2). Inwieweit die Übermittlung bestimmter Parameter in jedem Fall und in welchen Abständen sinnvoll und notwendig ist, muss jedoch davon unabhängig individuell geprüft werden. Hier unterscheidet sich die Telemedizin nicht wesentlich von anderen Diagnose- und Therapieformen, die auf die Situation im Einzelfall anzupassen sind. Grundsätzlich empfiehlt es sich nicht nur vor diesem Hintergrund, die Einführung von Telemedizin professionell begleiten zu lassen, um offene Fragen zu klären, telemedizinische Versorgungsprogramme in eine umfassende Kommunikationslösung zu integrieren und ein funktionierendes Geschäftsmodell zu entwickeln (Beckers 2011). So ist die Einbettung unterstützender telemedizinischer Verfahren in bestehende Versorgungskonzepte und -prozesse derzeit noch an vielen Stellen eine Herausforderung. Aktuell fehlen feste Regelungen zur Finanzierung. Die Möglichkeit, telemedizinische Leistungen im Rahmen der Regelversorgung mit den Krankenkassen abzurechnen, ist bisher bei nur wenigen Indikationen gegeben und mit der Einhaltung strenger Auflagen verbunden, die u. a. eine wissenschaftliche Unterstützung nahelegen. So kann bisher lediglich mit der Ziffer „EBM 13552" in der kassenärztlichen, ambulanten Versorgung das telemedizinische Herzschrittmacher-Monitoring abgerechnet werden. Bei Privatversicherten kann über GOÄ-Ziffer 653 die EKG-Untersuchung auf telemetrischem Wege vergütet werden. Im Rahmen der stationären Versorgung ist die Komplexziffer für das Schlaganfall-Telekonsil zu nennen (Hess und Klakow-Franck 2012; DIMDI 2013; KBV 2013).

Darüber hinaus gibt es ausgewählte telemedizinische Anwendungen, die über Selektivverträge von einzelnen Krankenkassen finanziert werden. Derzeit können Tendenzen in Richtung einer Versorgungskultur beobachtet werden, in der Telemedizin als fester Bestandteil der gesundheitlichen und pflegerischen Versorgung verankert ist. So wurden im Jahr 2012 neue Selektivverträge zum Telemonitoring abgeschlossen. Darüber hinaus ist zum 1. Januar 2012 das Gesetz zur Verbesserung der Versorgungsstrukturen in der gesetzlichen Krankenversicherung (GKV-VStG; GKV-Versorgungsstrukturgesetz) in Kraft getreten, in dem auch der Ausbau der Telemedizin vorgesehen ist. Das GKV-Versorgungsstrukturgesetz sieht vor, dass der Bewertungsausschuss über die Vergabe einer EBM-Ziffer für die telemedizinisch unterstützte Erbringung ärztlicher Leistungen entscheidet (Schenkel und Butz 2013). Die Aufnahme von Telemedizin in das Gesetz zeigt, dass diese tendenziell an Bedeutung gewinnen soll. Das im Jahr 2015 ergänzte Versorgungsstärkungsgesetz schafft ferner neue Impulse für sektorenübergreifende, technikunterstützte Versorgungsmodelle. Weitere gesetzliche Reformen werden im Jahr 2016 folgen (E-Health-Gesetz).

Auch der Umfang der Fördermittel, die von Seiten einzelner Bundesländer in die Etablierung moderner Informations- und Kommunikationstechnologien in der gesundheitlichen Versorgung investiert werden, zeigt den wachsenden Stellenwert der Telemedizin. Allein in Nordrhein-Westfalen wurden im Rahmen der Landesinitiative eGesundheit.nrw.de 16 Telemedizin-Projekte mit einem Volumen von ca. 10 Mio. € unterstützt. (IuK & Gender Med.NRW/NRW Ziel 2 Programm 2007–2013 (EFRE), Altersgerechte Versorgungsmodelle, Produkte und Dienstleistungen/NRW Ziel 2-Programm 2007 – 2013 (EFRE)). Im neuen Leitmarktwettbewerb Gesundheit. NRW (Beginn 2015/2016) steht u.a. die Entwicklung medizintechnischer, telematischer und telemedizinischer Produkte und Dienstleistungen im Fokus. Da der Aspekt der Nutzer- und Nutzerinnenorientierung im Rahmen der gesundheitspolitischen Aktivitäten Nordrhein-Westfalens eine große Rolle spielt, findet dieser auch bei der Arbeit in den genannten Projekten stets Berücksichtigung. Ziel ist, die Anwendung telemedizinischer Verfahren nicht durch eine reine „Top-Down"-Strategie zu fördern. Es geht darum, die Akzeptanz für die telemedizinisch unterstützte Versorgung zudem durch „Bottom-Up"-Ansätze weiter zu etablieren.

Politik, Krankenkassen, Patientinnen und Patienten sowie Ärzteschaft scheinen demnach ein wachsendes Interesse an der Weiterentwicklung telemedizinischer Angebote in Deutschland zu haben. Es besteht die begründete Hoffnung, dass der Nutzen einer telemedizinisch unterstützten gesundheitlichen Versorgung, selbst in Anbetracht der derzeit wenig förderlichen Rahmenbedingungen im Gesundheitswesen, grundsätzlich erkannt wurde. Es bleibt abzuwarten, inwieweit die Förderung der Nutzerorientierung dazu führen kann, dass die bestehenden Strukturen im Sinne der Patientinnen und Patienten langsam aufgebrochen werden.

1.4 Akzeptanz von telemedizinischen Verfahren

Entscheidend für die weitere Entwicklung des Einsatzes der Telemedizin im Gesundheitswesen sind die „Adoption" im Sinne einer Einstellungsbildung bis zum ersten Anwendungszeitpunkt sowie die Akzeptanz der Informations- und Kommunikationstechnologien im Hinblick auf eine anschließende Nutzung und die daran anknüpfende positive Annahmeentscheidung (Fretschmer und Hartmann 2002).

Im Zusammenhang der Erforschung technischer Innovationen – wie der Telemedizin – ist die Auseinandersetzung mit der Frage einer Operationalisierung von Akzeptanz notwendig (Whitten und Richardson 2002). Dies kann über ökonomische Variablen geschehen (wie die Effizienz eines „Produktes"), über die tatsächlichen Nutzungsraten, über die subjektive Wahrnehmung unterschiedlicher Eigenschaften des „Produktes" (z. B. hinsichtlich der *Usability*[3]) sowie über die Zufriedenheit der Nutzerinnen und Nutzer (Whitten und Richardson 2002). Bisher wird der Begriff der Akzeptanz im Bereich der Telemedizin primär über die

---

[3] *Usability* bezeichnet die Gebrauchstauglichkeit oder Benutzerfreundlichkeit eines technischen Produktes.

Variable „Zufriedenheit" beschrieben. Studien zur Anwenderinnen- und Anwenderzufriedenheit beschränken sich jedoch häufig auf die Darstellung der absoluten Zustimmung oder Ablehnung bestimmter Dimensionen von Zufriedenheit (z. B. Zufriedenheit mit der technischen Übertragung) (Hahmann und Hofmeister 2010). Eine hohe Patientenzufriedenheit wird dabei in zahlreichen Modellprojekten zur Telemedizin als Erfolg des Projektes gewertet und häufig gleichgesetzt mit der Akzeptanz (Terschüren et al. 2007). Durch die Messung von „Akzeptanz" über derartig aggregierte und bilanzierende Parameter können jedoch kognitive Assoziationen in Verbindung mit dem Technikeinsatz nicht erfasst werden. Es bleibt unklar, ob Technikakzeptanz im Bereich von Telemedizin eine wirklich reflektierte Entscheidung und Annahme ist oder „nur" eine passive Duldung. Problematisch ist auch: Je globaler der Aspekt der Akzeptanz abgebildet wird (etwa im Sinne der Abfrage von Zufriedenheit), desto eher werden positive Effekte durch die Einführung telemedizinischer Produkte nachweisbar (Schmidt und Koch 2005).

Vor diesem Hintergrund werden zunehmend Faktoren wie die *Leistungs- und Aufwandserwartung*, die direkt mit der Anwendung der telemedizinischen Leistung verbunden sind, zur Operationalisierung von Akzeptanz herangezogen. Gleichzeitig fließen Faktoren wie *soziale Einflüsse* auf die Einstellungsbildung von Menschen (z. B. durch die Meinungen und Einstellungen von Familienangehörigen, Freunden, der behandelnden Ärztinnen und Ärzte) oder auch die Wahrnehmung von *handlungserleichternden Rahmenbedingungen* (z. B. das Vorhandensein von klaren Finanzierungsstrukturen oder systematischer Unterstützung bei der Anwendung und Wartung von Technik) in die Messung von Technikakzeptanz mit ein (Alagöz et al. 2010). Arbeiten von Gaul und Ziefle (2009) sowie Ziefle und Röcker (2010) deuten darauf hin, dass der Adoption und Akzeptanz in medizinischen Kontexten ein deutlich komplexeres Wirkungsgefüge vorausgeht, als bisher angenommen wurde. Entscheidend könnte dabei die Nutzerinnen- und Nutzercharakteristik hinsichtlich der Determinanten „Alter" und „Geschlecht" sein, welche die beschriebenen Operatoren nach Alagöz et al. (2010) moderieren und bisher kaum wissenschaftlich untersucht sind.

2 Alters- und geschlechtersensible Nutzerorientierung in der Telemedizin

Damit Frauen und Männer entsprechend ihrer individuellen Bedarfe medizinisch versorgt werden können, ist eine gendersensible und Altersgruppen spezifische Betrachtung der bestehenden und zukünftig geplanten Versorgungsleistungen zwingend notwendig. Sowohl die Frauen- als auch die Männergesundheitsforschung bedarf eines dynamischen Verständnisses von Gesundheit und Krankheit, welches sich an den unterschiedlichen Lebensverläufen und -bedingungen orientiert

(Kuhlmann und Kolip 2005; Pauli und Hornberg 2010). Dies ermöglicht ein Verständnis dessen, was Frauen und Männer wahrnehmen, wenn sie in technikunterstützte Versorgungsprozesse eingebunden sind, welche Versorgungsbedarfe vorliegen und wie eine nutzerinnen- und nutzerorientierte Versorgungsgestaltung umgesetzt werden muss, um eine möglichste hohe Akzeptanz zu erreichen.

Telemedizinische Anwendungen bieten – direkt in der Gesundheitsversorgung angesiedelt – die Chance, systematisch und differenziert die geschlechterspezifischen Besonderheiten in der Diagnostik und Therapie sowie in der sozialen und psychologischen Unterstützung von Patientinnen und Patienten zu fokussieren (Osterloh-Trittmann und Hornberg 2006). Dieses Potenzial zu nutzen, setzt jedoch eine entsprechende Akzeptanz der neuen Informations- und Kommunikationstechnologien auf Seiten der Patientinnen und Patienten voraus. Darüber hinaus hat die Einführung telemedizinischer Verfahren gezeigt, dass die Implementierung komplexer Techniksysteme permanenter Reflexion und Korrektur bedarf – insbesondere hinsichtlich der zielgruppenspezifischen Ausrichtung an den Bedarfen der Nutzerinnen und Nutzern. Dies setzt entsprechende Kenntnisse voraus, die nachfolgend systematisiert werden sollen. Hierzu gehören insbesondere die Berücksichtigung gängiger Instrumente der Nutzerinnen- und Nutzerorientierung sowie die Beachtung nach Geschlecht divergierender Technikvorstellungen und -anforderungen.

2.1 Instrumente der Nutzerorientierung bei der Entwicklung telemedizinischer Verfahren

Die nutzerorientierte Gestaltung von Produkten, Anwendungen und Versorgungsprozessen stellt die Bedürfnisse und Anforderungen aller bekannten Nutzergruppen bereits bei der Entwicklung in den Mittelpunkt – auch in der Telemedizin. Nutzerinnen und Nutzer sind dabei grundsätzlich alle Personen, die Zugang zur gesundheitlichen Versorgung haben und zwar unabhängig von Bildung, kognitiven Fähigkeiten, Erfahrungen sowie aktueller Lebenssituation und auch unabhängig davon, ob die Personen diesen Zugang aktuell nutzen (Krause 2010; Dierks und Schwartz 2003).

Hierfür ist es erforderlich, zunächst die Nutzerinnen und Nutzer einer Anwendung anhand spezifischer Merkmale zu identifizieren. So sollten u. a. Erkenntnisse darüber vorliegen, welche (Nutzungs-)Merkmale für die Akzeptanz und Nutzung der Anwendungen tatsächlich ausschlaggebend sind, wie z. B. Alter, Geschlecht, Bildungsstand und sozialer Status. Insbesondere im Bereich der Telemedizin können zudem spezielle Erkrankungen bzw. Behinderungen oder berufsbedingte und lebensweltliche Erfahrungskontexte bedeutsam sein.

Zur Analyse der jeweiligen Nutzungskontexte und -anforderungen sollten Informationen über die Nutzerinnen und Nutzer gesammelt und in entsprechenden Profilen kumuliert werden. Die auf diese Weise identifizierten Bedürfnisse sind bei der Konzeption und Entwicklung von Anwendungen, Produkten und Prozessen etc. zu berücksichtigen. Die Interessen und Profile der Beteiligten können sich dabei teilweise erheblich voneinander unterscheiden. Darüber hinaus können einzelne Nutzergruppen in weitere Untergruppen gegliedert werden, wie z. B. Frauen, Männer, Jugendliche, ältere Patientinnen und Patienten, chronisch Erkrankte oder Pflegebedürftige. Gerade im Bereich der Telemedizin erscheint auch eine Differenzierung nach Technikerfahrung und -affinität angebracht. So stellen ältere Menschen vielfach besondere Anforderungen an telemedizinische Anwendungen, da die Technikaffinität der Nutzerinnen und Nutzer in einem höheren Lebensalter zum Teil weniger hoch ausgeprägt ist. Darüber hinaus sind weitere Aspekte, wie beispielsweise eine übersichtliche Benutzeroberfläche, gut strukturierte Bedienelemente und einfache Druckfunktionen bei der Entwicklung zu beachten. Nutzerorientierung bedeutet in diesem Kontext, telemedizinische Anwendungen so zu gestalten, dass sich ein 75-jähriger Diabetiker ebenso „aufgehoben fühlt" wie eine 35-jährige Kardiologin.

Der Begriff „Nutzorientierung" wird im Bereich der Informationstechnologie häufig im Sinne von Gebrauchstauglichkeit (Usability) von Produkten verwendet. Im Fokus steht dabei insbesondere die Gestaltung sogenannter Benutzeroberflächen, wie z. B. der Menüstruktur oder der Anordnung von Schaltflächen. Den Kernpunkt der Nutzerorientierung sollte aber nicht ausschließlich die Usability darstellen. Vielmehr sollte ein ganzheitlicher Ansatz verfolgt werden, der insbesondere partizipative Aspekte fokussiert und einen besonderen Schwerpunkt auf die Nutzergruppe der Patientinnen und Patienten legt. Nutzerorientierung im Sinne der Partizipation kann für diese Personengruppe ein wichtiges Instrument zur stärkeren Beteiligung am Versorgungsprozess darstellen. Informationsasymmetrien können abgebaut und Beteiligungsmöglichkeiten verbessert werden (Gerlinger 2009).

Die Bund-Länder-Arbeitsgruppe Telematik im Gesundheitswesen teilt Nutzerorientierung in ihrem Bericht für die 86. Gesundheitsministerkonferenz der Länder in sechs Ebenen ein (BLAG 2013). Sie beschreibt damit wichtige Erfolgsfaktoren für nutzerinnen- und nutzerorientierte Telematikanwendungen, die einen wesentlichen Beitrag zu deren Etablierung leisten können:

1. *Transparenz*: Telemedizinische Anwendungen müssen allen Anwenderinnen und Anwendern offen stehen. Niemand darf von ihrer Nutzung ausgeschlossen werden. Es müssen Konzepte entwickelt werden, die alle an der Gesundheitsversorgung Beteiligten partnerschaftlich einbeziehen.

2. *Mehrwertigkeit*: Vom Einsatz der telemedizinischen Anwendungen müssen alle Nutzerinnen und Nutzer profitieren können. Der optimalen Unterstützung von Strukturen und Prozessen kommt hier eine besondere Rolle zu.
3. *Patientinnen- und Patientensicherheit*: Durch den Einsatz telemedizinischer Anwendungen muss die Sicherheit der Patientinnen und Patienten unterstützt werden. Die Verlässlichkeit kommunizierter Daten und Informationen, z. B. hinsichtlich ihrer Aktualität, Richtigkeit und Vollständigkeit, ist dabei wesentlich, da sie die Grundlage für die Entscheidungen der Behandelnden zur weiteren Versorgung darstellen.
4. *Ergonomie*: Die Nutzung telemedizinischer Anwendungen darf für die Beteiligten nicht mit größerem Aufwand verbunden sein. Barrierefreiheit ist hier ein zentrales Stichwort.
5. *Effizienz*: Telemedizinische Anwendungen müssen dazu dienen, die Nutzerinnen und Nutzer im klinischen Alltag und in den daraus resultierenden Arbeitssituationen praktisch zu unterstützen.
6. *Gemeinsame Sprache*: Alle Anwenderinnen und Anwender müssen die digitalen Daten und Informationen mit gleicher Bedeutung verstehen und dementsprechend weiternutzen und -verarbeiten können. Die Interoperabilität von Lösungen überbrückt Grenzen unterschiedlicher Systeme und schafft so die optimalen Voraussetzungen für Nutzerinnen- und Nutzerorientierung (BLAG 2013).

Zusammenfassend lässt sich festhalten, dass Nutzerorientierung im Bereich der Telemedizin partizipative Elemente beinhalten sollte. Die Entwicklung von Informations- und Kommunikationstechnologien ist an den tatsächlichen Bedürfnissen der Anwenderinnen und Anwender auszurichten und sollte nicht nur dem Zweck dienen, eine optimale Gestaltung der Mensch-Maschine-Schnittstelle zu erreichen. Die Berücksichtigung der Variablen Alter und Geschlecht spielt dabei eine besondere Rolle.

2.2 Geschlechterbezogene Technikvorstellungen und -anforderungen

Technik gilt als ein stereotyp mit „männlichen" Kompetenzen und Leistungen verbundener Aktivitätsraum und Wertekontext (Wetterer 2008). Diese oberflächliche Grenzziehung einer „vermännlichten" Technik wird über eine geschlechterindividuelle Sozialisation, eine kulturell geprägte geschlechtertypisierende Normativität sowie über institutionelle Regelungen im täglichen Leben von Frauen, Männern, (Weiter-)Bildungsorganisationen sowie in der Arbeitswelt geschaffen und reproduziert (Meuser 2010).

Arbeiten, die explizit geschlechterabhängige Technikeinstellungen im Kontext telemedizinischer Versorgungsformen eruieren, liegen bisher nur vereinzelt vor. Generelle Einstellungen und Vorstellungen gegenüber telemedizinischen Leistungen (z. B. Blutdruck- oder Blutzucker-Monitoring) scheinen dabei geschlechterunabhängig positiv geprägt zu sein (Wilkowska et al. 2010). Verschiedene Studien deuten bei Frauen auf eine größere Technikferne, aber auf keine generelle Technikskepsis hin (Pfenning et al. 2002; Jansen-Schulz und Kastel 2004). Interessant ist dabei, dass sich die Akzeptanzwerte von Frauen und Männern relativ angleichen, wenn der geringe Prozentsatz von Männern unberücksichtigt bleibt, die sich uneingeschränkt und ohne reflektorische Vorbehalte für Technik begeistern (Jakobs et al. 2009). Geschlechterbezogene differierende Ausprägungen technikbezogener Selbstwirksamkeit zeigen sich bei Frauen bereits früh (am Ende der Grundschulzeit) und scheinen auch nach vergleichbaren Ausbildungswegen von Frauen und Männern weiterzubestehen (Hammel 2005). Die Bereitschaft, Telemedizin in der Konsequenz einzusetzen, ist bei Männern über die gesamte Lebensspanne relativ konstant. Bei Frauen zeigt sich jedoch mit zunehmendem Alter ein signifikanter Effekt dahingehend, Telemedizin nicht anwenden zu wollen (Meyer et al. 2001; Böhm et al. 2003; Terschüren 2011). Dies unterstützen auch die Ergebnisse von Nordal et al. (2001), deren Arbeit zeigt, dass Frauen die persönliche Anwesenheit der Behandelnden mit zunehmendem Alter gegenüber einer telematischen Konsultation eher bevorzugen: „Women have reported that they missed the dermatologist's palpation, which perhaps represents a sort of *blessing touch*" (Nordal et al. 2001, S. 263) und eher auf Unterstützungsangebote aus ihrem persönlichen Umfeld zurückgreifen.

Osterloh-Trittmann und Hornberg (2006) weisen auf spezifische Bedarfe in der medizinischen Versorgung (z. B. für den Bereich kardiologischer Rehabilitation) von Frauen hin, die auch unter telemedizinischen Gesichtspunkten von Relevanz sind. Frauen ordnen insbesondere Aspekte wie emotionale Unterstützung, eine schnelle Erreichbarkeit, den Wunsch nach Hilfe, den Abbau von Ängsten sowie die Steigerung des Selbstwertgefühls als wichtig für eine bedarfsgerechte Versorgung ein. Sie suchen deutlich eher – im Sinne einer Coping-Strategie – sowohl nach Hilfe in ihrem sozialen Umfeld als auch online im Rahmen von Selbsthilfegruppen (Lehr 2007; Wilson et al. 2010). Diese zentralen Unterschiede im Umgang mit Gesundheit und Krankheit drücken sich auch in den Erwartungen an telemedizinisch gestützte Versorgung aus. So wägen Frauen stärker die subjektiv wahrgenommenen Vor- und Nachteile des Technikeinsatzes vor dem Hintergrund ihrer individuellen Situation ab (Ziefle und Schaar 2011).

Die Akzeptanzprozesse scheinen bei Männern weniger komplex zu sein. Hierauf deuten Ergebnisse von Wilkowska et al. (2010) hin. Die Arbeitsgruppe untersuchte bei 126 Probandinnen und Probanden den Einsatz von Kleidungsstücken, die mit spezifischer Medizinsensorik (z. B. zur Blutdruckmessung) ausgestattet sind. Frauen zeigten durchgehend eine höhere Sensibilität hinsichtlich kritischer Aspekte des Technikeinsatzes, wie z. B. der Beeinflussung der Privatsphäre, der Zuverlässigkeit der Technik, der möglichen monetären Folgekosten und der Aspekte des Datenschutzes. Diese Befürchtungen konnten als signifikante Einflussfaktoren auf die Nutzungsentscheidung bei Frauen identifiziert werden. Männer hingegen neigen dazu, aus ihrer Sicht positive Aspekte des Technikeinsatzes übermäßig zu betonen (Wilkowska et al. 2010).

Mennicken et al. (2011) konnten im Rahmen virtueller Arztbesuche per Videokonsultation zeigen, dass unabhängig von Geschlecht und Alter die Vorteile des Technikeinsatzes insbesondere bei der Zeitersparnis (z. B. keine Anfahrtswege und Wartezeiten beim Arzt) und bei der subjektiv wahrgenommenen Qualität der Versorgung gesehen werden. Die Daten zeigen jedoch auch signifikante Korrelationen zwischen dem Grad der technikbezogenen Selbstwirksamkeit – die bei Frauen tendenziell geringer ausgeprägt ist als bei Männern – und unterschiedlichen Akzeptanz-bedingenden Faktoren. Hierzu gehört die latente Befürchtung, dass die Technik von Patientinnen und Patienten nicht beherrschbar ist – was auch eine unterschwellige Angst vor dem Eindringen in die eigene Privatsphäre impliziert. Ebenso signifikante Korrelationen zeigen sich zwischen den Variablen Geschlecht und der Befürchtung des Rückgangs direkter Kontakte mit dem behandelnden Arzt. Auch Wilson et al. (2010) konnten diese reproduzieren. Hiernach sind Frauen im Vergleich zu Männern weniger bereit, Arztkonsultationen online durchzuführen. Diese Tendenz erklärt möglicherweise, weshalb Frauen tendenziell eher audiovisuelle Technikansätze zur Kommunikation mit dem Arzt präferieren (Beul et al. 2011). Grund hierfür könnte die deutlichere körperliche Repräsentation des Kommunikationspartners im Rahmen von Videokonsultationen sein.

2.3 Altersbezogene Technikvorstellungen und -anforderungen

Moderne Kommunikationstechnologie, die sich in den letzten 15 Jahren sukzessive etabliert und (weiter-)entwickelt hat, unterscheidet sich nicht nur im Grundverständnis der Bedienbarkeit (z. B. einem intuitiven Userinterface, das sich auf unterschiedlichen Endgeräten wiederholt) und hinsichtlich der Basistechnologien (z. B. Internet, Mobilfunknetze, Rechnernetze). Sie unterscheiden sich auch in Bezug auf die Potenziale und möglicherweise negativen Folgewirkungen im Vergleich zu Kommunikationsmedien, welche in der Sozialisationsphase der heute älteren Bevölkerung vorherrschend waren. Die Gruppe der heute Älteren erwarb Erfahrungen im Umgang mit Technik in der Nachkriegszeit, die durch mechanische Elemente geprägt war. Jede Generation hat ihren eigenen Lebenskontext und damit ihre eigenen Technikvorstellungen und -bilder. Diese sind allgemeine Orientierungsmuster zum Gegenstandsbereich Technik, in denen Informationen (z. B. Wissen und Erfahrungen), Bewertungen und Vorstellungen über Sachverhalte, die mit dem Technikeinsatz in Bezug stehen, zusammenfließen (Rudinger und Jansen 2005). Die meisten Studien konstatieren ein „allgemeines" Interesse an Technik bei Älteren beider Geschlechter (Jakobs et al. 2009). Die wenigsten verfolgen jedoch aktiv neuere Entwicklungen (ebd.). Der Großteil bewertet technischen Fortschritt als sinnvoll und positiv, wobei insgesamt eine nutzwertorientierte Betrachtung von technischen Innovationen überwiegt (Mollenkopf und Kaspar 2004). Dies zeigt sich konkret in Bezug auf den Technikeinsatz innerhalb versorgungsbezogener Settings. Mit zunehmendem Alter nimmt zwar die positive Einstellung gegenüber telemedizinischen Anwendungen ab, dieser Trend vollzieht sich jedoch auf hohem Niveau (Ziefle und Wilkowska 2010). Deutlich wird dies in der Kontrastierung mit tendenziell negativen Assoziationen in Bezug auf den Technikeinsatz. Es zeigt sich ein signifikanter Zusammenhang mit der Generationszugehörigkeit und somit eine altersabhängige Zunahme negativ besetzter Assoziationen mit dem Einsatz von Telemedizin (Ziefle und Wilkowska 2010). Diese Korrelation lässt sich möglicherweise über generationsbedingte unterschiedliche Technikvorstellungen, -bilder, und -erfahrungen sowie über eine altersabhängige technikbezogene Selbstwirksamkeit erklären (Ziefle und Jakobs 2009). Hanson et al. (2007) untersuchten in 22 Fokusgruppengesprächen Einstellungen älterer Menschen gegenüber Telecareleistungen. Der Nutzwert der Technikleistung war hierbei ein zentraler Aspekt für die positive Einstellungsbildung. 98 % der Fokusgruppenteilnehmerinnen und -teilnehmer ($n=92$) betonten die Möglichkeit der Versorgung in der häuslichen Umgebung, waren zugleich aber kritisch, was Fragen einer gesteigerten Sicherheit und Aspekte des Datenschutzes betrafen. Ferner sahen 93 % der Befragten keine Notwendigkeit, die Anzahl der *Face-to-Face*-Kontakte im Rahmen einer Telecare-Intervention zu reduzieren, sondern bewerteten regelmäßige persönliche Kontakte als essentiellen Bestandteil technikgestützter Versorgungskonzepte. Die Bedeutung der Arzt/Ärztin-Patienten/Patientinnen-Interaktion im Rahmen telematischer Versorgungskonzepte für die Akzeptanz einerseits und für medizinische sowie ökonomische Endpunkte andererseits, ist bisher kaum evaluiert. Botsis und Hartvigsen (2008) untersuchten die Zukunftsperspektiven der behandlungsbezogenen Telematikleistungen für ältere chronisch Kranke im Rahmen einer wissenschaftlichen Metaanalyse mit 54 berücksichtigten Publikationen aus den Jahren 1990 bis 2007. Die Ergebnisse zeigten, dass ältere Patientinnen und Patienten überwiegend zufrieden mit Telecare-Leistungen in der häuslichen Umgebung sind. Jedoch kann die Abwechslung von Telekonsultationen und persönlichen Konsultationen die Akzeptanz fördern. Auch Arning und Ziefle (2009) reproduzierten die nutzwertorientierte Einstellungsbildung bei telemedizinischen Leistungen innerhalb einer szenariobasierten Studie mit 104 Teilnehmerinnen und Teilnehmern.

Aspekte der Beeinflussung der Privatsphäre, der eigenen Kontrolle über die Techniksysteme und die Förderung von Vertrauen in den Technikeinsatz sind wissenschaftlich und omnipräsent diskutierte Wirkungskonstellationen, die direkt mit der Akzeptanzentwicklung bei Patientinnen und Patienten verknüpft sind (Wilkowska et al. 2010). Für alle Altersgruppen ist es entscheidend zu wissen, was mit den Gesundheitsdaten geschieht, wer Zugriff hat und dass der Eingriff in die Privatsphäre der Patientinnen und Patienten nicht über das medizinisch Notwendige hinausgeht. Die durchgängige Berücksichtigung rechtlicher und ethischer Grundsätze der informationellen Selbstbestimmung und Privatheit sind damit auch vor dem Hintergrund der Akzeptanzentwicklung zentral. Alterseffekte zeigen sich in der Anwendung telemedizinischer Leistungen dahingehend, dass dieser Zusammenhang insbesondere für die Bevölkerungsgruppen mittleren Alters entscheidend ist. Sowohl Nutzerinnen und Nutzern unter dem 30. als auch ab dem 60. Lebensjahr unterscheiden sich kaum in ihrer Einstellung gegenüber rechtlichen und ethischen Problemen durch den Technikeinsatz (Wilkowska et al. 2010). Die Erklärung hierfür ist unklar. Möglicherweise ist die Distanz zu Gesundheit und Krankheit eine moderierende Variable, da mit einer zunehmenden Verschlechterung des Gesundheitszustandes möglicherweise Bedenken hinsichtlich der Beeinflussung der Privatsphäre eher akzeptiert werden. Andererseits fehlen sehr jungen Bevölkerungsgruppen eventuell Sensibilität und Erfahrung im Zusammenhang mit Datenschutz im Krankheitsfall.

2.4 Berücksichtigung von alters- und genderspezifischen Aspekten in der Projektlandschaft in Nordrhein-Westfalen

Wie in Kap. 1.3 erwähnt ist unter anderem in Nordrhein-Westfalen eine positive Entwicklung im Hinblick auf die Förderung telematischer und telemedizinischer Anwendungen zu beobachten. Die Aspekte „Alter" und „Geschlecht" haben dabei insbesondere in jüngster Vergangenheit eine besondere Rolle gespielt. So wurden allein in den letzten Jahren zahlreiche Projekte zur Förderung ausgewählt, die beiden Aspekten Rechnung tragen, u. a. im Rahmen des Wettbewerbs „IuK & Gender Med.NRW" und des Projektaufrufs „Altersgerechte Versorgungsmodelle, Produkte und Dienstleistungen" (Forschungszentrum Jülich 2014).

Im Rahmen des Wettbewerbs IuK & Gender Med.NRW aus dem Jahr 2011 wurden 25 Projekte aus über 100 Bewerbungen ausgewählt, die sich mit den Themenfeldern „Informations- und Kommunikationstechnologien im Gesundheitswesen" und „geschlechtergerechtes Gesundheitswesen" befassen (Fördermittel des Landes und der EU) (MGEPA 2011b). Fünf dieser Projekte fielen in den Bereich Telemedizin und werden gemeinsam mit weiteren Projekten unter der Landesinitiative eGesundheit.nrw subsumiert. Beispielhaft sei hier die Teleintensivmedizin genannt (Projektlaufzeit: 01.10.2012–30.06.2015):

Telematik in der Intensivmedizin (TIM) Schwerpunkte des Projektes „TIM" waren die Prüfung der Machbarkeit der Teleintensivmedizin in Deutschland sowie die Entwicklung eines Tele-ICU-Mobils. Es sollte insbesondere überprüft werden, inwieweit die intensivmedizinische Versorgung in NRW durch regelmäßige überregionale telemedizinische Visiten und Konsile in Ergänzung zur lokalen Versorgung verbessert werden kann. Das Projekt wurde durch das Ministerium für Gesundheit, Emanzipation, Pflege und Alter des Landes Nordrhein-Westfalen (MGEPA NRW) über das NRW Ziel-2-Programm und eine Co-Finanzierung aus dem EFRE-Rahmenprogramm (Wettbewerb „IuK & Gender Med.NRW/NRW Ziel 2-Programm 2007–2013 (EFRE)") gefördert (Forschungszentrum Jülich 2014).

Im Projekt wurden drei Peripheriekliniken über ein Netzwerk mit dem Tele-ICU-Zentrum des Uniklinikums Aachen verbunden. Ziel war die Entwicklung einer innovativen telemedizinischen Plattform, um die Qualität der universitären Intensivmedizin in die Fläche zu bringen und durch Entwicklung eines tragfähigen Geschäftsmodells zu verstetigen. Durch die Erkenntnisse aus dem Projekt konnten Verbesserungspotenziale für die intensivmedizinische Versorgung von Patientinnen und Patienten in ländlichen Einrichtungen durch Telemedizin identifiziert werden.

Kleineren Krankenhäusern in der Peripherie konnte mit Hilfe der Telemedizin ermöglicht werden, sich z. B. per Videokonferenz schnell und komplikationslos mit Intensivmedizinerinnen und -medizinern aus dem Uniklinikum Aachen in Verbindung zu setzen, um Diagnosen gemeinsam besprechen zu können. Darüber hinaus konnte das Wissen der Ärztinnen und Ärzte im Notfall auch außerhalb der Dienstzeit genutzt werden, wenn diese beispielsweise aufgrund ihrer familiären Situation in Teilzeit beschäftigt sind (Forschungszentrum Jülich 2014).

Weiteres wichtiges Projektziel war die Analyse und Optimierung geschlechterspezifischer Unterschiede im Umgang mit der IT-Bedienoberfläche. Hierfür war die Entwicklung eines eLearning-Tools vorgesehen (Forschungszentrum Jülich 2014).

Während der Projektphase konnten wichtige Erfolge erzielt werden. So wurden im Zeitraum von Januar 2014 bis Juni 2015 ca. 1.200 Patientinnen und Patienten in gemeinsamen 4.400 Visiten (Medizinerinnen und Medizinern aus dem Uniklinikum Aachen und den Kliniken der Peripherie) betreut. Messbare Verbesserungen der Qualität bei Diagnostik und Therapie von insgesamt fast 200 Erkrankten, die an schwersten Infektionen litten, konnten identifiziert werden. Auch die Kostenträger in NRW haben die Potenziale der telemedizinisch unterstützten Intensivmedizin erkannt. So wird die Fortsetzung des Projekts und die Erweiterung um neue Kooperationskrankenhäuser seit Juli 2015 von gesetzlichen Krankenkassen finanziert.

Aktuelle Projektinformationen zu TIM und zu weiteren Projekten der NRW-Landesinitiative finden sich unter dem Informationsportal www.egesundheit.nrw.de.

Mit dem im Anschluss daran startenden Projektaufruf *Altersgerechte Versorgungsmodelle, Produkte und Dienstleistungen* trägt das Ministerium für Gesundheit, Emanzipation, Pflege und Alter (MGEPA) des Landes NRW der steigenden Nachfrage nach bedarfsgerechten Produkten und Leistungen für ältere Menschen Rechnung. Unterstützt werden Vorhaben, die sich mit der Entwicklung altersgerechter Produkte, Dienst- und Versorgungsleistungen beschäftigen, um ein selbstbestimmtes Leben im Alter zu ermöglichen (Forschungszentrum Jülich 2014).

Die große Anzahl der eingereichten Projekte zeigt, dass die Berücksichtigung der Faktoren Alter und Geschlecht auch im Bereich der Informations- und Kommunikationstechnologien im Gesundheitswesen an Stellenwert gewinnt.

3 Zusammenfassung und Ausblick

Geschlechterdifferenzen in der Wahrnehmung und der Bewertung von telemedizinischen Leistungen sind wissenschaftlich bisher kaum untersucht. Dies verwundert vor dem Hintergrund, dass gerade technikgestützte Anwendungsszenarien (z. B. onlinebasierte Konsultationen im Bereich Doc2Pat oder der Selbsthilfe) es ermöglichen würden, den besonderen Anforderungen nach Sicherheit und sozialer Interaktion zu entsprechen sowie flexibler auf die unterschiedlichen psychosozialen Belastungen im Krankheitsverlauf bei Frauen und Männern reagieren zu können. Versorgungsqualität und -effizienz sind unmittelbar mit der Geschlechterfrage verknüpft (Kuhlmann und Kolip 2005; Pauli und Hornberg 2010). Bisherige empirische Ergebnisse legen nah, dass eine gendersensible Charakterisierung hinsichtlich unterschiedlicher Faktoren im Rahmen der Akzeptanzbildung notwendig ist. Hierzu zählen:

- *personale Faktoren* (z. B. Technikerfahrungen, unterschiedliche Sozialisationserfahrungen nach Alter und Geschlecht, subjektiver Grad der Informiertheit über evidente Potenziale und Risiken des Technikeinsatzes, unterschiedliche Bedarfe und Erwartungshaltungen im Lebensverlauf),
- *gesellschaftliche Faktoren* (z. B. nach Geschlecht und Alter zu unterscheidende soziale Normen, Rollenbilder oder Stereotypen) und
- *anwendungsbezogene Faktoren* (z. B. differenzierte Anforderungen und Erwartungen an Usability und Ergonomik von Software- und Hardwarelösungen in der Telemedizin).

Telemedizinische Leistungen müssen sich daher an der Geschlechterfrage messen lassen. Obgleich Evaluationsprozesse – sowohl aus Sicht der Nutzerinnen- und Nutzergruppen sowie Herstellern, als auch mit Blick auf die Akzeptanz bei Kostenträgern – zentral für die (Weiter-)Entwicklung der Telemedizin in Deutschland sind, findet bisher noch keine adäquate Verknüpfung mit Ansätzen der Akzeptanzforschung statt, die nicht nur auf der univariaten Abfrage von Zufriedenheit beruhen (Wewer et al. 2012).

Unterschiedliche Erfahrungen führen zu einer individuellen und situativen Definition einzelner Anwendungen. Es ist anzunehmen, dass sich – neben den hier betrachteten Variablen „Geschlecht" und „Alter" – weitere soziodemographische, aber auch (lebens)erfahrungsbezogene Aspekte auf die Wahrnehmung und Bewertung von telemedizinischen Leistungen auswirken. Hierzu gehören verschiedene Formen der Erfahrung im Umgang mit Technologie, Krankheit und der Inanspruchnahme medizinischer Versorgung, die nicht zwangsläufig generationsbezogen oder geschlechtertypisiert sind. Dabei spielen sowohl eigens gesammelte Erfahrungen eine Rolle, als auch Erfahrungen, die über das soziale Umfeld einer Person wahrgenommen werden. „Life Course Modelle", wie sie von Hahmann und Hofmeister (2010) für den Bereich der Telemedizin adaptiert wurden, berücksichtigen in einer theoretischen Betrachtung die Zusammenhänge von soziodemographischen Merkmalen, Erfahrungen im Umgang mit technischen Geräten, Krankheitserfahrungen und der letztendlichen Bewertung medizintechnischer Verfahren. Zukünftige Forschungsprozesse müssen daher verstärkt eine Lebenslauf orientierte Betrachtung der Wahrnehmungsprozesse von Medizintechnologie fokussieren. Hierüber kann die Abbildung und Erklärung individueller Lebensphasen ermöglicht werden, aus denen soziales Handeln begründet werden kann.

Darüber hinaus ist es für die Zukunft essentiell, das telemedizinische Wissen aller am Versorgungsprozess Beteiligten zu vertiefen und den Aspekt der Nutzerorientierung bereits bei der Entwicklung telemedizinischer Anwendungen zu berücksichtigen, um die Akzeptanz bei den Patientinnen und Patienten sowie auf Seiten der Medizinerinnen und Mediziner zu erhöhen – auch unabhängig von Alter und Geschlecht. Auf diese Weise sinkt die Hemmschwelle für die Nutzung neuer Technologien in der gesundheitlichen Versorgung und die Handlungsbereitschaft steigt. Wissensvermittlung in diesem Bereich muss dabei stets die Tatsache im Blick behalten, dass Telemedizin immer nur als ergänzende Maßnahme zur eigentlichen ärztlichen Leistung zu verstehen ist. Die Behandlung und Betreuung durch Ärztinnen und Ärzte soll keinesfalls eingeschränkt, sondern lediglich unterstützt werden.

Literatur

Alagöz, Firat; Wilkowska, Wiktoria; Roefe, Daniela & et al. (2010): Technik ohne Herz? Nutzungsmotive und Akzeptanzbarrieren medizintechnischer Systeme aus der Sicht von Kunstherzpatienten. In: Proceedings of the Third Ambient Assisted Living Conference (2010): 1–6

Albashiti, Fady & Duesberg, Frank (2012): E-Health 2013. Informationstechnologien und Telematik im Gesundheitswesen. Solingen: Medical Future Verlag

Arning, Katrin & Ziefle, Martina (2007): Understanding age differences in PDA acceptance and performance. In: Computers in Human Behaviour 23(6): 2904–2927

Backes, Gertrud; Clemens, Wolfgang & Künemund, Harald (Hrsg.) (2004): Lebensformen und Lebensführung im Alter. Wiesbaden: VS Verlag für Sozialwissenschaften

BLAG Bund-Länder-Arbeitsgruppe Telematik im Gesundheitswesen (2013): Bericht für die 86. Gesundheitsministerkonferenz 2013 zur Einführung nutzerorientierter Telematikanwendungen in Deutschland: 10 – 13 Online unter https://www.aerzteblatt.de/download/files/2013/07/down57440063.pdf (letzter Zugriff: 01.11.2015)

Becher, Kai; Kiefer, Stephan & Kruse, Jörg (2012): Stand der Technik und Marktüberblick an persönlichen Gesundheitssystemen. In: Kicherer et al. (2012): 14–72

Becker, Ruth & Kortendiek, Beate (Hrsg.) (2010): Handbuch Frauen- und Geschlechterforschung. Wiesbaden: VS-Verlag für Sozialwissenschaften

Beckers, Rainer (2011): Entwicklung und Bedeutung der Telemedizin. In: Gärtner (2011): 1–32

Beckers, Rainer (2013): Kosten-Nutzen-Bilanz verbessern. In: ersatzkasse magazin 93: 26–29.

Beckers, Rainer & Sembritzki, Jürgen (2006): Gesundheitstelematik. In: Hurrelmann et al. (2006): 437–479

Beul, Shirley; Ziefle, Martina & Jacobs, Eva M. (2011): User's Preferences for Telemedical Consultations. Comparing users' attitude towards different media in technology-mediated doctor-patient-communication. In: Proceedings of the 5th International Conference on Pervasive Computing Technologies for Healthcare: 614–620

Biermann, Claus W. (2008): Telemedizin zwischen Klinik und Homecare. In: Public Health Forum 16(3): 4–6

Blankart, Charles B.; Fasten, Erik & Schwintowski, Hans-Peter (2009): Das deutsche Gesundheitswesen zukunftsfähig gestalten: Patientenseite stärken – Reformunfähigkeit überwinden. Berlin: Springer

Böhm, Uta; Röhrig, Anne & Meyer, Sibylle (2003): Telemonitoring und Smart HomeCcare – Akzeptanz, Vorbehalte und Nutzungsabsichten der Generationen 50+. In: Niederlag et al. (2003): 148–161

Botsis, Taxiarchis & Hartvigsen, Gunnar (2008): Current status and future perspectives in telecare for elderly people suffering from chronic diseases. In: Journal of Telemedicine and Telecare 14(4): 195–203

Dierks, Marie-Luise & Schwartz, Friedrich W. (2003): Patienten, Versicherte, Bürger – die Nutzer des Gesundheitswesens. In: Schwartz (2003): 314–321

DIMDI (Deutsches Institut für Medizinische Dokumentation und Information) (2013): OPS Version 2013. www.dimdi.de/static/de/klassi/ops/kodesuche/onlinefassungen/opshtml2013/block-8-97…8-98.htm (letzter Zugriff 18.05.2015)

Filipp, Sigrun-Heide & Staudinger, Ursula M. (Hrsg.) (2005): Entwicklungspsychologie des mittleren und höheren Erwachsenenalters. Göttingen: Hogrefe Verlag für Psychologie
Forschungszentrum Jülich (2014): Best Practice Gesundheit.NRW – Projektinformationen 2014. Jülich
Fretschmer, Rainer & Hartmann, Anja (2002): Der Gesundheitssektor: Stiefkind oder Hidden Champion der Dienstleistungsgesellschaft? In: Hartmann et al. (2002): 100–116
Gärtner, Armin (2006): Medizintechnik und Informationstechnologie. Band 3. Telemedizin und computergestützte Medizin. Köln: TÜV Media
Gärtner, Armin (Hrsg.) (2011): Medizintechnik und Informationstechnologie (MIT) – Konzepte, Technologien, Anforderungen. Band 3. Telemedizin und computergestützte Medizin. Köln: TÜV Media GmbH Rheinland Group
Gaul, Sylvia & Ziefle, Martina (2009): Smart Home Technologies: Insights into Generation-Specific Acceptance Motives. In: Holzinger & Miesenberger (2009): 312–332
Gerlinger, Thomas (2009): Nutzerorientierung im Gesundheitswesen – Probleme und Perspektiven. In: Mozygemba et al. (2009): 17–29
Gerhauser, Heinz; Siek, Katie; Hornegger, Joachim & Lueth, Tim (Hrsg.) (2010): 4th International ICST Conference on Pervasive Computing Technologies for Healthcare. München
Götze, Anke & Ollnow, Kathy (2011): Telemedizin im modernen Gesundheitsmarkt. Marktchancen, Zielgruppen und deren Akzeptanz am Beispiel von Telemonitoring. Wissenschaftliche Schriftenreihe der Unternehmensgruppe Pflegewerk. Band 4. Norderstedt: Grin Verlag
Groß, Dominik (Hrsg.) (2010). Akzeptanz, Nutzungsbarrieren und ethische Implikationen neuer Medizintechnologien. Die Anwendungsfelder Telemedizin und inkorporierte Technik. Kassel: Kassel University Press
Haas, Peter (2005): Medizinische Informationssysteme und Elektronische Krankenakten. Berlin: Springer
Hahmann, Julia & Hofmeister, Heather (2010): Soziologische Theorienbildung zur Wahrnehmung und Beurteilung medizinischer Untersuchungen mit telemedizinischer Unterstützung aus Patientensicht. Stand und Ausblick. In: Groß (2010): 31–36
Hammel, M. (2005): Naturwissenschaftliches Wissen mit Neuen Medien vermitteln. Fragen und Analysen zur geschlechtsgerechten Partizipation. Schriften zur Kommunikation Wissenschaft-Öffentlichkeit II. Koblenz: Forschungsstelle Wissenstransfer
Hanson, Julienne; Percival, John; Aldred, Hazel; Brownsell, Simon & Hawley, Mark (2007): Attitudes to telecare among older people, professional care workes and informal carers. A preventative strategy or crisis management? In: Universal Access in the information Society 6(2): 193–205
Hartmann, Anja; Bertram, Eva; Fretschner, Rainer; Hilbert, Josef & Hübner, Michael R. (Hrsg.) (2002): Dienstleistungen in der neuen Ökonomie. Struktur, Wachstum und Beschäftigung; Gutachten der Friedrich-Ebert-Stiftung. Berlin: Friedrich-Ebert-Stiftung
Hess, Renate & Klakow-Franck, Regina (2012): Gebührenordnung für Ärzte (GOÄ). Köln: Deutscher Ärzte-Verlag
Holzinger, Andreas & Miesenberger, Klaus (Hrsg.) (2009). HCI and Usability for e-Inclusion. 5th Symposium of the Workgroup Human-Computer Interaction and Usability Engineering of the Austrian Computer Society, USAB 2009, Linz, Austria. Berlin: Springer
Hurrelmann, Klaus; Laaser, Ulrich & Razum, Oliver (Hrsg.) (2006): Handbuch Gesundheitswissenschaften. 4. Auflage. Weinheim/München: Juventa

Institut für Demoskopie Allensbach (2010): Der Einsatz von Telematik und Telemedizin im Gesundheitswesen. Ergebnisse einer Repräsentativbefragung von niedergelassenen und Krankenhausärzten im April/Mai 2010. Allensbach

Jakobs, Eva-Maria; Renn, Ortwin & Weingart, Peter (2009): Technik und Gesellschaft. In: Milberg (2009): 219–268

Jansen-Schulz, Bettina & Kastel, Conni (2004): „Jungen arbeiten am Computer, Mädchen können Seil springen…". Computerkompetenzen von Mädchen und Jungen; Forschung, Praxis und Perspektiven für die Grundschule. München: kopaed

KBV (Kassenärztliche Bundesvereinigung) (2013): Einheitlicher Bewertungsmaßstab für ärztliche Leistungen. http://www.kbv.de/ebm2013/EBMGesamt.htm (letzter Zugriff 07.05.2013)

Kicherer, Florian; Kiefer, Stephen & Zähringer, Daniel (Hrsg.) (2012): Lifescience. BIZ – Marktüberblick persönliche Gesundheitssysteme zur Gesundheitsprävention. http://wiki.iao.fraunhofer.de/images/studien/lifescience-biz-marktueberblick.pdf (letzter Zugriff 18.05.2015)

Kopetsch, Thomas (2010): Dem deutschen Gesundheitswesen gehen die Ärzte aus! Studie zur Altersstruktur- und Arztzahlentwicklung. Berlin: Bundesärztekammer und Kassenärztliche Bundesvereinigung

Krause, Ulla (2010): Zwischen Wunsch und Wirklichkeit – Hausarztmodelle in Deutschland. Nutzerorientierung, Grundlagen und Umsetzung. Dissertation. Universität Bremen

Kroll, Lars E. & Lampert, Thomas (2012): Arbeitslosigkeit, prekäre Beschäftigung und Gesundheit. In: RKI (2012): 1–8

Kuhlmann, Ellen & Kolip, Petra (2005): Gender und Public Health. Grundlegende Orientierung für Forschung, Praxis und Politik. Weinheim u. a.: Juventa

Lehr, Ursula (2007): Psychologie des Alterns. 11. Auflage. Wiebelsheim: Quelle & Meyer

Leitner, Gerhard; Hitz, Martin & Holzinger, Andreas (Hrsg.) (2010): HCI in Work and Learning, Life and Leisure. 6th Symposium of the Workshop Human-Computer Interaction and Usability Engineering. Berlin: Springer

Mennicken, Sahra; Sack, Oliver & Ziefle, Martina (2011): People and a virtual doctor's visit: Learning about multiple facets of acceptance in a telemedical scenario. In: Workshop User-Centered-Design of Pervasive Health Applications (UCD-PH) 11: 577–584

Meuser, Michael (2010): Geschlecht und Männlichkeit. Soziologische Theorie und kulturelle Deutungsmuster. Wiesbaden: VS Verlag für Sozialwissenschaften

Meyer, Sibylle; Schulze, Eva; Helten, Frank & Fischer, Bernd (2001): Vernetztes Wohnen. Die Informatisierung des Alltagslebens. Berlin: Edition Sigma

MGEPA (Ministerium für Gesundheit, Emanzipation, Pflege und Alter des Landes Nordrhein-Westfalen) (2011a): Gesundheit: NRW fördert Telemedizin – Bundesweit erstes überregionales Zentrum für Telemedizin geht Anfang 2012 an den Start. Pressemeldung vom 29.12.2011. Düsseldorf. www.mgepa.nrw.de/ministerium/presse/pressemitteilungsarchiv/pm2011/pm20111229a/index.php (letzter Zugriff 18.05.2015)

MGEPA (Ministerium für Gesundheit, Emanzipation, Pflege und Alter des Landes Nordrhein-Westfalen) (2011b): Ministerin Steffens vergibt 17 Millionen Euro an 25 Siegerprojekte im Wettbewerb „IuK & Gender Med.NRW": Hohe Resonanz unterstreicht das große Potential der Gesundheitswirtschaft in Nordrhein-Westfalen. Pressemeldung vom 18.07.2011. Düsseldorf. www.mgepa.nrw.de/ministerium/presse/pressemitteilungsarchiv/pm2011/pm110718a/index.php (letzter Zugriff 18.05.2015)

Milberg, Joachim (Hrsg.) (2009): Förderung des Nachwuchses in Technik und Naturwissenschaft. Beiträge zu den zentralen Handlungsfeldern. Berlin: Springer

Mollenkopf, Heidrun & Kaspar, Roman (2004): Technisierte Umwelten als Handlungs- und Erlebensräume älterer Menschen. In: Backes et al. (2004): 193–221

Mozygemba, Kati; Mümken, Sahra; Krause, Ulla et al. (Hrsg.) (2009): Nutzerorientierung – ein Fremdwort in der Gesundheitssicherung? Bern: Verlag Hans Huber

Niederlag, Wolfgang; Lemke, Heinz U.; Bondolfi, Alberto & Rienhoff, Otto (Hrsg.) (2003): Ethik & Informationstechnik am Beispiel der Telemedizin. Dresdner Telemedizin-Gespräch, 5. September 2003. Dresden: Health Academy

Nordal, E. J., Moseng, D., Kvammen, B. & Lochen, M.L. (2001): A comparative study of teleconsultations versus face-to-face consultation. In: Journal of Telemedicine and Telecare 7(5): 257–265

Osterloh-Trittmann, Iris & Hornberg, Claudia (2006): Chancen und Grenzen der Telemedizin für Frauen in der kardiologischen Rehabilitation. In: Journal Netzwerk Frauenforschung NRW 21: 66–78

Pauli, Andrea & Hornberg, Claudia (2010): Gesundheit und Krankheit. Ursachen und Erklärungsansätze aus der Gender-Perspektive. In: Becker & Kortendiek (2010): 623–635

Pfenning, Uwe; Mack, Ulrich & Renn, Ortwin (2002): Zur Zukunft technischer und naturwissenschaftlicher Berufe. Strategien gegen den Nachwuchsmangel. Stuttgart: TA-Akademie

Proceedings of the Third Ambient Assisted Living Conference (2010): 3. Deutscher AAL-Kongress mit Ausstellung Assistenzsysteme im Dienste des Menschen – Zuhause und Unterwegs, 26.-27. Januar 2010 in Berlin; Tagungsbandbeiträge. Berlin: VDE-Verlag

RKI (Robert Koch-Institut) (Hrsg.) (2012): GBE kompakt. Zahlen und Trends aus der Gesundheitsberichterstattung des Bundes. 1/2012. Berlin. www.rki. de/DE/Content/Gesundheitsmonitoring/Gesundheitsberichterstattung/GBE-DownloadsK/2012_1_Arbeitslosigkeit_Gesundheit.pdf;jsessionid=DE00EF-CBAF2A1766F2E435209B99A70B.2_cid241?__blob=publicationFile (letzter Zugriff 26.05.2015)

Rudinger, Georg & Jansen, Elke (2005): Technik, Neue Medien und Verkehr. In: Filipp et al. (2005): 559–593

Schenkel, Johannes & Butz, Norbert (2013): Telemedizin und Telematik in Deutschland – vom Graswurzelprojekt zur Infrastruktur. In: TeleTrusT – Bundesverband IT-Sicherheit e. V. (2013): 38–41

Schmidt, Silke & Koch, Uwe (2005): Akzeptanz der Gesundheitstelematik bei ihren Anwendern. In: Bundesgesundheitsblatt – Gesundheitsforschung – Gesundheitsschutz 48: 778–788

Schönenberger, Urs; Bestetti, Gilberto & Koch, Pedro (2002): Telemedizinische Verfahren: Auf dem Weg zum Standard. Bern/Schweiz: Bundesamt für Sozialversicherung

Schultz, Carsten; Gemünden, Hans G. & Salomo, Sören (2005a): Akzeptanz der Telemedizin – Einführung und Überblick. In: Schultz et al. (2005): 1–8

Schultz, Carsten; Gemünden, Hans G. & Salomo, Sören (Hrsg.) (2005b): Akzeptanz der Telemedizin. Darmstadt: Minerva KG

Schwartz Friedrich W. (Hrsg.) (2003): Das Public Health Buch – Gesundheit und Gesundheitswesen. München/Jena: Urban & Fischer Verlag

TeleTrusT – Bundesverband IT-Sicherheit e. V. (Hrsg.) (2013): Thesenpapier zur Gesundheitstelematik. Ziele, Strategien und Impulse wichtiger Stakeholder für eine funktionelle Gesundheitstelematik in Deutschland. Berlin

Terschüren, Claudia (2011): Telemedizin zu Hause – Bekanntheitsgrad und Einstellung in der Bevölkerung von Nordrhein-Westfalen. In: LIGA.NRW (2011): Kurz und informativ. Bielefeld. http://www.lzg.gc.nrw.de/_media/pdf/gesundheitberichtedaten/nrw-kurz-und-informativ/Telemedizin_1101.pdf (letzter Zugriff 18.05.2015)

Terschüren, Claudia; Fendrich, Konstanze & van den Berg, Neeltje (2007): Implementing telemonitoring in the daily routine of GP practice in a rural setting in northern Germany. In: Journal of Telemedicine and Telecare 13(4): 197–201

Wetterer, Angelika (Hrsg.) (2008): Geschlechterwissen und soziale Praxis. Sulzbach/Taunus: Helmer Verlag

Wewer, Anne; Beckers, Rainer; Dockweiler, Christoph & Hornberg, Claudia (2012): Alter und Geschlecht als wesentliche Einflussfaktoren für die Akzeptanz telemedizinischer Verfahren bei Patientinnen und Patienten. In: Albashiti et al. (2012): 216–221

Whitten, Pamela & Richardson, John (2002): A scientific approach to the assessment of telemedicine acceptance. In: Journal of Telemedicine and Telecare 8(4): 246–248

Wilkowska, Wiktoria; Gaul, Sylvia & Ziefle, Martina (2010): A Small but Significant Difference – The Role of Gender on Accpetance of Medical Assistive Technologies. In: Leitner et al. (2010): 82–100

Wilson, E. Vance; Balkan, Sule & Lankton, Nancy K. (2010): Current Trends in Patients' Adoption of Advances E-Health Services. In: 43rd Hawaii International Conference on System Science (HICSS). Honolulu: 1–9

Ziefle, Martina & Jakobs, Eva-Maria (2009): Wege Zur Technikfaszination. Sozialisationsverläufe und Interventionszeitpunkte. Berlin/Heidelberg: Springer

Ziefle, Martina & Rocker, Carsten (2010): Acceptance of pervasive healthcare systems: A comparison of different implementation concepts. In: Gerhauser et al. (2010)

Ziefle, Martina & Schaar, Anne K. (2011): Gender Differences in Acceptance and Attitudes towards an Invasive Medical Stent. In: electronic Journal of Health Informatics 6(2): 1–18

Ziefle, Martina & Wilkowska, Wiktoria (2010): Technology acceptability for medical assistance. In: Gerhauser et al. (2010): 1–9

Christoph Dockweiler MPH Wissenschaftlicher Angestellter und Lehrkraft für besondere Aufgaben an der Fakultät für Gesundheitswissenschaften der Universität Bielefeld.
Arbeitsschwerpunkte:

- Informations- und Kommunikationstechnologien im Gesundheitswesen
- Adoption und Akzeptanz telemedizinischer Leistungen
- Gesundheitskommunikation und neue (soziale) Medien.

Anne Wewer MPH, BHC Wissenschaftliche Mitarbeiterin am Zentrum für Telematik und Telemedizin (ZTG), Bochum, Leitung der eHealth Academy und Stabstelle Gesundheitskommunikation.
Arbeitsschwerpunkte:

- Organisation von Fort- und Weiterbildungsveranstaltungen
- Presse- und Öffentlichkeitsarbeit.

Rainer Beckers Gesundheitswissenschaftler (MPH) und Philosoph (M.A.), Geschäftsführer der ZTG Zentrum für Telematik und Telemedizin GmbH in Bochum.
Arbeitsschwerpunkte:

- Gesundheitstelematik/gesundheitstelematische Dienstleistungen
- e-Health/Telemedizin.

Die Bedeutung von Gewalt im System der Gesundheitsversorgung am Beispiel des Modellprojektes „Medizinische Intervention gegen Gewalt"

Brigitte Sellach

Nach der Studie „Lebenssituation, Sicherheit und Gesundheit von Frauen in Deutschland" (Müller und Schröttle 2004) hat jede vierte Frau im Alter zwischen 16 und 85 Jahren in Deutschland mindestens einmal in ihrem Leben körperliche und/oder sexuelle Gewalt erlebt. Alle Formen von Gewalt können zu erheblichen psychischen, psychosozialen und gesundheitlichen Folgen für Betroffene führen. In ihrer Dimension sind – nach einer Studie der Weltbank – die vielfältigen gewaltbedingten Gesundheitsschäden mit denen von HIV, Tuberkulose, Krebs und Herz-Kreislauf-Erkrankungen vergleichbar (Mathers et al. 2001/2004).

Dem Gesundheitswesen und hier insbesondere Ärztinnen und Ärzte kommt in Bezug auf die Hilfe für gewaltbelastete Frauen eine Schlüsselrolle zu, da sie in vielen Fällen die ersten Ansprechpersonen sind. Gleichwohl sind sie häufig nicht ausreichend vorbereitet, um gesundheitliche Störungen als Folgen von Gewalt zu erkennen, gewaltbelastete Frauen über die medizinische Behandlung hinaus zu schützen, ihnen qualifizierte Ansprechstellen zu nennen oder die gesundheitlichen Folgen von Gewalt gerichtsfest zu dokumentieren.

National und international wird seit Ende der 1990er Jahre an der Entwicklung von Standards für die Intervention im Gesundheitswesen bei häuslicher Gewalt gearbeitet (Institut für Rechtsmedizin Düsseldorf 2009). So hat beispielsweise das *Department of Health* in Großbritannien in einem Handbuch für Gesundheitsfachkräfte (Department of Health 2006) folgende Indikatoren für *Good Practice* bei der Intervention gegen häusliche Gewalt aufgeführt (GESINE/SIGNAL 2009):

B. Sellach (✉)
Gesellschaft für Sozialwissenschaftliche Frauen- und Genderforschung,
Frankfurt am Main, Deutschland
E-Mail: sellach@gsfev.de

- Entwicklung einer Definition von häuslicher Gewalt in Zusammenhang mit einem angemessenen Versorgungskonzept,
- ein umfassendes Konzept gegen häusliche Gewalt mit Empfehlungen für den Umgang mit vulnerablen Erwachsen sowie Maßnahmen zum Kindesschutz,
- Gewährleistung der Sicherheit von Gewaltbetroffenen,
- Sensibilisierung der Fachkräfte durch Fortbildungen und Schulungen,
- Evaluation, Audits und Datenerhebung,
- multidisziplinäre Interventionsstrategie.

Diese Aspekte gelten als Standard bei der Intervention gegen Gewalt und wurden in Handlungsempfehlungen für Gesundheitsfachkräfte zur Versorgung von gewaltbetroffenen Frauen aufgenommen, die in den meisten Bundesländern vorliegen.

Mittlerweile wurden in nahezu allen Bundesländern Leitfäden, Handlungsempfehlungen und Dokumentationsbögen für den Gesundheitsbereich erarbeitet, die von Landesärztekammern oder zuständigen Ministerien herausgegeben wurden. An deren Erstellung waren Ärztekammern, Mitarbeiter und Mitarbeiterinnen aus dem Frauenunterstützungsbereich sowie aus Frauen-, Sozial- wie auch Gesundheitsministerien beteiligt. Darüber hinaus haben Mitarbeiter und Mitarbeiterinnen in Rechtsmedizinischen Instituten einen wesentlichen Anteil an der Erstellung der Leitfäden und den Hinweisen zu einer rechtssicheren Dokumentation gewaltbedingter Verletzungen. Wichtige Impulse gingen dabei vom Rechtsmedizinischen Institut der Universitätsklinik Hamburg Eppendorf und der Rechtsmedizin Köln bzw. Düsseldorf aus.

Vor diesem Hintergrund hat die Bundesregierung im „Aktionsplan II der Bundesregierung zur Bekämpfung von Gewalt gegen Frauen" (BMSFSJ 2007) den Gesundheitsbereich als einen zentralen Handlungsschwerpunkt ausgewiesen. Für den Krankenhausbereich wurden Handlungsempfehlungen und Interventionsmöglichkeiten für die gesundheitliche Versorgung von gewaltbelasteten Patientinnen erprobt und im Rahmen einer vom Bundesministerium für Familie, Senioren, Frauen und Jugend (BMFSFJ) geförderten wissenschaftlichen Begleitung des SIGNAL Interventionsprojekts am Universitätsklinikum *Benjamin Franklin* in Berlin für die gesundheitliche Versorgung von gewaltbelasteten Patientinnen im klinischen Bereich Handlungsempfehlungen und Interventionsmöglichkeiten erprobt und evaluiert.

Nach den positiven Erfahrungen im klinischen Bereich (Hellbernd et al. 2003) hat das BMFSFJ ein Modellprojekt mit einer Laufzeit von drei Jahren (2008 bis 2011) zur angemessenen Unterstützung von gewaltbelasteten Frauen in der ambulanten medizinischen Versorgung gefördert. Dieses Modellprojekt „*M*edizinische *I*ntervention gegen *G*ewalt an Frauen (MIGG)" hat an fünf Standorten in Deutschland (Berlin, Düsseldorf, Kiel, München und dem Ennepe-Ruhr-Kreis) die o.g. international eingeführten Interventionsstandards in Praxen niedergelassener Ärztinnen und Ärzte unterschiedlicher Fachrichtungen eingeführt. Träger waren das *Institut für Rechtsmedizin des Universitätsklinikums Düsseldorf* (am Standort Düsseldorf und an den Standorten in Kiel und München in Kooperation mit den dort ansässigen Instituten für Rechtsmedizin der Universitätskliniken), der Verein SIGNAL – Intervention im Gesundheitsbereich gegen häusliche und sexualisierte Gewalt (Berlin) und GESINE – Netzwerk Gesundheit für gewaltbetroffene Frauen (Ennepe-Ruhr-Kreis).

Ein Beirat hat das Projekt MIGG fachlich und fachpolitisch unterstützt. Er setzte sich zusammen aus Vertreterinnen und Vertretern ärztlicher Standesorganisationen und medizinischer Fachgesellschaften, von Bundesorganisationen der Hilfeeinrichtungen und kommunaler Frauenbüros. Das Modellprojekt MIGG wurde von der *Gesellschaft für Sozialwissenschaftliche Frauen- und Genderforschung e. V. (GSF e. V.)* in Frankfurt wissenschaftlich begleitet[1]. Auftrag der wissenschaftlichen Begleitung war es, auf der Grundlage der Erfahrungen im Modellprojekt einen Implementierungsleitfaden zu erarbeiten für Personen oder Institutionen, die die Interventionsstandards in einer Region einführen wollen.

Mit der Vorlage des Implementierungsleitfadens wurde das Modellprojekt 2011 abgeschlossen. Das BMFSFJ hat im Anschluss die Website „Häusliche Gewalt erkennen und helfen. Neue Wege in der gesundheitlichen Versorgung von Frauen" (http://www.gesundheit-und-gewalt.de) mit aktuellen Informationen und Materialien aus dem Modellprojekt sowie weiterführenden Links geschaltet.

1 Das Modellprojekt MIGG

Ziel des Modellprojektes war die Einführung neuer Versorgungskonzepte für gewaltbetroffene Patientinnen in die Alltagspraxis von niedergelassenen Ärztinnen und Ärzten verschiedener Fachrichtungen. Einbezogen wurden insbesondere gynäkologische Praxen zur Prävention frühkindlicher Beeinträchtigungen durch häusliche Gewalt in der Schwangerschaft oder bei der Geburt. Das Modellprojekt zielte darüber hinaus auf die Erweiterung der Qualifikation von Ärztinnen und Ärzten und ihrem Praxispersonal zum Themenbereich „Gewalt gegen Frauen" sowie auf den Ausbau der Vernetzungen im Gewalt-Interventions-System. Im Modellprojekt MIGG wurden drei zentrale Ziele verfolgt:

---

[1] Dem Team der wissenschaftlichen Begleitung gehörten Dr. Brigitte Sellach, Dr. Helga Kühner, Gitte Landgrebe und Petra Landgrebe an. Neben zwei Sozialwissenschaftlerinnen waren damit auch zwei niedergelassene Ärztinnen in die wissenschaftliche Begleitung eingebunden.

- Die Entwicklung eines für die Praxen von niedergelassenen Ärztinnen und Ärzten passenden spezifischen Interventionsprogramms zur Verbesserung der ambulanten medizinischen Versorgung von gewaltbelasteten Frauen. Das implizierte auch, dass die Praxen dazu beitragen, den Patientinnen den Zugang zu spezialisierten medizinischen Angeboten und Unterstützungseinrichtungen zu erleichtern.
- Die Einbeziehung der ambulanten medizinischen Versorgung in die multiprofessionelle Interventionskette, zu der Frauenhäuser und Beratungseinrichtungen ebenso gehören wie Polizei, Staatsanwaltschaft und Gerichte. Neben der Klärung interner Abläufe sollten auch die Schnittstellen mit den unterschiedlichen regionalen Akteuren (Weitervermittlungspraxis aus und in die ärztliche Praxis, Verfahren in Fällen hoher Gefährdung, Kommunikationsstrukturen etc.) in den Blick genommen werden.
- Die Implementierung des Interventionsprogramms und die Integration von niedergelassenen Ärztinnen und Ärzten in vorhandene Netzwerkstrukturen.

Die Projektziele sollten erreicht werden:

- durch die Weiterentwicklung und Erprobung von sogenannten Best-Practice-Modellen als Grundlage für die bundesweite Verbreitung eines praxistauglichen, qualitätsgesicherten Programms und
- die wissenschaftliche Begleitung der Umsetzung und anschließende Übertragung in die Alltagsversorgung bundesweit. Dazu diente die Dokumentation der Ergebnisse, ihre Aufbereitung in Form eines Implementierungsleitfadens und die Initiierung und Mitwirkung an der Entwicklung von Versorgungsleitlinien durch die entsprechenden medizinischen Fachgesellschaften.

Die Arbeit der Projektträger hatte drei Schwerpunkte:

- die Gewinnung von je 20 bis 25 Praxen bzw. niedergelassenen Ärztinnen und Ärzten an jedem Projektstandort für die Mitarbeit an MIGG.
- die Schulung der teilnehmenden Ärztinnen und Ärzte (auch in Zusammenarbeit mit den jeweils zuständigen Ärztekammern) durch interdisziplinäre Fachtagungen, Qualitätszirkel und Fallevaluationen. Die Projektträger haben dafür, anknüpfend an internationale Standards, ein modulares Fortbildungskonzept entwickelt, kompetente Referentinnen und Referenten gewonnen und praxisnahe Schulungsformen und -methoden eingesetzt.
- Aufbau der lokalen Zusammenarbeit zur dauerhaften Implementierung einer Interventionskette, in die auch niedergelassene Ärztinnen und Ärzte einbezogen werden. Die Projektträger mussten dazu klären, welche Institutionen und Personen mit welchen Aufgaben dort vertreten sein sollten. Außerdem sollte

ermittelt werden, inwieweit eine koordinierende Stelle für den Aufbau und die Pflege von Kooperationsstrukturen und Netzwerken notwendig war und wie sie organisatorisch und institutionell verankert werden kann (z. B. im Gesundheitswesen oder im Hilfesystem). Zudem war zu prüfen, unter welchen Bedingungen die Kooperation gelingen kann und was Netzwerke für die gesundheitliche Versorgung gewaltbelasteter Frauen leisten können.

2 Ergebnisse der wissenschaftlichen Begleitforschung

2.1 Gewinnung von Ärztinnen und Ärzten

Die bereits vorhandenen Leitfäden und Interventionskonzepte für die Behandlung von Opfern häuslicher Gewalt haben bisher noch kaum Eingang gefunden in die ambulante und stationäre medizinische Versorgung von Frauen. Das gilt nicht nur für Deutschland.

In verschiedenen internationalen Studien wurde untersucht, welche typischen Vorbehalte Ärztinnen und Ärzte gegenüber dem Thema Gewalt haben bzw. warum sie die in Modellprojekten international vielfach abgesicherten Interventionsstandards nicht in ihr medizinisches Handlungskonzept aufnehmen. Als typische Vorbehalte wurden immer wieder ermittelt (Institut für Rechtsmedizin am Universitätsklinikum Düsseldorf 2008):

- mangelndes Wissen im konkreten Umgang mit den Patientinnen (Gesprächsführung, Dokumentation),
- unzureichende Vernetzung und fehlendes Wissen um Verweisungsmöglichkeiten,
- Zeitmangel, mangelnde personelle Ressourcen, Schwierigkeiten, dies in den Praxisablauf zu integrieren,
- rechtliche Unsicherheiten (Schweigepflicht),
- Sorge, die Frauen zu verletzen, zu beleidigen oder Grenzen zu überschreiten,
- „Büchse der Pandora": Angst vor der Reaktion der betroffenen Frauen,
- Mangel an finanziellen Ressourcen, unangemessene bzw. fehlende Vergütung.

Vor diesem Hintergrund erarbeiteten die Projektleitungen ein umfassendes Akquisekonzept: Hier wurden die jeweiligen örtlichen Bedingungen ebenso berücksichtigt wie die Vernetzungsstrukturen im Arbeitsbereich „Häusliche Gewalt", die Strukturen des medizinischen Versorgungssystems, die regionalen kassenärztlichen Vereinigungen, Ärztekammern und Berufsverbände. Auch die Mitglieder des Beirates wurden unterstützend in die Akquise einbezogen.

Die Methoden der Akquise waren u. a. persönliche Anschreiben per Post und per Email (mit Faxantwort, Standardanschreiben, Einladungsschreiben für die Auftaktveranstaltung), Praxisbesuche sowie Begleitschreiben der ärztlichen Organisationen.

An allen Projektstandorten fanden Auftaktveranstaltungen statt, an denen jeweils 35 bis 80 Personen – niedergelassene Ärztinnen und Ärzte, medizinisches Fachpersonal sowie Fachkräfte von Polizei, Justiz und Beratungs- und Unterstützungseinrichtungen – teilgenommen haben. Diese Veranstaltungen wurden zum einen genutzt, um für die Teilnahme am Projekt zu werben. Zum anderen sollten die Ärztinnen und Ärzte, die sich bereits zu einer Mitarbeit bereit erklärt hatten, eine erste Einführung in das Thema „Häusliche Gewalt" erhalten.

Alle Veranstaltungen waren von den Landesärztekammern zertifiziert. Die Projektleitungen haben das Modellprojekt darüber hinaus bei regionalen Veranstaltungen vorgestellt und damit für die Mitarbeit geworben. Unterstützend waren daneben:

- ärztliche Fachorganisationen (Landesärztekammern, Kassenärztliche Vereinigung (KV), Berufsverbände, regional und bundesweit) z. B. durch die Publikation von Zeitschriftenbeiträgen, Versand von Infomaterial, Zertifizierung von Veranstaltungen;
- Politik bzw. Verwaltung in Berlin und im Ennepe-Ruhr-Kreis durch z. B. Präsenz von Vertreterinnen und Vertretern bei den Auftaktveranstaltungen;
- die Leitungen der Rechtsmedizinischen Institute der Universitätskliniken in Düsseldorf, Kiel und München mit ihrer ausgewiesenen fachlich-medizinischen Reputation in der Region;
- die Einbindung des MIGG Projektes in das GESINE-Netzwerk mit seinem großen fachlichen Ansehen im Ennepe-Ruhr-Kreis;
- der Bekanntheitsgrad und der gute fachliche Ruf des Vereins SIGNAL in Berlin aufgrund seines Projekts im Universitätsklinikum Benjamin Franklin und der Train-the-Trainer-Seminare;
- die bereits zu Beginn der Zusammenarbeit mit den Ärztinnen und Ärzten bekundete Flexibilität in Bezug auf Fortbildungstermine und Fortbildungsmodalitäten im Ennepe-Ruhr-Kreis. Darüber hinaus konnten vor allem größere Praxen durch das Angebot von Inhouse-Veranstaltungen für eine Teilnahme gewonnen werden. Die Projektleitung in Düsseldorf hatte die zeitliche und inhaltliche Gestaltung der Fortbildung, ebenso wie die Termine mit den Praxen, bereits im

Vorfeld abgestimmt (auch dort waren spezielle Angebote für Einzelfälle vorgesehen);
- aktueller Problem- und Handlungsdruck in den Praxen, über den die Ärzteinnen und Ärzte in Vorgesprächen mit den Projektleitungen berichtet hatten.

Als wenig förderlich war für das Projekt:

- die Anschreiben der Ärztevertretungen oder Berufsverbände; nur im Ennepe-Ruhr-Kreis war dieser Weg erfolgreich, weil das Anschreiben mit einem Begleitschreiben der zuständigen Ärztekammer und eines Netzwerkpartners verschickt worden war;
- dass durch die Struktur des Ennepe-Ruhr-Kreises die Gewinnung von Ärztinnen und Ärzte besonderes erschwert war und dadurch zusätzliche Werbungsaktionen notwendig wurden;
- dass nur an drei Standorten (Berlin, Düsseldorf und München) Ärztinnen und Ärzte mit Migrationshintergrund für die Teilnahme am Modellprojekt geworben werden konnten.

Insgesamt wurden an allen Projektstandorten 137 Ärztinnen und Ärzte, 77 Frauen und 60 Männer, in Einzelpraxen, Praxisgemeinschaften, Praxisnetzen und Medizinischen Versorgungszentren für die Mitarbeit am Modellprojekt gewonnen. Vertreten waren 14 unterschiedliche Fachrichtungen. Mehr als die Hälfte waren Hausärzte und Hausärztinnen (praktische Ärztinnen und Ärzte, Allgemeinmedizinerinnen und -mediziner sowie Internistinnen und Internisten), gut ein Drittel bildeten Teilnehmende gynäkologischer Fachrichtung.

Die Bereitschaft von Fachärzten und Fachärztinnen sich am Modellprojekt zu beteiligen, wurde als ein Indiz dafür gewertet, dass sie sich selbst als wichtige Ansprechpersonen für Patientinnen mit gewaltbedingten Gesundheitsbelastungen sehen. Die meisten teilnehmenden Ärztinnen und Ärzte hatten bereits Erfahrungen mit Opfern häuslicher Gewalt in ihrer Praxis gesammelt und sich deswegen für eine Teilnahme entschieden. Etwa ein Viertel war interessiert, hatte aber nur wenig oder keine Erfahrungen. Die weiteren Gründe für die Teilnahme waren vielfältig. Hier wurde genannt: aktuelle Erfahrungen im Praxisalltag; die Bedeutung des Themas und dem eigenen Anspruch, ihm in der Praxis gerecht zu werden; das Engagement für Patientinnen; der Wunsch nach einer Verbesserung der Dokumentation, nach einer Zusammenarbeit mit den Kooperationspartnern sowie der Wunsch, sich für die medizinische Versorgung gewaltbetroffener Frauen zu qualifizieren bzw. schon vorhandene Kenntnisse zu vertiefen. In Berlin war für einige Ärztinnen und Ärzte die Bekanntheit von SIGNAL und im Ennepe-Ruhr-Kreis die Mitwirkung im Netzwerk GESINE ein Grund, sich am Modellprojekt zu beteiligen.

Festzuhalten bleibt, dass niedergelassene Ärzte und Ärztinnen erreicht wurden, die bereits am Thema "Häusliche Gewalt" interessiert waren, auch wenn sie bisher nur wenig oder keine Erfahrungen hatten. Sie wollten sich für die medizinische Versorgung gewaltbetroffener Frauen qualifizieren bzw. bereits vorhandene Kenntnisse weiter vertiefen. Darunter waren auch Ärzte und Ärztinnen, die Patientinnen mit Gewalterfahrungen behandeln, aber unsicher waren in Bezug auf den Umgang mit der Problematik und durch die Teilnahme am Modellprojekt eine Verbesserung ihrer Arbeit erwarteten.

Auch viele der Ärztinnen und Ärzte, die sich gegen die Mitwirkung am Modellprojekt entschieden haben, waren interessiert an der Fragestellung, wie aus vielen Begründungen der Absage hervorging. Nur sehr wenige, die Interesse bekundet und auch bereits Informationsmaterial erhalten hatten, haben sich nicht mehr gemeldet, aus Mangel an Zeit oder wegen einer Überlastung abgesagt. Persönliche Gründe für eine Nichtteilnahme am Projekt waren z. B. das Alter – altersbedingt kurz vor der Praxisaufgabe oder noch nicht sicher genug in der Praxisroutine – oder familiäre Umstände. Als fachliche Gründe gegen eine Teilnahme wurden angeführt, dass insgesamt nicht genügend Patientinnen mit der Problematik in der Praxis versorgt werden oder dass die eigene Fachrichtung nicht in das Projekt passe.

Den Projektleitungen ist es an fast allen Standorten gelungen, Ärztinnen und Ärzte in der erforderlichen Anzahl und mit den gewünschten Fachrichtungen für die Mitwirkung am Modellprojekt MIGG zu gewinnen, allerdings mit einem relativ hohen Arbeitseinsatz.

2.2 Fortbildungsaktivitäten

Sensibilisierung für und Wissen über zentrale Aspekte häuslicher Gewalt sind Voraussetzungen dafür, dass niedergelassene Ärztinnen und Ärzte die Interventionsstandards in ihren Praxen einführen können. Da aber beides in und für die ärztliche Praxis (noch) kaum in der medizinischen Aus- und Weiterbildung integriert ist, müssen niedergelassene Ärztinnen und Ärzte gewonnen werden, sich entsprechende Kenntnisse im Rahmen ihrer beruflichen Fort- und Weiterbildung anzueignen. Ein Schwerpunkt im Modellprojekt war daher die Schulung der Ärztinnen und Ärzte und ihrer Praxismitarbeiterinnen und -mitarbeiter.

In den von der Bund-Länder-Arbeitsgruppe „Häusliche Gewalt" beim BMFSFJ erarbeiteten Standards für die Aus- und Fortbildung zum Thema, insbesondere zum Gewaltschutzgesetz für verschiedene betroffene Berufsgruppen[2] war auf-

---

[2] http://www.bmfsfj.de/RedaktionBMFSFJ/Abteilung4/Pdf-Anlagen/gewalt-standards-aus-und-fortbildung-haeusliche,property=pdf,bereich=bmfsfj,sprache=de,rwb=true.pdf.

bauend auf internationalen Erfahrungen[3], ein modulares Fortbildungskonzept mit Basisthemen und fakultativen Erweiterungen vorgeschlagen worden. Als Basisthemen galten im Modellprojekt:

- *Sensibilisierung für und Hintergrundwissen zu Epidemiologie, Formen sowie Folgen und Dynamik häuslicher Gewalt.* Schwerpunkt in diesem Modul war die Darstellung der gesundheitlichen Folgen von häuslicher Gewalt und die Bedeutung von niedergelassenen Ärztinnen und Ärzte für Intervention und Prävention. Die Informationen wurden auf die Praxis-Situation bezogen. Vorurteile und Mythen wurden aufgegriffen und abgebaut.
- *Erkennen von häuslicher Gewalt als Ursache von Verletzungen und gesundheitlichen Beeinträchtigungen.* Da Frauen nur in seltenen Fällen von Gewalterfahrungen berichten, aber häufig verdeckt oder offen eine Reihe von Hinweisen darauf geben, sollten Ärztinnen und Ärzte sowie ihr Praxisteam diese Hinweise kennen, um gewaltbelastete Patientinnen ansprechen zu können.
- *Gesprächsführung und Handlungssicherheit im unterstützenden Umgang mit Patientinnen.* Dabei lag der Schwerpunkt bei der Vermittlung von Kenntnissen über Möglichkeiten, ein Gespräch mit einer Patientin über Gewalterfahrungen zu führen und der Reaktion der Patientin darauf angemessen zu begegnen. Das impliziert, die Situation sensibel zu gestalten, um z. B. eine Retraumatisierung zu vermeiden. Bestandteil dieses Moduls war auch die praktischen Einübung.
- *Kooperation und Vernetzung mit dem örtlichen Frauenunterstützungssystem.* Im lokalen Kontext wurde dargestellt, welche Kooperationen zwischen Einrichtungen des Gesundheitswesen und Frauenunterstützungseinrichtungen bereits vorhanden sind bzw. aufgebaut werden sollten, um die Situation von Frauen mit Gewalterfahrungen nachhaltig zu verbessern. Ärztinnen und Ärzte erfuhren, dass sie das aktuelle Schutzbedürfnis einer Frau ansprechen und ihr Informationen über weitergehende Hilfeeinrichtungen geben können. Dazu lernten sie die lokalen Angebote und ihre Arbeitsweisen kennen, indem die Mitarbeiterinnen und Mitarbeiter aus den Unterstützungseinrichtungen, von der Polizei und der Staatsanwaltschaft ihre Arbeit vorstellten.
- *Gerichtsfeste Befunddokumentation.* Im Mittelpunkt dieses Moduls standen die Vermittlung von Dokumentationstechniken sowie deren praktische Einübung. Denn ärztliche Atteste, Befunde sowie ärztliche und pflegerische Dokumentationen haben erhebliche Bedeutung in Zivil- und Strafverfahren sowie bei der Klärung des Aufenthaltsstatus von Migrantinnen. Da niedergelassene Ärztinnen und Ärzte oft die ersten oder sogar einzigen sind, die die (sichtbaren) Ver-

---

[3] http://www.pro-train.uni-osnabrueck.de.

letzungen und Misshandlungsfolgen oder die (unsichtbaren) psychischen Folgen wahrnehmen, sollten sie die Standards einer gerichtsfesten Dokumentation kennen.

Ergänzungs-Module enthielten weitere Themen, die am regionalen Bedarf und den Erwartungen der beteiligten Ärztinnen und Ärzte orientiert angeboten wurden. Dies waren:

- *Auswirkungen häuslicher Gewalt auf Kinder; Schutz vor Kindesmisshandlung und Vernachlässigung; häusliche Gewalt im Zusammenhang mit Schwangerschaft und Geburt.* Schwerpunkt dieses Moduls war die Verbesserung der medizinischen und psychosozialen Versorgung von Kindern, die in einer Atmosphäre häuslicher Gewalt aufwachsen.
- *Umgang mit Tätern häuslicher Gewalt.* In diesem Modul wurden Täterstrategien vorgestellt und über Hilfsangebote für Männer und täterorientierte Maßnahmen informiert. Denn gerade in den Praxen niedergelassener Ärztinnen und Ärzte ist nicht nur die gewaltbelastete Frau die Patientin, sondern häufig auch ihr Partner Patient.
- *Berufsrechtliche, rechtsmedizinische Aspekte und rechtliche Reglungen zum Themengebiet häuslicher Gewalt.* Zentral waren hier die für niedergelassene Ärztinnen und Ärzte relevanten Rechtsgebiete, z. B. Bedeutung der ärztlichen Schweigepflicht, Pflichten aus dem zivilrechtlichen Behandlungsvertrag im Verhältnis zum schutzwürdigen Interesse, strafrechtliche Meldepflicht, Offenbarungsrecht, rechtfertigender Notstand, Schweigepflicht beim Kind in Beziehung zu den Eltern, Meldung an die Krankenkasse, zivilrechtliche Haftung, strafrechtliche Haftung, unterlassene Hilfeleistung sowie die Rechte, die die gewaltbelasteten Patientinnen wahrnehmen können.
- *Formen und Folgen von psychischer Gewalt.* Themen waren hier Prävalenz, Bedeutung und Auswirkungen von psychischer Gewalt.
- *Gewaltbetroffenheit von Frauen mit Migrationshintergrund oder von Frauen mit Behinderung.* Ausgehend vom Wissen und den Erfahrungen von Frauen mit Migrationshintergrund oder Behinderung wurden in der Praxis bereits erprobte Versorgungskonzepte und Unterstützungsangebote vorgestellt.

Die Fortbildungsangebote unterschieden sich an den verschiedenen Standorten nicht in der Auswahl der behandelten Themen, sondern in der Art ihrer Bündelung. Unterschiede gab es zudem in der zeitlichen Verteilung. Während in Düsseldorf, Kiel und München der Schwerpunkt der Fortbildung in das zweite Jahr der Modelllaufzeit gelegt wurde, gab es in Berlin und im Ennepe-Ruhr-Kreis auch im dritten Jahr Veranstaltungsangebote. An allen Standorten war die Ausgestaltung orientiert an dem übergreifenden Ziel, Ärztinnen und Ärzte ausreichend Anregungen und Informationen für die Einführung der Interventionsstandards zu vermitteln.

Die inhaltliche Gestaltung der verschiedenen Module wurde von den Ärztinnen und Ärzten insgesamt sehr positiv bewertet. Auch die Referentinnen und Referenten, die die aus ihrer fachlichen Perspektive relevanten Inhalte vorgetragen haben, bewerteten die grundlegende Konzeption der Fortbildung als gut und notwendig.

Bei der methodischen Planung wurden Verbesserungspotentiale gesehen. Sowohl die Projektverantwortlichen, die externen Referenten und Referentinnen als auch die Teilnehmenden selbst präferieren eine Reduzierung theoretischer Inputs zugunsten praktischer Übungen und partizipativer Elemente wie z. B. Kleingruppenarbeit. Trotz anfänglicher Vorbehalte bei den Ärztinnen und Ärzten hat sich das Rollenspiel als eine sehr geeignete Sensibilisierungs- und Vermittlungs-Methode erwiesen und in der Auswertung große Zustimmung gefunden. Vorgeschlagen wurde darüber hinaus der Einsatz von multiprofessionellen Teams, in die auch niedergelassene Ärztinnen und Ärzte eingebunden sind.

Bei der Planung der Fortbildungsangebote wurden die von der Bundesärztekammer empfohlenen Standards berücksichtigt. Da alle in ihrem Beruf tätigen Ärztinnen und Ärzte aufgrund ihrer Berufsordnung und gesetzlichen Vorgaben zur kontinuierlichen Fortbildung verpflichtet sind und ihre Fortbildungsaktivitäten mit Zertifikaten der Landesärztekammern gegenüber der Kassenärztlichen Vereinigung nachweisen müssen, waren alle Veranstaltungen entsprechend zertifiziert.

Nicht zuletzt aufgrund der Zertifizierung war eine Mehrzahl der Ärztinnen und Ärzte, die im Modellprojekt mitgearbeitet haben, zu einer Teilnahme an den Fortbildungsveranstaltungen bereit. Dabei gab es regionale Besonderheiten. Die Fortbildungsgruppe in Kiel war kleiner, weil die meisten der beteiligten Ärztinnen und Ärzte an sechs Großpraxen beschäftigt waren, die nur jeweils eine Person für die Veranstaltungen freigestellt hatten. Die Fortbildungsinhalte wurden nach Aussagen der Teilnehmenden an die Kolleginnen und Kollegen in den Praxen weiter vermittelt. In Berlin, Düsseldorf und dem Ennepe-Ruhr-Kreis wurden ergänzend Fortbildungsveranstaltungen für das Praxispersonal durchgeführt; in Kiel nahmen relativ viele Praxismitarbeiterinnen und -mitarbeiter an den Fortbildungen selbst teil.

Die zentralen Ziele des Modellprojektes MIGG, die Sensibilisierung von niedergelassenen Ärzten und Ärztinnen und ihr verbessertes Verständnis für die Situation von Opfern von Gewalt, wurden in der Fortbildung erreicht: Bei den Teilnehmenden, die bereits Vorkenntnisse hatten bzw. Erfahrungen in der Versorgung von betroffenen Patientinnen, konnte bereits vorhandenes Wissen vertieft werden. Ihrer Einschätzung nach konnten sie ihre Kommunikations- und Handlungskompetenzen verbessern und dabei ihre eigenen Ambivalenzen reflektieren. Sie wurden in geeignete Techniken zur Gesprächsführung eingeführt und konnten sie erproben.

Auch die Bedeutung und der Einsatz der rechtsverwertbaren Dokumentation – ein weiteres Ziel im Modellprojekt MIGG – konnte vermittelt bzw. vertieft werden: die Teilnehmenden lernten eine Reihe von Dokumentationstechniken theoretisch und praktisch kennen. Durch Informationen und teilweise auch über persönliche Kontakte wurde der Zugang zum Netzwerk geöffnet und die Bedeutung kooperativer Zusammenarbeit für die eigene Praxis konnte verdeutlicht werden. In Düsseldorf und Berlin regten die Teilnehmenden an, bereits in der Schulung die Fortbildungsinhalte praxisbezogener auszugestalten.

Zusammenfassend kann festgestellt werden, dass an allen Projektstandorten die geplanten Fortbildungsveranstaltungen erfolgreich durchgeführt werden konnten. Die inhaltlichen Schwerpunkte entsprachen den internationalen Erfahrungen und waren weitgehend fachlich anerkannt. Bei den Fortbildungsmethoden wurde ein Optimierungsbedarf wahrgenommen, hin zu mehr interaktiven Elementen.

2.3 Aufbau lokaler Netzwerke

Ein weiteres Ziel des Modellprojektes war es, niedergelassene Ärztinnen und Ärzte unter Berücksichtigung ihres professionellen Selbstverständnisses sowie ihrer betrieblichen und wirtschaftlichen Rahmenbedingungen in vorhandene lokale Netzwerkstrukturen der „Anti-Gewaltarbeit" zu integrieren. Dazu wurde zum einen die Vernetzung bereits vorhandener lokaler Kooperationsstrukturen im Arbeitsbereich „Häusliche Gewalt" und im Gesundheitswesen genutzt oder ein eigenständiger „multidisziplinärer" Kooperationszusammenhang aufgebaut.

In Abhängigkeit von den regional unterschiedlichen Kooperationsstrukturen wurden verschiedene Wege beschritten. Beispielsweise wurde das Projekt in Kiel an den dort seit Jahren arbeitenden Runden Tisch des Netzwerks *„Kooperations- und Interventionskonzept (KIK)"* angebunden. KIK ist ein Verbund des Landes Schleswig-Holstein, mit lokalen Strukturen und Koordinatorinnen. Dem Arbeitsbündnis in Kiel gehören Institutionen und Einrichtungen an, zu deren Aufgabenbereich die Bearbeitung der Folgen häuslicher Gewalt gehört. Dazu zählen Polizei, Staatsanwaltschaft, Familiengericht, Rechtsanwältinnen und Rechtsanwälte, Jugend- und Ordnungsämter, Frauenhäuser und Beratungsstellen, kirchliche Einrichtungen und Opferschutzorganisationen. Ziel der Arbeit von KIK ist die Etablierung einer Interventionskette zur Gewährleistung von Schutz und Sicherheit für gewaltbelastete Frauen. Die Einrichtungen des Gesundheitswesens waren in dieser Kooperationsstruktur zunächst nicht vertreten, so dass die Interventionskette in Bezug auf die gesundheitliche Versorgung gewaltbelasteter Frauen noch nicht vollständig war. In Kiel konnte MIGG die Kooperation zwischen KIK und Ärztinnen und

Ärzten vermitteln. Die KIK-Koordinatorin wirkte an Fortbildungsveranstaltungen mit und stellte das Frauenunterstützungsnetz dort vor. Die MIGG-Koordinatorin konnte in KIK einerseits die Anliegen der Ärztinnen und Ärzte einbringen und andererseits die Ergebnisse der Gremienarbeit vermitteln. Diese Form der Kooperation konnte jedoch nach Ablauf des Modellprojektes wegen des Ausscheidens der MIGG-Koordinatorin nicht verstetigt werden. Gleichwohl besteht weiterhin eine enge Kooperation zwischen KIK und dem Institut für Rechtsmedizin, das wiederum den Ärztinnen und Ärzten Unterstützung bei gerichtsfester Dokumentation angeboten hat.

In Berlin gibt es zwei Netzwerke mit klarer Aufgabenteilung, die sich mit Gewalt gegen Frauen beschäftigen, einmal die *„Berliner Initiative gegen Gewalt an Frauen (BIG")* für die Frauenunterstützungsstruktur zum anderen *SIGNAL* für den Gesundheitsbereich. Beide Netzwerke arbeiten eng zusammen und bekommen vom Land Berlin u. a. speziell für Aufgaben von Kooperation und Vernetzung finanzielle Unterstützung. Die Ärztinnen und Ärzte wurden durch SIGNAL im Netzwerk BIG vertreten, SIGNAL wiederum brachte die Anliegen der Unterstützungseinrichtungen in die Arbeit mit den Ärztinnen und Ärzte ein. Diese Form der Kooperation hat aufgrund der günstigen Rahmenbedingungen einer Landesförderung über die Modellaufzeit hinaus Bestand.

Ähnlich waren die Strukturen in Düsseldorf. Auch hier gibt es zwei parallel arbeitende Kooperationsstrukturen mit jeweils kommunal finanzierten Geschäftsstellen, den *„Kriminalpräventiven Rat (KPR)"* und die kommunale *„Gesundheitskonferenz"*. Letztere ist zuständig für die gesundheitliche Versorgung gewaltbelasteter Frau. Mitarbeiterinnen des Instituts für Rechtsmedizin arbeiteten sowohl in der Arbeitsgruppe „Häusliche und sexualisierte Gewalt" im KPR und in der Arbeitsgruppe „Häusliche Gewalt" der Gesundheitskonferenz mit. Sie vertreten auch die Anliegen der Ärztinnen und Ärzte im KPR. Diese seit Jahren bestehende enge Zusammenarbeit wurde über die Laufzeit des Modellprojekts hinaus fortgesetzt, obwohl im Institut für Rechtsmedizin keine speziellen personellen Ressourcen für diese Aufgaben vorgesehen sind. Im Rahmen ihrer Tätigkeit in der im Institut angesiedelten Opferschutzambulanz sind die Mitarbeiterinnen aber nachhaltig mit dem Thema konfrontiert und entsprechend an der Kooperation interessiert.

Ein anderer Weg wurde im Ennepe-Ruhr-Kreis beschritten: Die Frauenberatungsstelle *„Frauenberatung EN"* hatte aufgrund ihrer Erfahrungen in der Arbeit mit gewaltbelasteten Frauen bereits vor Beginn des Modellprojektes das *GESINE-Netzwerk* als multidisziplinären Zusammenschluss mit dem Schwerpunkt der gesundheitsbezogenen Kooperation aufgebaut. Multidisziplinäre Netzwerke können nur auf die Gesundheitsanbieter zugeschnitten sein, eher deren konkrete Anliegen aufgreifen und sich an den Handlungsmöglichkeiten der angesprochenen Professionen orientieren. Über die Vernetzung konkreter Angebote und Unterstützungsleistungen kann den Betroffenen ein schneller Zugang zu spezialisierten regionalen oder fachspezifischen Angeboten ermöglicht werden. Übergeordnetes Ziel der Zusammenarbeit ist die Implementierung einer spezifisch gesundheitsbezogenen Kooperation (GESINE/SIGNAL 2009). Im Modellprojekt hat die Frauenberatung EN die Lotsenfunktion für gewaltbelastete Frauen für die GESINE-Netzwerkpartner übernommen. GESINE brachte die Interessen der Ärztinnen und Ärzte in das Modellprojekt mit ein. Die Zusammenarbeit in einem multidisziplinären Netzwerk mit Schwerpunkt im Bereich gesundheitsbezogener Leistungen konnte verstetigt werden und scheint gut geeignet für Landkreise mit nur wenigen Unterstützungseinrichtungen. Allerdings fehlen in der Regel Ressourcen, um ein solches Netzwerk aufzubauen und zu koordinieren.

Drei zentrale Dimensionen kennzeichnen den Nutzen von Netzwerken insbesondere für Ärztinnen und Ärzte:

- Die Sensibilisierung zum Thema Gewalt gegen Frauen und das Wissen zu Ursachen und Erscheinungsformen von Gewalt führen zu mehr Fachlichkeit und damit auch zu mehr Sicherheit in der ärztlichen Versorgung gewaltbelasteter Patientinnen. Zudem können neue Kenntnisse und Handreichungen auf andere Gewaltkontexte übertragen werden. Insofern wächst die ärztliche Kompetenz im Umgang mit Gewaltformen und -folgen sowie für die Gewaltopferversorgung.
- Die persönlichen Kontakte der Netzwerkpartner und -partnerinnen unterschiedlicher Professionen sowie die genaue Kenntnis ihrer Arbeitsfelder und Unterstützungsangebote in Verbund mit konkreten Vereinbarungen zur Zusammenarbeit ermöglicht eine fachgerechte Vermittlung weitergehender Hilfen mit kurzfristiger Terminierung („kurze Wege").
- Kooperationen mit rechtsmedizinischen Instituten und die Kenntnis ihrer Begutachtungsmöglichkeiten verbessern die rechtssichere Dokumentation. Das gilt allerdings nur, wenn Institute für Rechtsmedizin eine offene Sprechstunde bzw. ein Ambulanzangebot haben bzw. niedergelassene Ärztinnen und Ärzte kollegial beraten. Diese Möglichkeiten werden durch die Schließung zahlreicher rechtsmedizinischer Institute zunehmend begrenzt auf z. B. telefonische Beratungen.

Diese durch Netzwerkarbeit zu erwartenden Professionalisierungen nutzen nach Einschätzung der Projektpartner auch den betroffenen Frauen:

- Sie finden für das Thema Gewalt sensibilisierte Ansprechpersonen in der Praxis.

- Sie erhalten eine professionelle Beratung und werden fachgerecht weiter vermittelt. Termine können kurzfristig vereinbart werden. Das gilt sowohl für Kooperationspartnerinnen und -partner, in der ärztlichen Sprechstunde als auch für Beratungsstellen.
- Sie können die Folgen der Gewalt rechtssicher dokumentieren lassen, um sie bei Bedarf, z. B. wenn sie sich für eine Anzeige entscheiden, nachweisen zu können.

Allerdings muss berücksichtigt werden, dass für den Aufbau eines Netzwerkes, seine Koordinierung und seine Verstetigung in der Region zusätzliche personelle und sachliche Ressourcen erforderlich sind.

3 Die bundesweite Implementierung der Interventionsstandards in die ärztliche Versorgung

Sowohl die Interventionsstandards als auch das evidenzbasierte Handlungskonzept für die medizinische Versorgung von gewaltbelasteten Frauen in der Praxis von niedergelassener Ärzten und Ärztinnen haben sich im Modellprojekt MIGG als geeignet erwiesen. Sie umfassen – orientiert an den internationalen Standards und den Konzepten der Träger des Modellprojektes MIGG – vier zentrale Aufgaben für niedergelassene Ärztinnen und Ärzte:

- Gewalterfahrungen und Folgen von Gewalt erkennen und ansprechen,
- gesundheitliche Folgen von Gewalt gerichtsverwertbar dokumentieren,
- Hilfen zum Schutz vor und zur Beendigung der Gewalt vermitteln durch Zusammenarbeit und Vernetzung mit Hilfeeinrichtungen, der Polizei und der Justiz in der Region,
- Sicherheit für Patientinnen und Praxisteam in der Praxis gewährleisten.

Mit dem Implementierungsleitfaden (BMSFSJ 2011) kann bundesweit die Einführung der Interventionsstandards in die ambulante medizinische Versorgung von Frauen unterstützt und gefördert werden. Zudem wurde im Modellprojekt MIGG an den verschiedenen Modellstandorten eine Fülle von informativen und ansprechend gestalteten Materialien für Patientinnen sowie für Ärztinnen und Ärzte entwickelt, die auch zur Unterstützung der Implementierung der Interventionsstandards in den Praxisalltag, insbesondere in das Praxismanagement (Abläufe und Verantwortlichkeiten) genutzt werden können. Zudem wurden Curricula für die Fortbildung von Ärzten und Ärztinnen erarbeitet (BMSFSJ 2011, Kap. 8).

Der Leitfaden und die Materialien aus dem Modellprojekt alleine sind jedoch noch nicht hinreichend, um die Implementierung der Interventionsstandards in die ambulante medizinische Versorgung gewaltbelasteter Frauen zu gewährleisten. Sie sind Instrumente, denen sich engagierte Akteurinnen und Akteure im Gesundheits- und Sozialwesen bedienen können, wenn sie sich z. B. aufgrund eigener beruflicher Erfahrungen für die Implementierung entscheiden. Der Prozess der Implementierung bedarf aber weitergehender – auch fachpolitischer – Unterstützung. So z. B.:

Förderung der Implementierung durch die Organisationen der ärztlichen Selbstverwaltung: Internationale Erfahrungen zeigen, dass Ärztinnen und Ärzte in der Regel von Angehörigen ihrer Berufsgruppe bzw. ihren Standesorganisationen, Berufsverbänden und Ärztevereinigungen erreicht werden, weniger von nicht-ärztlichen Professionen, die z. B. in der Arbeit mit gewaltbelasteten Frauen engagiert sind. Dies gilt generell auch für Fortbildungen, auch wenn einige Angebote der Landesärztekammern zum Themenbereich nicht im gewünschten Umfang wahrgenommen wurden. Die Organisationen der ärztlichen Selbstverwaltung sind kompetente Partner bei Fortbildungsmaßnahmen zur Einführung der Interventionsstandards, da sie zuständig sind für die ärztliche Fort- und Weiterbildung. Sie haben daher für die fachliche Anerkennung und Akzeptanz der Interventionsstandards und der Fortbildungsangebote eine zentrale Bedeutung und sollten aktiv am Prozess der Implementierung teilnehmen.

Aktivierung weiterer Organisationen für die Implementierung: Bereits im Verlauf des Modellprojektes sind verschiedene weitere Organisationen aktiv geworden: Die *Kassenärztliche Bundesvereinigung (KBV)* hat das Thema „Häusliche Gewalt" in das Qualitätsmanagement integriert. Als Qualitätsziel wurde z. B. aufgenommen „Hinweise auf Vernachlässigung oder Missbrauch von Patienten werden erkannt und den Betroffenen Hilfsangebote unterbreitet". Darüber hinaus hat die KBV eine Qualitätszirkel-Dramaturgie erarbeitet, in der Möglichkeiten der Intervention bei häuslicher Gewalt u. a. unter Zuhilfenahme von Material aus dem MIGG-Projekt dargestellt werden (KBV 2013). In der Weiterbildungsordnung für die Fachrichtungen Allgemeinmedizin sowie für Frauenheilkunde und Geburtshilfe ist die Absolvierung eines Kurses zur psychosomatischen Grundversorgung obligat. Auch die Kassenärztlichen Vereinigungen schreiben die Teilnahme an einem solchen Kurs vor, bevor bestimmte Leistungen abgerechnet werden können. „Intervention bei häuslicher Gewalt" ist darüber hinaus fester Bestandteil folgender Programme: Curriculum der Landesärztekammer Niedersachsen; Pflichtveranstaltung für Hausärzte und Hausärztinnen am *Institut für hausärztliche Fortbildung.* Die *Deutsche Gesellschaft für Gynäkologie und Geburtshilfe (DGGG)* hat zusammen mit der *Deutschen Gesellschaft für Psychosomatische Frauenheilkunde und Geburts-*

hilfe *(DGPFG)* und *SIGNAL* eine Stellungnahme und Handlungsempfehlungen zum Thema „Häusliche Gewalt" erarbeitet, die 2010 prominent vorgestellt wurden und seitdem online über die Homepages von DGGG und GPFG zugänglich sind.

Bereitschaft von niedergelassenen Ärztinnen und Ärzte zur Implementierung der Interventionsstandards: Letztlich ist die Implementierung der Interventionsstandards von der Bereitschaft der niedergelassenen Ärztinnen und Ärzte abhängig, sich dem Thema „Häusliche Gewalt" zu öffnen, denn sie tragen die ambulante medizinische Versorgung. Nach Aussage der am Modellprojekt teilnehmenden Ärztinnen und Ärzte verhindert oftmals der Zeitdruck im Praxisalltag, sich mit dem Thema intensiver auseinandersetzen zu können. Zudem wird vermutet, dass Kolleginnen und Kollegen nur wenig Erfahrung mit gewaltbelasteten Frauen haben und daher dem Thema keine Bedeutung für ihr ärztliches Handeln zumessen. Als förderlich wurde angesehen, dass Kollegen und Kolleginnen über ihre Erfahrung mit den Interventionsstandards berichten und für ihre Einführung werben. In der Evaluation der Projektarbeit und in den Diskussionen der Ergebnisse blieb kontrovers, inwieweit eine zusätzliche Bezahlung der Ärztinnen und Ärzte ein Anreiz sein könnte, die Interventionsstandards einzuführen.

Förderung der Implementierung durch Kooperationsstrukturen: Für die erfolgreiche und nachhaltige Einführung der Interventionsstandards wird eine Koordinierungsstelle als erforderlich angesehen. Hier wird insbesondere der Aufbau eines multidisziplinären Netzwerkes oder die Integration von Ärzten und Ärztinnen in bestehende Netzwerke empfohlen. Diese Aufgabe gilt als eigenständige, zusätzlich zu leistende Arbeit, für die eine besondere Förderung notwendig ist. Zwar sind die Infrastrukturmaßnahmen zur Prävention von Gewalt und die Hilfen für Opfer und Täter noch nicht regelhaft finanziert (Helfferich et al. 2012), das Modellprojekt MIGG konnte aber noch einmal nachdrücklich die Notwendigkeit und Sinnhaftigkeit solcher Investitionen aufzeigen.

Literatur

BMFSFJ (Bundesministerium für Familie, Senioren Frauen und Jugend) (Hrsg.) (2002): Standards und Empfehlungen für die Aus- und Fortbildung zum Thema „Häusliche Gewalt", insbesondere zu Einführung und Umsetzung des neuen Gewaltschutzgesetzes, Berlin. http://www.bmfsfj.de/RedaktionBMFSFJ/Abteilung4/Pdf-Anlagen/gewalt-standards-aus-und-fortbildung-haeusliche,property=pdf,bereich=bmfsfj,sprache=de,rwb =true.pdf. (letzter Zugriff 16.07.2015)

BMFSFJ (Bundesministerium für Familie, Senioren Frauen und Jugend) (2007): Aktionsplan II der Bundesregierung zur Bekämpfung von Gewalt gegen Frauen. http://www.bmfsfj.de/BMFSFJ/gleichstellung,did=73000.html (letzter Zugriff 16.07.2015)
BMFSFJ (Bundesministerium für Familie, Senioren Frauen und Jugend) (Hrsg.) (2011): Implementierungsleitfaden zur Einführung der Interventionsstandards in die medizinische Versorgung von Frauen. Berlin
BMFSFJ (Bundesministerium für Familie, Senioren, Frauen und Jugend) (2012): Website „Häusliche Gewalt erkennen und helfen. Neue Wege in der gesundheitlichen Versorgung von Frauen". http://www.gesundheit-und-gewalt.de/ (letzter Zugriffs 16.07.2015)
BMFSFJ (Bundesministerium für Familie, Senioren, Frauen und Jugend) (Hrsg.) (2012a): Bericht der Bundesregierung zur Situation der Frauenhäuser, Fachberatungsstellen und anderer Unterstützungsangebote für gewaltbetroffene Frauen und deren Kinder. Berlin
Department of Health (Hrsg.) (2006): Responding to Domestic Abuse. A Handbook for Health Professionals. London
DGGG (Deutsche Gesellschaft für Gynäkologie und Geburtshilfe) & Arbeitsgemeinschaft Medizinrecht (AG MedR) (2009): Ärztliche Gesprächsführung, Untersuchung und Nachbetreuung von Frauen nach mutmaßlicher sexueller Gewaltanwendung. Berlin
GESINE-Netzwerk Gesundheit.EN Schwelm (2007): Häusliche Gewalt macht Kinder krank. Anforderungen an medizinische und psychosoziale Versorgung von Mädchen und Jungen. Dokumentation zum 3. Fachtag. Witten. http://www.gesine-intervention.de/images/pdf/dokufachtag2007.pdf (letzter Zugriff 16.07.2015)
GESINE-Netzwerk Gesundheit.EN Schwelm (2011): Curriculum zum Modellprojekt „MIGG", Medizinische Intervention gegen Gewalt an Frauen. Schwelm, Berlin, Düsseldorf. http://signal-intervention.de/download/MIGG_CURRICULUM.pdf (letzter Zugriff 16.07.2015)
GESINE/SIGNAL (2009): Bestandsaufnahme zur Entwicklung der Intervention gegen häusliche Gewalt in der Gesundheitsversorgung in Deutschland. Unveröffentlichte Arbeitsvorlage, Schwelm/Berlin
Helfferich, Cornelia, Kavemann, Barbara & Rixen, Stephan (2012): Bestandsaufnahme zur Situation der Frauenhäuser, der Fachberatungsstellen und anderer Unterstützungsangebote für gewaltbetroffene Frauen und deren Kinder. Gutachten. In: BMFSFJ (2012a): 27–330
Hellbernd, Hildegard; Brzank, Petra; Wieners, Karin & Maschwesky-Schneider, Ulrike (2003): Häusliche Gewalt gegen Frauen: gesundheitliche Versorgung. Das S.I.G.N.A.L. – Interventionsprogramm. Berlin. http://signal-intervention.de/download/SIGNAL_2004_Handbuch_TeilA.pdf (letzter Zugriff 16.07.2015)
Institut für Rechtsmedizin am Universitätsklinikum Düsseldorf (2008): Medizinische Intervention gegen Gewalt an Frauen (MIGG). Modellprojekt zur Unterstützung von niedergelassenen Ärztinnen und Ärzten für das Erkennen, die Dokumentation und den sachgerechten Umgang mit gewaltbetroffenen Patientinnen. Analyse internationaler Publikationen und Entwicklungen zum Thema, Teil 2: 3–8. http://www.rechtsmedizin.med.uni-muenchen.de/wissenschaft/klinische_rechtsmed/migg/index.html (letzter Zugriff 16.07.2015)
Institut für Rechtsmedizin am Universitätsklinikum Düsseldorf (2009): Medizinische Intervention gegen Gewalt an Frauen (MIGG). Modellprojekt zur Unterstützung von niedergelassenen Ärztinnen und Ärzten für das Erkennen, die Dokumentation und den sachgerechten Umgang mit gewaltbetroffenen Patientinnen. Analyse internationaler Publikationen und Entwicklungen zum Thema, Teil 2, unveröffentlichte Arbeitsvorlage. Düsseldorf

KBV (Kassenärztliche Bundesvereinigung) (2013): Handbuch Qualitätszirkel der KBV. Berlin. www.kbv.de/qualitaetszirkel.html (letzter Zugriff 16.07.2015)

Mathers, Colin D.; Vos, Theo; Lopez, Alan D.; Salomon, Josh. & Ezzati, Majid (2001): National Burden of Disease Studies: A Practical Guide. World Health Organization (WHO). www.who.int/healthinfo/nationalburdenofdiseasemanual.pdf. (letzter Zugriff 16.07.2015)

Mathers, Colin D.; Bernard, Christina; Iburg, Kim M.; Inoue, Mie; Fat, Doris M.; Shibuya, Kenji; Stein, Claudia; Tomijima, Niels & Xu, Hongyi (2004): Global Burden of Disease in 2002: data sources, methods and results. Global Programme on Evidence for Health Policy Discussion Paper, 54: World Health Organization (WHO). www.who.int/healthinfo/paper54.pdf (letzter Zugriff 16.07.2015)

Müller, Ursula & Schröttle, Monika (2004): Lebenssituation, Sicherheit und Gesundheit von Frauen in Deutschland. Eine repräsentative Untersuchung zu Gewalt gegen Frauen in Deutschland. Berlin. http://www.bmfsfj.de/BMFSFJ/root,did=20560.html (letzter Zugriff 16.07.2015)

Dr. oec. troph. Brigitte Sellach Vorstand der Gesellschaft für Sozialwissenschaftliche Frauen- und Genderforschung (GSF e.V.).
Arbeitsschwerpunkte:

- Sozial- und Gleichstellungspolitik
- Armut und Wohnungslosigkeit von Frauen und Männern
- Gewalt gegen Frauen
- Frauen mit Behinderung
- Erwerbsarbeit und Familienarbeit
- Lebensverhältnisse von Frauen in der Migration
- Gender Mainstreaming.

Gendersensibilität und Geschlechterwissen als Kernkompetenz in der Medizin. Voraussetzung und Chance für eine geschlechtergerechte Gesundheitsversorgung

Claudia Hornberg, Andrea Pauli und Birgitta Wrede

Genderkompetenzen sind eine entscheidende Voraussetzung für den Umgang mit gesundheitsrelevanten Fragen und Anliegen, sowohl in der praktischen Arbeit als auch in der wissenschaftlichen Auseinandersetzung sowie an den vielfältigen weiteren Stellen im Gesundheitswesen. Um die theoretisch-konzeptionellen Ansprüche an eine geschlechtersensible Medizin und eine geschlechtergerechte Gesundheitsversorgung auf diesen unterschiedlichen Ebenen zu realisieren, bedarf es einer adäquaten Ausbildung, die den veränderten Kompetenz- und Qualifikationserwartungen an Ärztinnen und Ärzten entspricht.

Im Folgenden werden wesentliche Elemente eines solchen Kompetenz-Fundaments beschrieben, auf das eine geschlechterbezogene Sichtweise und ein entsprechendes Handeln in Einrichtungen der Gesundheitsversorgung aufbauen können. Zunächst wird die Bedeutung der Geschlechtszugehörigkeit in medizinischen

---

C. Hornberg (✉) · A. Pauli
Fakultät für Gesundheitswissenschaften, Universität Bielefeld,
Bielefeld, Deutschland
E-Mail: claudia.hornberg@uni-bielefeld.de

A. Pauli
E-Mail: andrea.pauli@uni-bielefeld.de

B. Wrede
Interdisziplinäres Zentrum für Frauen- und Geschlechterforschung (IFF),
Universität Bielefeld, Bielefeld, Deutschland
E-Mail: birgitta.wrede@uni-bielefeld.de

Settings analysiert, um im Anschluss einen Blick auf die erforderlichen Kompetenzen einer geschlechtersensiblen Gesprächsführung zu richten. Mit dem Stellenwert sowie der Vermittlung von Genderkompetenzen und Geschlechterwissen als Qualitätskriterium im Studium beschäftigen sich die weiteren Ausführungen. Ausgehend vom Status quo der medizinischen Ausbildung werden grundlegende inhaltliche Bestandteile eines Curriculums beschrieben, das Gendersensibilität als Kernkompetenz in der Ausbildung von Medizinerinnen und Medizinern beinhaltet. Ergänzt werden die Ausführungen zum medizinischen Genderblick mit weiterführenden Überlegungen zur Dimension „Migrationsspezifische Diversität".

1 Stellenwert und Bedeutung der Geschlechtszugehörigkeit im medizinischen Setting

Erwartungsgemäß stehen in der Medizin, ebenso wie in Public Health und der sich etablierenden Gendermedizin, Patientinnen und Patienten im Fokus professionellen (ärztlichen) Handelns. Gender als Strukturierungsdimension in der Interaktion zwischen Ärztin/Arzt und Patientin/Patient (im Folgenden A-P abgekürzt)[1] zu betrachten, ist in der Regel von der Intention geleitet, die Zufriedenheit der Patientinnen und Patienten mit dem Behandlungsprozess und -ergebnis zu verbessern (Kolip 2009). In der Forschungsliteratur liegen zahlreiche Untersuchungen vor, die sich verschiedenen Schwerpunkten und Zielsetzungen der A-P-Interaktion in den unterschiedlichen Geschlechterkonstellationen widmen. Geschlecht wird auf Seiten der Gesundheitsprofessionen, d. h. derjenigen, die die ärztliche Behandlung leisten, in seiner Bedeutung für den Diagnose- und Behandlungsprozess und die Behandlungszufriedenheit, seit einigen Jahren und im Zuge der aufkommenden Genderdebatte kontinuierlich mehr Aufmerksamkeit zuteil. Der Einfluss des Geschlechts bzw. der Geschlechterunterschiede in der Art des professionellen Vorgehens von Ärztinnen und Ärzten lassen sich besonders eindrücklich am verbalen und nonverbalen Kommunikations- und Interaktionsverhalten in der A-P-Beziehung[2] beobachten (Roter und Hall 2004). Durch Sozialisation und Erfahrung geprägte Geschlechtervorstellungen und geschlechterspezifische Erwartungen an typisch „weibliches" bzw. „männliches" Verhalten sind sowohl auf Seiten der Professionellen als auch auf Seiten der nach Unterstützung suchenden Patientinnen und Patienten eine nicht unerhebliche Größe. Sie beeinflussen und moderieren den Behandlungsprozess und die subjektive Bewertung der Behandlung implizit und

---

[1] Diese Regelung folgt dem Sprachgebrauch von Sieverding und Kendel (2012).
[2] Kommunikation und Interaktion findet selbstverständlich in vielen weiteren Konstellationen und Situationen im Berufsalltag statt (z. B. auf der kollegialen Ebene). An dieser Stelle soll jedoch wegen der Bedeutsamkeit ausschließlich das A-P-Gespräch im Zentrum stehen.

explizit (Bertakis und Azari 2012; Schmid Mast et al. 2007; Zemp und Ceschi 2007; Klöckner Cronauer und Schmid Mast 2010; Roter und Hall 2004; Hall und Roter 2002).[3]

Worin unterscheiden sich weibliches und männliches Kommunikationsverhalten im Kontakt mit Patientinnen und Patienten? Insgesamt nimmt das Gespräch im Alltag von Ärztinnen gegenüber den von männlichen Kollegen einen höheren Stellenwert ein und bindet entsprechend mehr zeitliche Kapazitäten (Klöckner Cronauer und Schmid Mast 2010). Da Ärztinnen jene Fachgebiete dominieren, in denen die sprechende Medizin und der therapeutische Ansatz des „Caring" im Vordergrund stehen (Hibbeler und Korzilius 2008), überrascht es wenig, dass Studien eine nicht nur zeitlich längere Gesprächsdauer, sondern zugleich eine „inhaltlich ergiebigere Kommunikation" im Kontakt zwischen Ärztinnen und Patientinnen und Patienten feststellen (Schmid Mast und Klöckner Cronauer 2009; Bühren 2008; Roter et al. 2002). Sie gehen tendenziell stärker auf die Bedürfnisse ihrer Patientinnen und Patienten ein und räumen ihnen einen aktiveren Part im diagnostischen und therapeutischen Prozess ein („shared decision making") (ebd.). In der Gesprächssituation selber praktizieren Ärztinnen einen zugewandten, anteilnehmenden Gesprächsstil. Ihr Interesse gilt neben den Symptomschilderungen dem sozialen Kontext (Bertakis und Azari 2012), um gesundheitliche Beschwerden ganzheitlich, im Zusammenhang mit der aktuellen Lebenslage zu erfassen (Little et al. 2001). Währenddessen sind männliche Kollegen in erster Linie handlungs- und lösungsorientiert an konkreten Symptomen interessiert. Ihr Verhalten wird eher als distanziert-förmlich charakterisiert (Bertakis und Azari 2012). Im Informationsgehalt und in der Qualität der kommunizierten medizinischen Informationen sind keine signifikanten Unterschiede zwischen Ärztinnen und Ärzten festzustellen.

Geschlechterbezogene Unterschiede kommen neben der verbalen auf einer nonverbalen Ebene zum Tragen. Bestärkende Gesten, wie z. B. Kopfnicken, Lächeln, Augenkontakt, sind eher bei Frauen als bei Männern zu beobachten, verbunden mit dem Anliegen, die von Asymmetrien (z. B. hinsichtlich Status, Wissen, Information) geprägte Behandlungssituation anzugleichen. Darüber hinaus ist Ärztinnen, anders als ihren männlichen Kollegen, mehr daran gelegen, Patientinnen und Patienten an Entscheidungen im Behandlungsprozess zu beteiligen und ihnen einen aktiven Part zukommen zu lassen (Schmid Mast et al. 2004). Welche Wirkung das unterschiedliche Gesprächsverhalten auf die Patientin oder den Patienten hat, ist wiederum auf beiden Seiten eng mit der Geschlechterzugehörigkeit assoziiert.

---

[3] Daneben sind selbstverständlich weitere Aspekte wie die besonderen Strukturen im Gesundheitswesen und damit einhergehende (Fehl-)Entwicklungen durch die Dominanz ökonomischer Vorgaben mit überlasteten Medizinerinnen und Medizinern auf der einen und verunsicherten Patientinnen und Patienten auf der anderen Seite in den Blick zu nehmen.

Außerordentlich aufschlussreich sind in diesem Zusammenhang die Beobachtungen zur A-P-Interaktion in den unterschiedlichen Geschlechterkonstellationen. Ob Ärztinnen und Ärzte emotional-partnerschaftlich oder eher distanziert-förmlich im Gespräch auftreten, wird von männlichen Patienten als weniger relevant bewertet. Behandlungszufriedenheit steht und fällt für sie vielmehr mit dem Eindruck, den sie von der ärztlichen Kompetenz gewinnen. Demgegenüber legen weibliche Patientinnen speziell in der Konsultation einer Ärztin Wert auf emotionales Kommunikationsverhalten, das mit dem erwarteten weiblichen Geschlechterstereotyp übereinstimmt, d. h. eine Frau soll „wie eine Frau" auftreten und „weiblich" kommunizieren (Schmid Mast et al. 2008).

Wenngleich die vier möglichen Geschlechterkonstellationen in der A-P-Interaktion bislang noch kaum in ihrer Bedeutung für die Behandlungszufriedenheit bzw. in ihrem Einfluss auf die Kommunikation untersucht sind, zeichnen sich in den vorliegenden Studien einige geschlechterbezogene Unterschiede und Besonderheiten ab. Intime Anliegen und psychosoziale Nöte (z. B. Sexualität und Familienleben betreffend) kommen hauptsächlich in gleichgeschlechtlichen Konstellationen zur Sprache (Schmid Mast et al. 2007; Schmid Mast und Dietz 2005). Gegengeschlechtliche Konstellationen, die zudem durch einen großen Altersunterschied charakterisiert sind und in denen eine jüngere Ärzt*in* auf einen älteren männlichen Patienten trifft, erweisen sich hingegen als nicht förderlich für die A-P-Interaktion[4] (Klöckner Cronauer und Schmid Mast 2010).

Frauen in der Medizin als grundsätzlich kommunikationsstärker gegenüber männlichen Kollegen zu bewerten, ist angesichts der uneinheitlichen und zum Teil widersprüchlichen Studienlage (z. B. Hall et al. 2011; Jahnssen und Largo-Jahnssen 2012; Schmid Mast und Klöckner Cronauer 2009; Christen et al. 2008) nicht indiziert. Als sogenanntes „Geschlecht-Interaktionsstil-Paradox" beschreiben Schmid Mast und Dietz (2005) die Beobachtung, dass die hohen Zufriedenheitswerte mit dem emotional-fürsorglichen Kommunikationsstil von Ärztinnen seitens der Patientinnen und Patienten keine signifikanten Unterschiede in der Bewertung der Behandlungszufriedenheit zwischen Ärztinnen und Ärzten nach sich ziehen (Schmid Mast et al. 2004). Vielmehr ist davon auszugehen, dass kulturell und gesellschaftlich geprägte Geschlechtervorstellungen sowie alltägliche Erfahrungen mit dem jeweiligen Geschlecht die Erwartungen an geschlechterrollenkonforme Verhaltensweisen, an „weibliches" und „männliches" (verbales/nonverbales) Kommunikationsverhalten implizit steuern – mit entsprechenden Rückwirkungen

---

[4] Mögliche Gründe hierfür sind Vorbehalte älterer Patienten gegenüber der Kompetenz junger Ärztinnen.

Gendersensibilität und Geschlechterwissen als Kernkompetenz in der Medizin 347

auf die Behandlungszufriedenheit (Ayaß 2008).[5] Dies zeigt sich z. B. darin, dass *männliche* Patienten zum Teil konträre Erwartungen an das ärztliche Verhalten und Auftreten haben, je nachdem ob es sich um eine Ärztin oder einen Arzt handelt (Schmid Mast et al. 2008). Darüber hinaus sind weitere Einflussgrößen, wie der Gesprächskontext im institutionellen Rahmen (z. B. Klinik, Hausarztpraxis), das Fachgebiet und die jeweilige Geschlechter-Konstellation in der A-P-Begegnung nicht zu unterschätzen, wenn es um Geschlechterspezifika im ärztlichen Kommunikations- und Interaktionsverhalten und die Behandlungszufriedenheit geht (Schmid Mast und Dietz 2005; Buddeberg und Buddeberg-Fischer 2004).

2 Geschlechtersensible Gesprächsführung: Eckpunkte einer Kernkompetenz in der Medizin

Grundkompetenzen in patientenorientierter wertschätzender, ärztlicher Gesprächsführung[6] für die ambulante und klinische Praxis zu erwerben, sollte für Studierende der Medizin – ebenso wie für alle anderen Fächer, in denen zwischenmenschliche Kontakte im Zentrum täglicher Arbeitsabläufe stehen – die Regel und nicht die Ausnahme darstellen. Geschlechterunterschiede in der verbalen und nonverbalen Kommunikation zu berücksichtigen und in diese zu integrieren, ist daher nicht als optionale und beliebige Größe zu verstehen, sondern als Kernkomponente und Basis jeglichen Gesprächs. Ein geschlechterneutrales Kommunikationstraining nach dem Prinzip „one size fits all" kann dieser Aufgabe kaum gerecht werden. Ebenso wenig zielführend ist ein auf alle denkbaren Gesprächssituationen und -anlässe im ärztlichen Berufsalltag vorbereitendes Kommunikationstraining, das Studierende dahingehend ausbildet, entsprechend ihrer weiblichen bzw. männlichen Geschlechterrolle bzw. Geschlechterrollenstereotype zu agieren und zu kommunizieren. Der Mittelweg scheint vielmehr darin zu liegen, ein *gendersensibles*, die unterschiedlichen Kommunikationsstrategien und -stile von Frauen und Männern berücksichtigendes Gesprächsführungstraining anzubieten. Es sollte Studierende dazu anleiten, sich der Bedeutung und Wirkung der eigenen wie der Geschlechtszugehörigkeit des Gegenübers in der verbalen und nonverbalen Kommunikation bewusst zu werden und sich im A-P-Kontakt so weit wie möglich *authentisch* zu

---

[5] Frauen wird in westlichen Kulturen ein tendenziell eher kooperativer, zurückhaltender, harmoniefördernder und personenbezogener Gesprächsstil zugeschrieben. Das Kommunikationsverhalten von Männern wird demgegenüber als sachlich-dominant, eher konfrontativ ausgerichtet charakterisiert (Ayaß 2008).

[6] Betrifft z. B. Informationsvermittlung, Compliance, Verhalten während der Visite, Aufklärungsgespräche im Falle schwerwiegender Diagnosen etc.

verhalten. Nicht zu vergessen, dass explizit geschulte Gesprächsführungskompetenz auch jenseits von Geschlechtersensibilität von Bedeutung ist: Sie kann wesentlich dazu beitragen, die eigene, subjektiv erlebte Belastung im direkten Kontakt mit dem Leid der Patientinnen und Patienten oder in der Konfrontation mit geschlechterbezogenen tabuisierten Problemstellungen, z. B. bei Verdacht auf häusliche Gewalt, zu reduzieren und den Umgang mit schwierigen Situationen im Berufsalltag zu verbessern. Wird Stress als weniger intensiv und belastend bewertet, ist die Wahrscheinlichkeit hoch, dass Depressionen und Ängste im Kontext einer Burnout-Symptomatik seltener auftreten (Lehmann et al. 2009; Maguier und Pitceathly 2002). Vieles spricht dafür, dass bereits im Studium konkrete Beispiele für belastungsreiche Gesprächsanlässe in der ärztlichen Praxis und Voraussetzungen für eine „gelingende" Kommunikation thematisiert und unter Praxisbedingungen geübt werden (Keller und Zwingmann 2009).[7] Neben klassischen Unterstützungsformen wie der Supervision (Jurkat 2010), gewinnen computergestützte, virtuelle Anwendungen an Bedeutung. Studierende können, z. B. unter Einsatz von Video-Brillen und -Helmen in einer virtuellen Umgebung (Immersive virtual environments (IVEs)), simulierte A-P-Gespräche auf der Basis konkreter Falldaten und verschiedener Szenarien führen (Persky 2011). Mittlerweile sind eine Vielzahl von handlungsleitenden Dokumenten und curricularen Modellen[8] zur Vermittlung kommunikativer Kompetenzen im Medizinstudium verfügbar (Kiessling und Langewitz 2013; Mortsiefer et al. 2012; Lengerke et al. 2011). Sie basieren auf der Erkenntnis, dass die Qualität der A-P-Kommunikation *eine* zentrale Größe für hohe Behandlungs- und Versorgungsqualität ist. Mittels simulierter Gesprächssituationen werden die Studierenden z. B. darin geschult, mit schwierigen Themen und Situationen im klinischen Alltag (z. B. Überbringen schwerwiegender Diagnosen) umzugehen (Kiessling und Langewitz 2013; Mortsiefer et al. 2012). Angesichts des breiten Repertoires an Möglichkeiten, ärztliche Kommunikation als mitunter wichtigstes Arbeitsinstrument im und für den ärztlichen Berufsalltag in die Curri-

---

[7] Die Bundesärztekammer (BÄK) (2013) spricht von Kommunikationskompetenz im Sinne von „Medical Self Care" (Selbstfürsorge), die an Medizinischen Fakultäten als Antwort auf die gestiegenen Anforderungen im Medizinberuf vermittelt werden sollte. Exemplarisch hierfür ist ein Projekt der Justus-Liebig-Universität Gießen. Gesundheitsbezogenes Selbstmanagement wird in das Medizinstudium integriert, um Studierende bereits während der praktischen Ausbildungsabschnitte für Belastungen in der Praxis zu sensibilisieren und entsprechende Strategien zum Umgang mit diesen Belastungen zu vermitteln (Jurkat 2010).

[8] Sie ermöglichen Studierenden in unterschiedlichen Studienabschnitten über Rollenspiele, unter Einsatz von Schauspielpatientinnen und -patienten, Videofeedback sowie über reale Kontakte mit Patientinnen und Patienten grundlegende Techniken einer auf Patientinnen und Patienten zentrierte Kommunikation zu erwerben (Kiessling und Langewitz 2013; Mortsiefer et al. 2012).

cula der medizinischen Hochschulen in Deutschland zu integrieren, sollte dieser Prozess weiter forciert (Langewitz 2012; Roch et al. 2010) und konsequenter an Geschlechterunterschieden im Kommunikationsverhalten orientiert werden.

Naheliegend wäre es, vor dem Hintergrund der Erkenntnisse aus der Geschlechterforschung, kommunikative Lehr- und Lerninhalte mit Gender- *und* Diversitäts-Faktoren (z. B. soziokultureller Hintergrund, ethnische Zugehörigkeit, Familienstand) zu verbinden. Gerade in Gesprächssituationen mit Patientinnen und Patienten offenbart sich die komplexe soziale Konstruktion von Geschlechterrollen und Wirksamkeit von Geschlechternormen, die typisch „weibliches" und typisch „männliches" Verhalten vielfach klischeehaft imaginieren. Kriterien für die Bewertung einer explizit an Gender orientierten A-P-Kommunikation wurden von einer niederländischen Arbeitsgruppe an der Radboud University in Nijmegen erarbeitet (Dielissen 2012; Verdonk et al. 2009). In einem mehrjährigen Forschungsprozess hat die Arbeitsgruppe ein Lehrkonzept „Gender medicine in GP training" entwickelt (Dielissen 2012). Die (Auf-)Forderung „From gender bias to gender awareness in medical education" (Verdonk et al. 2009) hat in diesem Zusammenhang richtungweisenden Charakter.

3 Gendersensibilität in der Ausbildung von Medizinerinnen und Medizinern

Um die Berufsrollen und -profile künftiger Medizinerinnen und Mediziner den neuen Erkenntnissen der gendermedizinischen Forschung und Praxis anzupassen, ist ein geschlechterdifferenzierender, gendersensibler Blick Grundlage jeglichen Handelns in allen Bereichen der Gesundheitsversorgung und auf allen administrativen wie institutionellen Ebenen des Gesundheitswesens. Mit der durchgängigen Berücksichtigung und Integration von Sex- und Genderunterschieden verbietet es sich quasi von selbst, vorschnell auf einseitige, biologische Erklärungen zurückzugreifen. Die hierzu erforderliche Befähigung nach komplexen Verursachungsmechanismen und sozialen Zusammenhängen im Geschlechterverhältnis zu fragen, ergibt sich dennoch nicht von allein *qua* Tätigkeit (z. B. in der klinischen Praxis). Vielmehr müssen Genderkompetenzen[9] als *eine* unentbehrliche Bedingung und Kernkompetenz bedarfsgerechter, geschlechterangemessener Gesundheitsversorgung konsequent in Aus-, Fort- und Weiterbildung vermittelt und gefördert werden.

---

[9] Zum Kompetenzbegriff siehe Sander und Weckwerth (2013).

Studierende der Medizin an Geschlechterfragen heranzuführen und den Erwerb von Genderkompetenzen systematisch zu fördern, bedarf flankierend der kritischen Auseinandersetzung mit Geschlechterkonstrukten und sozialen Rollen, einschließlich der eigenen, durch das Geschlecht geprägten Persönlichkeit. Studierende benötigen gezielte Anleitung, um typische gesellschaftlich verankerte Geschlechterklischees aufzudecken und zu hinterfragen. Vorannahmen und Stereotype, die z. B. in Sprache, Symptombewertung, Diagnosestellung oder Verschreibungspraxis zu Tage treten, gilt es ebenso zu reflektieren wie die Frage, warum bestimmte medizinische Fachgebiete als vermeintlich „weiblich" oder „männlich" wahrgenommen werden.

Geschlechterspezifische Wirkungen von Arzneimitteln, Geschlechter-Unterschiede in Inzidenz, Symptomen, Symptompräsentation, Bewältigungsstrategien im Umgang mit Schmerz und Krankheit etc. sind in den letzten Jahren zunehmend Gegenstand des Unterrichts in medizinischen Hochschulen. Nach wie vor mangelt es allerdings an einer durchgängigen und kohärenten Integration von Genderaspekten in die universitäre medizinische Ausbildung über sämtliche Qualifikationsstufen hinweg. Länderübergreifende, einheitliche Standards für prüfungsrelevante geschlechtersensible Inhalte und Lernziele, die für alle Ausbildungseinrichtungen verbindlich sind, wären nicht zuletzt in qualitativer Hinsicht und mit Blick auf eine optimierte Versorgung ein wichtiger Schritt: „Too often, gender bias, the neglect of gender issues in medicine or medical education, is present (gender stereotypes, andronormativity, gender and power). Teaching gender medicine in GP training is an important strategy to overcome these problems" (Dielissen 2012, S. 145). Genderkompetentes Handeln als Zielperspektive zeichnet sich hingegen dadurch aus, „that health professionals have a gender-sensitive attitude as well as the knowledge of and insight in the full meaning of gender in health and illness. Besides, health providers have the skills to apply their insights to medical practice. In short, gender awareness means that gender is recognised and incorporated as an essential determinant of health and illness" (Verdonk et al. 2009, S. 137).

3.1 Status quo der medizinischen Ausbildung

Geschlechterstereotype werden gewollt oder ungewollt auch in die Lehre transportiert und stellen in dieser Situation hemmende Größen dar. Nach den Ergebnissen einer nordeuropäischen Studie stehen vor allem männliche Fakultätsleiter an medizinischen Hochschulen der erforderlichen Integration von Genderfragen und der Vermittlung von Geschlechterwissen im Medizinstudium distanziert gegenüber (Risberg et al. 2011). Genderkompetenzen werden zwar nicht explizit als überflüssig eingeschätzt, dennoch zeichnen sich im Antwortverhalten der Ausbildungsverantwortlichen Vorbehalte gegenüber Genderthemen ab (ebd.). Befürchtungen einer „Konkurrenz" von Genderinhalten zulasten klassisch-medizinischer Inhalte scheinen ebenso eine Rolle zu spielen, wie strukturelle Barrieren. Implizit wird in den Antworten der von Risberg et al. (2011) befragten Fakultätsvorstehenden die Wissenschaftlichkeit der Gendermedizin in Frage gestellt. Vorbehalte dieser Art sind eng verbunden mit einer Kritik gegenüber der vermeintlich prioritären Ausrichtung der Gendermedizin auf Frauen und dem Vorwurf einer ideologisch und politisch aufgeladenen Diskriminierung von Männern.

Lehrende für die Bedeutung einer geschlechterdifferenzierenden Perspektive in der Medizin und für die Notwendigkeit des Erwerbs von Genderkompetenzen zu sensibilisieren, bedarf noch viel Entwicklungsarbeit im wahrsten Sinne des Wortes. Exemplarisch für die Situation an Medizinischen Hochschulen, wenn auch nicht allgemeingültig, ist das Ergebnis einer niederländischen Studie (Leerdam et al. 2014). In einer Befragung von Medizinstudierenden am Ende des zweiten praktischen Ausbildungsjahres stuften diese ihre eigene, im Rahmen der Ausbildung erworbene Genderkompetenz als lückenhaft und rudimentär ein. Diese Einschätzung war verbunden mit dem Gefühl, nicht adäquat auf den Umgang mit Geschlechterunterschieden und geschlechterspezifischen Besonderheiten im Berufsalltag vorbereitet zu sein. Gleichzeitig stellten die Studierenden ihren ärztlichen Lehrkräften ein schlechtes Zeugnis in der konsequenten Berücksichtigung von und im Umgang mit Sex und Gender während der klinischen Ausbildung aus. Mangelndes Bewusstsein für Geschlechterunterschiede im eigenen Fachgebiet wurde als Begründung ebenso angeführt wie unzulängliche geschlechtersensible Kompetenzen. Bedenklich erscheint vor allem die auf Seiten mancher Lehrkräfte beobachtete Negation bzw. das in Abrede stellen von gesundheitlich bedeutsamen Geschlechterdifferenzen (Leerdam et al. 2014).

In einer ähnlichen Befragung von Risberg et al. (2003) erwiesen sich – im Unterschied zu Leerdam et al. (2014) – die medizinische Fachrichtung, Alter, Geschlecht, die bereits zurückgelegten Berufsjahre sowie die erreichte Qualifikationsstufe (akademischer Grad) als zentrale Faktoren für die Einstellung der Lehrkräfte gegenüber der Bedeutsamkeit von Gender in der ärztlichen Praxis. Die größte Offenheit, sich mit Genderfragen zu beschäftigen, wurde seitens der Studierenden aus der Allgemeinmedizin berichtet. Die höchsten Vorbehalte gegenüber einer Genderperspektive zeigten sich in der Bewertung der Lehrkräfte im Bereich der Chirurgie (Leerdam et al. 2014).

Letztlich können die Ergebnisse dieser Studien nicht verallgemeinert werden. Dennoch lassen sich daraus wichtige Rückschlüsse ziehen: Um Genderaspekten in der Ausbildung angehender Medizinerinnen und Mediziner den angemessenen

Stellenwert zu verleihen, benötigen nicht zuletzt die verantwortlichen Lehrkräfte entsprechende Aus-, Fort- und Weiterbildung. Zum Standard jeder medizinischen Fakultät sollten Angebote gehören, die Lehrende auf den verschiedenen Qualifikationsstufen (von der Ebene der Tutorinnen/Tutoren, über die Assistenzärztinnen/ -ärzte bis zur professoralen Ebene) auf den Umgang mit „Gender in der Medizin" vorbereiten. Das bedeutet Möglichkeiten zu eröffnen, Geschlechterstereotype zu reflektieren, das eigene Geschlechterwissen und das fachliche Know-how im Umgang mit geschlechterbezogenen Problemstellungen im medizinischen Kontext zu verbessern und zugleich den Mehrwert einer Genderperspektive im und für den eigenen Berufsalltag aufzuzeigen. In diesem Zusammenhang wären Anpassungen der ärztlichen Muster-Weiterbildungs-Ordnungen (MWO) der Bundesärztekammer und der Landesärztekammern um eine geschlechterdifferenzierende Perspektive naheliegend. Letztlich steht und fällt die Implementierung einer ganzheitlichen Genderperspektive im Gesundheitswesen von der Epidemiologie über die Ätiologie bis hin zur Prävention, Diagnostik und Therapie mit der Bereitschaft der in der Praxis tätigen Gesundheitsexpertinnen und -experten, die erforderlichen fachlichen Kenntnisse zu erwerben. Dazu gehört auch, persönliche Einstellungen, Geschlechterstereotypen und Handlungsroutinen zu reflektieren, respektive zu verändern.

Parallel dazu bedarf es selbstverständlich weiterer Bemühungen, um Studierende zu einem möglichst frühen Zeitpunkt ihrer Ausbildung dafür zu sensibilisieren, dass Sex- und Genderunterschiede sämtliche Bereiche ärztlichen Handelns durchdringen. Es gilt Verständnis dafür zu wecken, dass eigene Erfahrungen mit Geschlechterrollen und Geschlechterstereotype in jeglicher Interaktion eine relevante Kategorie darstellen. Daneben müssen Studierende die Möglichkeit haben, die erforderlichen geschlechtersensiblen Fertigkeiten und Fähigkeiten auf der Basis eines konkreten, nachprüfbaren Lernzielkatalogs im unmittelbaren Kontakt mit Patientinnen und Patienten zu erwerben. Nur so können sie in realistischen Szenarien erfahren, wie Geschlechterwissen praktisch verwertbar ist. Hierzu ist es wichtig, Geschlechterthemen nicht isoliert, sondern verknüpft mit den Inhalten der diversen medizinischen Fächer und Fachgebiete anzubieten. Aus dem eigenen Lehrbetrieb können die Autorinnen zudem berichten, dass eine Orientierung an geschlechterspezifischen Unterschieden in den Lebensphasen und Lebensläufen von Frauen und Männern ungeahnte Möglichkeiten eröffnet, um Studierenden – jenseits von Hormonen und Genen – fallbasiert eine praxisnahe, interdisziplinäre Auseinandersetzung mit gesundheitsbezogenen Genderaspekten zu ermöglichen. Die Entwicklung genderorientierter Lehrmodule für die Humanmedizin wurde in den zurückliegenden Jahren im Rahmen diverser länder- bzw. hochschulübergreifender Projektvorhaben mit staatlicher Förderung und über EU-Mittel vorangetrieben.[10] Bislang obliegt es allerdings den Hochschulen, ob und in welchem Umfang geschlechterspezifische Aspekte in der Curriculum-Gestaltung berücksichtigt werden. Empfehlungen gemäß dem Wortlaut „geschlechterspezifische Aspekte sind der jeweiligen Thematik angemessen zu erörtern", verbleiben dementsprechend vielfach auf einer nebulösen, wenig greifbaren Ebene. Es dominieren auf Freiwilligkeit basierende Angebote, die z. B. gendermedizinische Aspekte in den Katalog der Wahlpflichtfächer aufgenommen haben. An zahlreichen Hochschulen werden zudem Ringvorlesungen zur Gender-Medizin[11] angeboten, die Studierende in die Thematik einführen und ihnen ermöglichen anrechenbare Leistungen zu erwerben.

In dem Bemühen Geschlechter- und Genderaspekte in den Lehrplan aufzunehmen, hinkt Deutschland im europäischen und internationalen Vergleich deutlich hinterher. Die geringe Zahl an Lehrstühlen für geschlechtersensible Medizin dürfte als Hindernis auf dem Weg, Geschlechterwissen und Genderkompetenz in der interdisziplinären Zusammenarbeit von Medizin und Public Health zu stärken und zu einem profilbildenden Forschungsfeld auszubauen, nicht zu unterschätzen sein. Dennoch gibt es diverse Forschungs- und Lehrinitiativen, die in den letzten Jahren kontinuierlich auf- und ausgebaut wurden, um den Erfordernissen einer für Sex und Gender sensibilisierten medizinischen Aus-, Fort- und Weiterbildung Rechnung zu tragen. An erster Stelle ist das „Institut für Geschlechterforschung in der Medizin" der Berliner Charité zu nennen. Die Einrichtung hat sich für den interdisziplinären Austausch im Bereich der geschlechtersensiblen Medizin zu einer institutionellen Größe in Deutschland entwickelt. Bereits 2006 hat die Charité ein Wahlpflichtseminar „Gendermedizin" eingeführt. Im Rahmen des länderübergreifend angelegten EU-Projekts EUGiM[12] war die Charité mit dem Zentrum

---

[10] Aus dieser Erkenntnis heraus wurden in einem gemeinsamen Projekt der medizinischen Fakultäten der Universitäten Münster und Essen-Duisburg geschlechtersensible Lehrmodule in der Medizin erarbeitet und erprobt, gefördert 2011 bis 2013 vom Bundesministerium für Bildung und Forschung (BMBF).

[11] Solche Angebote sind durchaus positiv zu werten, da sie den Weg für weitergehende Initiativen ebnen können. Exemplarisch sei hier auf die Arbeitsgruppe „Gender Medizin" an der Medizinischen Fakultät der RWTH Aachen hingewiesen, auf deren Initiative hin regelmäßig eine „Ringvorlesung Gender Medizin" angeboten wird. Der Besuch der Ringvorlesung steht allen Interessierten (d. h. auch der Allgemeinbevölkerung) offen. Weitere Informationen online unter: http://www.medizin.rwth-aachen.de/cms/Medizin/Die-Fakultaet/Profil/Gender-and-Diversity/AG-Gender-Medizin (letzter Zugriff 24.10.2014).

[12] Im Zentrum von EUGiM (2009 bis 2011) stand die Ausarbeitung von zwei (flexiblen und für die Bachelor- und Doktorats-Ebene adaptierbaren) Master-Modulen mit dem Ziel, gendermedizinische Inhalte in das reguläre Medizinstudium zu integrieren. Nach einer ersten Erprobungsphase in zwei Sommerschulen wurden die Module in den beteiligten Ländern

für geschlechtsspezifische Medizin federführend an der Erarbeitung und Implementierung eines den Bologna-Kriterien entsprechenden Master-Moduls „Gender Medicine (GM)" beteiligt. Vor dem Hintergrund der wachsenden Bedeutung eines geschlechterdifferenzierten Blickwinkels in der Medizin gründete sich im Januar 2010 die AG Gender Medizin an der Medizinischen Fakultät der RWTH. Sie verfolgt das Ziel die Kategorie „Geschlecht" in Forschung, Klinik und Lehre stärker zu berücksichtigen, um langfristig die Qualität im Gesundheitswesen zu erhöhen. Zudem hat sich die Arbeitsgruppe vorgenommen, Genderaspekte stärker in das Kerncurriculum des Modellstudiengangs zu integrieren. Die Genderperspektive soll künftig in sämtlichen medizinischen Fächern präsent sein und Gender Medizin soll als Querschnittsthema in der medizinischen Ausbildung verankert werden. Die Universität Ulm[13] bietet seit dem Wintersemester 2012/2013 im Medizinstudium ein Basis- und Aufbaucurriculum „Gender Medicine" an. An der Medizinischen Hochschule Hannover wurde mit der Einführung des Modellstudienganges „HannibaL (Hannoversche integrierte berufsorientierte adaptive Lehre)" ein umfassendes Konzept zur Implementierung geschlechterspezifischer Inhalte in das Curriculum erarbeitet (Miemietz 2010). Hervorzuheben ist zudem die seit 2011 an der Medizinischen Hochschule Hannover eingerichtete gendermedizinische Professur „Vaskuläre Gefäßerkrankungen und biomedizinische Geschlechterforschung".

3.2 Kerncuriculum Genderkompetenz und Geschlechterwissen

Der in Arbeit befindliche „Nationale Kompetenzbasierte Lernzielkatalog Medizin (NKLM)" als Fachqualifikationsrahmen für das Studium der Humanmedizin bietet zahlreiche Optionen, um Geschlechter- und Genderaspekte langfristig in die medizinische Lehre einzubinden. Im NKLM werden erstmals sämtliche Kompetenzen definiert und zusammengeführt, die Medizinstudierende in Deutschland bis zum Abschluss ihrer Ausbildung erwerben sollen. Basis des Lernzielkatalogs ist berufsspezifisches Fachwissen, das aus dem kanadischen „*CanMEDS*[14] Physician Com-

---

(Deutschland, Italien, Österreich, Ungarn, Niederlande und Schweden) an die jeweiligen Studienbedingungen angepasst und umgesetzt. Ein weiteres Ziel des Projektes war die Entwicklung eines europäischen Netzwerkes universitärer und nicht-universitärer Institutionen mit ausgewiesener Expertise in der medizinischen Geschlechterforschung.

[13] Inhalte und Ziele des Curriculums online unter: http://fakultaet.medizin.uni-ulm.de/studium-lehre/studiengaenge/humanmedizin/medulm/gender-medicine/ (letzter Zugriff 12.10.2014).

[14] „CanMEDS" wurde ursprünglich 1996 vom Royal College of Physicians and Surgeons of Canada für die medizinische Weiterbildung entwickelt. Nach einer umfangreichen Re-

petency Framework" (Frank 2005) abgleitet und adaptiert wurde. Im didaktischen Konzept von CanMeds haben Genderkompetenzen als sogenannte Kernkompetenzen einen zentralen Stellenwert. Sie werden u. a. explizit im Zusammenhang mit der Aneignung ärztlicher Kommunikationsfähigkeiten im Medizinstudium berücksichtigt[15] (Sieverding und Kendel 2012). CanMeds bietet insofern für den NKLM zahlreiche Anknüpfungspunkte, um Geschlechteraspekte in der Aus-, Fort- und Weiterbildung von Medizinerinnen und Medizinern zu verankern und einheitliche Lehr-Standards zu schaffen. Aktuell sind geschlechterspezifische Aspekte allerdings noch unzureichend in der NKLM-Entwurfsfassung[16] berücksichtigt. Universitäten und medizinische Hochschulen sind an dieser Stelle aufgerufen, ihre Handlungsspielräume in der Curriculums-Gestaltung und -Überarbeitung gezielt auszuschöpfen (Krukemeyer 2012). Die Aufgabe besteht darin, eine geschlechtersensible Betrachtungsweise zu vermitteln. Die auf biologischer Ebene angesiedelten geschlechterspezifischen Unterschiede und ergänzend dazu die geschlechterübergreifenden Gemeinsamkeiten in Krankheitshäufigkeiten, -verläufen und therapeutischen Bedarfen in Beziehung setzen zu können zu psychologischen, sozialen und kulturellen Dimensionen der Geschlechtszugehörigkeit (z. B. soziale Rollen, Haltungen, Normen, Verhalten) steht am Ende dieses Lernprozesses. Entscheidend wäre die Entwicklung eines Kompetenzportfolios, das – orientiert an den Qualitätscharakteristika „Kopf-Herz-Hand" – die erforderliche Fach-, Methoden-, Sozial- und Selbstkompetenz repräsentiert. Ob als eigenständiger Schwerpunkt oder als Querschnittthema in den Grundlagen- und Spezialfächern, wichtig ist, dass sich die Thematisierung von Geschlechterfragen nicht auf punktuelle Sonderveranstaltungen reduziert. Erforderlich ist vielmehr eine entsprechende Verbindung mit den übrigen Lehrinhalten und Lernzielen und nicht lediglich die Vermittlung reinen Faktenwissens entlang eines vorgegebenen Lernzielkatalogs.[17]

---

visionsphase im Jahr 2005 hat sich das Modell weltweit als Standard für die medizinische Grund- und Weiterbildung etabliert und kommt immer häufiger auch in der Ausbildung diverser Gesundheitsberufe (z. B. Physio- und Ergotherapie) zur Anwendung.

[15] ausführlich hierzu: http://www.genderandhealth.ca/en/resources/Gender_Competencies_in_CanMEDS_Framework_10-2008.pdf (letzter Zugriff 01.04.2014)

[16] Die Einführung der Entwurfsfassung der Lenkungsgruppe NKLM vom 23. Oktober 2012 spricht lediglich davon, dass in der ärztlichen Arbeit ethische, soziale, kulturelle und geschlechterbezogene Belange zu identifizieren und adäquat zu berücksichtigen seien.

[17] Pfleiderer et al. (2012) sprechen sich dafür aus, geschlechterspezifische Inhalte bereits mit Beginn des ersten Studienabschnitts durchgehend und als querschnittliche Inhalte in den Lernzielkatalog aufzunehmen.

Antworten auf die Frage nach dem „*wie*" Genderinhalte im Medizinstudium und in Public Health-Studiengängen berücksichtigt bzw. integriert werden könnten, gibt z. B. das Netzwerk Frauen- und Geschlechterforschung NRW. Aus dem Forschungsprojekt „Genderaspekte bei der Einführung und Akkreditierung gestufter Studiengänge" ist eine Datenbank (http://www.gender-curricula.com/) hervorgegangen. Sie hält wertvolle Anregungen für die Aufnahme von Lehrinhalten aus der Frauen- und Geschlechterforschung u. a. in gesundheitswissenschaftliche und medizinische Studiengänge bzw. Ausbildungen bereit. Hier findet sich ein Überblick über zentrale Inhalte und Ziele, die nach Einschätzung der Expertinnen und Experten des Netzwerks Frauen- und Geschlechterforschung NRW für die Integration von Gender unverzichtbar sind.

Konsequenterweise müssten im Sinne „gendersensibler Lehre" auch die Lehrbücher und Standardwerke für angehende Medizinerinnen und Mediziner ebenso wie für die diversen Gesundheitsberufe entlang der Frage überprüft werden, ob und inwieweit geschlechterspezifische Besonderheiten und Unterschiede Berücksichtigung finden und welche Überarbeitungen bzw. Ergänzungen erforderlich sind (Dijkstra et al. 2008). Weitgehend offen und nicht minder herausfordernd ist letztlich die Frage nachweisbarer Auswirkungen einer kompetenzbasierten, geschlechtersensiblen medizinischen Ausbildung in ökonomischer und betriebswirtschaftlicher Hinsicht. Im positiven Sinne ist hier z. B. an die Reduzierung von Behandlungskosten durch einen beschleunigten Heilungsverlauf und eine höhere Behandlungscompliance zu denken. Weiterer Aufklärung bedarf zudem die Bedeutung der Geschlechterzugehörigkeit auf Seiten der Behandelnden: der zu beobachtende Trend steigender Beschäftigungsquoten von Frauen im Gesundheitswesen und speziell in der medizinischen Profession wirft die spannende Frage auf, ob und inwieweit sich dadurch nicht nur unter Kosten-Nutzen-Gesichtspunkten Versorgungsprozesse und Behandlungsergebnisse perspektivisch verändern. Unter der Prämisse, dass Frauen einem stärker beziehungsorientierten Interaktionsstil im Umgang mit Patientinnen und Patienten folgen, der durch unterstützende, emotionale und kooperative Elemente charakterisiert ist (Ayaß 2008), wäre zu erwarten, dass sich dieser in Art und Qualität der Versorgung sowie in der Patientenzufriedenheit abbildet.

4 „Migrationsspezifische Diversität": Erweiterung des medizinischen „Genderblicks"

Ohne an dieser Stelle die theoretischen Debatten und disziplinären Kontroversen um das Diversitäts-Konzept zu erörtern, kann Diversität sowohl unter internen, personalpolitischen Gesichtspunkten als auch mit Blick auf die Versorgung der

Patientinnen und Patienten in Einrichtungen des Gesundheitswesens nicht (mehr) ignoriert werden; ein nachvollziehbarer Umstand angesichts steigender kultureller, ethnischer und staatsbürgerschaftlicher Heterogenität in Deutschland. Sie konfrontiert das Gesundheitswesen u. a. mit neuen Herausforderungen wie den gesundheitlichen Folgen von Zwangsprostitution, weiblicher Genitalverstümmelung, Kriegstraumata, Flüchtlingskarrieren etc. Hinzu kommt die binneneuropäische Öffnung des Arbeitsmarktes für Gesundheitsberufe und die gezielte Anwerbung ausländischer Fachkräfte. Interkulturelle Kompetenz wird in einer multikulturellen Gesellschaft und in einer globalisierten Welt zu einem unverzichtbaren Qualitätsmerkmal, ganz besonders in einem so wichtigen Bereich wie der Gesundheitsversorgung (Arbeitsgruppe Interkulturalität in der Medizin 2013). Somit ist es nur konsequent, dass Diversität unter dem Stichwort „Kultursensible Gesundheitsversorgung" (Knipper und Akinci 2005) zunehmend häufiger Eingang in medizinische Curricula und Ausbildungskataloge der Gesundheitsberufe findet. Was aber bedeutet das konkret und wo stehen wir im deutschen Gesundheitswesen bei der Herausforderung, Migration im Sinne von Diversität in die Gesundheitsversorgung zu integrieren? Eines dürfte außer Frage stehen: Es geht nicht darum, eine neue Form der Gesundheitsversorgung ausschließlich oder speziell für Migrantinnen und Migranten oder bestimmte Teilgruppen von Migrantinnen und Migranten einzuführen. Es geht vielmehr darum, orientiert an den Bedarfslagen der unterschiedlichen Zielgruppe(n), eine interkulturelle Sensibilisierung in der Medizin auf Seiten der im Gesundheitswesen beschäftigten Ärztinnen und Ärzte wie der gesamten Belegschaft zu erreichen. Das Potenzial von Ärztinnen und Ärzten mit eigener Zuwanderungsgeschichte ist hier im Sinne einer transkulturellen medizinischen Versorgung nicht zu unterschätzen und sollte gezielt ausgeschöpft werden.

Medizinerinnen und Mediziner sind in der Regel unzureichend auf die Verständigung und Interaktion mit Menschen aus anderen Kultur- und Sprachkreisen vorbereitet. An verschiedenen Universitäten in Deutschland wurden mittlerweile spezielle Kurse und Projekte zur Vermittlung interkultureller Kompetenz implementiert (z. B. Kurs „IsiEmed" an der Medizinischen Hochschule Hannover[18] oder „Interkulturelle Kompetenz für den ärztlichen Berufsalltag"[19] am Universitätsklinikum Hamburg-Eppendorf (Mews et al. 2009). Um den internationalen Anschluss in Forschung und Lehre zu gewährleisten[20], ist vorgesehen, interkulturelle Kompetenz in den NKLM aufzunehmen.

---

[18] Informationen zu „IsiEmed" unter: https://www.mh-hannover.de/10644.html (Letzter Zugriff 12.10.2014).

[19] http://www.uke.de/institute/allgemeinmedizin/index_45560.php.

[20] Länder wie USA, Kanada und Australien thematisieren bereits seit den 1960er und 1970er Jahren interkulturelle Kompetenzen im Gesundheitswesen.

Durch die Verbindung von Gender und migrationsspezifischer Diversität im NKLM könnte dem Umstand Rechnung getragen werden, dass jede Kultur und jede Gesellschaft über eigene Vorstellungen und Erwartungen in Bezug auf weibliche und männliche Geschlechterrollen verfügt. Gleichzeitig sind diese Unterschiede auch im Gesundheitsverhalten, im Krankheitserleben, in Symptomschilderungen etc. präsent. Weiterhin ist zu bedenken, dass Probleme oder Missverständnisse im Gesundheitswesen, die vermeintlich der ethnisch-kulturellen Herkunft geschuldet sind, oft überlagert werden von sozialen Faktoren wie Bildungsstand (z. B. Analphabetismus) und sozialer Schichtzugehörigkeit. Unter ethischen Gesichtspunkten stellt sich zudem die Frage, inwieweit ein gleichwertiger Zugang zur gesundheitlichen Versorgung und eine gleichwertige Behandlung für Menschen mit Migrationshintergrund gegeben sind. Zukunftsweisend ist die seit 2011 existierende Arbeitsgruppe „Interkulturalität in der medizinischen Praxis" der Akademie für Ethik in der Medizin an der Universität Bonn. Vertreterinnen und Vertreter aus verschiedenen Fachbereichen (Medizin, Pflege, Ethnologie, Theologie, Philosophie/ Ethik, Pädagogik, Linguistik) aus Deutschland, Österreich und der Schweiz haben seither „Empfehlungen zum Umgang mit Interkulturalität in Einrichtungen des Gesundheitswesens" erarbeitet. Anhand von 13 Thesen wurden Mindeststandards bzw. Lernzielbereiche u. a. für die medizinische Lehre konkretisiert (Arbeitsgruppe Interkulturalität in der Medizin 2013).

Ergänzend soll an dieser Stelle nicht unerwähnt bleiben, dass es zu kurz gegriffen ist, Diversität im Gesundheitswesen vorrangig unter dem Aspekt kultureller Vielfalt und als „migrationsspezifische Diversität" wahrzunehmen. Diversität berührt vielmehr eine Vielzahl von gesellschaftlichen (Teil-)Bereichen (z. B. familiale Lebensformen, Lebensstile, Alter, Herkunft, sexuelle Identität) und nimmt Bezug auf die Gemeinsamkeiten und Unterschiede zwischen Menschen. Diversität konfrontiert Medizinerinnen und Mediziner nicht zuletzt mit der Aufgabe, sich auf Frauen und Männer aus unterschiedlichen sozialen Lebenslagen mit heterogenen, möglicherweise fremdartig wirkenden Lebensentwürfen, Lebensrealitäten und Kommunikationsgepflogenheiten einzustellen.

5 Geschlechterbezogene Medizin als Qualitätskriterium medizinischer Ausbildung

Auf dem Weg hin zu einer geschlechterbezogenen Medizin nehmen Ausbildungseinrichtungen und insbesondere die medizinischen Hochschulen eine Schlüsselposition ein. Sie sind angesichts der zahlreichen Veränderungen, denen die Gesundheitsversorgung und das Gesundheitssystem in Deutschland und in vielen anderen europäischen Ländern gegenübersteht, mit einem ganzen Bündel an Anforderungen konfrontiert. Auf die Geschlechterthematik bezogen bedeutet das, Geschlechterwissen und Genderkompetenzen standardmäßig als Qualitätsmerkmal innerakademisch in Ausbildungs- und Weiterbildungs-Curricula zu integrieren. Parallel dazu gilt es, den Transfer der erforderlichen Gendersensibilität in die praktischen Ausbildungsabschnitte zu begleiten und zu unterstützen. Dazu gehören grundlegende Kenntnisse der verschiedenen Diskurse der Geschlechterforschung, Wissen um Prozesse der sozialen Konstruktion von Geschlecht, um die Bedeutung geschlechterspezifischer somatischer Kulturen sowie um den Einfluss von Geschlecht auf Gesundheit und Krankheit. Das Geschlecht der Zielgruppe(n) bzw. Adressatinnen und Adressaten – Gender und Sex – zusammen mit weiteren differenzierenden Einflussfaktoren (z. B. Sozialstatus, Lebensphase, ethnische Herkunft) in unterschiedlichen Lebenssituationen und biografischen Bezügen zu betrachten, ist in Medizin und Public Health unverzichtbar. Eine einfache, leicht umzusetzende Möglichkeit bieten themenbezogene, interdisziplinäre und fachübergreifende Veranstaltungsreihen. Als erster Schritt sind spezielle Seminare, (Teil-) Module sowie die breite Einführung von bereits erfolgreich erprobten Konzepten zu empfehlen. Beides ist auf zusätzliche Ressourcen angewiesen. Darüber hinaus müssen die Rahmenbedingungen der Gendermedizin an Hochschulen und Universitätskliniken strukturell verbessert werden. Dazu gehört die Schaffung weiterer Lehrstühle mit einer entsprechenden (Teil-)Denomination in Medizin und Public Health. Letztlich steht jede Ausbildungseinrichtung und Hochschule eigens vor der Aufgabe die „Querschnittsaufgabe Gender" konkret in die Curricula zu integrieren und in der praktischen Ausbildung umzusetzen.

Literatur

Arbeitsgruppe Interkulturalität in der Medizin (2013): Empfehlungen zum Umgang mit Interkulturalität in Einrichtungen des Gesundheitswesens. Positionspapier der Arbeitsgruppe Interkulturalität in der medizinischen Praxis in der Akademie für Ethik in der Medizin. Bonn

Ayaß, Ruth (2008): Kommunikation und Geschlecht. Eine Einführung. Stuttgart: W. Kohlhammer Verlag

Bertakis, Klea D. & Azari, Rahmann (2012): Patient-centered care: the influence of patient and resident physician gender and gender concordance in primary care. In: Journal Womens Health (Larchmt). 21(3): 326–333

Böcken, Jan; Braun, Bernard & Landmann, Juliane (Hrsg.) (2009): Gesundheitsmonitor 2009 Gesundheitsversorgung und Gestaltungsoptionen aus der Perspektive der Bevölkerung. Gütersloh: Verlag Bertelsmann Stiftung

Buddeberg, Claus & Buddeberg-Fischer, Barbara (2004): Die Arzt-Patient-Beziehung. In: Buddeberg, Claus (2004): 327–360

Buddeberg, Claus (Hrsg.) (2004): Psychosoziale Medizin. 3. Aktualisierte Auflage. Berlin, Heidelberg: Springer Verlag

Bühren, Astrid (2008): Ärztinnen-Gesundheit. In: Deutsche Medizinische Wochenschrift 133: 23–25

Bundesärztekammer (BÄK) (2013): Tätigkeitsbericht 2012 der Bundesärztekammer. Berlin

Christen, Regula N.; Alder, Judith & Bitzer, Johannes (2008): Gender differences in physicians' communicative skills and their influence on patient satisfaction in gynaecological outpatient consultations. In: Social Science & Medicine 66: 1474–1483

Dielissen, Patrick (2012): Gender medicine in GP training. Design, evaluation and development. Dissertation an der Radboud Universität Nijmegen/Niederlande. http://hdl.handle.net/2066/91448 (letzter Zugriff 23.08.2014)

Dijkstra, Anja F.; Verdonk, Petra & Lagro-Janssen, Antonie L. (2008): Gender bias in medical textbooks: examples from coronary heart disease, depression, alcohol abuse and pharmacology. In: Medical Education, 42(10): 1021–1028

Frank, Jason R. (2005): The CanMEDS 2005 Physician Competency Framework – Better Standards. Better Physicians. Better Care. http://www.ub.edu/medicina_unitateducaciomedica/documentos/CanMeds.pdf (letzter Zugriff 11.02.2014)

Hall, Judith A.; Blanch-Hartigan, Danielle & Roter, Debra L. (2011): Patients' satisfaction with male versus female physicians: a meta-analysis. In: Medical Care, 49: 611–617

Hall, Judith A. & Roter, Debra L. (2002): Do patients talk differently to male and female physicians? A meta-analytic review. In: Patient Education and Counseling 48: 217–224

Hellmann, Wolfgang; Hoefert, Hans-Wolfgang & Wichelhaus, Daniel (Hrsg.) (2010): Ärztliche Karriere im Krankenhaus – Ein Leitfaden für die Übernahme von Führungsaufgaben. Heidelberg: medhochzwei Verlag

Hibbeler, Birgit & Korzilius, Heike (2008): Die Medizin wird weiblich. In: Deutsches Ärzteblatt 105(12): 609–612

Janssen, Sabine M. & Lagro-Janssen, Toine L.M. (2012): Physician's gender, communication style, patient preferences and patient satisfaction in gynecology and obstetrics: A systematic review. In: Patient Education and Counseling 89(2): 221–226

Jurkat, Harald B. (2010): Ärztliche Karriere und Gesundheit. In: Hellmann et al. (2010): 419–436

Keller, Monika & Zwingmann, Jelena (2009): Arzt-Patienten-Kommunikation in der Onkologie. In: Forum 4: 38–42

Kiessling, Claudia & Langewitz, Wolf (2013): Das Longitudinale Curriculum „Soziale und kommunikative Kompetenzen" im Bologna-reformierten Medizinstudium in Basel. In: GMS Zeitschrift für Medizinische Ausbildung 30(3): Doc31. http://dx.doi.org/10.3205/zma000874 (letzter Zugriff 12.02.2014)

Klöckner Cronauer, Christina & Schmid Mast, Marianne (2010): Geschlechtsspezifische Aspekte des Gesprächs zwischen Arzt und Patient. In: Rehabilitation 49: 308–314

Knipper, Michael & Akinci, Ahmet (2005): Wahlfach „Migrantenmedizin" – Interdisziplinäre Aspekte der medizinischen Versorgung von Patienten mit Migrationshintergrund: Das erste reguläre Lehrangebot zum Thema „Medizin und ethnisch-kulturelle Vielfalt" in Deutschland. In: GMS Zeitschrift für Medizinische Ausbildung 22(4): Doc215

Kolip, Petra (2009): Medizin hat ein Geschlecht: Zufriedenheit mit der Behandlung durch Ärztinnen und Ärzte. In: Böcken et al. (2009): 102–120

Krukemeyer, Manfred G. (2012): Aus- und Weiterbildung in der klinischen Medizin: Didaktik und Ausbildungskonzepte. Stuttgart: Schattauer Verlag
Langer, Thorsten & Schnell, Martin W. (Hrsg.) (2009): Patient-Arzt-Arzt-Patient-Gespräch: Ein Leitfaden für Klinik und Praxis. München: Hans Marseille-Verlag
Langewitz, Wolf (2012): Zur Erlernbarkeit der Arzt-Patienten-Kommunikation in der Medizinischen Ausbildung. In: Bundesgesundheitsblatt 55(9): 1176–1182
Leerdam, Lotte van; Rietveld, Lianne; Teunissen, Doreth & Lagro-Janssen, Antoine (2014): Gender-based education during clerkships: a focus group study. In: Advances in Medical Education and Practice 5: 53–60
Lehmann, Claudia; Koch, Uwe & Mehnert, Anja (2009): Die Bedeutung der Arzt-Patient-Kommunikation für die psychische Belastung und die Inanspruchnahme von Unterstützungsangeboten bei Krebspatienten: Ein Literaturüberblick über den gegenwärtigen Forschungsstand unter besonderer Berücksichtigung patientenseitiger Präferenzen. In: Psychotherapie, Psychosomatik, Medizinische Psychologie 59(7): e3–e27
Lengerke; Thomas von; Kursch, Angelika & Lange, Karin (2011): Das Gesprächsführungspraktikum im 2. Studienjahr des Modellstudiengangs HannibaL: Eine Evaluation mittels Selbsteinschätzungen der Studierenden. In: GMS Zeitschrift für Medizinische Ausbildung 28(4):Doc54
Little, Paul; Everitt, Hazel; Williamson, Ian; Warner, Greg; Moore, Michael; Gould, Clare; Ferrier, Kate & Payne, Sheila (2001): Preferences of patients for patient centred approach to consultation in primary care: observational study. In: British Medical Journal 322: 468–472
Maguire, Peter & Pitceathly, Carolyn (2002): Key communication skills and how to acquire them. In: British Medical Journal 325(7366): 697–700
Mews, Claudia; Eisele, Marion & Bussche, Hendrik van den (2009): Interkulturelle Kommunikation – Konzeption, Durchführung und Evaluierung einer Lehrveranstaltung für Studierende am Universitätsklinikum Hamburg-Eppendorf. Vortrag auf dem Jahreskongress der Gesellschaft für Medizinische Ausbildung. Freiburg 8.10–10.10.2009
Miemietz, Bärbel (Hrsg.) (2010): Medizin und Geschlecht. Implementierung geschlechterspezifischer Inhalte in das Curriculum des Modellstudiengangs HannibaL an der Medizinischen Hochschule Hannover MHH. https://www.mh-hannover.de/Resuemeesammlung_2010-08-31.pdf (letzter Zugriff 02.03.2014)
Mortsiefer, Achim; Rotthoff, Thomas; Schmelzer, Regine; Immecke, J., Ortmanns, B., Altiner, A., & Karger, Andre (2012): Implementierung eines interdisziplinären Unterrichtscurriculums „Kommunikative Kompetenz lehren und prüfen" im vierten Studienjahr Humanmedizin (CoMeD). In: GMS Zeitschrift für Medizinische Ausbildung 29(1): Doc06
Persky, Susan (2011): Employing immersive virtual environments for innovative experiments in health care communication. In: Patient education and counseling 82(3): 313–317
Pfleiderer, Bettina; Burghaus, Desiree; Bayer, Gudrun; Kindler-Röhrborn, Andrea; Heue, Matthias; Becker, Jan C. (2012): Integration geschlechtersensibler Aspekte in die medizinische Lehre – Status Quo und Zukunftsperspektiven. In: GMS Zeitschrift für Medizinische Ausbildung 29(5): Doc65
Risberg, Gunilla; Johansson, Eva E. & Hamberg, Katarina (2011): Important... but of low status: male education leaders' views on gender in medicine. In: Medical Education 45(6): 613–624

Risberg, Gunilla; Hamberg, Katarina & Johansson, Eva E. (2003): Gender awareness among physicians – the effect of specialty and gender. A study of teachers at a Swedish medical school. In: BMC Medical Education 3(8).

Roch, Katharina; Trubrich, Angela; Haidinger, Gerald; Mitterauer, Lukas & Frischenschlager, Oskar (2010): Unterricht in ärztlicher Gesprächsführung – eine vergleichende Erhebung in Deutschland, Österreich und der Schweiz. In: GMS Zeitschrift für Medizinische Ausbildung 27(3): Doc48

Roter, Debra L. & Hall, Judith A. (2004): Physician Gender and Patient-Centered Communication: A Critical Review of Empirical Research. In: Annual Review of Public Health 25: 497–519

Roter, Debra L.; Hall, Judith A. & Aoki, Yutaka (2002): Physician Gender Effects in Medical Communication. A Meta-analytic Review. In: JAMA 288(6): 756–764

Sander, Tobias & Weckwerth, Jan (2013): Der soziologische Kompetenzbegriff und seine Konsequenzen für eine echte Kompetenzentwicklung an Hochschulen. In: die hochschule 22(1): 173–192

Schmid Mast, Marianne & Klöckner Cronauer, Christina (2009): Geschlechtsspezifische Aspekte des Gespräches zwischen Arzt bzw. Ärztin und Patient bzw. Patientin. In: Langer & Schnell (2009): 135–143

Schmid Mast, Marianne; Hall, Judith A.; Klöckner, Christina & Choi, Elisa (2008): Physician gender affects how physician nonverbal behavior is related to patient satisfaction. In: Medical Care 46(12): 1212–1218

Schmid Mast, Marianne; Hall, Judith A. & Roter, Debra L. (2007): Disentangling physician sex and physician communication style: their effects on patient satisfaction in a virtual medical visit. In: Patient Education and Counseling 68(1): 16–22

Schmid Mast, Marianne & Dietz, Claudia (2005): Kommunikation in der Sprechstunde. In: Managed Care 7/8: 22–24

Schmid Mast, Marianne; Kindlimann A.; Hornung, Rainer (2004): Wie sich das Geschlecht und der Kommunikationsstil von Ärzten auf die Patientenzufriedenheit auswirken: Vom kleinen, aber feinen Unterschied. In: Praxis 93: 1183–1188

Sieverding, Monika & Kendel, Friederike (2012): Geschlechter(rollen)-aspekte in der Arzt-Patient-Interaktion. In: Bundesgesundheitsblatt 55(9): 1118–1124

Verdonk, Petra; Benschop, Yvonne W.; Haes, Hanneke C. de & Lagro-Janssen, Toine L. (2009): From gender bias to gender awareness in medical education. In: Advances in Health Sciences Education: Theory and Practice 14(1): 135–152

Zemp, Elisabeth & Ceschi, Michaela (2007): Geschlecht und Kommunikation im ärztlichen Setting – eine Übersicht. Therapeutische Umschau 64: 331–335

Dr. med., Dipl.-Biol. Dipl.-Ökol. Claudia Hornberg Fachärztin für Hygiene und Umweltmedizin; Netzwerkprofessur für biologische und ökologische Grundlagen der Gesundheitswissenschaften unter besonderer Berücksichtigung geschlechterspezifischer Aspekte; Fakultät für Gesundheitswissenschaften der Universität Bielefeld.
Arbeitsschwerpunkte:

- Frauen- und Männergesundheit
- Lebenssituation von Menschen mit Behinderungen
- Umweltgerechtigkeit

- Multiresistente Erreger und nosokomiale Infektionen
- Environmental Burden of Disease.

Andrea Pauli Erzieherin; Dipl. Sozialpädagogin (FH); MPH; Wissenschaftliche Mitarbeit in der Arbeitsgruppe „Umwelt und Gesundheit", Fakultät für Gesundheitswissenschaften, Universität Bielefeld.
Arbeitsschwerpunkte:

- Frauen- und Männergesundheitsforschung
- Umweltgerechtigkeit
- Sozialräumliche Entwicklung und Öffentliche Daseinsvorsorge
- Green Care (Verbindung von natur- und tiergestützten Interventionen).

Dr. phil. Birgitta Wrede Wissenschaftliche Mitarbeiterin in der Geschäftsführung des Interdisziplinären Zentrums für Frauen- und Geschlechterforschung (IFF), Universität Bielefeld; Mitglied im Netzwerk Frauen- und Geschlechterforschung NRW; Sprecherin der Konferenz der Einrichtungen für Frauen- und Geschlechterforschung im deutschsprachigen Raum (KEG).
Arbeitsschwerpunkte:

- Sexualität und Sexualpädagogik
- Institutionalisierungsprozesse
- Geld und Geschlechterverhältnisse.

Kompetenz(zentrum) Frauen & Gesundheit. Der etwas andere Ausblick

Mareike Rüweler, Andrea Pauli und Claudia Hornberg

Fragen rund um das Thema „Genderkompetenz" waren ein Ausgangspunkt für das Entstehen des vorliegenden Sammelbandes und Kompetenz ist auch der Begriff, der im Mittelpunkt dieses abschließenden Beitrags steht. Parallel zum Entstehungsprozess dieses Buches konnte das *Kompetenzzentrum Frauen & Gesundheit NRW* – zunächst als zeitlich begrenztes Modellprojekt (2012 bis 2015) – im Auftrag des Ministeriums für Gesundheit, Emanzipation, Pflege und Alter (MGEPA) des Landes Nordrhein-Westfalen etabliert werden, das Frauengesundheit als Querschnittsthema wieder einen prominenten Platz und eine hohe Priorität in NRW zukommen lässt. Der Zusatz „wieder" verweist auf die Intention der amtierenden Ministerin für Gesundheit, Emanzipation, Pflege und Alter, Barbara Steffens, die Arbeit der ehemaligen *Koordinierungsstelle Frauen und Gesundheit in NRW* weiterzuführen. Die über die Landesgrenzen von NRW hinaus viel beachtete Koordinierungsstelle war 2006 den Kürzungen im Gesundheitsetat der damaligen Landesregierung zum Opfer gefallen. Der bereits erfolgreich begonnene Aufbau tragfähiger Vernetzungs- und Kommunikationsstrukturen zwischen verschiedenen Akteurinnen und Akteuren, die mit frauenspezifischen Gesundheitsanliegen und Geschlechtergerechtigkeit im Sozial- und Gesundheitswesen befasst sind, konnte dementsprechend nicht bzw. nur punktuell und auf Initiative einzelner Personen weitergeführt werden. Geschlechtersensible Präventions- und Versorgungskonzepte fanden aus diesem

---

M. Rüweler (✉) · A. Pauli · C. Hornberg
Fakultät für Gesundheitswissenschaften, Universität Bielefeld, Bielefeld, Deutschland
E-Mail: mrueweler@uni-bielefeld.de

A. Pauli
E-Mail: andrea.pauli@uni-bielefeld.de

C. Hornberg
E-Mail: claudia.hornberg@uni-bielefeld.de

Grunde auch nicht in dem Maße, wie es erforderlich und wünschenswert wäre, den Weg in den Mainstream von Politik, Wissenschaft, Forschung und Praxis in NRW. Dabei ist der systematische Blick auf die unterschiedlichen Belange von Frauen und Männern eine Voraussetzung dafür, Angebote, Programme und Interventionen problem- und zielgruppendifferenziert zu konzipieren und zu realisieren.

Das *Kompetenzzentrum Frauen & Gesundheit NRW* ist ein Bindeglied und eine Brücke zwischen Landesebene und kommunaler Ebene sowie zwischen Wissenschaft und Praxis. Es hat die Aufgabe, ein innovatives Interventionskonzept in NRW umzusetzen und die entsprechende Implementierung fachlich zu begleiten. Das *Kompetenzzentrum Frauen & Gesundheit NRW* entwickelt Versorgungskonzepte für Frauen in ausgewählten Lebenssituationen und knüpft dabei an regional vorhandene Fachexpertise im Bereich Frauengesundheit an. Prioritäre Ziele sind Wissen und Kompetenzen zu bündeln und weiterzuvermitteln, vorhandene Versorgungsstrukturen zusammenzuführen und zu vernetzen, um damit die Versorgung von Frauen zu verbessern.

Eine weitere Aufgabe ist die Intensivierung des Informationsflusses zwischen Wissenschaft, Gesundheitspolitik und Gesundheitsversorgung. Tragende Säulen des Kompetenzzentrums sind:

- Wissensbildung und Wissenstransfer, z. B. durch Expertinnen- und Expertengespräche, Anregung und Unterstützung von Forschungsarbeiten
- Weiterentwicklung von Praxiskonzepten, z. B. durch die Formulierung von Indikatoren „guter Praxis" für gendersensible gesundheitliche Aufklärung und Qualifizierung von Gesundheitsberufen, sowie
- die Förderung der Arbeit in und mit Netzwerken relevanter Akteurinnen und Akteuren auf Landesebene.

Im Jahr 2012 hat das *Kompetenzzentrum Frauen & Gesundheit NRW* auf dem Gesundheitscampus in Bochum seine Arbeit aufgenommen. Es wird seither von Akteurinnen und Akteuren aus ganz Deutschland als wichtige Anlaufstelle für Wissensvermittlung und Kommunikation zu frauenspezifischen Gesundheitsanliegen und Versorgungsfragen genutzt. Dabei hat sich der das Kompetenzzentrum begründende Zusammenschluss der Fakultät für Gesundheitswissenschaften und des Interdisziplinären Zentrums für Frauen- und Geschlechterforschung (IFF) der Universität Bielefeld (vertreten durch Prof. Dr. Claudia Hornberg) mit dem GE-SINE-Netzwerk Gesundheit.EN[1] (vertreten durch Marion Steffens) insbesondere

---

[1] Das im Ennepe-Ruhr-Kreis ansässige *GESINE-Netzwerk Gesundheit.EN* ist schwerpunktmäßig mit Fragen und Interventionen zum Thema (häusliche) Gewalt gegen Mädchen und Frauen befasst.

im Hinblick auf die angestrebte enge Verzahnung von Wissenschaft und Praxis als besonders förderlich erwiesen. Ein bundesweit viel beachtetes Alleinstellungsmerkmal ist die besondere Organisationsstruktur und die fokussierte thematische Ausrichtung.

Im Zentrum der ersten (verlängerten) Förderperiode stehen bis Ende 2015 – neben allgemeinen und aktuellen Fragen zur Gesundheit von Frauen – die drei Themen „Psychische Gesundheit", „Interventionen bei (häuslicher) Gewalt" und „Geburtshilfliche Versorgung". Diese Handlungsfelder lassen bereits zahlreiche positive Ansätze einer geschlechtersensiblen Versorgung erkennen, die sich auf weitere Themenbereiche übertragen lassen.

Trotz des mittlerweile umfänglichen Wissens um geschlechterspezifische Gesundheitsrisiken, -ressourcen und -kompetenzen ist die Praxis vielfach noch weit davon entfernt, den daraus resultierenden Versorgungsbedarfen an den verschiedenen Schnittstellen im Gesundheitswesen gerecht zu werden. Die Terminologie geschlechterbezogener Gesundheit und gendersensibler Medizin zu festigen ist eine weitere wichtige Aufgabe. Das gilt ebenso für den gezielten Forschungs- und Wissenstransfer, um in der Wahrnehmung der Fach- wie der breiten Öffentlichkeit den Mehrwert einer geschlechtersensiblen Gesundheitsversorgung zu verankern. Nur so kann es gelingen, dass Akteurinnen und Akteure die Vorteile eines geschlechtersensiblen Gesundheits- und Sozialwesens erkennen und sich für entsprechende Umsetzungsschritte einsetzen.

Als weiterer wichtiger Schwerpunkt des Kompetenzzentrums hat sich der Theorie-Praxis-Transfer (z. B. in Form von Vorträgen, Veröffentlichungen, digitaler Präsenz) herauskristallisiert. Es besteht ein hoher Bedarf an praxistauglichen Werkzeugen und anwendungsbezogenen Wissensbeständen. Im Kontext öffentlicher Diskussionen, eigener Veranstaltungsangebote und Messeaktivitäten wurde deutlich, dass eine weitere gezielte Sensibilisierung für die Bedeutung einer gendersensiblen Versorgung bei den Gesundheits- und Sozialberufen selbst, aber insbesondere auch bei fachfremden Akteurinnen und Akteuren sowie in der Allgemeinbevölkerung notwendig und gewünscht ist. Das wachsende Interesse der Print- und Online-Medien an den Konsequenzen biologischer, sozialer und psychologischer Unterschiede zwischen Frauen und Männern im Gesundheitswesen und innerhalb der Gesundheitsversorgung hat diese Arbeit nachhaltig gestärkt.

Ein Beispiel hierfür ist das nachfolgend abgedruckte Interview[2] zwischen der Medizinjournalistin Andrea S. Klahre und Prof. Dr. Claudia Hornberg als eine der

---

[2] Wir danken dem Portal Medscape für die freundliche Genehmigung, das Interview abdrucken zu dürfen. Eine Zitierung einzelner Interviewpassagen bedarf der Angabe der Primärquelle: Klahre, Andrea S. (2013): „Betrifft Frauengesundheit: Der Theorie-Praxis-Transfer stellt eine Herausforderung dar". http://praxis.medscapemedizin.de/artikel/4901253 (letzter Zugriff 21.06.2015).

beiden projektverantwortlichen Leiterinnen des Kompetenzzentrums Frauen & Gesundheit NRW. Es gibt Aufschluss über wesentliche Arbeitsfelder und Ziele des Kompetenzzentrums.

Betrifft Frauengesundheit: Der Theorie-Praxis-Transfer stellt eine Herausforderung dar

Medscape Deutschland: Frau Prof. Hornberg, Gendermedizin ist ein weites Feld, das auch in anderen (Bundes-)Ländern seit Jahren beackert wird. Welche Notwendigkeit besteht für das Land NRW, ein solches Zentrum zu etablieren?

Prof. Hornberg: Ich gebe Ihnen recht: Es gibt sowohl auf Bundes- als auch Länderebene bereits viele gute Ansätze, was die geschlechtersensible Gesundheitsforschung und Gesundheitsversorgung betrifft. Eine Grundproblematik besteht jedoch meiner Ansicht nach darin, dass es sich häufig um Einzelbemühungen und Einzelergebnisse handelt, die in verschiedensten Teilbereichen verstreut und damit nur begrenzt für die Praxis und in der Praxis nutzbar sind.

Wir sehen daher unsere Aufgabe darin, das Gesundheits- und Sozialwesen in Fragen der Frauengesundheit und Gendermedizin stärker zu vernetzen, Ressourcen und Wissen zu bündeln sowie den Theorie-Praxis-Transfer zu stärken bzw. zu beschleunigen. Insbesondere der Transfer in die Praxis stellt eine Herausforderung dar, da es erfahrungsgemäß bei uns in Deutschland nach wie vor zu lange dauert, bis z. B. die Ergebnisse von Forschungsprojekten Eingang in die Praxis finden. Unzureichende Vernetzung und Kommunikation der relevanten Akteure sind hierfür eine wesentliche Ursache. Unser Anliegen ist es daher, Brücken zu bauen, die erforderlichen Netzwerkstrukturen zu schaffen und vor allem diese zu verstetigen.

Medscape Deutschland: Was kristallisiert sich als das Besondere Ihres Zentrums heraus, lässt sich das jetzt schon sagen?

Prof. Hornberg: Lassen Sie mich betonen, dass unser Fokus gezielt über all das hinausgeht, was heute häufig verkürzt unter den Begriff der Gendermedizin gefasst wird. Wie bereits die Namensgebung erahnen lässt, geht es uns ganz explizit um Frauengesundheit mit einem Schwerpunkt auf psychosozialen Aspekten im Spannungsfeld von Gesundheit und Krankheit.

Daneben möchte ich folgende Punkte hervorheben: Wir sind bundesweit das einzige Kompetenzzentrum, das sich im Auftrag eines Landesministeriums mit zentralen Fragen einer chancengleichen, gerechten gesundheitlichen Versorgung von Frauen befasst und sich für diese einsetzt. Ich muss dazu sagen, dass mit der „Koordinationsstelle Frauen und Gesundheit NRW" ein ähnliches Vorhaben bereits vor Jahren initiiert wurde, das bedauerlicherweise seine Arbeit im März 2006 einstellen musste. Damit gibt es aber eine Art Tradition, wir fangen somit nicht bei Null an. Ein großer Vorteil ist auch, dass die Mitarbeiterinnen auf einen breiten Erfahrungsschatz zurückgreifen können, der wissenschaftliches und praxisbezogenes Wissen beinhaltet.

Medscape Deutschland: Was sind für Sie und Ihre Kolleginnen interessante Fragestellungen und was folgt daraus?

Prof. Hornberg: Wir nehmen neben den biologisch-genetischen und psychosozialen Faktoren auch die gesellschaftlichen Rahmenbedingungen in ihrer Bedeutung für die Gesundheit und das Gesundheitsverhalten in den Fokus. Unser Ausgangspunkt sind die mittlerweile breit publizierten Erkenntnisse, dass Frauen und Männer unterschiedlichen Einflussfaktoren auf Gesundheit und Krankheit ausgesetzt sind und sich auch Gesundheitsrisiken ebenso wie Gesundheitskapazitäten und -kompetenzen unterscheiden. Entsprechend variiert auch die Art und Weise des Umgangs mit Gesundheit und Krankheit bei Frauen und Männern.

Von besonderem Interesse ist für uns zudem die geschlechterspezifische Morbidität und Mortalität in ihren regionalen Unterschieden und Bezügen. Etwa der deutliche Anstieg der Kaiserschnittrate in NRW. Aufzuklären, warum das so ist, ist eine zentrale Aufgabe, der sich das Kompetenzzentrum mit dem Arbeitsschwerpunkt „Geburtshilfliche Versorgung" widmet. Dahinter steht natürlich auch der Gedanke, die Normalität der physiologischen Geburt zu fördern und dem verbreiteten Trend zum Wunschkaiserschnitt entgegenzuwirken.

Medscape Deutschland: Ein Beispiel für einen recht gut erforschten Bereich in der Gendermedizin ist der Herzinfarkt. In welchen Bereichen sieht es anders aus?

Prof. Hornberg: Nun, zunächst darf man nicht vergessen, dass das Gesundheitswesen in Deutschland trotz des gesicherten Wissens zum Thema Herzinfarkt weit davon entfernt ist, den Besonderheiten von Frauen und Männern in der Praxis zu entsprechen. So ist die Sterblichkeit bei Frauen nach Herzinfarkten immer noch höher als bei Männern.

Zu dieser Unterschiedlichkeit führen verschiedene Gründe. Jahrelang kursierte die Mär vom „Infarkt als Managerkrankheit", gefolgt von der irrigen Annahme, der Infarkt sei vor allem ein Problem des männlichen Geschlechts. Auch die Frauen selbst sahen bzw. sehen sich häufig auch heute noch als weniger gefährdet an und nehmen potenzielle Symptome nicht oder erst verspätet ernst. Demzufolge erfolgt die Diagnose häufig nicht oder zu spät und damit letztlich auch die lebensrettende Erstversorgung. Auf der anderen Seite wissen wir, dass Frauen, was die Lebenszeit angeht, den Männern gegenüber – noch – im Vorteil sind.

Weitere Leerstellen betreffen den Behandlungsprozess, sei es bei der Diagnosestellung oder der Rehabilitation. Es gibt durchaus verlässliche Studien, die darauf hinweisen, dass eigene Rollenklischees, Rollenzuschreibungen und Rollenerwartungen auf Seiten der Ärztinnen und Ärzte zu Unterschieden in der Diagnose und im Umgang mit Patientinnen und Patienten führen. Gerade im Bereich psychischer Erkrankungen ist dieser Aspekt nicht zu unterschätzen. In Bezug auf Depressionen, die in NRW bei Frauen fast doppelt so häufig diagnostiziert werden wie bei Männern, ist noch unklar, ob hier eine häufigere Zuschreibung bei den Frauen erfolgt oder ob vielmehr Männer unterdiagnostiziert sind bzw. beides zusammenspielt.

Medscape Deutschland: Ein weiteres Thema ist die Verbesserung der interdisziplinären Zusammenarbeit der Akteure. Können Sie dies genauer ausführen?

Prof. Hornberg: Deutschland hat ein sehr komplexes Gesundheitssystem mit vielen Akteuren, die in ambulanten, teilstationären oder stationären Settings arbeiten, die einem spezifischen Fachgebiet und Berufsstand angehören und die somit auch an jeweils unterschiedlichen Stellen im Behandlungsprozess ansetzen. Hinzu kommt, dass beispielsweise im Bereich der Versorgung von Menschen mit psychischen Störungen weitere Akteure beteiligt sind, die nicht originär dem Gesundheitssystem zuzuordnen sind, wie Mitarbeiterinnen und Mitarbeiter des Jugendamtes und der Jugendhilfe, der Agentur für Arbeit etc. Diese Vielfalt verursacht zwangsläufig Schnittstellen, an denen es zu Versorgungsbrüchen kommen kann. Diese zu vermeiden bzw. die Schnittstellen zu managen, erfordert eine enge fach- und institutionenübergreifende Zusammenarbeit.

An dieser Stelle setzen wir mit dem Kompetenzzentrum an. Wir wollen die Rahmenbedingungen für einen Dialog zwischen den verschiedenen Berufsgruppen und Institutionen schaffen und damit tragfähige Netzwerkstrukturen implementieren. Auf diesem Wege erhoffen wir uns die Grundlage dafür, dass vorhandene Kompetenzen gebündelt und im Sinne einer verbesserten Versorgung für Frauen und Männer wirksam werden können.

Medscape Deutschland: Sind Frauen in Gesundheitsberufen die besseren Netzwerker?

Prof. Hornberg: Das ist eine gute Frage. Da eine wesentliche Komponente guten Netzwerkens die Kommunikation ist, würde ich mit der Behauptung, dass Frauen bessere Netzwerkerinnen sind, den altbekannten Rollenklischees folgen, die wir ja gerade aufzubrechen versuchen. Ich denke, dass das Gelingen des beruflichen Netzwerkens von den jeweiligen Rahmenbedingungen und Strukturen in den verschiedenen Versorgungsbereichen beeinflusst wird. Meiner Erfahrung nach sind professionelle Netzwerke zudem in erster Linie personenabhängig. Ihre Qualität und Quantität steht und fällt folglich mit der Bereitschaft und Offenheit für gemeinsame Kommunikation und Zusammenarbeit jenseits der eigenen Institution und des eigenen Fachbereichs. Die Überwindung von Schnittstellenproblematiken und die interdisziplinäre Zusammenarbeit können daher unabhängig vom Geschlecht gut oder eben weniger gut funktionieren.

Bedauerlicherweise muss interdisziplinäre Arbeit in vielen Bereichen der Gesundheitsversorgung als zusätzliche Aufgabe bewältigt werden, die im täglichen Arbeitslauf – insbesondere in Zeiten der Priorisierung ausschließlich nach ökonomischen Aspekten – keinen Platz hat, da sie über die eigentlichen Aufgaben und

Bereiche hinausgeht. Welches Geschlecht hier motivierter ist sich einzubringen, vermag ich nicht zu beurteilen.

Medscape Deutschland: Angesichts der bekannten Unterschiede in den sozialen, neuronalen und biologischen Wirklichkeiten klingt es inzwischen nach Binsenweisheit, dass Frauen anders als Männer auf pharmakologische und invasive Therapien reagieren, andere Risikoprofile und Symptome haben – sei es in der Kardiologie, in den Neurowissenschaften oder in der Onkologie. Woran liegt es, dass die Erkenntnisse noch nicht durchgängig im medizinischen Alltag angekommen sind?

Prof. Hornberg: Leider ist es so, dass für die einzelnen Bereiche immer noch zu wenig gendersensible Studien vorliegen, die es ermöglichen würden, dringend erforderliche gendersensible Behandlungsleitlinien zu entwickeln und abzuleiten. Die Folge ist, dass das vorhandene Wissen nicht oder nur sehr begrenzt in die Praxis transportiert wird und in die konkrete Gesundheitsversorgung einfließt. Hier können wir durchaus von einem Circulus vitiosus sprechen.

Medscape Deutschland: Worin bestehen diesbezüglich die größten Herausforderungen?

Prof. Hornberg: Die sehe ich in der Verankerung des Themas „geschlechterspezifische Gesundheitsversorgung" in den Curricula der Aus-, Fort- und Weiterbildung der Gesundheitsberufe, z. B. in Medizin, Gesundheitswissenschaften, Pflege, Physio- und Ergotherapie. Hier besteht ein hoher Bedarf an grundlegenden Gender- und Diversity-Trainings. Ich gehe davon aus, dass sich mit den gesundheitsbezogenen Herausforderungen, die u. a. der demographische Wandel perspektivisch mit sich bringt, alle Berufsgruppen im medizinischen Handlungsfeld zwangsläufig dem Thema werden stellen müssen.

Die Neuorganisation von Studium und Lehre, wie sie bereits in verschiedensten Disziplinen zu beobachten ist, birgt die Chance, theoretisch-methodisches Grundlagenwissen zum Erhalt von Gesundheit und Vermeidung von Krankheit, aber auch zu Entstehung und Verlauf unterschiedlicher Krankheitsentitäten und Behandlungserfordernisse aus der Geschlechterperspektive in neue oder überarbeitete Curricula aufzunehmen.

Dazu müssen wir uns als Kompetenzzentrum mit den zuständigen Ärztekammern, Kassenärztlichen Vereinigungen und Krankenkassen zusammensetzen. Diese haben bereits während unseres 1. Fachforums „Betrifft Frauengesundheit" ihre Unterstützung signalisiert und stehen den Vorhaben des Zentrums sehr wohlwollend gegenüber. Dies ist aber nur ein Beispiel dafür, wie wir eine frauengerechte Versorgung in NRW forcieren möchten. Letztlich berühren unsere Aktivitäten sämtliche Arbeitsbereiche im Gesundheitswesen und damit sämtliche Glieder der Behandlungskette – von Prävention und Gesundheitsförderung über Behandlung/ Therapie bis hin zu Pflege, Rehabilitation und Nachsorge.

Medscape Deutschland: Stichwort Forschung: Geschlechterspezifische Unterschiede werden in der klinischen Forschung mit Arzneimitteln nach wie vor nicht adäquat berücksichtigt. Welche Ziele verfolgen Sie und Ihre Kolleginnen bei diesem Dilemma?
Prof. Hornberg: Außer Frage steht, dass Frauen und Männer zum Teil unterschiedlich auf Medikamente ansprechen bzw. diese anders verstoffwechseln. Im Rahmen der klinischen Studien betritt man allerdings ein auch ethisch sehr heikles Feld, da diese immer mit einem gewissen Restrisiko einhergehen, wenn sie in die Phase eintreten, in der die Verträglichkeit am Menschen geprüft wird. Das ist für Frauen im gebärfähigen Alter ebenso wie für Männer im zeugungsfähigen Alter ein zentrales Thema.

Um geschlechterspezifische Unterschiede in der Arzneimittelwirkung aufdecken und entsprechende Anwendungs-/Behandlungsempfehlungen ableiten zu können, kommen wir um eine ausreichende Beteiligung von Frauen an allen Studienphasen nicht vorbei – angefangen bei der Planung, über die Durchführung bis hin zur Auswertung. Von besonderer Bedeutung sind in diesem Zusammenhang die Kombinationswirkungen von verschiedenen verordneten Medikamenten. Wichtigstes Kriterium muss jedoch sein, dass stets dem erforderlichen Schutz der beteiligten Probandinnen und Probanden Rechnung getragen wird.

Medscape Deutschland: Liebe Frau Professor Hornberg, viel Kraft und Erfolg für dieses Vorhaben und herzlichen Dank für das Gespräch.

Zukünftige Entwicklungen und Perspektiven
Die Ausrichtung des Kompetenzzentrums Frauen & Gesundheit NRW zielt explizit auf die Gesundheit von Frauen und die gewählten Kernthemen decken Fragestellungen und Bedarfe mit hoher (frauen-)gesundheitspolitischer Relevanz ab. Gerade vor dem Hintergrund aktueller Fragestellungen und gesellschaftlicher Prozesse ist es für die weitere Implementierung geschlechtersensiblen Vorgehens im Gesundheitswesen von NRW bedeutsam, an die Frauengesundheitsbewegung mit ihren zahlreichen Errungenschaften und Vorstößen in Richtung einer ganzheitlich orientierten geschlechterbezogenen Gesundheitsversorgung anzuknüpfen. Die Beschäftigung mit der Gesundheit von Frauen ist dabei nicht als Konkurrenz oder Gegenpart, sondern ebenso wie „Männergesundheit" als *eine* zentrale Komponente und *ein* Qualitätskriterium geschlechterdifferenzierender Gesundheitsversorgung zu bewerten.

Wenngleich es vermessen wäre zu behaupten, bereits dauerhafte Verbesserungen der Versorgungssituation von Frauen in den gewählten Schwerpunktbereichen erreicht zu haben, so ist es in jedem Fall gelungen, entsprechende Grundlagen zu konstituieren. Perspektivisch kann so der häufig verzögerte Transfer wissenschaftlicher Ergebnisse und praxisrelevanter Erkenntnisse in die Gesundheitsversorgung beschleunigt und optimiert werden. Ein Beispiel hierfür sind die neu geschaffenen Verbindungen zwischen bislang kaum verknüpften Forschungs- und Praxisfeldern, die implizit oder explizit mit der Gesundheit von Frauen befasst sind. Hier ist zum einen die Verbesserung der Versorgung gewaltbetroffener Frauen durch die gezielte Sensibilisierung von Ärztinnen und Ärzten sowie deren Vernetzung mit Versorgungs- und Unterstützungsstrukturen zu nennen. Auch in anderen Bereichen könnten ähnliche Konzepte erprobt werden, wie z. B. in der Versorgung psychisch erkrankter Frauen. Geschlechterwissen zu vermitteln und für die spezifischen gesundheitsbezogenen Anliegen und Bedürfnisse von Frauen zu sensibilisieren, ist eine weitere dauerhaft wichtige Kernaufgabe des *Kompetenzzentrums Frauen & Gesundheit NRW*. Sie wird aktuell bereits im Rahmen der Aus-, Fort- und Weiterbildung von akademischen und nicht-akademischen Gesundheitsberufen, in der Netzwerkbildung, in der geschlechterdifferenzierten Politikberatung sowie in der Entwicklung modellhafter Handlungsansätze und Indikatoren „guter Praxis" eingelöst.

Eine große Herausforderung besteht darin, Kommunikations- und Informationsinfrastrukturen so anzulegen, dass sich unterschiedliche Akteurinnen und Akteure aus dem Gesundheits- und Sozialbereich in themenspezifischen Netzwerken zur Frauengesundheit in NRW zusammenschließen. Daher wurden Fachgespräche in den Themenbereichen „Psychische Gesundheit" und „Interventionen bei Gewalt" durchgeführt, relevante und aktuelle Bedarfe ermittelt und Kontakte geknüpft. Das Kompetenzzentrum leistet durch die Bildung der Netzwerke einen wichtigen Beitrag zur systematischen Verankerung geschlechterbezogener Themen, ohne auf einer Schwachstellen beschreibenden und erklärenden Ebene zu verharren. Die angestoßenen Interaktionen leben vom Fachwissen und vom (persönlichen) Engagement der beteiligten Expertinnen und Experten und fördern zugleich deren (Problemlösungs-)Kompetenzen als Multiplikatorinnen und Multiplikatoren. Als ein wichtiger Aspekt hat sich die Vernetzung des *Kompetenzzentrums Frauen & Gesundheit NRW* auf kommunaler Ebene mit jenen Institutionen erwiesen, die unmittelbar mit Frauen und Mädchen arbeiten und die entsprechend gut über die Lebenslagen und die Bedarfe der Zielgruppe informiert sind. Damit eröffnen sich Möglichkeiten, um Problemlagen und Fragestellungen zu bearbeiten, die für die Zielgruppen tatsächlich relevant und damit auch im Hinblick auf die Reduktion von Gesundheitskosten sind (Beispiel: psychosoziale Gesundheit oder Gewalt).

Im Zuge der angestrebten Fortführung des Kompetenzzentrums sollen die bisherigen Aufgabengebiete ausgebaut sowie weitere relevante Schwerpunkte identifiziert und bearbeitet werden. Eine nachhaltige Thematisierung von und Beschäftigung mit diesen wichtigen Bereichen der Frauengesundheit ermöglicht langfristig die kontinuierliche Verbesserung der Gesundheit von Frauen. Darüber hinaus sollte viel stärker bedacht werden, dass Gesundheit in den Lebenswelten der Menschen erzeugt und erhalten wird und vor allem von Faktoren abhängig ist, die nicht unmittelbar durch das Gesundheitssystem beeinflussbar sind (z. B. Bildungswesen, soziale Sicherheit, Wohnumfeld, Arbeitsmarkt) – ganz im Sinne der *Health in All Policies* – Strategie der Weltgesundheitsorganisation (WHO).

Zudem sollte untersucht werden, inwieweit die soziale Lage das gesundheitliche Wohlbefinden und die Krankheitsprozesse von Frauen in verschiedenen Lebensphasen moderiert, welche biografischen Ereignisse als Gesundheitsrisiken einzustufen sind, aber auch, über welche unterschiedlichen Gesundheitsressourcen Frauen verfügen. Darüber hinaus müssen Zusammenhänge zwischen sozialen und geschlechterbezogenen Ungleichheiten hinterfragt werden, aus denen wiederum Unterschiede in geschlechterspezifischen gesundheitlichen Belastungen, in Bewältigungsressourcen, im Gesundheitsverhalten, im Zugang zur Gesundheitsversorgung etc. resultieren können. Ein derartig erweiterter Blick auf die gesundheitliche Lage von Frauen und auf soziale, kulturelle sowie geschlechter- und altersspezifische Lebensumstände in ihrer Bedeutung für Gesundheit und Krankheit, wird vom *Kompetenzzentrum Frauen & Gesundheit NRW* als Voraussetzung dafür gesehen, den bereits geebneten Weg hin zu einer integrativen, differenzierten Public Health-Perspektive weiter zu verfolgen. Die damit geforderte differenzierte und zugleich ganzheitliche Betrachtung von Frauengesundheit bedarf einer kontinuierlichen und sich mit der Praxis rückkoppelnde, selbstreflexiven Arbeit.

Das *Kompetenzzentrum Frauen & Gesundheit NRW* hat innerhalb der ersten Förderperiode Ansätze entwickelt, wie Versorgungs- und Wissenslücken speziell im Bereich Frauengesundheit sowie der geschlechterbezogenen Gesundheitsversorgung allgemein geschlossen werden können: Bündelung von Wissen unterschiedlicher Fachrichtungen in interprofessionellen, interdisziplinären Kooperationsstrukturen zum gezielten Transfer von Forschungsergebnissen in die Praxis.

Die Stärken des *Kompetenzzentrums Frauen & Gesundheit NRW* liegen u. a. darin, dass es eng mit den Institutionen vernetzt ist, die die Ausrichtung der Versorgungsstrukturen steuern (z. B. Krankenkassen) und zugleich mit den in der Praxis tätigen Akteurinnen und Akteuren aus der gesundheitlichen Versorgung und den Beratungsstellen zusammenarbeitet.

Auf den Internetseiten des *Kompetenzzentrums Frauen & Gesundheit NRW* (http://www.frauenundgesundheit-nrw.de) finden sich zahlreiche Informationen zum Thema Frauengesundheit, Hinweise auf weiterführende Publikationen und öffentliche Veranstaltungen. Herzlich willkommen sind konstruktive Rückmeldungen und weitere Anregungen sowie neue Mitstreiterinnen und Mitstreiter, die die Arbeit des Kompetenzzentrums begleiten und unterstützen möchten.

Kompetenz(zentrum) Frauen & Gesundheit

Mareike Rüweler MPH; Wissenschaftliche Mitarbeiterin des Kompetenzzentrums Frauen & Gesundheit NRW, Bochum.
Arbeitsschwerpunkte:
- Psychische Gesundheit
- Frauengesundheitsforschung
- Gesundheitsförderung.

Andrea Pauli Erzieherin; Dipl. Sozialpädagogin (FH); MPH; Wissenschaftliche Mitarbeit in der Arbeitsgruppe „Umwelt und Gesundheit", Fakultät für Gesundheitswissenschaften, Universität Bielefeld.
Arbeitsschwerpunkte:
- Frauen- und Männergesundheitsforschung
- Umweltgerechtigkeit
- Sozialräumliche Entwicklung und Öffentliche Daseinsvorsorge
- Green Care (Verbindung von natur- und tiergestützten Interventionen).

Dr. med., Dipl.-Biol. Dipl.-Ökol. Claudia Hornberg Fachärztin für Hygiene und Umweltmedizin; Netzwerkprofessur für biologische und ökologische Grundlagen der Gesundheitswissenschaften unter besonderer Berücksichtigung geschlechterspezifischer Aspekte; Fakultät für Gesundheitswissenschaften der Universität Bielefeld.
Arbeitsschwerpunkte:
- Frauen- und Männergesundheit
- Lebenssituation von Menschen mit Behinderungen
- Umweltgerechtigkeit
- Multiresistente Erreger und nosokomiale Infektionen
- Environmental Burden of Disease.

The manufacturer's authorised representative in the EU is Springer Nature Customer Service Centre GmbH, Europaplatz 3, 69115 Heidelberg, Germany. If you have any concerns regarding our products, please contact ProductSafety@springernature.com

Printed and bound by CPI Group (UK) Ltd, Croydon, CR0 4YY
23/03/2026
02076674-0011